J. Schöpf   **Psychiatrie für die Praxis**

Springer-Verlag Berlin Heidelberg GmbH

J. Schöpf

Psychiatrie für die Praxis

Mit ICD-10-Diagnostik

Mit Beiträgen von N. Nedopil, R. Haller
und R. Seeger

2., neu bearbeitete Auflage

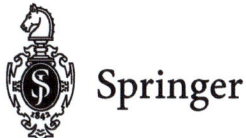

Springer

Priv.-Doz. Dr. JOSEF SCHÖPF
Steinwiesstr. 32
8032 Zürich, Schweiz

ISBN 978-3-642-62779-8 ISBN 978-3-642-55595-4 (eBook)
DOI 10.1007/978-3-642-55595-4

Bibliografische Information Der Deutschen Bibliothek
Die Deutsche Bibliothek verzeichnet diese Publikation in der Deutschen
Nationalbibliografie; detaillierte bibliografische Daten sind im Internet über
<http://dnb.ddb.de> abrufbar.

Dieses Werk ist urheberrechtlich geschützt. Die dadurch begründeten Rechte, insbesondere die der Übersetzung, des Nachdrucks, des Vortrags, der Entnahme von Abbildungen und Tabellen, der Funksendung, der Mikroverfilmung oder der Vervielfältigung auf anderen Wegen und der Speicherung in Datenverarbeitungsanlagen, bleiben, auch bei nur auszugsweiser Verwertung, vorbehalten. Eine Vervielfältigung dieses Werkes oder von Teilen dieses Werkes ist auch im Einzelfall nur in den Grenzen der gesetzlichen Bestimmungen des Urheberrechtsgesetzes der Bundesrepublik Deutschland vom 9. September 1965 in der jeweils geltenden Fassung zulässig. Sie ist grundsätzlich vergütungspflichtig. Zuwiderhandlungen unterliegen den Strafbestimmungen des Urheberrechtsgesetzes.

http://www.springer.de/medizin

© Springer-Verlag Berlin Heidelberg 1996, 2003
Ursprünglich erschienen bei Springer-Verlag Berlin Heidelberg New York 2003
Softcover reprint of the hardcover 2nd edition 2003

Die Wiedergabe von Gebrauchsnamen, Handelsnamen, Warenbezeichnungen usw. in diesem Werk berechtigt auch ohne besondere Kennzeichnung nicht zu der Annahme, dass solche Namen im Sinne der Warenzeichen- und Markenschutz-Gesetzgebung als frei zu betrachten wären und daher von jedermann benutzt werden dürften.

Umschlaggestaltung: deblik, Berlin
Satz: K + V Fotosatz, Beerfelden

Gedruckt auf säurefreiem Papier   26/3160 SM - 5 4 3 2 1 0

Vorwort

Psychiatrie und Psychotherapie haben sich seit der 1. Auflage des Buches rasch weiter entwickelt. Operationalisierte diagnostische Kriterien, wie sie in ICD-10 zur Verfügung stehen, werden heute auf breiter Ebene eingesetzt. Die psychiatrische Diagnostik ist transparent und leicht erlernbar geworden. Die moderne Therapie gestaltet sich differenzierter, zugleich ist sie einfacher und klarer. Zeitgemäße Behandlungsrichtlinien leiten sich von der Empirie und viel weniger als früher von den Ideologien konkurrierender Therapieschulen ab. Die Häufigkeit psychischer Krankheiten und die Bedeutung psychiatrischer Fragestellungen im medizinischen Alltag wird zunehmend erkannt.

In dieser neu bearbeiteten und ergänzten 2. Auflage werden, was die Krankheitslehre betrifft, neben der Klinik auch die ICD-10-Kriterien in Stichworten dargestellt. Der Leser soll die diagnose- und therapierelevanten Merkmale leicht erkennen können. Bei einigen Krankheiten wird auf empfehlenswerte Fremd- und Selbstbeurteilungsskalen hingewiesen.

Die Prinzipien der Behandlung einschließlich der durchzuführenden Triageaufgaben des Arztes werden systematisch dargestellt. Die Psychotherapie wird in den Grundzügen, die Pharmakotherapie im Detail erörtert. Auch neueste Entwicklungen sind berücksichtigt. Zu einigen Krankheiten stehen Informationsblätter für Patienten und Angehörige zur Verfügung. Bewährte Patientenratgeber werden erwähnt.

Neu aufgenommen wurde ein Abschnitt zu den Grenzbereichen und Überschneidungen von Psychiatrie und Somatik, zudem ein solcher über Psychopharmaka in Schwangerschaft und Stillzeit.

Die Berücksichtigung von Rechtsfragen stellt einen unverzichtbaren Teil der Arbeit in der Psychiatrie dar. Dieser Themenbereich ist nun integriert. Für die Bundesrepublik Deutschland und Österreich verfassten zwei anerkannte Experten die entsprechenden Abschnitte. Zu den Bestimmungen in der Schweiz übernahm der Autor diese Aufgabe, was jedoch nur aufgrund der großzügigen

Unterstützung von Fachkollegen mit Spezialkenntnissen möglich war. Martin Kiesewetter und Prof. Klaus Ernst haben mit ihren Anregungen dabei einen entscheidenden Beitrag geleistet. Gerhard Ebner, Berthold Rothschild, Beatrice Rumer, Christian Rumer, Werner Saameli und Felix Wyss sei ebenso sehr gedankt. Beim Verfassen einzelner Kapitel waren die Kommentare folgender Kollegen eine wertvolle Hilfe: Rudolf Conne (Versicherungsrecht), Thomas Marty (Krankenkassen und Psychotherapie), Alfred Ruhoff und Walter Lang (Militärdiensttauglichkeit), Dieter Ladewig und Peter Wyss (Betäubungsmittelgesetz) sowie Jürg Willi (Schwangerschaftsabbruch). Rolf Seeger ist Hauptautor des Abschnitts über Fahreignung und Fahrfähigkeit.

Herzlicher Dank geht auch an die Mitarbeiter des Springer-Verlags, Frau Renate Scheddin, Frau Meike Seeker, Frau Sigrid Tepest und Frau Gisela Zech für die wichtigen Anregungen bei Erstellung der Neuauflage.

„Psychiatrie für die Praxis" ist in erster Linie als Arbeitsinstrument für psychiatrisch interessierte Ärzte und Klinische Psychologen gedacht. Um Verständnis bittet der Autor, wenn im Text generell der „Arzt" und nicht auch der ebenso gemeinte Psychologe angesprochen wird.

Zürich und Lans/Tirol, im April 2003   JOSEF SCHÖPF

Inhaltsverzeichnis

Allgemeiner Teil

Klassifikation psychischer Krankheiten 3
Zur Häufigkeit psychischer Krankheiten 5
Psychiatrische Untersuchung 6
Katalog psychopathologischer Symptome 12
Definition gebräuchlicher psychiatrischer Termini 21
Psychotherapeutische Verfahren 22

Spezieller Teil

F0	**Organische psychische Krankheiten**	**33**
F00–F02	Demenzen	35
F04	Amnestisches Syndrom	50
F05	Delir	51
F06	Organische psychische Krankheiten im engeren Sinn	55
F07	Organische Persönlichkeits- und Verhaltensstörungen	58
Exkurs	Psychische Krankheiten nach Schleudertrauma der Halswirbelsäule	59

F1	Substanzinduzierte Krankheiten	61
F10	Krankheiten durch Alkohol	67
F11	Krankheiten durch Opioide	81
F12	Krankheiten durch Cannabis	88
F13	Krankheiten durch Sedativa und Hypnotika ..	89
F14	Krankheiten durch Stimulanzien: Kokain	91
F15	Krankheiten durch Stimulanzien: Amphetamin	92
F15	Krankheiten durch Stimulanzien: Koffein	93
F16	Krankheiten durch Halluzinogene	94
F17	Krankheiten durch Tabak	95
F18	Krankheiten durch flüchtige Lösungsmittel ...	97
F19	Krankheiten durch Phencyclidin	97
F19	Krankheiten durch „Ecstasy" (MDMA) und „Designerdrogen"	98

F2	Schizophrenie, schizotype und wahnhafte Störungen	101
F20	Schizophrenie	103
F21	Schizotype Störung	129
F22	Anhaltende wahnhafte Störungen	130
F23	Akute vorübergehende psychotische Störungen	132
F24	Induzierte wahnhafte Störung	133
F25	Schizoaffektive Störungen	133
F28	Sonstige nichtorganische psychotische Störungen	135

F3	Affektive Krankheiten	137
F32–F33	Depressive Episode, rezidivierende depressive Störung	139
F30–F31	Manische Episode, bipolare affektive Krankheiten	169
F34	Anhaltende affektive Störungen	189
F38	Sonstige affektive Störungen	190
Exkurs	Suizid und Suizidversuch	190

| F4 | Neurotische, Belastungs- und somatoforme Störungen | 195 |

F40–F41	Phobische Störungen, sonstige Angststörungen	197
Exkurs	Medikamentöse anxiolytische Therapie	207
F42	Zwangsstörung	210
F43	Reaktionen auf schwere Belastungen, Anpassungsstörungen	215
F44	Dissoziative Störungen (Konversionsstörungen)	219
F45	Somatoforme Störungen	224
F48	Sonstige neurotische Störungen	229

| F5 | Verhaltensauffälligkeiten in Verbindung mit körperlichen Störungen und Faktoren | 233 |

F50	Essstörungen	235
F51	Nichtorganische Schlafstörungen	239
F52	Nichtorganische sexuelle Funktionsstörungen	249
F54	Ehemals psychosomatische Krankheiten	252
F55	Missbrauch von nicht abhängigkeitserzeugenden Substanzen	252
Exkurs	Grenzbereiche und Überschneidungen von Psychiatrie und Somatik	253
Exkurs	Psychopharmaka in Schwangerschaft und Stillzeit	271

| F6 | Persönlichkeits- und Verhaltensstörungen | 275 |

F60	Spezifische Persönlichkeitsstörungen	277
F62	Andauernde (nichtorganische) Persönlichkeitsveränderungen	285
F63	Abnorme Gewohnheiten und Störungen der Impulskontrolle	285
F64	Störungen der Geschlechtsidentität	287
F65	Störungen der Sexualpräferenz	287
Exkurs	Homosexualität	289
F68	Sonstige Persönlichkeits- und Verhaltensstörungen	289

| F7 | Intelligenzminderung | 291 |

Juristischer Teil: Rechtsfragen in der Psychiatrie

J1	**Forensisch-psychiatrische Grundlagen in Deutschland**	**299**
	N. NEDOPIL	
1	Forensische Psychiatrie	301
2	Zivilrecht	303
3	Sozialrechtliche Aspekte und Fragestellungen	313
4	Strafrecht	315
5	Praktische Hinweise zur Durchführung von Gutachten	323
	Literatur	325
	Abkürzungsverzeichnis	325
J2	**Rechtslage in Österreich**	**327**
	R. HALLER	
1	Stellung des Sachverständigen	329
2	Strafrecht	329
3	Suchtmittelgesetz	334
4	Jugendgerichtsgesetz	335
5	Unterbringungsgesetz	336
6	Begutachtungsschwerpunkte im Zivil- und Sozialrecht	337
7	Wichtige Regelungen im Verwaltungsrecht	341
	Literatur	342
J3	**Rechtslage in der Schweiz**	**345**
	J. SCHÖPF, R. SEEGER	
1	Zivilrecht	347
2	Strafrecht	357
3	Versicherungsrecht	361
4	Rechtliche Aspekte des Arzt-Patienten-Verhältnisses	366
5	Andere Bereiche	370
	Literatur	374
	Weiterführende Literatur	374

A1	Liste der vierstelligen ICD-10-Diagnosen ...	379
A2	Liste der im Buch angegebenen Psychopharmaka mit Handelsnamen	386
A3	Literaturverzeichnis	391
A4	Sachverzeichnis	395
A5	Verzeichnis der Informationsblätter für Patienten und Angehörige	408

Autorenverzeichnis

Haller, Reinhard, Prim. Univ.-Doz. Dr.
Facharzt für Psychiatrie und Neurologie
Allgemein gerichtlich beeideter
und zertifizierter Sachverständiger
Institut für Suchtforschung am Krankenhaus Maria Ebene
Postfach 35
6800 Feldkirch
Österreich

Nedopil, Norbert, Prof. Dr. med.
Klinik und Poliklinik für Psychiatrie und Psychotherapie
Abteilung für Forensische Psychiatrie
Nußbaumstr. 7
80336 München

Schöpf, Josef, Priv.-Doz. Dr. med.
Steinwiesstr. 32
8032 Zürich
Schweiz

R. Seeger, Dr. med.
Verkehrsmedizinische Abteilung
Institut für Rechtsmedizin der Universität Zürich
Uetlibergstr. 311
8036 Zürich
Schweiz

Spezielle Abkürzungen

Apo-E	Apolipoprotein E	MNS	Malignes neuroleptisches Syndrom
BEAM	„brain electric activity mapping"	MRI	Kernresonanztomographie („magnetic resonance imaging")
CDT	Kohlenhydratdefizientes Transferrin		
CFS	Chronic Fatigue Syndrome	NA	Noradrenalin
CT	Computertomographie	NaSSA	„noradrenaline and specific serotoninergic antidepressant"
CYP-450	Cytochrom P-450 (CYP-450 -A2, -2D6, -3A4 Spezifische Enzyme)	NDRI	„norepinephrine and dopamine reuptake inhibitor"
DA	Dopamin	NMDA	N-Methyl-D-aspartat
DSM	Diagnostical Statistical Manual of the American Psychiatric Association	OR	Obligationenrecht
		PET	Positronenemissionstomographie
EPS	Extrapyramidale Symptome	RIMA	„reversible inhibitor of monoaminooxydase"
FFE	Fürsorgerische Freiheitsentziehung		
FPI	Freiburger Persönlichkeitsinventar	SARI	„serotonine antagonist and reuptake inhibitor"
GABA	Gammaaminobuttersäure		
5-HT	5-Hydroxytryptamin (Serotonin)	sNARI	„selective noradrenergic reuptake inhibitor"
5-HTP	5-Hydroxytryptophan		
ICD-10	International Classification of Diseases, 10th revision	SNRI	„serotonine-norepinephrine reuptake inhibitor"
IQ	Intelligenzquotient	SPECT	„single photon emission computerised tomography"
KVT	Kognitive Verhaltenstherapie		
MAO	Monoaminooxidase	SSRI	„selective serotonin reuptake inhibitor"
MDK	Manisch-depressive Krankheit		
MMPI	Minnesota Multiphasic Personality Inventory	StGB	Strafgesetzbuch der Schweiz
		WHO	Weltgesundheitsorganisation
MMS	Mini-Mental-State-Test	ZGB	Zivilgesetzbuch der Schweiz

Allgemeiner Teil

Klassifikation psychischer Krankheiten

Allgemeines. Mehr als in anderen Fachgebieten der Medizin stellen sich in der Psychiatrie Fragen nach Wesen und Sinn der Klassifikation. Wegen ungenügender Kenntnisse über ätiologische und pathogenetische Faktoren ist bisher eine Beschreibung von klar abgegrenzten Krankheitsbildern nur sehr beschränkt möglich. Eine sinnvolle Klassifikation wird auch dadurch erschwert, dass an der Genese psychischer Störungen sehr komplexe Einflüsse beteiligt sind. Das in der Medizin sonst übliche Vorgehen, die Entstehung einer Erkrankung auf einen oder wenige Faktoren zurückzuführen, ist demnach nicht ohne weiteres anwendbar. Auch bestehen Schwierigkeiten der Abgrenzung krankhafter von nichtkrankhaften Zuständen.

Gelegentlich hört man die Auffassung, es sei in der Psychiatrie überhaupt nicht sinnvoll, Klassifikationen vorzunehmen, da dies der Einmaligkeit jedes Menschen zuwiderlaufe. Klassifikation ist jedoch Teil des Lebens. Wir vergleichen jeden neuen Eindruck mit bereits Bekanntem. Es ist hilfreich, die typischen Symptome einer Krankheit als solche einordnen zu können. Dies schafft günstige Voraussetzungen dafür, die individuellen Besonderheiten des Patienten zu erkennen.

Man kann Diagnosen als Konzepte betrachten, welche es gestatten, anhand von besonderen Merkmalen Schlussfolgerungen auf weitere, u. U. nicht beobachtbare Eigenschaften zu ziehen. In der Medizin strebt man im Allgemeinen die Klassifikation nach der Ursache an. Dies ermöglicht meist die profundeste Charakterisierung des Zustands und die genauesten Aussagen zu Prognose und Therapie.

Monokausale vs. multifaktorielle Ätiologie. Häufig geht man in der Medizin implizit davon aus, dass Krankheiten durch einen einzigen Faktor bedingt sind und durch diesen vollständig erklärt werden. Eine solche monokausale Ätiologie einer somatischen Krankheit liegt vor, wenn sich ein Patient mit dem Virus der Tollwut infiziert hat und die Krankheit unweigerlich tödlich endet. Allerdings werden selbst hier Symptomatik und Verlauf durch individuelle Eigenschaften des Organismus beeinflusst. In der Psychiatrie gibt es nur ganz wenige als monokausal betrachtbare Krankheiten. Ein Beispiel ist die im Grenzbereich zur Neurologie stehende dominant vererbte Chorea Huntington.

Verschiedene Krankheiten könnten dadurch entstehen, dass eine notwendige, aber nicht hinreichende Hauptbedingung vorliegt, die durch unspezifische krankheitsfördernde Nebenbedingungen ergänzt wird. So führt die Disposition zum Diabetes vom Typ II oft erst bei Adipositas zur manifesten Erkrankung. Nach einer der verschiedenen Schizophreniehypothesen bringen neben der Hauptbedingung der genetischen Disposition ungünstige Umwelteinflüsse die Krankheit zum Ausbruch.

Bei anderen Krankheiten kann man ein additives Zusammenwirken verschiedener Faktoren bis zu einer Schwelle annehmen, nach deren Überschreitung sich die Krankheit manifestiert. Degenerative Gelenkerkrankungen können durch eine Summierung von Noxen entstehen. In der Psychiatrie sieht man gelegentlich ungünstige Persönlichkeitsveränderungen als Folge einer Mehrzahl von psychischen Belastungen.

Die Entstehung von Krankheiten ist auch durch krankheitsfördernde Faktoren vorstellbar, die nur in ihrer Interaktion wirksam werden. Solche Wechselwirkungen spielen bei der Entstehung psychischer Krankheiten wahrscheinlich eine wichtige Rolle, sie sind bisher aber nicht eindeutig nachgewiesen worden.

Man muss sich bei der Genese von Krankheiten wohl z.T. vielfältige, im Einzelnen nicht mehr überschaubare Zusammenhänge vorstellen (multifaktorielle Ätiologie). Will man Symptomatik und Verlauf einer Krankheit vollständig erklären, sind letztlich alle Krankheiten multifaktoriell.

Diagnostik aufgrund von Symptomen und Syndromen. Ist die Ätiologie einer Erkrankung unbekannt, wie dies für viele psychische Störungen zutrifft, bildet die Symptomatik oft das Klassifikationskriterium. Die Diagnosestellung anhand eines einzelnen Symptoms ist ein einfaches, aber oft nur begrenzt aussagekräftiges Vorgehen. In der Psychiatrie des 19. Jahrhunderts wurden zahlreiche Formen von Einzelwahn unterschieden, deren diagnostischer Wert gering blieb. Die syndromale Diagnostik stellt eine Klassifikation aufgrund einer Kombination von Symptomen dar, die überzufällig häufig gemeinsam auftreten.

Kategoriale vs. dimensionale Diagnostik. Der medizinischen Diagnosestellung geht meist eine Ja/Nein-Entscheidung voraus. Diese kategoriale Klassifikation hat den Vorteil der Praktikabilität im klinischen Alltag. In einigen Bereichen erfolgt eine Klassifikation unter Berücksichtigung des Schweregrads der Erkrankung. Diese dimensionale Diagnostik, wie sie u. a. bei der Intelligenzminderung erfolgt, ist im Vergleich zur kategorialen Diagnostik informationsreicher.

Ätiologische und pathogenetische Faktoren. Unser Wissen zur Genese psychischer Krankheiten ist gering. So kämpft die biologische Forschung mit der Komplexität der Hirnfunktionen. Die heutigen ätiologiebezogenen psychologischen Theorien sind empirisch schlecht überprüfbar und liefern nur einen begrenzten Beitrag zur Erklärung psychischer Krankheiten. Ätiologische Gesichtspunkte spielen in den modernen Klassifikationssystemen nur eine begrenzte Rolle.

Man kann einerseits biologische ätiologische Faktoren annehmen, d. h. angeborene oder erworbene Entwicklungsstörungen des Gehirns oder später im Leben auftretende Hirnschäden. Es handelt sich um genetische und nichtgenetische Faktoren. Andererseits sind psychologische ätiologische Faktoren inklusive Einflüsse des sozialen Umfelds zu nennen. Es gibt Faktoren, die in der weiter zurückliegenden Vergangenheit gewirkt haben, und solche, die im Vorfeld der Erkrankung vorhanden waren.

Als separate ätiologische Faktoren können die möglichen Wechselwirkungen, einschließlich solcher zwischen biologischen und psychologischen Komponenten, betrachtet werden. In diesem Zusammenhang ist anzumerken, dass alle psychologischen Phänomene ihre zerebralen biologischen Korrelate aufweisen, welche wiederum eigenständige Konsequenzen auf psychische Funktionen haben können.

Psychische Störungen nach ICD-10. Die Weltgesundheitsorganisation (WHO) hat in der 10. Revision der Internationalen Klassifikation psychischer Störungen (ICD-10, „International Classification of Diseases", 10th revision) neue diagnostische Kriterien erstellt. Die Verwendung deskriptiver, gut erfassbarer Merkmale führte zu einer verbesserten Untersuchereinstimmung, d. h. einer höheren Reliabilität der Diagnosen. Bei den diagnostischen Kriterien wurden neue Erkenntnisse zur Krankheitslehre berücksichtigt, was einen Fortschritt auch in Bezug auf die Validität der Diagnosen bedeutet.

ICD-10 verwendet bei psychiatrischen Diagnosen nur den Terminus der Störung. „Störung". „Erkrankung" und „Krankheit" werden hier synonym verwendet. Zu Recht wurde auf die Problematik hingewiesen, dass durch die Bezeichnung „Störung" der Krankheitsaspekt psychischen Leidens in unangemesser Weise relativiert werden könnte.

Bei der Definition der Störung gemäß ICD-10 (s. unten) ist zu beachten, dass neben psychopathologischen Symptomen oder Verhaltensstörungen auch daraus für das Individuum resultierende Belastungen oder Beeinträchtigungen vorliegen müssen.

> **ICD-10-Definition der Störung**
> „Störung" ist kein exakter Begriff; seine Verwendung in dieser Klassifikation soll einen erkennbaren Komplex von Symptomen oder Verhaltensauffälligkeiten anzeigen, der immer auf der individuellen und oft auch auf der Gruppen- oder der sozialen Ebene mit Belastung und mit Beeinträchtigung von Funktionen verbunden ist, sich aber nicht auf der sozialen Ebene allein darstellt.

Komorbidität. Von ihr spricht man, wenn ein Patient an mehr als einer Krankheit leidet. Komorbidität ist bei psychischen Krankheiten häufig. Es können verschiedene Arten der Beziehung bestehen. So ist es möglich, dass eine Krankheit die andere bedingt oder ihr Auftreten begünstigt hat. Eine Suchterkrankung kann eine Depression oder umgekehrt eine Depression eine Suchterkrankung zur Folge haben. Zwei Krankheiten können auch Ausdruck eines einzigen zugrunde liegenden Krankheitsgeschehens sein. Bestimmte Persönlichkeitszüge späterer Schizophrener sollen gelegentlich eine Frühmanifestation des späteren Vollbilds der Erkrankung sein. Im Einzelfall sind die Zusammenhänge unsicher, abgesehen von Ausschlussmöglichkeiten aufgrund der Reihenfolge des Auftretens der Erkrankungen.

ICD-10 gestattet in vielen Situationen Mehrfachdiagnosen im Sinne der Komorbidität. Einige Möglichkeiten werden hierarchisch ausgeschlossen.

Diagnostische Manuale. Die WHO hat die „klinischen und diagnostischen Leitlinien" und die „Forschungskriterien" von ICD-10 geschaffen. Letztere beinhalten operationalisierte diagnostische Kriterien, d.h. genau präzisierte Merkmalskriterien und feste Regeln (z.B. Mindestanzahl von Merkmalen, Zeitkriterien, Ausschlusskriterien) zur Diagnosestellung. Im vorliegenden Buch werden bei der Besprechung der einzelnen Krankheiten stichwortartig die ICD-10-Forschungskriterien erwähnt.

Das „Diagnostic Statistical Manual of the American Psychiatric Association, IVth revision (DSM-IV)" stimmt mit den ICD-10-Forschungskriterien in vieler Beziehung überein. Im DSM-IV fehlen einige Diagnosen von ICD-10, z. B. die Neurasthenie. Im ICD-10 scheinen die DSM-IV-Diagnosen der prämenstruellen dysphorischen Störung und der Essattacken ohne Bulimie nicht auf.

Im Anhang findet sich eine Liste aller ICD-10-Diagnosen. Die Kodierung soll für übliche klinische Zwecke bis zur 4. Stelle erfolgen (Dilling 1993), wobei der für psychische Krankheiten vorgesehene Buchstabe F mitgezählt wird (also z. B. F20.0 für paranoide Schizophrenie). Für bestimmte Krankheiten ist keine 4. Stelle vorgesehen.

Zur Häufigkeit psychischer Krankheiten

Allgemeines. Die modernen Untersuchungen zur Epidemiologie psychischer Krankheiten haben theoretisch und praktisch wichtige Erkenntnisse gebracht. So ist heute belegt, dass psychische Krankheiten sehr häufig vorkommen, so häufig wie die trivialen vom Hausarzt behandelten somatischen Krankheiten.

Einfluss des Alters. Die meisten psychischen Krankheiten weisen ein besonders Prädilektionsalter auf. Gelegentlich kann die Diagnose erschwert sein, wenn eine psychische Erkrankung außerhalb der üblichen Altersspanne auftritt und mit einer speziellen Symptomatik einhergeht. So werden Depressionen des Kindesalters z. T. erst nachträglich als solche erkannt.

Bestimmte Vermutungen über altersabhängige Inzidenzschwankungen konnte die epidemiologische Forschung nicht bestätigen. So gibt es keinen Beleg für die Annahme, dass bei Frauen im Involutionsalter die Depressionsinzidenz wesentlich zunimmt.

Eine wesentliche Inzidenzerhöhung von psychischen Krankheiten tritt in der Postpartum-Periode ein. Die hormonellen Umstellungen des Wochenbetts sind der stärkste psychoseauslösende Faktor überhaupt (S. 268).

Ein Einfluss des Alters, nicht auf die Inzidenz, sondern auf den Krankheitsverlauf, kann darin bestehen, dass innerhalb einer gegebenen Krankheit, z. B. der Schizophrenie, früh beginnende Erkrankungen im Durchschnitt schwerer verlaufen.

Geschlechtsunterschiede. Bei einem Teil der psychischen Krankheiten bestehen deutliche Inzidenzunterschiede nach Geschlecht. So sind Depressionen und Angstkrankheiten bei Frauen häufiger. Anorexie und Bulimie kommen ganz überwiegend bei Frauen vor.

Bei Männern gehäuft sind Suchtkrankheiten, die dissoziale Persönlichkeitsstörung und Störungen der Sexualpräferenz. Bei vielen kinderpsychiatrischen Krankheiten überwiegen die Knaben.

Es gibt Hinweise dafür, dass innerhalb bestimmter Familien sich bei den Frauen eine gegebene Krankheitsdisposition als Depression und bei den Männern als Sucht oder dissoziale Persönlichkeitsstörung manifestiert (S. 144). Ein analoges Muster findet man bei der Somatisierungsstörung (S. 224).

Keine wesentlichen Geschlechtsunterschiede der Inzidenz bestehen bei der Schizophrenie.

Über die Ursachen dieser Inzidenzunterschiede bei psychischen Krankheiten ist letztlich wenig bekannt.

Regionale Inzidenzunterschiede. Ihr Nachweis wäre wegen möglicher Hinweise auf die Ätiologie psychischer Krankheiten von großer Bedeutung. Allerdings ist ein Hauptergebnis der modernen epidemiologischen Forschung das weitgehende Fehlen von Hinweisen auf Inzidenzunterschiede. Das wohl bekannteste Beispiel ist die Schizophrenie. Auch besteht bei den meisten Krankheiten über die Kulturen hinweg die gleiche Kernsymptomatik, wobei wieder die Schizophrenie als Beispiel genannt werden kann.

Gemäß neuen Befunden scheinen Stadtgeborene im Vergleich zu Landgeborenen ein erhöhtes Schizophrenierisiko aufzuweisen.

Transkulturell gut untersucht ist die Häufigkeit leichterer psychischer Postpartum-Erkrankungen. Sie unterscheidet sich in verschiedenen Ländern kaum.

Unterschiede ergeben sich in Bezug auf das Auftreten von Suchtkrankheiten. Die Alkoholabhängigkeit ist in Ländern mit gesamthaft geringem Alkoholkonsum selten. Bulimie und Anorexie kommen fast nur in wohlhabenden Ländern vor.

Zeitliche Schwankungen der Inzidenz? Gelegentlich wird behauptet, dass in den letzten Jahrzehnten Depressionen häufiger geworden seien. Das Fehlen vergleichbarer epidemiologischer Daten verunmöglicht es, eine nur einigermaßen verlässliche Antwort zu geben.

Sicher ist, dass Suchterkrankungen im Verlauf der Zeit in ihrer Frequenz geschwankt haben und dass die Essstörungen erst mit dem materiellen Wohlstand anstiegen.

Psychiatrische Untersuchung

Form des Untersuchungsgesprächs

Allgemeines. Die psychiatrische Untersuchung erfolgt durch das Gespräch und die Verhaltensbeobachtung des Patienten. Dabei sind parallel mehrere Aufgaben zu berücksichtigen. Es sollen die aktuelle psychiatrische Symptomatik festgestellt, die psychiatrische Anamnese erhoben und Informationen zur Lebensgeschichte eingeholt werden. Das Gespräch soll es dem Untersucher ermöglichen, Vorstellungen über relevante psychologische Zusammenhänge zu gewinnen. Auch soll ein guter Kontakt mit dem Patienten hergestellt werden, denn ein solcher ist zur Informationsgewinnung wichtig und stellt einen ersten Aspekt der Therapie dar.

> **Übersicht 1**
> **Funktionen des Untersuchungsgesprächs**
> − Aktuelle Symptomatik
> − Psychiatrische Anamnese
> − Allgemeine Anamnese
> − Therapeutische Aspekte

Gesprächsführung. Der Untersuchungsgang ist nicht im Voraus festgelegt. Das Vorgehen wird flexibel der Situation angepasst, wobei eine Reihe von Informationen in jedem Fall eingeholt werden muss. Das Gespräch in der klinischen Praxis ist **halbstrukturiert,** im Gegensatz zum strukturierten Interview (vorgegebene Reihenfolge der Fragen) und zum standardisierten Interview (auch vorgegebene Formulierung), welche bei wissenschaftlichen Untersuchungen durchgeführt werden.

Die Zahl potenziell relevanter Informationen ist groß. So müssen im Erstgespräch Prioritäten gesetzt werden. Allenfalls ist ein 2. oder 3. Gespräch nötig. Im Erstgespräch soll man die aktuelle Diagnose, zumindest auf syndromaler Ebene, stellen können. Bei bestimmten schweren Erkrankungen muss die Frage von akuter Selbst- oder Fremdgefährdung abgeklärt werden. Zudem soll nach Hinweisen auf eine organische Genese der psychischen Erkrankung gesucht werden.

> **Übersicht 2**
> **Diagnostische Aufgaben im Erstgespräch**
> − Aktuelle Syndromdiagnose
> − Selbst- und Fremdgefährlichkeit
> − Hinweise auf organische Genese

Zur Durchführung des Gesprächs benötigt man einen ruhigen Raum, in dem man sich 45–60 min ungestört unterhalten kann. Der Patient soll über die zur Verfügung stehende Zeit informiert werden und das Gefühl haben können, dass der Arzt für ihn zur Verfügung steht.

Besonders der Beginn des Gesprächs ist bei vielen Patienten mit innerer Anspannung verbunden. Der Untersucher soll darauf achten, diese nicht unnötig zu verstärken. Die typische Einleitungsfrage ist: „Was führt Sie zu mir?" Liegt ein Überweisungszeugnis vor, nimmt man auf dieses Bezug.

> **Übersicht 3**
> **Phasen des Untersuchungsgesprächs**
> − Unstrukturierte Anfangsphase
> − Strukturierterer Mittelteil
> − Abschlussphase

In der Anfangsphase des Interviews soll sich der Patient frei über seine Situation aussprechen können. Die so geäußerten Inhalte können zum Verständnis der Person und u. U. auch der psychischen Erkrankung beitragen. So soll der Patient nach Möglichkeit nicht unterbrochen werden. Fragen nach Details werden auf später zurückgestellt. Interventionen beschränken sich darauf, das Gespräch in Gang zu halten.

Diese erste Phase des Gesprächs kann bis zur Hälfte der zur Verfügung stehenden Zeit in Anspruch nehmen. Sie kann jedoch kürzer dauern, wenn die Diagnose rasch klar wird oder die Kommunikationsfähigkeit des Patienten stark beeinträchtigt ist.

Im strukturierteren Mittelteil des Gesprächs stellt man ergänzende Fragen zur aktuellen Symptomatik sowie zur psychiatrischen und allgemeinen Anamnese.

Delikate Punkte sollen erst besprochen werden, wenn ein genügender Kontakt hergestellt ist. Dies gilt für die Exploration von Wahnideen und Halluzinationen und auch für Fragen zur Sexualität. Gegebenenfalls soll die genauere Exploration in einem Zweitgespräch erfolgen.

In der Abschlussphase des Gesprächs erkundigt man sich beim Patienten, ob er noch Fragen oder Bemerkungen hat. Es empfiehlt sich, ihm eine Rückmeldung zum Gespräch zu geben, z. B. hinsichtlich der Überwindung, einem Fremden sehr persönliche Informationen zu geben.

Der Arzt soll die erhobenen Befunde und den Therapievorschlag erläutern. Auf die meisten Patienten wirkt es beruhigend zu erfahren, dass es sich um eine bekannte Problematik handelt, zu deren Behandlung bewährte Therapien zur Verfügung stehen.

Weitere Hinweise zur Gesprächsführung. Der Untersucher soll neben der verbalen Kommunikation auch die Gestik, die Mimik und andere Formen der nonverbalen Kommunikation in seine Überlegungen einbeziehen.

Die Fragen, die man zu Beginn des Gesprächs stellt, sollen offen formuliert sein, z. B. im Sinne einer Aufforderung, mehr über ein Erlebnis zu berichten. Später, bei der Abklärung der Diagnosen und der Anamneseerhebung, sind präzise Fragen nötig. Suggestivfragen sollen im Allgemeinen vermieden werden. Das gelegentlich notwendige Nachfragen kann einen Suggestiveffekt bewirken. Ein reales Symptom ist wahrscheinlich, wenn der Patient in der Lage ist, Präzisionen zur Art der Veränderung zu geben.

Das Ansprechen von Gefühlen des Patienten ist, solange das Gespräch ohne größere Probleme läuft, nicht grundsätzlich nötig. Dies soll jedoch geschehen, wenn ein Affekt intensiv wird. Gegebenenfalls wird man einem aufgewühlten Patienten Zeit und Unterstützung geben, sich wieder zu beruhigen.

Wenn der Patient weint, erfolgt meist die beste Hilfestellung durch aufmerksame Anteilnahme. Es entspricht grundsätzlich der Situation der ärztlichen Konsultation, dass man Optimismus zu vermitteln versucht. Dies muss jedoch realistisch und authentisch geschehen.

Bei Auffälligkeiten der Erscheinung oder im Verhalten kann es angebracht sein, diese anzusprechen. Es ist möglich, dass sie zum Verständnis der Erkrankung oder der Persönlichkeit des Patienten beitragen. Andererseits kann sich der Patient durch eine zu frühe Thematisierung überrumpelt fühlen und an Vertrauen verlieren.

Wenn der Patient im Erstgespräch um einen Rat fragt, so ist dies grundsätzlich der Situation angemessen. Allerdings können Fragen auch einen kommunikativen Aspekt aufweisen, z. B. den unbewussten Wunsch nach Unterstützung („Übertragung", S. 26). Man sollte auf solche Fragen wenigstens kurz eingehen, es sei denn, der Patient stelle Fragen, die eindeutig nicht zur Sache gehören, wie über die persönlichen Verhältnisse des Untersuchers.

Der Arzt soll seine eigenen während des Gesprächs aufkommenden Gefühle registrieren und darauf achten, sie nicht in unreflektiertem Handeln auszuagieren, z. B. in vermehrtem Fragen aufgrund eines vom Patienten vermittelten Eindrucks von Hilfsbedürftigkeit („Gegenübertragung", S. 26).

Inhalte des Untersuchungsgesprächs

Aktuelle Diagnose. In Übersicht 4 ist angegeben, welche wichtigen psychiatrischen Diagnosen im Erstgespräch immer abgeklärt werden sollen. Ein Teil der Zustandsbilder zeigt sich spontan, so das Delir und schwerere Formen der Demenz, andere müssen exploriert werden. Eine sichere Erfassung von Persönlichkeitsstörungen – ihre Diagnose erfordert viel Zeit und z. T. Fremdauskünfte – übersteigt die Möglichkeiten des Erstgesprächs.

Übersicht 4
Im Erstgespräch abzuklärende wichtige Diagnosen[a]
- F0 Demenz, Delir
- F1 Sucht (Alkohol, Sedativa, Drogen)
- F2 Schizophrenie
- F3 Depression, Manie
- F4 Panik, Phobien, Zwang
- F5 Anorexie, Bulimie
- F7 Intelligenzminderung

[a] Auf Hinweise für organische Genese der Syndrome achten.

Aktuelle Krankheitsphase. Es soll erfragt werden, wann die jetzige Erkrankung begann und ob belastende Ereignisse oder Situationen vorausgingen. Auch kann es hilfreich sein, die

Meinung des Patienten zur Entstehung der Erkrankung kennen zu lernen. Weiterhin sollen die Folgen der Erkrankung auf Wohlbefinden, Beruf und zwischenmenschliche Beziehungen eruiert werden, zudem, welche Behandlungen mit welchem Erfolg bisher durchgeführt wurden.

Frühere psychiatrische Erkrankungen. Hier sind analoge Fragen einschließlich Ersterkrankungsalter und Krankheitsverlauf zu stellen.

Familienanamnese. Sie soll immer hinsichtlich affektiver Erkrankungen, Schizophrenie, Suchterkrankungen, Demenzen und Störungen gleicher Art wie der vorliegenden erhoben werden. Nicht vergessen werden soll, das neurologische Erbkrankheiten wie eine Chorea Huntington mit einer rein psychiatrischen Symptomatik beginnen können.

Allgemeine Anamnese. Man soll sich über den Beruf der Eltern, Besonderheiten des sozialen Umfelds, den Erziehungsstil und die Art der Beziehung zu Eltern und Geschwistern informieren. Mit starker Scham verbundene Ereignisse wie inzestuöse Handlungen werden im Erstgespräch kaum mitgeteilt.

Zur persönlichen Entwicklung sollen abgeklärt werden: Schulausbildung und Schulerfolg, Kontakt zu Mitschülern und Lehrern, Berufsausbildung, Berufsweg, Militärdienst, Art der Loslösung vom Elternhaus, Aufnahme sexueller Beziehungen, Eingehen von Partnerbeziehungen, Familiengründung. Von Bedeutung ist es, sich ein Bild über die aktuelle Lebenssituation zu machen.

Wenn man keine genügende Vorstellung über das Alltagsleben des Patienten gewinnt, ist es u. U. hilfreich, sich den Ablauf eines typischen Tages schildern zu lassen.

> **Übersicht 5**
> **Angaben zur Anamnese**
> - **Jetzige Erkrankung**
>   - Beginn
>   - Auslöser
>   Chronische Belastungssituation
>   - Verlauf, Folgen
>   - Behandlung
> - **Frühere psychische Erkrankungen**
>   - Ersterkrankungsalter, Verlauf
>   - Prämorbide Persönlichkeit
>   - Psychische Krankheiten in der Kindheit
>   - Prä- und Perinatalstörungen
> - **Familienanamnese**
> - **Allgemeine Anamnese**
>   - Familienverhältnisse
>   - Schul- und Berufsausbildung
>   - Berufliche Tätigkeit
>   - Militärdienst
>   - Sexualanamnese, Partnerbeziehungen, Kinder
> - **Aktuelle Lebenssituation**
>   - Beruf, Partnerschaft, Wohnung, Finanzen, Freunde, Hobbys

Psychopathologischer Befund. Er stellt, analog zum Körperstatus in der somatischen Medizin, eine Beschreibung psychischer Elementarfunktionen dar. Er wird üblicherweise in die Krankengeschichte niedergeschrieben und ist ein juristisch relevanter Beleg dafür, dass diese Funktionen untersucht worden sind. Der Text sollte es einem anderen Untersucher gestatten, die Diagnose selbst ableiten zu können. Dies gilt für diejenigen psychischen Erkrankungen, bei denen relevante Befunde erhoben werden. Zum Teil ist der psychopathologische Befund unergiebig, so bei vielen Suchterkrankungen.

Es bewährt sich, beim Niederschreiben die auf S. 13 in Übersicht 1 angegebene Reihenfolge einzuhalten, welche weitgehend der des AMDP (Arbeitsgemeinschaft für Methodik und Dokumentation in der Psychiatrie 1981), eines im deutschen Sprachraum verbreiteten wissenschaftlichen Dokumentationssystems, entspricht.

Auch ist es sinnvoll, eingangs Feststellungen zum äußeren Erscheinungbild zu notieren. Am Ende des Befunds können die Einstellung des Patienten zur Krankheit und zur vorgeschlagenen Behandlung sowie Besonderheiten seines kommunikativen Verhaltens erwähnt werden.

Die Erhebung des psychopathologischen Befunds bereitet Anfängern oft Schwierigkeiten, weil sie sich verunsichert darüber fühlen, wie sie die vielen Merkmale erfassen sollen, ohne den Verlauf des Gesprächs zu stören. Es empfiehlt sich, das Untersuchungsgespräch wie oben besprochen durchzuführen, sich auf die abzuklärenden Diagnosen und die nötigen Informationen zur Lebensgeschichte zu konzentrieren und die explizite Erhebung des psychopathologischen Status vorerst zurückzustellen. Man wird gegen Ende des Gesprächs feststellen, dass man die meisten Items beurteilen kann. Viele Merkmale müssen ja nicht exploriert werden. Sie werden durch die einfache Beobachtung erfasst, oder die Information ergibt sich zufällig, z. B. über das Kurzzeitgedächtnis durch die Erwähnung des Patienten über den gerade gefundenen Parkplatz. Bei Bedarf können gegen Ende des Untersuchungsgesprächs noch nicht abgeklärte Merkmale exploriert werden.

Einbeziehung Angehöriger und anderer Drittpersonen. Bei vielen psychischen Störungen, v. a. solchen schwerer Art, sollen auch Auskünfte von Dritten eingeholt werden. Dies ist in der Regel nötig, wenn die Schwierigkeiten des Patienten im täglichen Leben so groß sind, dass andere ohnehin involviert sind. Allerdings wünschen viele Patienten in der ambulanten Praxis zu Recht eine ausschließlich individuelle Behandlung.

Das Gespräch mit den Angehörigen soll im Allgemeinen im Beisein des Patienten erfolgen. Mögliche Ausnahmen sind akut psychotische oder sonst sehr schwere Zustandsbilder und der Wunsch des Patienten nach getrennter Besprechung. Dem Verlangen eines Angehörigen nach einem Gespräch ohne den Patienten darf nur mit Zustimmung des Patienten entsprochen werden.

Therapeutische Aspekte des Untersuchungsgesprächs. Viele Patienten sprechen nur mit Überwindung über psychische Probleme. Das Gespräch kann eine größere Klarheit der Gedanken bewirken, die Erfahrung vermitteln, dass man darüber reden kann und durch die Angabe von Behandlungsmöglichkeiten Hoffnung geben. Der Patient ist in dieser Situation besonders verletzbar, weshalb es wichtig ist, dass er im Erstgespräch einen verständnisvollen Partner vorfindet. Ein Teil der Patienten mit psychischer Erkrankung hat Schwierigkeiten, sich in Beziehungen jeglicher Art und so auch in die therapeutische Beziehung einzulassen.

Zusatzuntersuchungen

Die psychiatrische Diagnostik stützt sich stark auf das Untersuchungsgespräch. Es gibt nur in begrenztem Maße diagnoserelevante Zusatzuntersuchungen.

Körperliche Untersuchung. Meist soll auch eine somatische Abklärung durchgeführt werden. Bei Erkrankungen, bei denen man aufgrund der Art und des Verlaufs eine organische Ursache ausschließen kann, wie einer seit Jahrzehnten bestehenden isolierten Phobie, ist dies nicht nötig. Es gibt hier einen Ermessensspielraum. Zum Teil genügt die Rücksprache mit dem Hausarzt, wenn er den Patienten kürzlich untersucht hat. In bestimmten Situationen ist die unverzügliche somatische Abklärung erforderlich (Übersicht 6).

> **Übersicht 6**
> **Indikationen zur sofortigen somatischen Abklärung**
> - Somnolenz
> - Delirante Bilder
> - Ungeklärtes Fieber
> - Neurologische Symptome
> - Erstmalige akute psychotische Zustandsbilder

Bildgebende Verfahren. Es ist heute in wohlhabenden Ländern weithin üblich, bei klinisch an sich geklärten schweren Erkrankungen wie einer Schizophrenie ein Schädel-CT oder -MRI im Sinne einer erweiterten Routineabklärung durchzuführen. Dies ist nicht erforderlich, wegen des formellen Ausschlusses einer anderen Ätiologie und zur Beruhigung von Patient und Angehörigen jedoch vertretbar.

Bei Demenz empfehlen heute verschiedene Experten, dass mindestens einmal ein CT/MRI zum Ausschluss behandelbarer Ursachen durchgeführt werden soll.

Die funktionellen bildgebenden Verfahren PET (Positronen-Emissions-Tomographie), SPECT („single-photon emmision computerised tomography") und BEAM („brain electric activity mapping") haben bisher keine klinische Anwendung.

EEG. Bei stuporösen Zuständen, die beispielsweise durch einen Absencenstatus bedingt sein können, kann das EEG den entscheidenden Beitrag zur Diagnose leisten. Bestimmte Delirformen gehen mit z. T. charakteristischen EEG-Veränderungen in Form von sog. triphasischen Wellen einher. Bei der Creutzfeldt-Jakob-Erkrankung sind die EEG-Veränderungen (pseudoperiodische steile Wellen) quasi-pathognomonisch. Das EEG liefert auch sonst einen Beitrag zur Demenzdiagnostik (s. dort). Unter Umständen können neurotoxische Reaktionen auf Medikamente, z. B. auf Lithium, durch das EEG objektiviert werden.

Schlaf-EEG. Dieses bzw. eine Polysomnographie wird in besonderen Fällen zur Abklärung von Insomnien und Hypersomnien durchgeführt; bei Letzteren kommt auch der Multiple-Sleep-Latency-Test zur Anwendung.

Lumbalpunktion. Sie ist u.a. bei Hinweisen auf entzündliche zerebrale Prozesse, wie z. B. ungeklärtem Fieber, und bei Verdacht auf HIV-Enzephalopathie indiziert.

Drogenscreening. Bei Drogenabhängigkeit kann der Konsum mit einer Urinuntersuchung nachgewiesen werden. Sinnvoll ist ein Drogenscreening besonders bei jüngeren Patienten mit erstmalig aufgetretenem psychotischem Zustandsbild zum Ausschluss einer substanzinduzierten Erkrankung.

Neuropsychologische Untersuchung. Eine einfache Form ist der Mini-Mental-State nach Folstein et al. (1975) zur Demenzdiagnostik. Eine umfassende neuropsychologische Untersuchung ist indiziert bei atypischen Demenzformen und nach Hirntraumen oder anderen Hirnschädigungen, um das Profil und die Schwere der Ausfälle zu erfassen.

Ratingskalen. Zur Quantifizierung der Psychopathologie psychischer Störungen können Fremd- und Selbstbeurteilungsskalen eingesetzt werden. Ihre Besprechung erfolgt bei den einzelnen Krankheiten.

Andere testpsychologische Untersuchungen. Hier ist die Intelligenztestung zu erwähnen. Intelligenztests können auch eingesetzt werden, um bei organischer Hirnschädigung das Ausmaß und das Profil der Minderung intellektueller Funktionen festzustellen. Persönlichkeitsfragebogen wie der Freiburger Persönlichkeitsinventar (FPI) oder der „Minnesota Multiphasic Personality Inventory (MMPI)" können eine Hilfe zum Erkennen von Charakterzügen, nicht jedoch von Persönlichkeitsstörungen sein.

Genetische Untersuchungen. Molekulargenetische Untersuchungen werden in der Zukunft auch in der Psychiatrie eine wichtige Rolle spielen. Gegenwärtig sind sie indiziert bei dominant vererbten Formen der präsenilen Demenz, bei Verdacht auf Chorea Huntington und bei Intelligenzminderung in der männlichen Linie zur Diagnose des Syndroms des fragilen X-Chromosoms, zudem bei anderen Formen der Intelligenzminderung mit möglichen chromosomalen Defekten.

Neuroendokrinologische Untersuchungen? Bei verschiedenen psychischen Störungen treten im hypothalamohypophysären Bereich Veränderungen auf, die eine Folge von Funktionsstörungen vorgeschalteter zerebraler Systeme sein dürften (s. auch S. 144). Neuroendokrinologische Tests haben sich wegen ungenügender Sensibilität und Spezifität in der psychiatrischen Diagnostik nicht durchgesetzt.

Katalog psychopathologischer Symptome

Bewusstseinsstörungen. Bewusstsein wurde als eine spezifisch menschliche Qualität betrachtet. Bewusstseinsähnliche Phänomene kommen jedoch auch im Tierreich vor. „Gewahr Sein seiner selbst und der Umwelt" (Cobb 1957) oder „bewußtes Sein" (Ey 1967) sind 2 der zahlreichen Definitionsversuche dieses nicht genau fassbaren Begriffs.

Quantitative Bewusstseinsstörungen. Quantitativ ungestörtes Bewusstsein ist Wachheit bzw. Vigilanz. Je nach Schwere der Bewusstseinsverminderung unterscheidet man Somnolenz (Schläfrigkeit), Sopor (starke Schläfrigkeit bis Bewusstseinsverlust bei Weckbarkeit) und Koma (Bewusstseinsverlust ohne Weckbarkeit).

Bei Bewusstseinsverminderung muss an eine akute Hirnerkrankung, eine Allgemeinerkrankung mit zerebralen Auswirkungen oder eine Intoxikation gedacht werden.

Patienten mit Stupor und Mutismus können den Eindruck einer Vigilanzverminderung erwecken. Gezielte Abwehrbewegungen zeigen jedoch, dass sie wach sind.

Qualitative Bewusstseinsstörungen. Hier ist die Bewusstseinseinengung zu nennen. Sie ist gekennzeichnet durch Fixierung auf bestimmte Erlebnisinhalte bei herabgesetzter Aufnahmebereitschaft für andere Eindrücke der Außenwelt. Wenn die Bewusstseinseinengung das hauptsächliche Symptom einer psychischen Störung ist, spricht man in der deutschsprachigen Psychiatrie von Dämmerzustand.

Die Bewusstseinseinengung kommt vor bei akuten organischen und nichtorganischen Psychosen, in iktalen und postiktalen Zuständen, beim pathologischen Rausch, bei der akuten Belastungsreaktion, bei dissoziativen Störungen, beim Schlafwandeln und bei schlafwandelartigen Zuständen nach der Einnahme von Hypnotika.

Bei der Bewusstseinstrübung liegt gemäß älterer Literatur gleichzeitig eine Bewusstseinseinengung und eine leichte Bewusstseinsverminderung vor. Nach aktueller Definition gemäß ICD-10 besteht eine verminderte Klarheit der Umgebungswahrnehmung bei Unfähigkeit zu konstanter Aufmerksamkeit. Die Bewusstseinstrübung gilt als typisch für das Delir.

Orientierungsstörungen
Zeitliche Desorientiertheit. Der Patient ist nicht in der Lage, das aktuelle Datum mit Tag, Monat, Jahreszeit und Jahr anzugeben.

Örtliche Desorientiertheit. Der Patient kann den Ort, an dem er sich befindet, nicht angeben.

Situative Desorientiertheit. Die aktuelle Situation, z. B. der ärztlichen Untersuchung, wird nicht als solche erfasst.

Übersicht 1
Symptome des psychopathologischen Befunds

- **Bewusstseinsstörungen**
  - Quantitativ
  - Qualitativ

- **Orientierungsstörungen**
  - Zeitlich
  - Örtlich
  - Situativ
  - Zur Person

- **Gedächtnisstörungen**
  - Kurzzeitgedächtnis
  - Immediatgedächtnis
  - Langzeitgedächtnis
  - Amnesien
  - Konfabulationen

- **Konzentrationsstörungen**

- **Störungen von Auffassung, intellektuellen Funktionen**

- **Formale Denkstörungen**
  - Logorrhö, Ideenflucht, gesteigerte Ablenkbarkeit, Gedankendrängen
  - Inkohärenz, Zerfahrenheit
  - Danebenreden
  - Sperrung, Gedankenabreißen
  - Umständliches und weitschweifendes Denken
  - Denkverarmung
  - Perseveration
  - Verbigeration
  - Echolalie
  - Mutismus

- **Inhaltliche Denkstörungen**
  - Wahn
  - Nichtwahnhafte Denkstörungen
  - Überwertige Ideen
  - Zwangsideen

- **Sinnestäuschungen**
  - Stimmenhören
  - Andere akustische Halluzinationen
  - Optische Halluzinationen
  - Körperhalluzinationen
  - Geruchs-, Geschmackshalluzinationen
  - Entfremdungserlebnisse

- **Affektveränderungen**
  - Traurigkeit o. ä.
  - Freudlosigkeit
  - Angst
  - Euphorie
  - Gereiztheit
  - Misstrauen
  - Affektlabilität, Affektinkontinenz
  - Affektstarre
  - Affektarmut
  - Affektive Inadäquatheit

- **Psychomotorische Störungen**
  - Energiemangel, Müdigkeit, Ermüdbarkeit
  - Verlangsamung
  - Agitiertheit
  - Parakinesen
  - Stupor
  - Zwangshandlungen

- **Störungen im vegetativ-biologischen Bereich**
  - Schlafstörungen
  - Appetit- und Gewichtsveränderungen
  - Libidoverminderung, sexuelle Funktionsstörungen
  - Tagesperiodik

- **Andere Symptome**
  - Suizidalität
  - Fremdaggression

Desorientiertheit zur Person. Der Patient weiß wichtige Daten zu seiner Person nicht, z. B. sein Alter, seinen Lebenslauf oder sein Geburtsdatum.

Bei Desorientiertheit liegen zugleich Gedächtnisstörungen vor. Situative Desorientiertheit ist auch eine schwere Auffassungsstörung.

Desorientiertheit ist charakteristisch für Demenz und Delir, wobei bei Demenz situative Desorientiertheit und Desorientiertheit zur Person Zeichen einer fortgeschrittenen Erkrankung sind. Akute nichtorganische Psychosen können mit Desorientiertheit einhergehen.

Bei Schizophrenie und anderen Psychosen kann eine doppelte Orientierung vorliegen. Der Patient gibt zu verstehen, dass er korrekt orientiert ist, glaubt sich daneben aber im wahnhaften Erleben anderswo.

Gedächtnisstörungen. Die Gedächtnisfunktionen beinhalten Aufnahme, Speicherung und Wiedergabe von Eindrücken. Die Terminologie der Gedächtnisstörungen wird in der Literatur uneinheitlich gehandhabt. Die folgenden 3 Gedächtnisstörungen werden als allgemeine Gedächtnisstörungen bezeichnet.

Kurzzeitgedächtnisstörungen. Sie betreffen die Erinnerungsfähigkeit an Ereignisse, die Minuten bis maximal 1 h zurückliegen. Merkfähigkeit wird synonym mit Kurzzeitgedächtnis verwendet. Merkfähigkeit und Lernfähigkeit sind eng verwandt. Letztere bezieht sich auch auf das Aneignen nichtverbaler Fähigkeiten.

Störung des Immediatgedächtnisses. Das Immediatgedächtnis wird vom Kurzzeitgedächtnis abgegrenzt und bezieht sich auf die Wiedergabe in den ersten Sekunden nach Aufnahme eines Eindrucks.

Langzeitgedächtnisstörungen. Sie beziehen sich auf Ereignisse, die weiter als 1 h zurückliegen.

Allgemeine Gedächtnisstörungen sind ein zentrales Symptom der Demenz. Dabei ist das Kurzzeitgedächtnis stärker als das Langzeitgedächtnis betroffen, und bei Letzterem die Erinnerungsfähigkeit an nahe zurückliegende Ereignisse stärker als an weit zurückliegende. Beim amnestischen Syndrom ist das Kurzzeitgedächtnis sehr schwer und das Langzeitgedächtnis schwer beeinträchtigt, während das Immediatgedächtnis relativ erhalten ist. Beim Delir ist das Kurzzeitgedächtnis stark, das Langzeitgedächtnis weniger stark beeinträchtigt. Bei Intelligenzminderung ist das Gedächtnis im Allgemeinen etwas schlechter als beim normal Intelligenten, ohne dass das Kurzzeitgedächtnis speziell beeinträchtigt ist. Allgemeine Gedächtnisstörungen kommen als unspezifischer Ausdruck gestörter Aufmerksamkeit bei vielen psychischen Störungen vor.

Amnesien. Im Gegensatz zu den allgemeinen Gedächtnisstörungen beziehen sich Amnesien auf Erinnerungen in einem bestimmten Zeitraum. Man kann Amnesien ohne nähere Präzisierung, anterograde Amnesien (Gedächtnislücke betrifft die Zeit nach dem schädigenden Ereignis) und retrograde Amnesien (Gedächtnislücke betrifft die Zeit vorher) unterscheiden.

Patienten, die sich an fast ihr gesamtes früheres Leben nicht mehr erinnern können, werden als amnestisch bezüglich dieses Zeitraums bezeichnet.

Amnesien können durch Hypnotika, Anticholinergika und andere Substanzen hervorgerufen werden. Alkohol, besonders bei chronischem Abusus, kann zu Gedächtnislücken, den sog. „black outs", führen. Amnesien kommen auch im Rahmen von akuten Belastungsreaktionen, der posttraumatischen Belastungsstörung und als dissoziatives Phänomen vor.

Unter den neurologischen Erkrankungen ist die retrograde Amnesie bei der Commotio cerebri bekannt. Beim Ictus amnesticus liegt eine transitorische bitemporale Ischämie vor. Es besteht eine retrograde Amnesie für die vergangenen Tage bis Wochen bei gleichzeitiger Störung des Kurzzeitgedächtnisses.

Andere Gedächtnisstörungen. Paramnesie ist eine allgemeine Bezeichnung für Erinnerungstäuschungen. Dazu gehören auch die wahnhaften Paramnesien.

Konfabulation bedeutet Ausfüllen von Gedächtnislücken durch Erfundenes. Sie gilt als charakteristisch für das amnestische Syndrom.

Gedächtnistests. Bei der klinischen Testung des Kurzzeitgedächtnisses lässt man den Patienten 3 Gegenstände aufzählen, die er nach einigen Minuten wiederholen soll. Auch kann man den Patienten auffordern zu resümieren, was im Untersuchungsgespräch bis dahin besprochen wurde.

Das Immediatgedächtnis wird mit Zahlennachsprechen getestet. Der Untersucher spricht im Abstand von einer Sekunde zufällige Zahlen vor, die der Patient sofort wiederholen soll. Der Gesunde kann mindestens 5 Zahlen behalten. Auch das Wiederholenlassen von 3 Wörtern, z. B. im Mini-Mental-Test, ist eine Prüfung des Immediatgedächtnisses.

Das Langzeitgedächtnis prüft man durch Erfragen von Ereignissen, die weiter als 1 h zurückliegen, insbesondere auch der Lebensdaten.

Weitere Termini. Sie werden vorwiegend in der Forschung verwendet. Arbeitsgedächtnis: Funktionssystem, das uns während einiger Sekunden das gerade Erlebte sozusagen mit einem inneren Ohr und Auge vergegenwärtigt. Deklaratives Gedächtnis: Langzeitfunktion, die sich auf alles Wissen („Wissen was") bezieht. Prozedurales Gedächtnis: Langzeitfunktion, die alle Fähigkeiten („Wissen wie") beinhaltet. Episodisches Gedächtnis: Teil des deklarativen Gedächtnisses; stellt die Summe der Erinnerungen an Einzelereignisse, insbesondere die eigene Person betreffend (sog. autobiographisches Gedächtnis), dar. Semantisches Gedächtnis: Anderer Teil des deklarativen Gedächtnisses. Bezieht sich auf systematisches Wissen, die Sprache und die Welt insgesamt betreffend.

Konzentrationsstörungen.
Konzentration bedeutet das Ausrichten der Aufmerksamkeit auf einen bestimmten Gegenstand hin. Konzentrationsstörungen können objektiv oder nur subjektiv bestehen. Sie treten bei sehr vielen psychischen Störungen auf.

Auffassungsstörungen, Störungen der intellektuellen Funktionen.
Auffassung bedeutet Erfassung der wesentlichen Sinnzusammenhänge einer Situation und ist ein Aspekt der Intelligenz.

Andere intellektuelle Funktionen, welche im klinischen Gespräch beurteilt werden, sind das logische und das abstrakte Denkvermögen (gesamthaft als Denkvermögen bezeichnet). Auch die korrekte Verwendung von Begriffen ist hier zu erwähnen.

Störungen von Auffassung und Denkvermögen sind zentrale Charakteristika der Intelligenzminderung und der Demenz.

Zur Beurteilung des Denkvermögens können Fragen nach dem Sinn eines Sprichworts, der Bedeutung eines Begriffs und nach Unterschieden von Begriffen (z. B. von See und Fluss) gestellt werden.

Formale Denkstörungen.
Üblicherweise werden Aufbau und Logik des Gesprochenen mit dem formalen Denken gleichgesetzt.

Logorrhö, Ideenflucht, gesteigerte Ablenkbarkeit, Gedankendrängen. Logorrhö bedeutet gesteigerten Redefluss. Bei Ideenflucht liegt ein Abschweifen der Gedanken auf Nebengleise vor, wobei die Art der Verknüpfung zwischen den Gedanken nachvollziehbar bleibt. Der Patient kommt vom Hundertsten ins Tausendste und verliert das ursprüngliche Denkziel. Gesteigerte Ablenkbarkeit ist Abschweifen vom Thema auf einen Außenreiz hin. Beim Gedankendrängen wird der Patient subjektiv von Gedanken überflutet.

Logorrhö, Ideenflucht und gesteigerte Ablenkbarkeit kommen häufig gemeinsam vor und sind charakteristische Symptome der Manie. Gedankendrängen ist ein selteneres, ebenfalls besonders bei Manie vorkommendes Symptom.

Inkohärenz, Zerfahrenheit. Inkohärenz (unzusammenhängendes Denken) und Zerfahrenheit werden z. T. synonym verwendet. Einige Autoren machen jedoch eine Unterscheidung. Danach sind bei Inkohärenz die einzelnen Gedanken korrekt, es fehlt ihnen aber die logische Verbindung. Bei Zerfahrenheit ist der einzelne Gedanke wegen unverständlicher oder bizarrer Wortwahl oder Wortverbindungen nicht mehr nachvollziehbar. Störungen des Satzbaus und Wortneubildungen (Neologismen) sind ebenfalls möglich. Wenn nur mehr eine sinnlose Aneinanderreihung einzelner Wörter erfolgt, spricht man von Wortsalat.

Inkohärenz und Zerfahrenheit sind charakteristische Symptome der Schizophrenie. Inkohärenz gehört ebenfalls zu den Symptomen des Delirs und der schweren Manie.

Das Gesprochene bei der sensorischen Aphasie kann Aspekte der Inkohärenz aufweisen, es wird üblicherweise aber nicht so bezeichnet. Neben subtilen Unterschieden des formalen Denkens ergibt sich die Differenzierung von der Schizophrenie dadurch, dass andere schizophrenietypische Symptome fehlen.

Danebenreden. Dieses liegt vor, wenn der Patient auf eine gegebene Frage etwas ganz anderes antwortet. Danebenreden kann bei Schizophrenie auftreten, aber auch bei anderen psychischen Störungen und als Phänomen des Normalen.

Sperrung, Gedankenabreißen. Bei der Sperrung kommt es zu einem unvermittelten Abbruch des Gedankenflusses, z. B. mit Stocken im Satz. Gedankenabreißen ist ein verwandtes Phänomen. Von ihm spricht man, wenn der Patient den Gedankenabbruch subjektiv bemerkt.

Beide Symptome kommen v. a. bei Schizophrenie vor. Nicht selten entwickeln die Patienten einen Erklärungswahn und glauben, die Unterbrechung des Gedankengangs werde von außen herbeigeführt.

Umständliches und weitschweifendes Denken. Die beiden Symptome sind meist vergesellschaftet. Umständliches Denken liegt vor, wenn der Patient Wesentliches und Unwesentliches nicht trennt und sich in Details verliert. Beim weitschweifenden Denken findet er nach einem weiten Bogen schließlich zum Ausgangsthema zurück.

Umständliches und weitschweifendes Denken kommt bei organischen Persönlichkeitsstörungen, anderen organischen psychischen Störungen, zwanghafter Persönlichkeitsstörung und auch beim Normalen vor.

Denkverarmung. Sie bedeutet einen Mangel gedanklicher Produktion und kommt vor bei Demenz, aber auch bei Depressionen und Schizophrenien mit Negativsymptomatik.

Perseveration. Hier werden repetitiv die gleichen Denkinhalte vorgebracht. Das Symptom kommt bei organischen Persönlichkeitsveränderungen vor. Perseveration kann eine verbale Form depressiver Agitiertheit sein.

Verbigeration, Echolalie. Erstere ist eine Wortstereotypie, Letztere eine verbale Form der Echopraxie (S. 20). Beide kommen u. a. bei katatoner Schizophrenie vor.

Mutismus. Der Terminus bedeutet in der psychiatrischen Terminologie das Fehlen von verbalen Äußerungen trotz intakter Sprachfunktionen. In der Neurologie wird z. T. auch die Unfähigkeit zu sprechen aufgrund zerebraler Schädigung so bezeichnet. Mutismus im psychiatrischen Sinn kommt vor bei Schizophrenien, schweren Depressionen, akuten Belastungsreaktionen und dissoziativen Krankheiten.

Inhaltliche Denkstörungen

Wahn. Nach einer von vielen Definitionen ist Wahn eine falsche Auffassung über reale Gegebenheiten, deren Unrichtigkeit einsehbar ist und an der der Patient trotz aller unwiderlegbaren Beweise des Gegenteils festhält. Es handelt sich dabei nicht um die Auffassung einer kulturellen Gruppe.

Wahn kann nach formalen Kriterien unterteilt werden. Wahnstimmung liegt vor, wenn der Patient eine Bereitschaft aufweist, neue Wahnideen zu entwickeln. Bei der Wahnwahrnehmung macht der Patient eine präzise Wahrnehmung und ordnet dieser eine völlig unverständliche Bedeutung zu. Ein Patient sah einen Bleistift vor sich auf dem Tisch und sagte, dies bedeute, dass er sich auf den Boden legen müsse. Der Patient kann einzelne oder multiple Wahnideen haben. Von systematisiertem Wahn spricht man, wenn innerhalb der wahnhaften Äußerungen ein logischer Zusammenhang besteht. Bizarrer Wahn liegt vor, wenn dieser von vornherein in Widerspruch zu jeglicher Realität steht (z. B. Glaube eines schizophrenen Patienten, sein Verdauungssystem würde mit einem in den Bauch eingebauten Apparat von einem Sender aus gesteuert).

Unter den Wahninhalten ist Verfolgungswahn häufig. Beziehungswahn bedeutet Herstellen wahnhafter Eigenverknüpfungen. Eifersuchts-, Sendungs-, Schuld-, Verarmungs-, hypochondrischer und Größenwahn sind weitere Formen. Wenn der Wahn zu einem depressiven oder manischen Syndrom passt und daher als Teil davon betrachtet werden kann, spricht man von synthymem Wahn, im Gegensatz zum parathymen Wahn, bei dem die Wahnideen sich nicht ins affektive Syndrom einfügen. Bei der wahnhaften Identitätsfälschung glaubt der Patient, ein anderer zu sein, oft auch mit anderem Namen. Der Abstammungswahn ist damit verwandt. Zur wahnhaften Erinnerungsfälschung s. S. 15.

Weitere, in der Literatur beachtete Wahnformen sind Gedankenausbreitung (Glaube, dass die eigenen Gedanken im Augenblick des Gedachtwerdens anderen bekannt würden), Gedankenentzug (Eindruck des „Wegnehmens" von Gedanken durch Manipulation von außen) und sonstige Fremdbeeinflussungserlebnisse (z. B. die Überzeugung, dass die eigenen Bewegungen von außen gesteuert würden).

Wahnideen kommen vor bei der Schizophrenie und verwandten Störungen, organischen Psychosen einschließlich drogeninduzierter Zustände und psychotischen Formen der Depression und der Manie.

Nichtwahnhafte Denkstörungen (Schuld-, Insuffizienz-, Verarmungs-, hypochondrische und Größenideen). Sie kommen v. a. bei Depressionen bzw. Manien vor. Hypochondrische Ideen sind definitionsgemäß ein zentrales Symptom der Hypochondrie.

Überwertige Ideen. Sie sind von den eben genannten nichtwahnhaften Denkstörungen in ihrer Art nicht scharf abgrenzbar. Die Bezeichnung wird für langdauernde, übertrieben affektbesetzte Auffassungen verwendet.

Zwangsgedanken. Zur Definition s. S. 210. Sie sind zentrale Symptome der Zwangsstörung.

Sinnestäuschungen

Halluzinationen. Halluzinationen sind Sinneseindrücke, denen kein äußerer Reiz entspricht (man sieht sozusagen, was nicht ist).

In der Psychiatrie von großer Bedeutung sind akustische Halluzinationen in Form von Stimmenhören. Der Patient kann einzelne Worte oder ganze Sätze hören. Es kann sich um Kommentare, Befehle oder einen Dialog zwischen mehreren Stimmen handeln, meist unter Bezug auf den Patienten. Der Ursprung der Stimmen kann außerhalb oder innerhalb des Körpers erlebt werden. Beim Gedankenlautwerden hört der Patient, was er gerade denkt. Neben verbalen kommen auch nichtverbale akustische Halluzinationen vor, z. B. in Form von Rauschen, Pfeifen u. Ä.

Optische Halluzinationen sind seltener als akustische. Sie reichen von Elementarhalluzinationen wie Lichtblitzen bis zu komplexen szenischen Abläufen.

Bei Körperhalluzinationen (Synonyme: Körperfühlstörungen, zönästhetische Halluzinationen) kann sich Patient „angefasst" oder „bestrahlt" fühlen. Körperhalluzinationen können oft erst aufgrund der wahnhaften Erklärungen als solche erkannt und von einfachen Körpermissempfindungen differenziert werden. Des Weiteren zu erwähnen sind Geruchs- und Geschmackshalluzinationen. Beide haben meist unangenehme Qualitäten.

Hinsichtlich des Vorkommens von Halluzinationen sind die gleichen Störungen wie beim Wahn zu erwähnen, zudem das Delir und organische Halluzinosen. Stimmenhören ist charakteristisch für Schizophrenie, kommt aber auch bei anderen Psychosen vor. Halluzinationen treten beim Normalen unter sensorischer Deprivation und in anderen Extremsituationen auf.

Illusionen. Sie sind Umdeutungen von realen, aber unscharf wahrgenommenen Objekten (man sieht sozusagen nicht, was ist). Typisches Beispiel ist ein Baumstrunk, der in der Dämmerung für eine Gestalt gehalten wird. Illusionen sind besonders bei Ermüdung Normalphänome. Unter den psychischen Erkrankungen kommen sie v. a. beim Delir vor.

Pseudohalluzinationen. Sie werden gelegentlich von sog. echten Halluzinationen abgetrennt. Bei Pseudohalluzinationen ist dem Patienten der Trugcharakter voll bewusst. Zu ihnen gehören die sog. hypnagogen Halluzinationen. Dies sind optische oder gelegentlich auch akustische Sinnestäuschungen, die in der Einschlafphase vereinzelt beim Gesunden und häufig bei Patienten mit Narkolepsie vorkommen.

Depersonalisation und Derealisation. Synonym: Entfremdungserlebnis. Depersonalisation ist das subjektive Gefühl von Fremdheit, Unwirklichkeit oder Veränderung seiner selbst, z. B. der eigenen Stimme. Derealisation betrifft in analoger Weise die Umgebung. Dabei kann der Patient den Eindruck einer Trennwand zwischen sich und der Umgebung haben („Glasglockengefühl").

Entfremdungserlebnisse sind zu finden bei Intoxikation mit Halluzinogenen, Schizophrenien und verwandten Störungen, organischen Psychosen, affektiven Störungen, der Panikstörung, dem Depersonalisations-/Derealisationssyndrom, bei Epilepsie als iktales Phänomen und als Phänomen des Normalen in Ermüdung.

Vermeintliche Vertrautheit oder Fremdheit. Diese seltenen Erlebnisse in Form des Déjà vu, vécu und entendu sowie des Jamais vu, vécu und entendu kommen bei den gleichen Zuständen wie Entfremdungserlebnisse vor.

Zur Frage der Ich-Störungen. Unter dieser Bezeichnung werden in der Psychiatrie des deutschen Sprachraums sehr verschiedene, vorwiegend mit der Schizophrenie in Zusammenhang gebrachte Symptome geführt. Einerseits handelt es sich um wahnhafte Störungen des Einheitserlebens der Person, wahnhafte Beeinflussungserlebnisse und wahnhafte Identitätsfälschungen. Andererseits zählt man auch die einfache Depersonalisation und Derealisation dazu. Die Ich-Störungen müssen nicht separat berücksichtigt werden, weil alle Symptome auch anderswo aufgeführt sind.

Affektstörungen

Traurigkeit, Bedrücktheit, Pessimismus, Hoffnungslosigkeit. Diese sich überschneidenden negativ getönten Gefühle sind zentrale Symptome der Depression.

Freudlosigkeit. Der Patient kann sich an den Dingen des Lebens nicht mehr freuen. Freudlosigkeit ist ein fast konstantes Symptom der Depression, sie kommt aber auch bei anderen psychischen Erkrankungen vor, so bei der Schizophrenie und bei Persönlichkeitsstörungen, insbesondere vom Borderline-Typ.

Angst. Sie kann attackenweise auftreten oder dauernd vorhanden sein. Unvorhergesehene Angstattacken sind Hauptsymptom der Panikstörung. Bei Phobien kommen solche Attacken vor, wenn keine Vermeidung möglich ist. Dauernd vorhandene Angst mit Befürchtungen bezüglich verschiedenster Alltagssituationen ist zentrales Merkmal der generalisierten Angststörung.

Viele Depressionen gehen mit Angst einher. Angst gehört zur Hypochondrie. Bei Schizophrenie ist Angst nicht selten.

Euphorie. Dies bedeutet gehobene Stimmung. Der Patient fühlt sich gut und in Form, und er realisiert die affektive Veränderung meist nicht. Euphorie ist ein zentrales Symptom der Manie. Sie kommt auch bei drogenbedingten Zuständen und gelegentlich im Rahmen organischer psychischer Störungen vor.

Gereiztheit. Sie ist bei der Manie meist vorhanden und kann dort das hervorstehende affektive Symptom sein. Andere zu erwähnende Krankheiten sind die emotional instabile und die dissoziale Persönlichkeitsstörung, Schizophrenien und organische Persönlichkeitsveränderungen. Depressionen können ebenfalls mit Gereiztheit einhergehen.

Misstrauen. Dieses ist besonders charakteristisch für die paranoide Schizophrenie und die paranoide Persönlichkeitsstörung.

Affektlabilität, Affektinkontinenz. Affektlabilität bedeutet abnorm raschen Wechsel der Stimmung. Affektinkontinenz ist ein im Verhältnis zur Ursache unverhältnismäßiges Ausschlagen der Stimmung, z. B. Weinen aus geringem Anlass.

Die beiden Symptome sind meist gekoppelt. Sie gelten als typisch für organische Persönlichkeitsveränderungen und die Demenz.

Affektstarre. Der Patient verharrt in einer gleichförmigen, unmodulierten Stimmung. Affektstarre ist charakteristisch für die Schizophrenie. Bei Depression fehlt die affektive Schwingungsfähigkeit im positiven Bereich.

Affektarmut. Affektverflachung ist ein verwandter Begriff. Es liegt eine Verminderung der Fähigkeit zu tieferen affektiven Reaktionen vor. Dies tritt auf bei Demenz, organischen Persönlichkeitsveränderungen, Schizophrenien und Persönlichkeitsstörungen vom dissozialen Typ.

Affektive Inadäquatheit. Synonym: Parathymie. Es fehlt die Übereinstimmung zwischen Gedankeninhalt und begleitendem Affekt. Parathymie ist charakteristisch für Schizophrenie. Sie tritt auch beim Gesunden auf.

Psychomotorische Störungen. Hier werden Störungen des Energieniveaus und solche der Motorik berücksichtigt.

Energiemangel, Müdigkeit, Ermüdbarkeit. Energiemangel ist ein regelmäßig vorkommendes Symptom der Depression. Müdigkeit und Ermüdbarkeit, bei Depression ebenfalls häufig, sind das zentrale Merkmal der Neurasthenie. Gesteigerte Ermüdbarkeit ist ein Charakteristikum organischer Persönlichkeitsstörungen und der Demenz.

Verlangsamung. Die Bewegungen erfolgen verzögert, im Tempo reduziert und spärlich. Hypomimie und Monotonie der Sprache sind hier zu erwähnen. Denkverlangsamung ist ein entsprechendes Symptom im verbalen Bereich.

Verlangsamung ist häufig bei der Depression. Sie kommt auch bei Demenz, anderen organischen psychischen Krankheiten, Schizophrenien und Intoxikationszuständen bei Suchtkrankheit vor.

Verlangsamung und Hemmung werden z. T. synonym verwendet, so auch in ICD-10. Werden sie unterschieden, nimmt man bei der Hemmung an, dass der Patient wie gegen einen Widerstand ankämpfe.

Agitiertheit. Es liegt eine konstante, subjektiv unangenehme Bewegungsunruhe vor. Bei stärkerer Symptomatik ringt der Patient gequält die Hände, rutscht am Stuhl hin und her, steht immer wieder auf o. Ä.

Agitiertheit ist ein häufiges Symptom von Depressionen. Perseveration kann eine verbale Form von Agitiertheit darstellen.

Motorische Unruhe ist weitgehend synonym mit Agitiertheit. Sie ist charakteristisch für die Manie. Hier hat das Symptom eine andere Ursache, indem der Patient seine Energie nicht unter Kontrolle halten kann.

Parakinesen. Dies ist ein Sammelbegriff für abnorme Bewegungsabläufe und Haltungen. Stereotypien sind gleichförmige Wiederholungen von Bewegungen. Die Verbigeration als Wortstereotypie wurde erwähnt. Bei der Echopraxie liegt ein Nachahmen von Bewegungen anderer vor. Echolalie ist, wie schon bemerkt, eine verbale Echopraxie. Manieriertheit heißt gekünsteltes und geziertes Ausführen von Bewegungen. Beim Befehlsautomatismus besteht ein unreflektiertes Befolgen von Aufforderungen anderer. Befehlsautomatismus hat eine Beziehung zu Echolalie und Echopraxie. Der Negativismus ist insofern sein Gegenstück, als der Patient das, wozu er aufgefordert wird, verweigert oder indem er gar das Konträre tut. Als Katalepsie wird eine Haltungsstereotypie bezeichnet, bei der der Patient eine einmal eingenommene Körperposition unverändert beibehält. Eine besondere Form der Katalepsie ist die Flexibilitas cerea (wächserne Biegbarkeit). Auch wenn die Gliedmaßen in eine unbequeme Stellung gebracht werden, verharrt der Patient in dieser Position.

Alle beschriebenen Störungen sind charakteristisch für die katatone Schizophrenie. Sie werden aber auch bei anderen psychischen Störungen beobachtet, z. B. Stereotypien bei Intelligenzminderung und amphetamin- oder kokaininduzierten paranoiden Psychosen.

Stupor. Dies heißt zunächst Bewegungslosigkeit als Symptom einer psychischen Störung. Darüber hinaus wird in Analogie zum Mutismus, der eine verbale Form des Stupors ist, auch Bewegungslosigkeit aus neurologischen Gründen als Stupor bezeichnet. Hinsichtlich des Vorkommens s. bei Mutismus.

Zwangshandlungen. Zur Definition s. S. 210. Sie sind zentrale Symptome der Zwangsstörung.

Störungen im vegetativ-biologischen Bereich

Schlafstörungen. Insomnien, Zustände von Schlaflosigkeit werden eingeteilt in Einschlafstörungen, Durchschlafstörungen und das frühe Erwachen am Morgen. Merkmale der Hypersomnien sind Einschlaftendenz am Tage, verlängerte Schlafdauer und u. U. verlängerte Aufwachphase am Morgen.

Schlafstörungen sind gelegentlich die psychiatrische Hauptdiagnose. Im Übrigen bestehen sie fast regelmäßig bei Depressionen und sind bei vielen anderen psychischen Erkrankungen zu finden. Bei Manien liegt ebenfalls eine Verkürzung der Schlafdauer vor, diese wird im Allgemeinen jedoch nicht als Störung empfunden. Eine Verlängerung der Schlafdauer kommt bei Depressionen, v. a. atypischer Art, vor.

Appetit- und Gewichtsveränderungen. Appetitverminderung, z. T. mit Gewichtsverlust, ist charakteristisch für Depressionen. Gelegentlich besteht bei Depressionen Appetit- und Gewichtszunahme, so bei atypischen Formen der Erkrankung. Bei Anorexia nervosa ist die Gewichtsabnahme ein zentrales Symptom. Bei Bulimie sind Gewichtsschwankungen die Regel. Essattacken können eine Hauptursache der Adipositas sein. Gewichtszunahme ist eine Nebenwirkung vieler Psychopharmaka.

Libidoverminderung, sexuelle Funktionsstörungen. (s. auch S. 249). Libidoverminderung und sexuelle Funktionsstörungen sind bei Depressionen häufig. Sie können auch die psychiatrische Hauptdiagnose darstellen. Verschiedene

Psychopharmaka beeinträchtigen die Sexualfunktion.

Tagesperiodik. Ein Morgentief bzw. eine abendliche Zustandsverbesserung findet sich bei ca. der Hälfte der Depressionen. Eine abendliche Symptomverschlechterung besteht oft beim Delir. Bei Neurasthenie findet man nicht selten eine abendliche Symptomverstärkung.

Andere somatische Symptome. Von ihnen kann man eine Vielzahl aufzählen, so Kopfschmerzen, Globusgefühl, Übelkeit, Erbrechen, Obstipation, Diarrhö, Atembeschwerden, Herzsensationen u. a.

Andere Symptome

Suizidalität. Suizidalität kann von sporadischen vagen Suizidgedanken bis zur konkreten Suizidhandlung reichen. Der Wunsch, nicht mehr zu leben, ohne dass eigentliche Suizidideen bestehen, ist ein der Suizidalität nahe stehendes Symptom.

Suizidalität besteht bei Depressionen, besonders den schwereren Formen, sehr häufig. Suizidalität ohne Depression im Sinne eines Bilanzziehens ist selten. Suizidale Tendenzen ohne eindeutige Depression können bei Schizophrenie vorkommen, wenn sich der Patient durch das psychotische Erleben gequält fühlt.

Fremdaggression. Solches Verhalten aus psychiatrischen Gründen kommt vor bei Schizophrenie, Wahnkrankheiten, Manie, Intoxikationen mit Suchtmitteln, dissozialer Persönlichkeitsstörung und organischen Persönlichkeitsveränderungen.

Definition gebräuchlicher psychiatrischer Termini

Die folgenden Begriffe sind Bestandteil der psychiatrischen Fachsprache, sie figurieren in ICD-10 nur am Rande und werden dort nicht definiert.

Psychose. Es handelt sich um einen unscharfen Begriff. Generell wird davon ausgegangen, dass zur Qualifizierung eines Zustands als Psychose eine schwere Störung mit Wahn, Halluzinationen, Verwirrtheit oder einem sonstigen tiefgreifenden Mangel an Realitätskontrolle vorliegen muss.

Das Konzept der endogenen Psychosen entstand gegen Ende des 19. Jahrhunderts. Als solche Erkrankungen wurden die Schizophrenie und das manisch depressive Kranksein betrachtet. Endogen bedeutete gemäß damaliger Vorstellung das Vorliegen genetischer bzw. biologischer Entstehungsfaktoren bei Fehlen einer nachweisbaren Hirnerkrankung.

Neurose. Das Neurosekonzept steht in enger Beziehung zur Psychoanalyse. Danach sind Neurosen psychische Störungen, die durch unbewusste, in die Kindheit zurückreichende und bis in die Gegenwart fortwirkende Konflikte bedingt sind. Oft wurde auch die Bezeichnung Neurose für verschiedene leichtere, nichtpsychotische Erkrankungen verwendet.

Psychogen, psychogene Störung. Psychogene Zustände sind solche, die durch psychologische Faktoren verursacht werden. Daneben wurden als psychogen psychische Erkrankungen bezeichnet, die weder organisch noch endogen, sondern ungeklärter Ätiologie und also idiopathisch bedingt sind. Der Terminus psychogen ist problematisch, weil die Psychogenese einer Erkrankung nur selten plausibel erklärbar ist und es im konkreten Fall häufig unklar bleibt, ob der Begriff nach der 1. oder der 2. Definition verwendet wird.

Psychotherapeutische Verfahren

Allgemeines. Psychotherapien sind Behandlungen psychischer Krankheiten, die durch verbale oder nichtverbale Kommunikation erfolgen. Die Psychoanalyse war die erste theoretisch fundierte Psychotherapie. Heute existiert eine große Anzahl von Psychotherapierichtungen.

Ein Teil der Psychotherapien versteht sich als ätiologisch ausgerichtete Behandlung, so die Psychonanalyse. Andere, wie z. B. die kognitive Verhaltenstherapie (KVT), stellen die Symptombeeinflussung ins Zentrum der Überlegungen.

Berücksichtigt man diejenigen Psychotherapien, die eine breite Anwendbarkeit beanspruchen, so kann man 3 große Gruppen unterscheiden: die kognitiv-behavioralen, die individuell-psychodynamischen und die systemischen. Daneben können weitere Therapierichtungen mit begrenzterer Zielsetzung angegeben werden.

Viele psychoanalytische Konzepte sind im Laufe der Zeit allgemeiner Bestandteil der Psychiatrie geworden. Dies gilt auch für familiendynamische Denkweisen. Zunehmend werden auch die Strategien der KVT in das Fach der Psychiatrie integriert.

Effizienz der Psychotherapie. Es ist heute gesichert, dass Psychotherapien, insgesamt betrachtet, wirksam sind. Dieser Beleg ist allerdings für verschiedene Therapieformen und je nach Krankheit in unterschiedlichem Maße erbracht worden. Die limitierte Zahl vorliegender Untersuchungen begründet sich u. a. durch den großen Aufwand, den methodisch einwandfreie Psychotherapiestudien mit sich bringen. Generell gut belegt ist die Wirksamkeit der KVT.

Hinsichtlich der Psychoanalyse wird auch heute noch auf die in den 1940er und 1950er Jahren durchgeführte Menninger-Studie zurückgegriffen, welche wegen methodischer Schwächen allerdings keine klaren Schlüsse zulässt. Die Effizienz der systemischen Therapie ist ebenfalls wissenschaftlich wenig belegt.

Krankheitsbezogene Indikationen. Ein Effizienzbeleg von Psychotherapien für einzelne Krankheiten liegt fast nur für die KVT vor (bei Depressionen auch für die interpersonelle Therapie).

Wenn empirische Untersuchungen also nur sehr begrenzt Auskunft zur Frage der Wirksamkeit von Psychotherapien geben, sollte sich die Effizienz einer Psychotherapie aus ihren krankheitsbezogenen Konzepten plausibel ableiten lassen. Leider stellt man auch hier fest, dass solche Konzepte mit Ausnahme der KVT weitgehend fehlen.

Psychotherapie einzelner Schulen vs. integrative Psychotherapie. Psychotherapien werden in reiner Form eher selten durchgeführt. Die Psychotherapie in der Praxis ist oft eine integrative Therapie, die neben der allgemeinen Psychotherapie im Sinne von Aufklärung, Beratung, Stützung und Begleitung spezielle therapeutische Strategien verschiedener Schulen einbezieht.

Eine Therapieform, die Konzepte wichtiger Psychotherapierichtungen integriert, wurde von K. Grawe (1998) als „Allgemeine Psychotherapie" konzeptualisiert. Diese hochkomplexe Psychotherapie ist von der im Folgenden besprochenen einfachen allgemeinen Psychotherapie zu differenzieren.

Die einzelnen psychotherapeutischen Verfahren

> **Übersicht 1**
> **Psychotherapieformen**
> - Allgemeine Psychotherapie
> - Kognitive Verhaltenstherapie (KVT)
> - Individuelle psychodynamische Therapien
>   - Psychoanalyse
>   - Verwandte Schulen: Analytische Psychologie, Individualpsychologie, Daseinsanalyse
> - Nichtindividuelle psychodynamische, systemische und behaviorale Therapien
>   - Familientherapie
>   - Paartherapie
>   - Gruppentherapie
> - Andere Psychotherapien
>   - Interpersonelle Therapie
>   - Gesprächspsychotherapie
>   - Progressive Muskelrelaxation
>   - Autogenes Training
>   - Hypnose
> - Komplexe Allgemeine Psychotherapie

Allgemeine Psychotherapie

Sie entspricht einigen Funktionen, die bei jeder psychiatrischen Therapie nötig sind. Die Bezeichung Stütztherapie ist ein Synonym.

Die allgemeine Psychotherapie stellt in der psychiatrischen Praxis die häufigste Therapieform dar. Gegebenenfalls werden Elemente spezifischer Therapieformen miteinbezogen.

> **Allgemeine Psychotherapie**
> Aufklärung, Beratung, Stützung und Begleitung

Die Herstellung einer vertrauensvollen Beziehung ist ein wichtiges Element dieser und jeder anderen Psychotherapie. Die Patienten benötigen eine Aufklärung über die Erkrankung und die vorgesehene Behandlung sowie eine Beratung hinsichtlich des Umgangs mit ihren Symptomen. Gegebenenfalls sind Anregungen zur optimalen Anpassung an die Krankheit und ihre Folgen angezeigt. Es soll darauf geachtet werden, ob äußere Faktoren die Symptomschwere beeinflussen und sich so Ansatzpunkte zur Symptomverminderung ergeben.

Ratschläge bezüglich Lebensführung, die über allgemeine Empfehlungen hinausgehen, sollen nur mit Zurückhaltung erfolgen. Für höchstpersönliche Fragen wie die Trennung vom Partner soll man sich grundsätzlich der Meinungsäußerung enthalten. Es kann hilfreich sein, mit dem Patienten die Alternativen zu erarbeiten und in ihren Konsequenzen zu Ende zu denken.

Ein psychodynamisches Verständnis ist auch bei dieser Psychotherapie hilfreich. Dies hilft, Übertragungphänomene vonseiten des Patienten zu erkennen und die eigene Gegenübertragung zu beachten. Diese Fähigkeit kann durch Teilnahme an einer sog. **Balintgruppe**, einer speziellen Art der Supervision, verbessert werden. Ein Arzt stellt unter Leitung eines psychoanalytisch ausgebildeten Therapeuten Fachkollegen einen Patienten vor. Dabei wird die zwischen Patient und Arzt ablaufende Dynamik beleuchtet.

Kognitive Verhaltenstherapie (KVT)

Die Konzepte der Verhaltenstherapie entstanden vor denen der kognitiven Therapie. Beide bilden jedoch eine Einheit, was sich in der Bezeichnung „Kognitive Verhaltenstherapie" (KVT) wiederspiegelt.

Verhaltenstherapie. Theoretische Grundlage ist die Lerntheorie, wonach jedes Verhalten durch Lernprozesse bedingt und durch solche auch veränderbar ist. Behaviorismus ist ein der Lerntheorie verwandter Begriff.

Teil der Lerntheorie ist das Konzept der Konditionierung, von der man 2 Arten unterscheidet, die klassische und die operante.

Als klassische Konditionierung wird die Herstellung bedingter Reflexe bezeichnet. I. P. Pawlow stellte bei Experimenten mit Hunden fest, dass Sekretion von Verdauungssaft nicht nur als unbedingter Reflex bei der Aufnahme von Nahrung eintrat, sondern auch durch Reize, die Nahrung ankündigten. Bei Füttern, das von einem Glockenzeichen begleitet wurde, trat mit der Zeit nach dem alleinigen Glockenzeichen eine Sekretion ein.

Die operante Konditionierung ist eine Art von Lernen am Erfolg. Sie entsteht dadurch, dass eine Reaktion belohnt und so die Wahrscheinlichkeit ihres Auftretens in der Zukunft erhöht wird. Durch die Belohnung kommt es zu einer positiven Verstärkung. Eine negative Verstärkung, in der Therapie kaum eingesetzt, tritt durch Bestrafung ein.

Verfahren im Sinne der klassischen Konditionierung sind die Expositionsbehandlungen, die u. a. bei Phobien eingesetzt werden. Man kann die Expositionsbehandlungen einteilen in solche mit langsam gestuftem Vorgehen wie die systematische Desensibilisierung und solche mit raschem Vorgehen wie die Reizüberflutung. Der Patient wird der angstmachenden Situation real oder in der Vorstellung ausgesetzt („In-vivo-" bzw. „In-sensu-Exposition").

Bei der systematischen Desensibilisierung wird die bestehende Angstreaktion auf den Stimulus allmählich abgebaut. Der Patient soll zunächst eine „Angsthierarchie", d. h. eine Liste von angstmachenden Situationen mit minimaler bis maximaler Stärke, erstellen. Nachdem er mit progressiver Muskelrelaxation (s. S. 30) einen Zustand von Entspannung erreicht hat, soll er sich die am schwächsten angstmachende Situation vorstellen. Wenn dies ohne Angst möglich ist, wird die nächste Situation geübt usw., bis die gesamte Angsthierarchie durchgearbeitet ist.

Bei der Reizüberflutung wird der Patient von Anfang an der maximal angstmachenden Situation ausgesetzt, wobei der Therapeut dem Patienten hilft, die Exposition durchzuhalten.

In der Praxis wird heute im Allgemeinen weder eine systematische Desensibilisierung noch eine Reizüberflutung, sondern eine zwar gestufte, aber rasche Konfrontation mit zunehmend angstmachenden Situationen durchgeführt.

Verfahren nach dem Prinzip der operanten Konditionierung sind dort besonders wirksam, wo Verhaltensänderungen erzielt werden sollen.

Bei den Selbstkontrolltechniken muss der Patient zunächst präzise Aufzeichnungen des Problemverhaltens und der Umstände, in denen dieses auftritt, vornehmen (Selbstbeobachtung). Häufig führt dies bereits zu einer Verringerung des Problemverhaltens, denn viele Patienten werden sich erst bei dieser Gelegenheit des Ausmaßes der ungünstigen Verhaltensweisen bewusst. Im Weiteren belohnt sich der Patient im Sinne der Selbstverstärkung, wenn er das Problemverhalten kontrollieren konnte.

Das Kontingenzmanagement geht von der Annahme aus, dass unerwünschtes Verhalten des Patienten durch andere Personen im Sinne operanter Konditionierung verstärkt wird. Zur Verhaltensänderung werden positive Verstärker gesucht, welche unmittelbar nach Ausbleiben des unerwünschten Verhaltens eingesetzt werden.

Der Biofeedback dient der Beeinflussung vegetativer und anderer der bewussten Steuerung entzogener Funktionen nach dem Prinzip der operanten Konditionierung. Unter anderem können Veränderungen von Muskeltonus, Herzfrequenz und Blutdruck herbeigeführt werden. Die Aktivitätsveränderung wird dem Patienten mit Hilfe eines Monitors in leicht wahrnehmbarer Form, z. B. als Ton, zurückgemeldet. So kann man bei Spannungskopfschmerzen Biofeedback versuchen.

Kognitive Therapie. Eine Grundannahme stellt dar, dass bei psychischen Störungen unrichtige, sog. dysfunktionelle Denkweisen vorliegen, welche zu störenden Affekten und ungünstigen Verhaltensweisen führen. Die Beseitigung der dysfunktionellen Denkweisen führt auch zur Auflösung der genannten Sekundärfolgen.

Die moderne kognitive Therapie geht wesentlich auf A. T. Beck (Beck et al. 1986) zurück. In seinem Konzept werden 2 Arten dysfunktioneller Denkweisen unterschieden.

Automatische Gedanken sind bewusstseinsnahe Phänomene in Form sog. kognitiver Irrtümer. Beispiele sind in Übersicht 2 angegeben.

Übersicht 2
Automatische Gedanken nach Beck
- Selektive Schlussfolgerung aufgrund nur geringer Fakten
- Willkürliche Schlussfolgerung bei ungenügenden Hinweisen
- Denken in Extremen wie ganz gut vs. ganz schlecht
- Über- oder Unterschätzen von Eigenschaften, Lebensereignissen u.a.
- Personalisieren von Ereignissen mit unbegründetem Auf-sich-Beziehen
- Erwarten von Katastrophen mit Außerachtlassen wahrscheinlicherer Ergebnisse

Denkschemata sind tief verwurzelte Kognitionen, welche sich von der Kindheit an entwickelt haben. Realitätsgerechte Schemata helfen uns, Informationen rasch einzuordnen und richtige Entscheidungen zu treffen. Falsche Denkschemata können eine Basis psychischer Störungen sein.

Übersicht 3
Falsche Denkschemata nach Beck
- Ich muss perfekt sein, um akzeptiert zu werden
- Wenn ich etwas anfange, muss ich Erfolg haben
- Anderen darf man nicht trauen
- Die Welt ist zu angsterregend für mich
- Wenn ich einen Fehler mache, verliere ich alles

Ziel der kognitiven Therapie ist zunächst das Aufdecken automatischer Gedanken. Diese können z. B. dadurch aufgespürt werden, dass man den Patienten bei einer plötzlichen Stimmungsveränderung fragt, was er unmittelbar vorher dachte. Die kognitiven Irrtümer werden im „sokratischen Dialog" aufgedeckt, in welchem der Therapeut den Patienten die Widersprüchlichkeit seiner Denkweise finden lässt. Das Identifizieren und Modifizieren der falschen Denkschemata erfolgt nach den gleichen Prinzipien.

Die Therapiesitzungen sind strukturiert. Am Beginn jeder Stunde wird eine Agenda festgelegt. Aktive Mitarbeit und das Ausführen von Hausaufgaben sind für die Behandlung notwendig.

Die kognitive Therapie dauert üblicherweise 10–20 h. Schwere psychische Krankheiten einschließlich Persönlichkeitsstörungen können eine langdauernde Therapie beanspruchen.

Die KVT ist heute bei vielen psychischen Krankheiten die Behandlung der Wahl.

Psychoanalyse

Theorie. Grundlegende Postulate der von S. Freud entwickelten psychoanalytischen Theorie sind die Existenz des Unbewussten und der Sexualtrieb (Libido) als Quelle aller psychischen Energie. Der Libidobegriff ist so umfassend, dass Lust und Befriedigung im weitesten Sinn einbezogen sind.

Gemäß der Triebtheorie ist die sexuelle Erregung an die sog. erogenen Zonen gebunden. Entwicklungspsychologisch werden die orale, anale, phallische und ödipale Phase unterschieden. In Letzterer erlebt der Knabe den Ödipuskomplex und das Mädchen den Elektrakomplex. Anschließend beginnt die Latenzphase. In der Pubertät tritt der junge Mensch in die genitale Phase der Sexualität ein.

In der Strukturtheorie werden Es, Ich und Über-Ich als psychische Instanzen der Person unterschieden. Das Es ist der Träger der Triebregungen. Das Über-Ich repräsentiert die moralischen Wertvorstellungen. Das Ich ist vermittelnde Instanz zwischen Es, Über-Ich und äußerer Realität. Als Ich-Stärke wird die Fähigkeit bezeichnet, auch in Drucksituationen realitätsgerecht zu handeln. Angsttoleranz und Frustrationstoleranz sind mit Ich-Stärke verknüpft. Eine Aufgabe des Ich ist der Schutz vor störenden Affekten und Triebimpulsen. Dies wird durch die unbewusst ablaufenden Abwehrmechanismen gewährleistet. Abwehrmechansimen sind zunächst normale Phänomene. Pathologisch werden sie erst, wenn sie in rigider, dysfunktioneller Weise auftreten. Beispiele für Abwehrmechanismen sind: Verdrängung (Wegschieben aus dem Bewusstsein), Verleugnung (Nichtwahrhaben-Wollen einer Tatsache), Rationalisierung (Rechtfertigung durch unzutreffende Sachgründe), Projektion (Verlagern von eigenen Vorstellungen in andere), Identifikation und Introjektion (Übernahme von Eigenschaften oder Vorstellungen eines anderen), Regression (Aufgabe reifen Verhaltens durch Zurückfallen auf frühere Stufen der Libidoorganisation), Agieren (Ausleben unbewusster Wünsche) und Spalten (unzutreffendes Einteilen, z. B. von Personen, in solche mit extrem guten und solche mit extrem schlechten Eigenschaften).

Im Rahmen der Triebtheorie werden die sog. ödipalen Neurosen erklärt. Ein wichtiger pathogenetischer Mechanismus sind dabei Libidofixierungen. Ein Mensch, der in einem Entwicklungsstadium zu viele Frustrationen, u. U. kombiniert mit Verwöhnung, erlebte, hat Schwierigkeiten, die nachfolgenden Stadien der Libidoorganisation zu erreichen bzw. in Belastungssituationen die reife genitale Organisationsform aufrechtzuerhalten.

Mit der Weiterentwicklung der psychoanalytischen Theorie gewann das Konzept der narzisstischen Neurosen an Bedeutung, bei denen eine Pathologie der normalen Selbstliebe angenommen wird. Eng damit verbunden ist das Konzept des Selbst, d. h. die Gesamtheit der Bilder und Vorstellungen über die eigene Person. Ein stabiles, kohärentes Selbst macht den gesunden Kern der Persönlichkeit aus.

Praxis. Ziel der Psychoanalyse ist es, neurotische Störungen durch Erhellung unbewusster Konflikte aufzulösen. Die Behandlung besteht in 3–5 Therapiesitzungen pro Woche während ca. 2–5 Jahren. Der Patient liegt auf einer Couch, der Analytiker sitzt hinter ihm. Dies soll dem Patienten die Einhaltung der sog. Grundregel erleichtern: Der Patient soll alles sagen, was ihm in den Sinn kommt. Diese Technik der freien Assoziation gestattet den Zugang zum Unbewussten. Dies ist auch durch die Traumdeutung möglich. Nach Freud kommt im Traum verdrängtes psychisches Material in entstellter Weise zum Ausdruck. Im Laufe der Analyse treten unbewusste Vorstellungen, Erwartungen und Befürchtungen, unter anderem in Bezug auf den Analytiker, auf. Diese Reaktionen entspringen Reaktionen gegenüber den Bezugspersonen der ersten Lebensjahre, den Eltern. Diese ubiquitäre Tendenz, auf Personen der Gegenwart mit Reaktionsmustern der Vergangenheit zu reagieren, wird als **Übertragung** bezeichnet. Die Bearbeitung der Übertragungsneurose, d. h. der gegenüber dem Analytiker auftretenden unbewussten Regungen, ist Hauptteil des psychoanalytischen Prozesses. Die Aufgabe des Analytikers ist es, die Äußerungen des Patienten auf ihre unbewussten Bedeutungen hin zu verstehen und zu deuten. Der Analytiker enthält sich, um den Prozess der Übertragung nicht zu stören, jeglicher Ratschläge und bringt auch nicht von sich selbst aus Themen in die Therapie ein. Eigene aufkommende Gefühle, die **Gegenübertragung,** registriert er, ohne sie auszuagieren. Im Laufe des psychoanalytischen Prozesses treten sog. Widerstände des Patienten auf, nämlich unbewusste Hemmungen gegen das Fortschreiten der Übertragungsneurose. Der Widerstand wird durch Deutung überwunden. Der fortgesetzte Prozess von Übertragung, Deutung und Widerstand wird als Durcharbeiten bezeichnet. Das Ergebnis der Therapie ist, dass sich der Patient seiner Strebungen und Verhaltensweisen bewusst wird und sich von infantilen Konflikten befreit. Die neurotischen Symptome werden nicht direkt angegangen. Sie verschwinden mit fortschreitender Auflösung der neurotischen Konflikte von selbst.

Psychoanalytische Therapie. Bei dieser Modifikation der Psychoanalyse sitzen sich Arzt und Patient gegenüber. Es finden Gespräche um Themen statt, deren Inhalte vom Patienten bestimmt werden. Die freie Assoziation in strenger Form wird nicht beachtet. Übertragungsphänomene auf Personen im realen Leben werden bearbeitet. Die Übertragung auf den Therapeuten wird, solange keine störenden Widerstände auftreten, erst im späteren Verlauf der Behandlung interpretiert. Stützung, Beratung und aktive Interventionen wie die Verschreibung von Medikamenten oder die Klinikeinweisung sind mit der Therapie vereinbar.

Psychoanalytische Kurztherapie. Bestimmte Patienten können mit einer modifizierten Therapie von 10–50 h behandelt werden. Voraussetzungen sind das Vermögen, einen begrenzten psychodynamischen Konflikt zu formulieren, eine gute Motivation des Patienten sowie dessen Bereitschaft, Interpretationen anzunehmen und introspektiv zu verarbeiten. Aufgrund dieses Behandlungskonzepts spricht man auch von Fokaltherapie.

Die Intensive Dynamische Kurztherapie nach H. Davanloo stellt eine besondere, auf ein breites Spektrum von Erkrankungen anwendbare Art der Kurztherapie dar, bei der Abwehrphänomene aktiv gesucht und bearbeitet werden, was zu einer Intensivierung und Abkürzung des Verfahrens beiträgt.

Indikationen für psychoanalytische Verfahren. Die klassische Psychoanalyse ist nach wie vor wertvoll als Ausbildungserfahrung für künftige Psychotherapeuten. Viele psychoanalytische Konzepte sind Teil des Denkens in der Psychiatrie geworden. Auch stellt die Psychoanalyse eine Möglichkeit erweiterter Selbsterkenntnis für psychisch nicht Kranke dar. Zur Behandlung psychischer Krankheiten ist die Psychoanalyse kaum noch je indiziert. In Frage kommt das Verfahren bei Patienten, die aufgrund einer schwierigen Lebensgeschichte eine umfassende Klärung ihrer Lebenssituation benötigen.

Die psychoanalytische Therapie wird zu Recht auch heute noch relativ häufig angewandt. Sie kann bei verschiedenen psychischen Erkrankungen eingesetzt werden, insbesondere auch bei Patienten mit Persönlichkeitsstörungen.

Psychoanalytische Kurztherapien kommen in Frage bei psychischen Krankheiten, bei denen ein plausibler und begrenzter psychodynamischer Konflikt formuliert werden kann.

Der Psychoanalyse verwandte Schulen

Analytische Psychologie. Sie wurde von C.G. Jung begründet. Nach dem Autor besteht das Unbewusste aus einem persönlichen und einem kollektiven Teil. Unbewusstes kollektives Wissen ist einer Gruppe, einem Volk oder der ganzen Menschheit eigen. Das kollektive Unbewusste repräsentiert auch Erfahrung und Wissen der Vorfahren. Die sog. Archetypen sind aus dem kollektiven Unbewussten kommende Urbilder. Sie erscheinen in Symbolen, religiösen Vorstellungen, Märchen und Sagen. Jung betonte als Ursache der Neurosen die Vernachlässigung angeborener Entwicklungsmöglichkeiten der Psyche. Er maß der Sexualtheorie nur begrenzte Bedeutung zu. Aspekte der Übertragung werden weniger als in der Psychoanalyse berücksichtigt. In der jungschen Analyse sitzen sich Therapeut und Patient gegenüber. Die Sitzungfrequenz ist variabel und niedriger als bei der Psychoanalyse. Die Indikationen entsprechen denen der psychoanalytischen Verfahren.

Individualpsychologie. Auch A. Adler lehnte die allumfassende Bedeutung der Sexualtheorie ab. Er stellte den sog. Minderwertigkeitskomplex und das kompensatorische Streben nach Macht und Geltung ins Zentrum der Überlegungen zur Neuroseentstehung. In der Therapie soll das ungenügend ausgebildete Gemeinschaftsgefühl gefördert werden. Am Anfang der Behandlung findet eine eingehende Exploration der Lebensgeschichte statt. Im Weiteren wird versucht, den Patienten von der Notwendigkeit von Verhaltensänderungen zu überzeugen. Auf die Übertragung und ihre Bearbeitung wird wenig eingegangen. Die Indikationen entsprechen denen der psychoanalytischen Verfahren.

Daseinsanalyse. Diese von L. Binswanger begründete Therapieform baut auf der Existenzialphilosophie und ihrer phänomenologischen Betrachtungsweise auf. Grundfragen der menschlichen Existenz wie dem Sinn des Lebens wird besondere Bedeutung zugemessen. Auch hier entsprechen die Indikationen weitgehend denen der psychoanalytischen Verfahren.

Familientherapie

Bei ihr werden Mitglieder von mindestens 2 Generationen in die Behandlung einbezogen. N. Ackermann, ein Pionier der Familientherapie, ging von einem psychoanalytischen Konzept aus. Heute existieren zahlreiche familientherapeutische Schulen einschließlich solcher kommunikationstheoretischer und verhaltenstherapeutisch-edukativer Art.

Viele familientherapeutische Schulen haben ein systemisches Verständnis, d.h. der Patient wird als Teil eines größeren Ganzen betrachtet und seine Erkrankung im Zusammenhang mit den Interaktionen in der Familie gesehen. Die Psychopathologie des Patienten sei Ausdruck eines dysfunktionellen Systems und der Patient in gewisser Beziehung nur der „Symptomträger".

Psychoanalytisch ausgerichtete Modelle nehmen unbewusste familiäre Bindungen und Konflikte an. H. Stierlin spricht von einer „Mehrgenerationenperspektive von Vermächtnis und Verdienst" der einzelnen Familienmitglieder. I. Boszormenyi-Nagy legt den Schwerpunkt auf die sog. Beziehungsethik. Über Generationen hinweg werde ein „Kontobuch" geführt, in welchem existenzielle Schulden und Verdienste notiert werden. Eine Anhäufung von Ungerechtigkeit auf dem Konto eines Familienmitglieds führe bei diesem zur psychischen Erkrankung.

Unter den kommunikationstheoretischen Ansätzen ist die strukturelle Familientherapie nach S. Minuchin zu nennen. Der Begriff der Struktur hängt mit der Gliederung der Familie in das elterliche, das eheliche und das geschwisterliche Subsystem zusammen. Aufgabe der Therapie ist es, dysfunktionelle Strukturen aufzudecken und normale Strukturen herzustellen.

Die verhaltenstherapeutisch orientierte Familientherapie betrachtet Konflikte als Folge unrichtiger Wahrnehmung von Verhaltensweisen und mangelnder Problemlösungsstrategien.

Eine Indikation zur Familientherapie kann unabhängig von der Diagnose angenommen werden, wenn eine starke Verstrickung des Patienten in einem familiären Spannungsfeld besteht. Diese Situation ist häufig bei Adoleszenten gegeben. Parallel muss meist eine individuelle Therapie durchgeführt werden.

Paartherapie

Eine spezifische Ausgangssituation bei der Paardynamik ist, dass sich die Partner frei gewählt haben und sich wieder trennen können, während die Bindungen zwischen Eltern und Kindern in vieler Beziehung unauflösbar sind.

Unter den Paartherapien lassen sich ebenfalls psychoanalytisch, verhaltenstherapeutisch und kommunikationstheoretisch orientierte unterscheiden. Beim psychoanalytischen Ansatz nimmt das Konzept der Kollusion nach J. Willi einen zentralen Platz ein. Kollusion bedeutet Partnerwahl und Verhalten in der Beziehung aufgrund komplementärer neurotischer Bedürfnisse. Kollusive Aspekte bestehen in jeder Partnerbeziehung. Pathologisch ist nur das rigide Festhalten an Kollusionen, z.B. der sog. progressiven vs. regressiven Position, der Rolle von Selbstverwirklichung vs. Selbstaufgabe oder in komplementären narzisstischen Positionen. Die Therapie soll zur Auflösung rigider kollusiver Verhaltensweisen führen. Der Einzelne soll diejenigen Anteile der Persönlichkeit, die an den Partner delegiert wurden, mehr in sich selbst verwirklichen. Zudem wird eine adäquate Abgrenzung der Partner untereinander sowie von den Ursprungsfamilien und den Kindern angestrebt.

Ziel der Paartherapie ist ferner die Klärung der Beziehung. Endet die Therapie mit der Trennung der Partner, kann die Behandlung trotzdem ein Gewinn sein, z. B. durch die Herbeiführung einer notwendigen Entscheidung, durch ein verbessertes Einvernehmen bezüglich der Erziehung der Kinder und nicht zuletzt durch eine vermehrte Selbsterkenntnis.

Eine spezielle Form ist die verhaltenstherapeutisch orientierte Sexualtherapie nach V.E. Masters und W.H. Johnson für Paare. Diese Behandlung funktioneller Sexualstörungen besteht in einem Übungsprogramm mit symptombezogenen Anleitungen. Indirekt entsteht auch eine verbesserte Wahrnehmung und Handhabung der eigenen Bedürfnisse sowie der des Partners.

Eine Indikation zur Paartherapie besteht, wenn Beziehungsschwierigkeiten das Hauptproblem sind oder wenn ein Partner eine psychische Krankheit aufweist, welche ausgeprägte interaktive Aspekte hat. Der potenzielle Vorteil dieser Therapie ist, dass Spannungen in der Partnerbeziehung besser aufgefangen und bearbeitet werden können. Meist ist eine zusätzliche individuelle Therapie notwendig.

Gruppentherapie

Die Gruppe gestattet eine Reihe von Erfahrungsmöglichkeiten, so das Erleben eines Gemeinschaftsgefühls und das Teilen der Probleme mit anderen. Gruppentherapien sind in der Regel Ergänzungen zu einer individuellen Therapie.

Psychoanalytische und kommunikationstheoretisch ausgerichtete Gruppentherapien können zu besserer Selbsterkenntnis bzw. zum Erwerb besserer sozialer Fähigkeiten führen. Sie können geeignet sein, den Teilnehmern Verhaltensweisen näher zu bringen, die sie sonst nicht realisieren, z. B. das Problemverleugnen bei Suchtkrankheit. Verhaltenstherapeutisch konzipierte Gruppentherapien werden u. a. für Patienten mit Sozialphobie durchgeführt.

Die Milieutherapie (S. 111) ist eine besondere Form gruppenbezogener stationärer Therapie.

Selbsthilfegruppen werden von Patienten oder Expatienten geleitet, z. B. die Anonymen Alkoholiker (AA). Auch Angehörigengruppen werden oft als Selbsthilfegruppen geführt.

Interpersonelle Therapie

Siehe S. 147.

Gesprächspsychotherapie

(Synonyme: nichtdirektive, personenzentrierte, klientzentrierte Psychotherapie). Der Begründer, C. Rogers, war ein Vertreter der humanistischen Psychologie, wonach der Mensch ein großes Potenzial von Selbsterkenntnis, Neuorientierung und emotionalem Wachstum hat. Um dieses zu nutzen, bedarf es einer therapeutischen Haltung von Empathie, Wertschätzung, Kongruenz und Echtheit. Der Gesprächsstil ist nichtdirektiv und auf die Verbalisierung und Spiegelung emotionaler Erlebnisinhalte gerichtet. Die Therapie konzentriert sich auf das Hier und Jetzt. Interpretationen werden vermieden. Die Therapiedauer ist oft kurz.

Die Gesprächspsychotherapie eignet sich für die psychologische Beratung bei Problemen von psychisch Gesunden. Elemente des nichtdirektiven Gesprächsstils können Teil des psychiatrischen Untersuchungsgesprächs und vieler Psychotherapieformen sein.

Die Gesprächspsychotherapie ist als alleinige Therapie für psychische Krankeiten nur ausnahmsweise geeignet. Auch bietet sie keine theoretischen Modelle zur Genese und Therapie psychischer Krankheiten an.

Progressive Muskelrelaxation

E. Jacobson ging davon aus, dass muskuläre Relaxation auch zu einer psychischen Entspannung führt. Bei diesem Verfahren übt der Patient verschiedene Muskelgruppen des Körpers sukzessiv anzuspannen und loszulassen, wobei er jeweils auch die folgende Entspannung wahrnimmt. Die Technik kann ohne wesentliche Fremdhilfe in einigen Wochen erlernt werden.

Die progressive Muskelrelaxation wurde bei zahlreichen psychischen Erkrankungen eingesetzt. Sie wird zunehmend dem autogenen Training vorgezogen.

Autogenes Training

Bei diesem autosuggestiven Verfahren wird eine sog. psychovegetative Umschaltung erzielt. Schwereübung, Wärmeübung, Atemübung, Herzübung, Sonnengeflechtübung und Übung der Stirnkühle sind die einzelnen Stufen. Es kann ein sog. formelhafter Vorsatz eingebaut werden, mit dem sich der Patient vornimmt, in bestimmten Situationen entspannt und überlegt zu bleiben.

Das autogene Training kann unter Anleitung in ca. 8 Wochen erlernt werden. Es wird bei vielen nichtkrankhaften und krankhaften Zuständen eingesetzt. Bei Letzteren ist es eine mögliche Zusatztherapie zu anderen Behandlungen, wobei der Effekt oft mäßig bleibt. Chronische Insomnie ist eine mögliche Indikation. Eindeutig nicht geeignet ist das autogene Training bei Schizophrenie.

Hypnose

Sie stellt eine durch Fremdsuggestion herbeigeführte Bewusstseinsveränderung dar. Nur etwa 75% der Menschen sind hypnotisierbar.

Die Hypnose wurde bei einer Vielzahl von Erkrankungen eingesetzt, so bei Ängsten, Phobien, Schmerzzuständen, psychosomatischen Erkrankungen und beim Rauchentzug. Der Akuteffekt ist oft günstig, die längerfristige Effizienz weniger sicher. In der Regel wird die Hypnose heute als Teil einer umfassenderen Gesamttherapie eingesetzt.

Körperbezogene Therapien

Sie gehen davon aus, dass psychische Spannungen und Konflikte durch den körperlichen Zugang transparent gemacht und verändert werden können. Wie die Hypnose kommen sie vorzugsweise als Teil einer breiteren Gesamtbehandlung zur Anwendung.

Spezieller Teil

F0 Organische psychische Krankheiten

Einteilung nach ICD-10

F00–F02	Demenzen
F04	Amnestisches Syndrom
F05	Delir
F06	Organische psychische Krankheiten im engeren Sinn
F07	Organische Persönlichkeits- und Verhaltensstörungen

Allgemeines. Den organischen psychischen Krankheiten liegt eine nachweisbare zerebrale Schädigung zugrunde. Das kann eine Hirnkrankheit, eine Hirnverletzung oder eine Allgemeinerkrankung mit zerebralen Auswirkungen sein. Zerebrale Störungen, die durch Alkohol oder andere psychotrope Substanzen bedingt sind, werden in ICD-10 bei den substanzinduzierten Krankheiten (F1) klassifiziert.

Im Prinzip unterscheidet ICD-10 organische psychische und symptomatische psychische Krankheiten. Erstere sind Folge einer direkten zerebralen Schädigung, Letztere Konsequenz einer extrazerebralen Störung mit Auswirkungen auf die zerebralen Funktionen. Diese Differenzierung hat sich im klinischen Alltag nicht durchgesetzt. Nach wie vor spricht man generell von organischen psychischen Krankheiten.

ICD-10 lässt die Möglichkeit offen, dass auch andere als die unter F0 klassifizierten Krankheiten letztendlich organisch bedingt sind. Organisch bedeutet in ICD-10 eine Ätiologie auf gesichert körperlicher Grundlage. Bei Schizophrenie und anderen nichtorganischen psychischen Krankheiten findet man gehäuft morphologische Hirnveränderungen, deren Bedeutung unklar ist.

Eine für die jeweilige Störung typische Psychopathologie weisen von den organischen psychischen Krankheiten die Demenz, das amnestische Syndrom und das Delir auf. Bei anderen organisch bedingten psychischen Störungen, z. B. organischen Depressionen, ist die Psychopathologie uncharakteristisch. Auch die Hilfsuntersuchungen ermöglichen nicht generell eine sichere Zuordnung. So werden heute im Sinne einer Konvention alle Krankheiten als organisch klassifiziert, die in zeitlichem Zusammenhang mit einer somatischen Noxe auftreten, welche bekanntermaßen diese psychische Krankheit verursachen kann. Dabei bleibt möglich, dass es sich um eine nichtorganische Krankheit handelt, die durch die somatische Krankheit ausgelöst wurde oder die nur in zufälliger Koinzidenz mit ihr auftrat.

Nach einem älteren Konzept wurden die organischen psychischen Krankheiten in 2 Hauptgruppen eingeteilt: solche bei chronischer diffuser Hirnschädigung, wozu in erster Linie die Demenz gerechnet wurde, und solche bei akuter diffuser Hirnschädigung, deren wichtigster Vertreter das Delir war. Diese Einteilung ist nur zum Grobverständnis einiger organischer psychischer Krankheiten hilfreich.

Bei der Klassifikation organischer psychischer Krankheiten werden nur begrenzt Aspekte der zerebralen Lokalisation berücksichtigt.

> **Übersicht 1**
> **Organische psychische Krankheiten**
> − Nachweisbare zerebrale Schädigung
> − Charakteristische Symptomatik
> − Und/oder zeitlicher Zusammenhang mit somatischer Noxe

F00–F02 Demenzen

> **Demenzdiagnosen nach ICD-10**
> − Demenz bei Alzheimer-Krankheit
>   F00.0 Mit frühem Beginn
>   F00.1 Mit spätem Beginn
>   F00.2 Atypische oder gemischte Form
> − Vaskuläre Demenz
>   F01.0 Vaskuläre Demenz mit akutem Beginn
>   F01.1 Multiinfarktdemenz
>   F01.2 Subkortikale vaskuläre Demenz
>   F01.3 Gemischte (kortikale und subkortikale) vaskuläre Demenz
> − Demenz bei sonstigen andernorts klassifizierten Krankheiten
>   F02.0 Bei Pick-Krankheit
>   F02.1 Bei Creutzfeldt-Jakob-Krankheit
>   F02.2 Bei Huntington-Krankheit
>   F02.3 Bei Parkinson-Krankheit
>   F02.4 Bei HIV-Erkrankung

Allgemeines. Demenz ist ein organisch bedingter Abbau intellektueller Fähigkeiten bzw. ein Abbau höherer kortikaler Funktionen. Der Demenzbegriff blieb lange Zeit für schwere und endgültige Zustände reserviert. Er hat nun eine Ausweitung erfahren, indem auch leichtere und reversible Erkrankungen mitberücksichtigt werden.

Eine Demenz kann sich erst ab einem gewissen Reifungsgrad des Gehirns ausbilden. Tritt die Hirnschädigung im frühen Kindesalter auf, kommt es zur Intelligenzminderung.

Klinik der Demenz. Das Vorliegen von Gedächtnisstörungen ist von besonderer Bedeutung zur Diagnosestellung nach ICD-10. Kurzzeitgedächtnis und Lernfähigkeit sind besonders stark beeinträchtigt. Auch das Langzeitgedächtnis ist defizitär, insbesondere in Bezug auf wenig weit Zurückliegendes. Beim Vollbild der Demenz besteht Desorientiertheit zu Zeit, Ort, Situation und Person. Die zeitliche Desorientiertheit tritt am frühesten auf. Die Desorientiertheit steht in Beziehung zu den Gedächtnisstörungen. Wenn die Erinnerungsfähigkeit für weite Lebensabschnitte aufgehoben ist, kann man auch von Amnesie sprechen. Das formale Denken ist arm an Begriffen. Es bestehen Störungen von Auffassung, Urteilsfähigkeit und abstraktem Denkvermögen. Affektive Verflachung, Affektlabilität und Affektinkontinenz sind die Regel. Initiativeverminderung und erhöhte Erschöpfbarkeit stellen charakteristische Symptome dar. Auch tritt eine Vergröberung des Sozialverhaltens ein.

Je nach Ursache und Stadium der Demenz bestehen auch Beeinträchtigungen kortikaler Funktionen wie Aphasie, Apraxie und Agnosie. Leichte Aphasien können sich als Wortfindungsstörungen zeigen. Apraxien manifestieren sich darin, dass sich der Patient nicht mehr selbständig an- und ausziehen kann. Zeichen einer Agnosie ist, wenn der Patient bekannte Gesichter, z. B. die seiner Angehörigen, nicht mehr erkennt.

Leichte Demenzen sind noch mit einem unabhängigen Leben vereinbar, führen aber zu Schwierigkeiten in den täglichen Belangen. Bei mittelschwerer Demenz benötigt der Patient regelmäßig fremde Hilfe. Eine schwere Demenz erfordert die kontinuierliche Betreuung.

Übersicht 1

Merkmale der Demenz nach ICD-10[a]

- Gedächtnisstörungen, insbesondere Kurzzeitgedächtnis und Langzeitgedächtnis für wenig weit Zurückliegendes betreffend
- Gestörte Lernfähigkeit
- Verminderung von Urteilsfähigkeit und abstraktem Denkvermögen
- Veränderungen von Affekten, Antrieb oder Sozialverhalten

[a] Mindestdauer 6 Monate für sichere Diagnose.

Zur Quantifizierung einer Demenz ist der „Mini-Mental State (MMS)" (Folstein et al. 1973) sehr hilfreich. Er stellt eine strukturierte Testung höherer kortikaler Funktionen dar, welche 5–10 min in Anspruch nimmt.

Das Punktemaximum des MMS beträgt 30. Bei schwerer Demenz ist der Score im Allgemeinen 0–10, bei mittelschwerer Demenz 11–20 und bei leichter Demenz höher als 20 Punkte. Ein niedriger Punktwert kann auch beim Delir, der Minderintelligenz, Schizophrenien mit Negativsymptomatik und selten bei schweren Depressionen vorkommen. In jedem Falle sind Werte von < 27 Punkten erklärungsbedürftig. Ein Score von < 23 Punkten bedeutet, nach Ausschluss anderer Ursachen, einen starken Verdacht auf Demenz. Für leichte Alzheimer-Demenzen und für Demenzen vom frontotemporalen Typ ist der MMS ungenügend sensibel. Zu ihrem Nachweis ist eine umfassende neuropsychologische Abklärung nötig.

Als Ergänzung zum MMS kann der sog. **Uhrentest** (Freedman et al. 1994) durchgeführt werden. Er eignet sich, wenn der Patient auf die Fragen des MMS ablehnend reagiert, wie dies gelegentlich vorkommt.

Klinik der einzelnen demenziellen Erkrankungen

Übersicht 2
Ursachen von Demenzen
- **Degenerative Erkrankungen (Hauptsymptom Demenz)**
  - Alzheimer-Krankheit
  - Frontotemporale Demenzen (M. Pick)
- **Vaskuläre Erkrankungen**
  - Multiinfarktdemenz u.a.
- **Degenerative Erkrankungen (hauptsächlich neurologische Symptomatik)**
  - Chorea Huntington, M. Parkinson, Epilepsie, andere
- **Infektiöse Agenzien, Entzündungen**
  - Creutzfeldt-Jakob-Krankheit, BSE
  - HIV-Demenz
  - Progressive Paralyse
  - Andere Enzephalitiden und Enzephalopathien
  - Vaskulitiden
- **Mechanische und chemische Einwirkungen**
  - Normaldruckhydrozephalus
  - Hirntumoren
  - Chronisches subdurales Hämatom
  - Hirntraumen, Anoxie
  - Schwermetalle, organische Lösungsmittel
  - Suchterkrankungen
- **Internistische Erkrankungen**
  - Allgemeinerkrankungen einschließlich Endokrinopathien
  - Avitaminosen
  - Paraneoplastisches Syndrom

Demenz bei Alzheimer-Krankheit. Alzheimer beschrieb 1907 die seltene, vor dem 65. Lebensjahr beginnende präsenile Form der Erkrankung. Es zeigte sich, dass die häufige, im hohen Alter auftretende senile Form die gleichen pathologisch-anatomischen Veränderungen aufweist. Man spricht heute von Demenz bei Alzheimer-Krankheit mit frühem oder spätem Beginn.

Die Alzheimer-Demenz beginnt schleichend. Erste von der Umgebung wahrgenommene Symptome sind Gedächtnisstörungen, Initiativeverlust und nachlassende Sorgfalt. Der Verlauf ist stetig progredient. Mit zunehmender Ausprägung stellen sich Aphasien, Apraxien und Agnosien ein. Weglaufen von zu Hause und Umherirren wegen Orientierungsverlust ist ein häufiges Problem. Im fortgeschrittenen Stadium werden die Patienten inkontinent und pflegebedürftig. Es können Primitivreflexe wie der Greif- und Schnauzreflex auftreten. Die Erkrankung führt meist innerhalb von ca. 10 Jahren zum Tode.

Die Diagnose erfolgt klinisch nach Ausschluss aller anderen Demenzursachen. Von den Laboruntersuchungen findet sich im CT/MRI eine Hirnatrophie mit Sulcus- und Ventrikelerweiterung, der Befund geht jedoch mit der Klinik nicht streng parallel. Das EEG zeigt bei ausgeprägter Demenz meist eine mäßige bis schwere Allgemeinveränderung, im Frühstadium kann es unauffällig sein. Der Liquor ist normal.

Die Alzheimer-Krankheit stellt, wie erwähnt, eine Störung des höheren und hohen Alters dar. Frauen sind etwas häufiger betroffen als Männer.

Hinsichtlich der Ätiologie ist eine gewisse familiäre Häufung bekannt. Ganz selten, insbesondere bei präsenilen Formen, besteht ein dominantes Vererbungsmuster. Bei einem Teil der Familien konnte man Mutationen an den Chromosomen 21, 1 und 14 nachweisen, welche das Amyloid-Precursor-Protein sowie die Präseniline 1 und 2 betreffen.

Pathologisch-anatomisch besteht in weiten Arealen des Gehirns ein Verlust von Neuronen und Nervenzellverbindungen. Zudem findet man die (extrazellulären) senilen Plaques aus β-Amyloid und die (intrazellulären) aus abnormen τ-Proteinen bestehenden Neurofibrillen. Diese Veränderungen kommen in niedrigerer Dichte auch beim nichtdementen alten Menschen vor.

Zur Pathophysiologie der Krankheit schreiben viele Experten der abnormen Produktion und Ablagerung von β-Amyloid eine zentrale Bedeutung zu. Der genetische Code dieses Proteins befindet sich am Chromosom 21. Zur Annahme einer Überproduktion an β-Amyloid passt der Befund, dass fast alle Patienten mit Trisomie 21, dem Down-Syndrom, im mittleren Erwachsenenalter die neuropathologischen und klinischen Zeichen der Alzheimer-Krankheit entwickeln. Auch führen die 3 erwähnten familiären Alzheimer-Formen zur gesteigerten Amyloidbildung und -ablagerung.

Ein 4. bei der Alzheimer-Krankheit nachgewiesener genetischer Riskofaktor betrifft den Polymorphismus des Apolipoproteins E (Apo-E). Dieses Eiweiß besitzt eine Funktion bei Regenerationsvorgängen des Nervensystems. Personen mit dem Allel Apo-E4 (in Mitteleuropa 30% der Bevölkerung) tragen ein im Vergleich zur Durchschnittsbevölkerung 3fach erhöhtes Risiko, im Alter an einer Alzheimer-Demenz zu erkranken. Wegen ungenügender Sensibilität und Spezifität wird die Apo-E-Typisierung nicht zur Demenzdiagnostik empfohlen. Hinsichtlich Apo-E4 und Boxen s. S. 42.

Bei Betrachtung der Transmitterproduktion sind es v. a. die cholinergen im Nucleus basalis Meynert lokalisierten Neuronen, welche bei der Alzheimer-Demenz einer ausgeprägten Degeneration unterworfen sind.

Demenz mit Lewy-Einschlusskörpern. Diese Demenzform figuriert in den offiziellen Klassifikationen nicht separat. Ihre Berücksichtigung ist wegen der therapeutischen Konsequenzen (S. 50) gerechtfertigt. Etwa 10–20% der klinisch als Alzheimer-Krankheit diagnostizierten Demenzen sind betroffen.

Die Lewy-Einschlusskörper sind intrazytoplasmatische Gebilde, welche beim M. Parkinson in den Basalganglien vorkommen. Sie finden sich auch bei einem Teil der Patienten mit Alzheimer-Demenz in anderen Hirnregionen einschließlich des Kortex. Ganz selten bestehen Lewy-Einschlusskörper ohne Alzheimer-Veränderungen. Ob die Lewy-Einschlusskörper bei der Demenzentstehung eine direkte Rolle spielen, ist unklar, ebenso, inwieweit es sich um eine von der Alzheimer-Krankheit unabhängige Störung handelt. Bezüglich klinischer Hinweise s. Übersicht 3. Zur Annahme der Diagnose sollen die meisten Symptome vorhanden sein.

Übersicht 3
Hinweise auf Demenz mit Lewy-Einschlusskörpern[a]
— Vigilanzschwankungen
— Halluzinationen, visuell oder anderer Art
— Wahnideen
— Parkinson-Symptome
— Überempfindlichkeit auf typische Neuroleptika
— Stürze oder Synkopen

[a] In Anlehnung an McKeith et al. (1996).

Frontotemporale Demenzen einschließlich M. Pick. Während die Pick-Krankheit lange Zeit als einzige Demenz mit frontotemporaler Atrophie galt, kennt man heute auch andere solche Demenzen.

Der Erkrankungsbeginn der frontotemporalen Demenzen liegt meist zwischen dem 50. und 60. Lebensjahr. Typischerweise treten initial Persönlichkeitsveränderungen, z. T. mit sozialen Entgleisungen, auf. Als charakteristisch gelten auch Apathie und Heiterkeit. Das CT/MRI zeigt eine frontale und temporale Atrophie. Das EEG bleibt zunächst normal.

In den Familien häufen sich Erkrankungen dieser Art. Pathologisch-anatomisch findet man in den betroffenen Hirnarealen einen Ganglienzellschwund mit Gliose, zudem die Pick-Körper bei der speziellen Unterform der Erkrankung. Senile Plaques und Alzheimer-Fibrillenveränderung fehlen.

Gemäß modernen Erkenntnissen bestehen bei frontotemporalen Demenzen Mutationen der τ-Proteine, Eiweißen mit spezieller Bedeutung beim Aufbau der Mikrotubuli.

Die Differenzialdiagnose zur Demenz vom Alzheimer-Typ erfolgt aufgrund des unterschiedlichen klinischen Bildes, des CT/MRI-Befunds, des EEG und der neuropsychologischen Untersuchung. Die Zuordnung kann unsicher bleiben.

Vaskuläre Demenz. Es handelt sich v. a. um infarktbedingte Erkrankungen, die früher als arteriosklerotische Demenz bezeichnet wurden. Disponierend sind die generellen Arterioskleroserisiken wie Hypertonie, Hypercholesterinämie, Diabetes mellitus und Rauchen. Im Gegensatz zur Alzheimer-Demenz sind mehr Männer als Frauen betroffen.

ICD-10 unterscheidet eine Reihe von z. T. wenig gebräuchlichen Untergruppen vaskulärer Demenzen. Die häufigste Form ist die **Multiinfarktdemenz**. Es bestehen zahlreiche kleinere Hirninfarkte. Ein einzelner Hirninfarkt führt auch bei großer Ausdehnung kaum je zur Demenz. Die Symptomatik entspricht weitgehend der Demenz vom Alzheimer-Typ, jedoch sollen im Frühstadium geringere Persönlichkeitsveränderungen und häufiger eine Krankheitseinsicht bestehen. Der Beginn ist relativ akut und der Verlauf oft „treppenförmig", d. h. einer plötzlichen Verschlechterung folgt eine stabile Periode oder sogar eine Besserung, bis die Erkrankung durch ein weiteres vaskuläres Geschehen abrupt fortschreitet. Neurologisch bestehen häufig Restzeichen abgelaufener Insulte, z. B. Pyramidenbahnsymptome oder eine Pseudobulbärparalyse mit dysarthrischer Sprache und Affektlabilität. Im CT sind Erweichungsherde nachweisbar. Das EEG kann neben einer Allgemeinveränderung Herdbefunde aufweisen.

Die vaskuläre Demenz mit akutem Beginn gemäß ICD-10 ist durch ein plötzliches Auftreten (meist innerhalb eines Monats) nach einer Reihe von Schlaganfällen oder nach einer einzelnen massiven Blutung gekennzeichnet. Die subkortikale vaskuläre Demenz nach ICD-10 ist klinisch von der Multiinfarktdemenz schwer zu differenzieren. Im CT/MRI können ausgedehnte Infarktzonen im Bereich der subkortikalen Marklager nachgewiesen werden. Pathologisch-anatomisch entspricht diese Demenzform der sog. progressiven subkortikalen Leukoenzephalopathie nach Binswanger, bei der man als Grundkrankheit eine Hypertonie findet. Hinsichtlich der in ICD-10 aufgeführten gemischten (kortikalen und subkortikalen) vaskulären Demenz fehlen genauere Angaben zur Differenzierung von der Multiinfarktdemenz.

Zu Besonderheiten der vaskulären Demenz im Vergleich zur Alzheimer-Demenz s. Übersicht 4.

Bestehen gleichzeitig Zeichen einer Alzheimer-Krankheit und einer vaskulären Demenz, spricht man von **gemischt degenerativer und vaskulärer Demenz.**

Übersicht 4

Hinweise auf vaskuläre Demenz
- Akuter Beginn
- Treppenförmige Progression
- Anamnese von zerebralen Insulten
- Neurologische Herdsymptome, Pyramidenbahnzeichen
- Hypertonie, Diabetes, Arteriosklerose peripherer Organe
- Infarktzeichen im CT/MRI
- Herdbefunde im EEG

An einen Morbus embolicus ist zu denken, wenn ein jüngerer Patient rezidivierende Hirninfarkte hat oder solche bei einem Patienten mit Vorhofflimmern auftreten. In diesen Fällen ist eine genaue internistische Abklärung einschließlich Echokardiographie angezeigt.

Demenz bei Chorea Huntington, M. Parkinson u. a. neurologischen Erkrankungen. Im Spätstadium der Chorea Huntington tritt eine Demenz regelmäßig auf, wobei die demenzielle Symptomatik lange Zeit fehlen kann oder nur Veränderungen im Sinne einer sog. subkortikalen Demenz (S. 57) bestehen. Auch beim M. Parkinson findet sich nicht selten eine subkortikale Demenz. Bei ihm besteht zudem eine erhöhte Komorbidität mit der Alzheimer-Krankheit. Demenzen können auch bei anderen degenerativen Erkrankungen wie der spinozerebellären Degeneration und dem Steel-Richardson-Syndrom sowie bei Speicherkrankheiten wie dem M. Wilson und den zentralen Lipidstoffwechselstörungen auftreten. Die multiple Sklerose führt selten zur Demenz. Während die meisten Patienten mit Epilepsie keine Demenz entwickeln, besteht ein Risiko bei gehäuften Anfällen vom Grand-mal-Typ.

HIV-Demenz. Im Rahmen der HIV-Infektion kann eine degenerative Erkrankung des Gehirns auftreten, die sog. AIDS-Enzephalopathie, welche das morphologische Substrat der HIV-Demenz darstellt. Davon abzugrenzen sind entzündlich-infektiöse Affektionen des Gehirns, z. B. bedingt durch Herpesviren, Toxoplasmose oder Kryptokokkose, ebenso zerebrale Lymphome und die durch ein Virus verursachte, ebenfalls mit einer Demenz einhergehende progressive multifokale Leukoenzephalopathie. Etwa 80% der AIDS-Patienten weisen autoptisch die neuropathologischen Veränderungen der AIDS-Enzephalopathie auf. In den frühen Stadien der AIDS-Erkrankung besteht nur selten eine Demenz. Die AIDS-Enzephalopathie manifestiert sich vorwiegend als subkortikale Demenz (S. 57). Später kann das Vollbild einer Demenz auftreten, wobei dann auch neurologische Symptome wie Gang- und Koordinationsstörungen bestehen.

EEG und CT können zunächst normal sein. Bei Fortschreiten der Demenz zeigen sich jedoch eine Allgemeinveränderung im EEG bzw. Atrophiezeichen bei den bildgebenden Untersuchungen. Im CT und besonders im MRI können Marklagerschädigungen sichtbar werden. Der Liquor weist in 95% der Fälle eine mäßige Proteinvermehrung und in 25% eine Pleozytose auf.

Die Diagnose wird bei HIV-positiven Patienten aufgrund der psychiatrischen Symptomatik und entsprechender pathologischer Befunde der Hilfsuntersuchungen gestellt. Unter antiviraler Therapie können Zustandsverbesserungen auftreten.

Prionenerkrankungen: Creutzfeldt-Jakob-Krankheit, bovine spongiöse Enzephalopathie (BSE). Die sehr seltene Creutzfeldt-Jakob-Krankheit (1 Fall/Million Einwohner und Jahr) tritt meist im höheren Alter auf. Es kommt zu einer rasch progredienten Demenz mit Myoklonien und Ataxie. Die Inkubationszeit beträgt Jahre. Der Infektionsmodus ist meist unbekannt. Blut, Liquor und Gewebe erkrankter Personen sind kontagiös. Pathologisch-anatomisch findet sich eine Degeneration der Neuronen der Groß- und Kleinhirnrinde mit Gliaproliferation. Die Fortsätze der Gliazellen weisen Vakuolen auf – deshalb „subakute spongiöse Enzephalopathie" als Synonym der Erkrankung. Hochcharakteristisch sind im EEG pseudoperiodisch auftretende steile Wellen bei gestörter Grundaktivität. Die Liquoruntersuchung ist bei Anwendung der üblichen Analysen diagnostisch unergiebig. Das CT weist Atrophiemerkmale auf. Man sollte an die Möglichkeit einer Creutzfeldt-Jakob-Krankheit bei jeder rasch progredienten Demenz denken. Die Krankheit ist meldepflichtig.

BSE kann, wie man heute weiß, auch beim Menschen vorkommen. Allerdings erkrankten bisher im Vergleich zur Creutzfeldt-Jakob-Krankheit nur wenige, vorwiegend junge Patienten. Die Erkrankung begann oft mit einem depressiven Syndrom, rasch aber kamen neurologische Symptome hinzu. Im EEG fehlten die für die Creutzfeldt-Jakob-Krankheit typischen Elemente. Der Verlauf war langsamer als bei der Creutzfeldt-Jakob-Krankheit. Auch fand man von der Creutzfeldt-Jakob-Krankheit abweichende neuropathologische Veränderungen.

Progressive Paralyse. Diese heute extrem seltene Spätkomplikation der unbehandelten Lues tritt Jahre bis Jahrzehnte nach der Erstinfektion auf. Psychopathologisch besteht eine Demenz, oft kombiniert mit anderen psychiatrischen Symptomen. In der älteren Literatur wurde immer wieder ein phantastischer Größenwahn beschrieben. Neurologisch bestehen Sprachstörungen mit Silbenauslassen, Silbenschmieren und Silbenstolpern, Zuckungen der Gesichtsmuskulatur, Herdsymptome oder epileptische Anfälle. Die meisten Patienten weisen Argyl-Robertson-Pupillen auf. Die Luesdiagnose wird mit Hilfe spezifischer Tests wie des TPHA im Serum gestellt. Der VDRL kann negativ sein. Im Liquor sind die serologischen Tests positiv, Zellzahl und Eiweiß sind erhöht. Therapie der Wahl ist die sofortige hochdosierte Penicillinbehandlung.

Andere Enzephalitiden und infektiös bedingte Enzephalopathien. Eine Enzephalitis kann in eine Demenz übergehen. In der Literatur besonders erwähnt wurden die Herpes-simplex-Enzephalitis und – in tropischen Ländern – Trypanosomenenzephalitiden (Schlafkrankheit, Chagas-Krankheit). Die subakute sklerosierende Panenzephalitis ist eine bei Jugendlichen auftretende Spätkomplikation der Maserninfektion, welche zu einer Demenz führt. Die progressive multifokale Leukoenzephalopathie, welche bei immunkompromitierten Patienten auftritt, wurde bereits erwähnt.

Vaskulitiden. Entzündlich bedingte Gefäßverschlüsse bei systemischem Lupus erythematodes, Periarteriitis nodosa und anderen Vaskulitiden können in seltenen Fällen zur Demenz führen.

Normaldruckhydrozephalus. Hier liegt eine Liquorabflussstörung aus dem Subarachnoidalraum vor, welche nach Infektionen, Blutungen, Traumen oder idiopathisch auftritt. Die Symptomtrias mit Gangataxie, Harninkontinenz und Demenz gilt als charakteristisch, sie besteht jedoch nicht immer. Die psychiatrische Symptomatik kann von der Art der subkortikalen Demenz sein (S. 57). Das CT zeigt im typischen Fall eine Ventrikeldilatation bei geringer oder fehlender kortikaler Atrophie. Der Liquordruck ist bei einmaliger Messung meist normal – daher der Name der Krankheit. Eine Differenzierung ist erst bei kontinuierlicher Druckaufzeichnung möglich. Die Lumbalpunktion kann durch Druckentlastung zu einer vorübergehenden Zustandsverbesserung führen. Die umfassende diagnostische Abklärung empfiehlt sich bei Patienten mit subakut aufgetretener Symptomatik oder bei neuroradiologischen Hinweisen. Die Therapie besteht in einer Shuntoperation.

Hirntumoren. Sie können infolge einer Raumforderung zur Demenz führen. Dies ist besonders bei Tumoren möglich, die in lokalisatorisch stummen Regionen wachsen, z. B. bei frontalen Meningeomen.

Chronisches subdurales Hämatom. Auch hier kann es infolge von Raumforderung zur diffusen Hirnschädigung kommen. Die Demenz entwickelt sich subakut. Bekanntlich findet man nicht in allen Fällen von subduralem Hämatom anamnestisch ein Schädeltrauma.

Hirntraumen, Anoxie. Posttraumatische Demenzen treten vereinzelt nach schwerer Hirnkontusion auf, anoxische Demenzen z. B. nach Kreislaufstillstand. Besonders bei jungen Patienten können sich die kognitiven Störungen während langer Zeit bessern – als Faustregel gelten 2 Jahre.

Ehemalige Boxer können als Spätfolge wiederholter Kontusionen an einer Demenz erkranken. Es gibt Hinweise dafür, dass der Apo-E4-Status (S. 38) einen Risikofaktor für diese Demenz darstellt.

Schwermetalle, organische Lösungsmittel. Intoxikationen mit Substanzen dieser Art sollen in seltenen Fällen zur Demenz führen können, wobei eindeutige Fälle kaum dokumentiert sind.

Suchterkrankungen. Über die Demenz bei Alkoholismus oder Medikamentenabhängigkeit s. dort.

Allgemeinerkrankungen einschließlich Endokrinopathien. Demenzen wurden auch im Zusammenhang mit internistischen Erkrankungen beschrieben. Eine demenzielle Symptomatik kann auftreten, wenn eine grenzwertige Hirnfunktion aufgrund der begleitenden Krankheit zusammenbricht. Dabei ist die Differenzierung vom Delir oft nicht eindeutig möglich. Demenzen wurden im Rahmen von Herz-, Leber-, Nieren- oder respiratorischer Insuffizienz, bei Hypothyreose und bei Hyperkalzämie beschrieben. Wiederholte Hypoglykämien bei Insulinom können zur Demenz führen.

Interkurrente Krankheiten, z. B. ein Harnwegsinfekt, können die Symptome der Demenz verstärken. Das Gleiche gilt für Störungen des Wasser- und Elektrolythaushalts einschließlich der Exsikkose.

Avitaminosen. Vor allem Vitamin-B_1-Mangel kann zu kognitiven Störungen führen, wobei die Symptomatik eher die eines amnestischen Syndroms ist. Vitamin-B_1-Mangel kann bei chronischem Alkoholismus sowie infolge von Unterernährung oder Malabsorption auftreten.

Vitamin-B_{12}-Mangel kann verschiedene psychische Störungen hervorrufen. Sogar eine Demenz soll möglich sein, wobei eindeutige Fälle kaum belegt sind. Ähnliches gilt für den Mangel von Folsäure und Nikotinsäureamid. Letzterer entsteht in Entwicklungsländern bei einseitiger Ernährung mit Maisprodukten. Das Bild der Pellagra wird mit der Symptomtrias von Dermatitis, Diarrhö und Demenz beschrieben.

Paraneoplastisches Syndrom. Ganz selten kann im Rahmen eines paraneoplastischen Syndroms, v. a. beim kleinzelligen Bronchuskarzinom oder beim Ovarialkarzinom, eine Demenz, ein amnestisches Syndrom oder ein Delir auftreten. Daneben können Tumoren durch Hyperkalzämie zu kognitiven Störungen führen.

Komorbidität. Bei allen Demenzformen kommen andere psychische Störungen häufig vor. Ihre Diagnose ist wichtig. Insbesondere Depressionen sollen nicht übersehen werden. So ist bei klagsamen Patienten immer an diese Möglichkeit zu denken. Auch bei Suizidgedanken ist vom Bestehen einer Depression auszugehen.

> **Eine Erfahrungstatsache bei Demenz**
> Komorbide Depressionen werden oft übersehen.

Weitere komorbide Störungen sind paranoide Zustände, v. a. mit Bestehlungswahn, Halluzinationen, Unruhe- und Erregungszustände, Störungen des Schlaf-Wach-Rhythmus und Delirien.

Häufigkeit. Demenzen sind vorwiegend Erkrankungen des höheren und hohen Alters. Ca. 4% der über 65-Jährigen und 20% der über 80-Jährigen leiden an einer Demenz. Hinsichtlich der relativen Häufigkeit s. Übersicht 5.

> **Übersicht 5**
> **Relative Häufigkeit verschiedener Demenzformen**
> — Alzheimer-Krankheit 50%
> — Vaskuläre Demenz 20%
> — Mischformen 10%
> — Andere 20%

Diagnose, Differenzialdiagnose. Es geht einerseits darum, die Demenzdiagnose zu stellen, andererseits, deren Ursache abzuklären.

Die Diagnose wird anhand der Klinik unter Ausschluss von Erkrankungen mit ähnlicher Symptomatik (Übersicht 6) und unter Berücksichtigung der Laboruntersuchungen gestellt. Meist besteht das Zustandsbild seit relativ langer Zeit, was die Diagnose vereinfacht. Bei einer kürzeren Symptomdauer ist bezüglich der Beurteilung Vorsicht angebracht. So wird nach ICD-10 erst bei 6-monatiger Dauer die definitive Diagnose gestellt.

> **Übersicht 6**
> **Differenzialdiagnose der Demenz**
> — Leichte kognitive Störung
> — Amnestisches Syndrom
> — Depression
> — Schizophrener Residualzustand
> — Delir
> — Intelligenzminderung
> — Kognitive Störungen durch zentral wirksame Substanzen

Die leichte kognitive Störung (S. 57) bzw. die sog. gutartige Vergesslichkeit des Alters kann im Sinne einer Faustregel dadurch von der Demenz abgegrenzt werden, dass nur Letztere zu wesentlichen Beeinträchtigungen im täglichen Leben führt. Nicht immer kann die Demenzdiagnose bei Erkrankungsbeginn eindeutig gestellt werden, und z. T. bringt nur der Verlauf die Klärung. In diagnostischen Problemfällen ist eine neuropsychologische Abklärung erforderlich. Zur Differenzialdiagnose s. auch bei der leichten kognitiven Störung (S. 57).

Die Abgrenzung der Demenz vom amnestischen Syndrom ist bei typischer Symptomatik einfach. Im MMS weisen Patienten mit amnestischem Syndrom Zeichen der Desorientiertheit und Kurzzeitgedächtnisstörungen auf, haben sonst aber geringe Defizite.

Unter den anderen Differenzialdiagnosen ist die Depression zu nennen, welche bei alten Menschen mit Gedächtnisstörungen und Verwirrtheit einhergehen kann. Man spricht von **depressiver Pseudodemenz** (Übersicht 7). Die Symptome klingen mit Verschwinden der Depression wieder ab.

Bei Schizophrenien mit Negativsymptomatik können ebenfalls gewisse, jedoch nicht den Kriterien der Demenz entsprechende kognitive Defizite bestehen.

Die Differenzialdiagnose von Delir und Demenz kann schwierig sein (s. S. 53).

Intelligenzminderung und Demenz weisen grundlegende Unterschiede auf, welche auf S. 295 erörtert werden.

Verschiedene zentral wirkende Medikamente, insbesondere Anticholinergika, können kognitive Störungen verursachen. Bei Unklarheit über mögliche Effekte dieser Art ist ein Absetzversuch angezeigt.

Übersicht 7
Unterschiede von depressiver Pseudodemenz und Demenz

	Depressive Pseudodemenz	Demenz
Stimmung	Bei genauer Exploration eindeutig bedrückt	Z. T. bedrückt
Klagen	Viele	Variabel
Inhalt der Klagen	Relativ präzise	Unpräzise
Klagen über Gedächtnisschwierigkeiten	Ja	Selten
Eingehen auf Fragen	Korrekt oder Verweigerung mit „Ich weiß nicht"	Z. T. Danebenreden
CT, EEG	Oft normal	Fast immer pathologisch
Beginn	Subakut	Schleichend
Frühere depressive Krankheitsphasen	Z. T. ja	Meist nein

Demenzursachen. Die Abklärung von Demenzen auf ihre Ursache hin (Übersicht 8) ist zur Identifizierung behandelbarer Formen wichtig. Der Anteil potenziell reversibler Demenzen liegt bei 10%. Zudem sollen begleitende somatische Erkrankungen, welche die Demenzsymptome verstärken können, erfasst werden.

Übersicht 8
Demenzabklärung
- Routinelabor, EKG
- FT4, TSH
- Vitamin-B_{12}- und Folsäurespiegel
- Cholesterin[a], Triglizeride
- Lues-Serologie (TPHA)
- HIV-Serologie[b]
- CT[b]
- EEG[b]
- Lumbalpunktion[b]

[a] Bei erhöhtem Cholesterin könnte gemäß neuen Befunden bei allen Demenzformen eine Behandlung mit Statinen gerechtfertigt sein.
[b] Ggf.

Die Durchführung der in Übersicht 8 angegebenen Untersuchungen reicht als Routineabklärung aus. Ein CT/MRI zum Ausschluss raumfordernder Prozesse ist bei stetig progredienter Entwicklung, die dem Bild einer Alzheimer-Krankheit entspricht, nicht nötig. Andererseits ist die Auffassung vertretbar, dass bei jedem Patienten mit Demenzsyndrom zumindest einmal ein CT/MRI durchgeführt werden sollte. Bei Abweichungen vom typischen Bild der Alzheimer-Krankheit ist eine solche Untersuchung angezeigt. Auch bei Hinweisen auf vaskuläre Demenz soll die Diagnose durch ein CT abgesichert werden. Ein CT/MRI soll bei allen Demenzen durchgeführt werden, die vor dem 70. Lebensjahr beginnen. Das EEG liefert zusätzliche Informationen zur Diagnose. Die Lumbalpunktion ist bei Verdacht auf entzündliche Erkrankungen, auf paraneoplastisches Syndrom und auf Normaldruckhydrozephalus indiziert.

In Übersicht 9 ist ein Algorithmus zur Abklärung von kognitiven Störungen angegeben.

Übersicht 9
Abklärung von kognitiven Störungen[a]

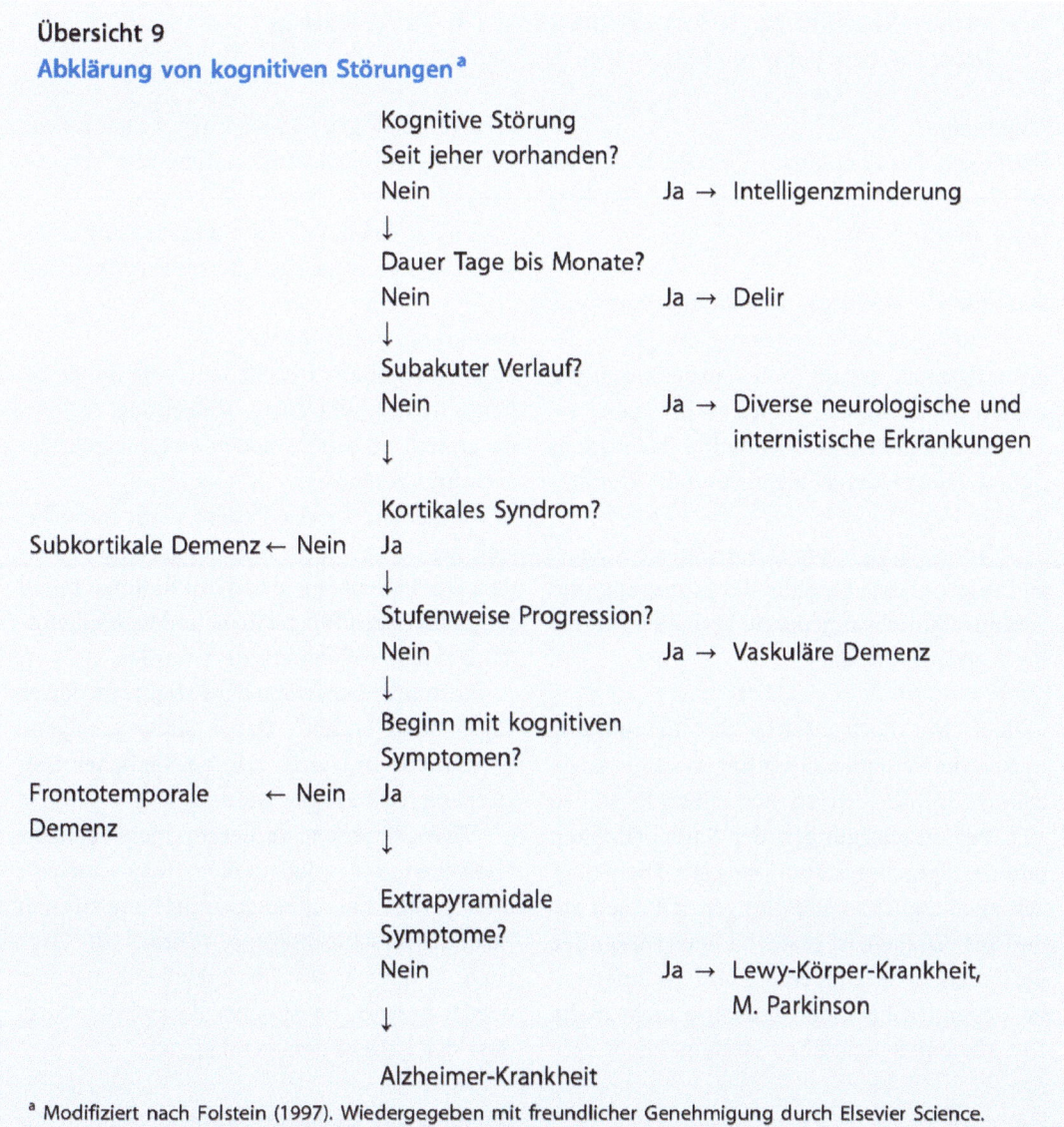

[a] Modifiziert nach Folstein (1997). Wiedergegeben mit freundlicher Genehmigung durch Elsevier Science.

Demenztherapie
Allgemeines. Hinsichtlich Aufklärung von Patient und Angehörigen s. das entsprechende Informationsblatt, S. 46 ff.

Wegen der oft einseitigen Ernährungsweise der Patienten erscheint die routinemäßige Gabe eines Multivitaminpräparats angebracht.

Alzheimer-Krankheit: Cholinesterasehemmer. Bei der medikamentösen Therapie dieser Erkrankung haben sich in den letzten Jahren eindeutige Fortschritte ergeben. Die neuen Cholinesterasehemmer, welche das bestehende zerebrale cholinerge Defizit ausgleichen sollen, bewirken eine Verlangsamung des Fortschreitens der Erkrankung, z. T. auch eine vorübergehende leichte Besserung. Der Krankheitsprozess wird um 1 Jahr oder mehr verzögert. Günstige Veränderungen zeigen sich im Bereich der kognitiven Funktionen (Anstieg von ca. 1–3 Punkten im

Alzheimer-Krankheit: Informationsblatt für Angehörige
(J. Schöpf, Psychiatrie für die Praxis, Springer, 2003)

Allgemeines
Häufigkeit. Die Krankheit ist häufig. Bis zu 3% der über 65-Jährigen und 15% der über 80-Jährigen sind betroffen.

Symptome. Wichtige Krankheitssymptome sind Störungen der Erinnerungsfähigkeit, insbesondere für wenig weit Zurückliegendes, zudem der Fähigkeit, Neues zu erlernen.

Auch besteht eine allgemeine Beeinträchtigung des Urteilsvermögens und der Denkfähigkeit.

Weitere häufige Symptome sind ein Mangel an Initiative, eine Labilität der Stimmung und veränderte, nicht angepasste Verhaltensweisen im sozialen Kontakt.

Verlauf. Mit Fortschreiten der Erkrankung weisen die Patienten Orientierungsschwierigkeiten auf und verirren sich leicht. Es stellen sich Beeinträchtigungen der Sprechfähigkeit und des Sprachverständnisses ein. Die Fähigkeit zu alltäglichen Handlungen, z. B. sich an- und auszuziehen, ist gestört. Ebenso erkennen die Patienten die Umgebung und die ihnen nahe stehenden Personen zeitweise nicht mehr. Die Alzheimer-Krankheit ist heute nicht heilbar.

Subjektives Leiden. Es ist zu vermerken, dass viele Patienten unter der Erkrankung nicht wesentlich leiden. Besteht ein starkes subjektives Leiden, kann dies Ausdruck einer zusätzlich vorhandenen Depression sein, die mit Medikamenten behandelbar ist.

Information des Patienten über die Erkrankung? Es ist empfehlenswert, die Patienten soweit über ihre Erkrankung zu informieren, als sie dies zum Ausdruck bringen. Viele Patienten zeigen kein spezielles diesbezügliches Bedürfnis. Sie sollen nicht zu einer Aufklärung über die Krankheit gedrängt werden. Es kann sinnvoll sein, lediglich von zunehmender Vergesslichkeit zu sprechen.

In der Frühphase der Erkrankung wünschen nicht wenige Patienten eine Aufklärung.

Betreuung, Behandlung
Tägliches Leben. Der Patient soll möglichst lange in der vertrauten Umgebung bleiben, da er sich an einem neuen Ort schlecht zurechtfinden würde.

Aufgaben, die der Patient nicht mehr bewältigen kann, sollen ihm abgenommen werden. Der Patient soll jedoch im Rahmen seiner Möglichkeiten aktiv bleiben, und verbleibende Fähigkeiten sollen gefördert werden.

Es ist hilfreich, wenn der Patient eine festen Tagesablauf einhält. Dabei sollte genügend körperliche Aktivität, z. B. ein täglicher Spaziergang, einbezogen werden.

Viele Patienten verlieren, mehr als alte Menschen im Allgemeinen, das normale Durstgefühl. Flüssigkeitsmangel kann zu einer Zustandsverschlechterung führen, die sich nach Ausgleich des Flüssigkeitsdefizits aber wieder bessert. Es ist daher darauf zu achten, dass der Patient genügend trinkt.

Umgang mit Gedächtnisschwierigkeiten. Bei leichter Erkrankung kann die Verwendung eines Notizblocks als Gedächtnisstütze hilfreich sein.

Oft ist es nötig, den Patienten kurz vor einem Termin an diesen zu erinnern.

Im Gespräch mit dem Patienten kann es sinnvoll sein, bei passender Gelegenheit Erinnerungs- und Orientierungshilfen einzustreuen.

Die Angehörigen müssen bedenken, dass die Fähigkeit des Patienten, Neues zu lernen, stark eingeschränkt ist.

Übungsprogramme zum Gedächtnistraining bewirken keine wesentliche Funktionsverbesserung. Oft belasten sie den Patienten. Sie sollen nur angewendet werden, wenn der Patient Freude daran hat.

In Ausnahmefällen darf man die Gedächtnisstörungen des Patienten zu seinem Vorteil ausnützen. Wenn sich der Patient beispielsweise weigert, frische Kleider anzuziehen, wie es gelegentlich vorkommt, kann man ihm nach dem Bad einfach solche hinlegen.

Umgang mit Orientierungsschwierigkeiten. Wenn sich der Patient nicht mehr in der Wohnung zurechtfindet, bietet sich das Anschreiben der Zimmer als Orientierungshilfe an.

Umgang mit Denkschwierigkeiten. Der Patient versteht kompliziertere Zusammenhänge nicht mehr. Daher ist es ratsam, mit ihm in kurzen, klaren Sätzen zu sprechen. Wenn er Entscheidungen des täglichen Lebens zu treffen hat, kann man ihm in einfachen Worten die Alternativen erläutern.

Umgang mit Verstimmungen. Der Patient kann unangemessene gefühlsmäßige Reaktionen zeigen. In diesem Fall soll man nicht mit ihm argumentieren, denn er ist nicht mehr in der Lage, den Ausführungen zu folgen. Eher soll man versuchen auszuweichen, ihn abzulenken und darauf hoffen, dass er das Thema bald vergisst.

Wenn der Patient eine notwendige Verrichtung im Augenblick überhaupt nicht will, sollte man diese auf später verschieben.

In der Grundhaltung müssen auch Patienten mit Alzheimer-Krankheit ernst genommen werden.

Finanzielles. Man muss dem Patienten die Erledigung der finanziellen Angelegenheiten, die er nicht mehr bewältigen kann, abnehmen. Wichtige finanzielle oder geschäftliche Fragen sollen geregelt werden, solange der Patient dazu noch in der Lage ist.

Medikamente. Neue Medikamente, insbesondere die sog. Cholinesterasehemmer, bewirken häufig eine vorübergehende leichte Zustandsverbesserung und halten den Krankheitsprozess um ca. 1 Jahr an. Diese Medikamente sind sehr nebenwirkungsarm und sollen unbedingt versucht werden.

Ambulante Pflegedienste, Heimplatzierung. Durch Hilfen bei den täglichen Verrichtungen, wie Betreuung durch ambulante Pflegedienste, kann erreicht werden, dass der Patient noch zu Hause in seiner vertrauten Umgebung bleiben kann.

Für fast alle Patienten mit Alzheimer-Krankheit ist früher oder später die Aufnahme in ein Pflegeheim nötig. Dieser Schritt kann erforderlich sein, wenn sich der Patient wiederholt verirrt hat oder wenn zu Hause mehrfach aggressive Reaktionen, meist wegen Verkennung der Situation, aufgetreten sind.

Angehörige haben wegen der Heimunterbringung oft Schuldgefühle. Es gibt aber kaum Alternativen. Die Pflege des Patienten zu Hause übersteigt die Möglichkeiten der allermeisten Menschen.

Spezielle Ratschläge für Angehörige

Umgang mit den eigenen Kräften. Die Betreuung von Patienten mit Alzheimer-Krankheit ist sehr kräfteraubend. Die Angehörigen sollen dafür sorgen, dass die Last auf mehreren Schultern verteilt ist. Die Angehörigen sollen sich selbst genügend Zeit für Ausgleich und Erholung nehmen.

Kommunikation der Angehörigen untereinander. Erfahrungsgemäß ist es wichtig, dass alle Familienangehörigen über die Erkrankung gut informiert sind. Anderenfalls besteht das Risiko von Missverständnissen, z. B. der Art, dass

> an der Betreuung wenig beteiligte Angehörige meinen, der Patient werde zu früh ins Pflegeheim „abgeschoben", ohne dass sie wissen, wie schwer die Belastung bereits ist.
>
> **Trauer.** Es ist tragisch zu erleben, wie der Alzheimer-Kranke mit der Einmaligkeit seiner Person sozusagen langsam aus dem Leben scheidet. Andererseits ist zu bedenken, dass der plötzliche Tod eines Angehörigen mindestens genauso schwer zu verkraften sein kann.
>
> Wenn sich der Patient wohl fühlt, sollte man an den Augenblick denken und versuchen die Zukunft beiseite zu lassen.
>
> **Bücher zur Aufklärung über die Erkrankung.** Es gibt heute ausgezeichnete, für Laien geschriebene Fachbücher, die umfassende Informationen über viele Aspekte der Alzheimer-Krankheit geben. Weitere Informationen geben Alzheimer-Vereinigungen, Memory-Kliniken und andere spezialisierte Institutionen.

MMS), der Funktionstüchtigkeit im täglichen Leben und bei psychiatrischen Symptomen wie paranoidem Misstrauen. Die Wirkung zeigt sich allmählich nach einigen Wochen. Die Cholinesterasehemmer wirken bei ca. zwei Dritteln der Patienten. Diese Substanzen wurden bei leichter bis mittelschwerer Demenz untersucht. Bei schwerer Demenz ist der Wert ihres erstmaligen Einsatzes ungenügend bekannt.

Wenn die Diagnose gestellt ist, soll möglichst frühzeitig mit der Behandlung begonnen werden. Es gibt Hinweise darauf, dass der Verlauf langfristig günstiger ist, wenn der pathophysiologische Prozess bereits in der ersten Phase der Erkrankung gebremst wird.

> **Grundsatz bei der Pharmakotherapie der Alzheimer-Krankheit**
> Die Behandlung möglichst frühzeitig beginnen.

Leider erhalten viel weniger Patienten mit Alzheimer-Krankheit die bei ihnen indizierte Pharmakotherapie, als dies angezeigt wäre. Mehrere Gründe sind dafür verantwortlich. So ist ein falscher therapeutischer Nihilismus zu nennen. Ein anderer Faktor ist, dass oft nicht die nötige Anstrengung unternommen wird, die – zugegebenermaßen immer nur klinische und nie ganz sichere – Diagnose der Alzheimer-Krankheit sauber zu stellen. Man lässt es einfach bei einer Vermutung. So erhalten die Patienten auch keine spezifische Therapie.

Man gibt Cholinesterasehemmer versuchsweise für 3 Monate. Sofern vom Patienten toleriert, steigert man die Dosis progressiv bis zur Maximaldosis. Tritt in dieser Zeit eine Verbesserung oder keine Verschlechterung des Scores des MMS ein, nimmt man eine Wirksamkeit an und gibt sie langfristig weiter.

Hinsichtlich der zur Verfügung stehenden Medikamente s. Übersicht 10. Alle 3 Substanzen sind in etwa gleich effizient. Donepezil muss nur 1-mal täglich gegeben werden. Galantamin bewirkt eine Sensibilisierung der nikotinartigen Acetylcholinrezeptoren und eine Verstärkung der muskarinergen Übertragung durch Cholinesterasehemmung.

> **Übersicht 10**
> **Medikamentöse Therapie der Alzheimer-Krankheit**
> - **Cholinesterasehemmer**
>   - Donepezil
>   - Rivastigmin
>   - Galantamin
> - **Andere**
>   - Mematin
>   - Ginkgo
>   - Ältere Nootropika?

Andere Medikamente bei Alzheimer-Demenz. Der NMDA-Rezeptorantagonist Memantin war in Versuchen bei Alzheimer-Demenz verschiedener Schweregrade wirksam.

Ginkgopräparate weisen eine geringe, aber eindeutige therapeutische Wirkung auf. Im Gegensatz zu den Cholinesterasehemmern zeigte Ginkgo nur eine Verbesserung bei den kognitiven Tests und nicht im Alltagsverhalten oder bei psychiatrischen Symptomen. Ginkgo stellt eine Option bei Therapieresistenz oder Unverträglichkeit auf Cholinesterasehemmer dar.

Ältere Substanzen, sog. Nootropika, denen eine unspezifische, d.h. nicht genau bekannte günstige Wirkung auf den Hirnstoffwechsel zugeschrieben wird, werden wegen ihrer schlecht belegten Effizienz heute immer seltener eingesetzt. Zu nennen sind Piracetam, Pyritinol und Co-Dergocrin. Trotz der schlechten Datenlage erscheint es, wie erfahrene Experten urteilen, voreilig, sie definitiv aus dem therapeutischen Repertoire zu eliminieren.

Die Einnahme von Östrogenen nach der Menopause reduziert bei Frauen das Risiko, an einer Alzheimer-Demenz zu erkranken, um die Hälfte. Dies stellt ein Argument zur Östrogensubstitution bei einer Familienanamnese mit Alzheimer-Krankheit dar.

> **Prophylaxe der Alzheimer-Krankheit**
> Östrogensubstitution nach Menopause

Demenz mit Lewy-Einschlusskörpern. Man nimmt an, dass Cholinesterasehemmer wegen des besonders ausgeprägten Verlusts cholinerger Neuronen speziell wirksam sind.

Frontotemporale Demenzen. Für sie gibt es keine etablierte Therapie, jedoch erscheint ein Behandlungsversuch mit den bei der Alzheimer-Krankheit eingesetzten Mitteln gerechtfertigt.

Vaskuläre Demenz. Relativ gut dokumentiert ist die Wirkung von Ginkgo. Die älteren Nootropika sind auch hier nicht definitiv obsolet. Memantin scheint auch bei vaskulärer Demenz erfolgversprechend. Neuerdings konnte die Wirkung von Donepezil und Galantamin gezeigt werden.

Thrombozyten-Aggregationshemmer können sekundärprophylaktisch gegeben werden. Auch ist es möglich, dass durch Vitamin-B_{12}- und Folsäuregabe der bei einem Teil der Patienten erhöhte Homozysteinspiegel gesenkt wird und sich dies auf den arteriosklerotischen Prozess günstig auswirkt. Wichtigste Präventionsmaßnahme ist die konsequente Behandlung der Risikofaktoren der Arteriosklerose.

Therapie assoziierter psychiatrischer Syndrome
Zusätzliche psychiatrische Syndrome bewirken oft eine schwere Beeinträchtigung des Wohlbefindens der Patienten. Daher ist ihre Behandlung wichtig.

> **Assoziierte psychiatrische Syndrome bei Demenz**
> Pharmakotherapie – ein sehr wichtiger Teil der Behandlung

Wie schon erwähnt, soll besonders auf das Vorliegen eines depressiven Syndroms geachtet werden. Bei der antidepressiven Therapie sind Substanzen mit anticholinergen Effekten wegen ihrer ungünstigen Wirkung auf kognitive Funktionen zu vermeiden.

Wahn und Halluzinationen werden mit atypischen Neuroleptika therapiert, wobei Risperidon, 0,5–2 mg tgl., mit gutem Erfolg und praktisch nebenwirkungsfrei eingesetzt wird. Alternativen sind Olanzapin, initial 2,5 mg tgl., oder Quetiapin, 25 mg tgl. Haloperidol bleibt eine Option, wenn der Patient agitiert und delirant ist und möglicherweise höhere Dosen eines Neuroleptikums benötigt.

Zu erwähnen ist, dass die Cholinesterasehemmer allein eine Verminderung von Wahn und Halluzinationen bewirken können.

Bei der Demenz mit Lewy-Einschlusskörpern sollen Wahn und Halluzinationen wegen des Risikos eines schweren Parkinsonoids keinesfalls mit typischen Neuroleptika, sondern mit Olanzapin, inital 2,5 mg tgl., Quetiapin, zunächst 25 mg tgl., oder Clozapin, beginnend mit 6,25 mg tgl. behandelt werden (Übersicht 11).

> **Übersicht 11**
> **Therapie von Wahn und Halluzinationen bei Demenz**
> — Risperdal (0,5–2 mg tgl.)
> — Alternativen: Olanzapin (2,5 mg tgl.), Quetiapin (25 mg tgl.)
> — Haloperidol (initial 1–2 mg tgl., bei Bedarf mehr)
> — Keine typischen Neuroleptika bei Demenz mit Lewy-Einschlusskörpern
> — Cholinesterasehemmer können assoziierte psychiatrische Syndrome vermindern

Bei Insomnie eignen sich gemäß langer Erfahrung als schlafanstoßendes Mittel Pipamperon, ein gut verträgliches sedierendes Neuroleptikum mit sehr geringen EPS (20–60 mg), sowie eigentliche Schlafmittel mit kurzer Halbwertszeit (S. 244).

Auch Unruhezustände lassen sich oft gut mit Pipamperon beeinflussen (bis zu 3-mal 40 mg tgl.). Bei schwerer Erregung kommt auch Haloperidol in Frage (s. oben). Auch wurden in niedriger Dosierung Carbamazepin (initial 100 mg tgl., später ca. 400–600 mg) und Valproat (initial 2-mal 150 mg tgl., später ca. 750–900 mg tgl.) mit Erfolg eingesetzt.

Genetische Beratung Verwandter von Alzheimer-Kranken. Nicht selten machen sich Verwandte von Patienten mit Alzheimer-Demenz Sorgen um das eigene Erkrankungsrisiko. Es ist zutreffend, dass für sie die Wahrscheinlichkeit, selbst einmal zu erkranken, im Vergleich zur Durchschnittsbevölkerung etwa verdoppelt ist. Gleichzeitig bleibt das Risiko vor dem Senium niedrig.

Nur in den seltenen Fällen mit präsenilem Beginn und klar dominantem Vererbungsmuster liegt die Erkrankungshäufigkeit bis zum 65. Lebensjahr nahe bei 50%. Hier besteht heute die Möglichkeit einer genetischen Testung der Verwandten. Allerdings ist die Wahrscheinlichkeit, dass eine der 3 bekannten Mutationen (S. 37) nachgewiesen wird, gering. Die Frage der Testung ist mit dem Patienten ausführlich zu erörtern, und die Probanden sind entsprechend zu betreuen. Derzeit ergeben sich keine klinischen Konsequenzen, mit dem raschen Fortschritt der Wissenschaft können solche aber eintreten.

F04 Amnestisches Syndrom

Klinik. Synonym: Korsakow-Syndrom. Das Kurzzeitgedächtnis und das Langzeitgedächtnis für wenig weit Zurückliegendes sind stark beeinträchtigt oder erloschen. Das Immediatgedächtnis bleibt relativ erhalten. Andere als mnestische intellektuelle Funktionen wie abstraktes Denkvermögen und Urteilsfähigkeit sind im Gegensatz zur Demenz überwiegend intakt. Konfabulationen, Apathie und fehlende Krankheitseinsicht gelten als charakteristisch für diese Erkrankung.

Pathogenese, Ätiologie. Es liegen Schädigungen im Bereich des hypothalamodienzephalen Systems oder des Hippocampus vor. Ursachen sind Vitamin-B_1-Mangel (alkoholbedingt, Mangelernährung), abgelaufene bitemporale Entzündungen (z. B. Herpesenzephalitis) oder Durchblutungsstörungen im Ausbreitungsgebiet der A. basilaris.

Das amnestische Syndrom bei Vitamin-B_1-Mangel kann sich mit der Wernicke-Enzephalopathie kombinieren: Nystagmus, Augenmuskel- und Blicklähmungen, Ataxie, Vigilanzstörungen und Verwirrtheit als Folge von Hirnstammschädigungen.

> **Übersicht 1**
> **Merkmale des amnestischen Syndroms nach ICD-10**
> – Störung der Kurz- sowie des Langzeitgedächtnisses für nicht weit Zurückliegendes
> – Relatives Fehlen einer Störung des Immediatgedächtnisses und eines generellen Abbaus intellektueller Funktionen

Therapie. Bei Formen, die durch Vitamin-B_1-Mangel bedingt sind, wird dieses Vitamin hochdosiert (100–300 mg tgl.) monatelang gegeben, wobei die Erfolgsaussichten mäßig sind.

F05 Delir

> **Diagnosen nach ICD-10**
> – F05.0 Delir ohne Demenz
> – F05.1 Delir bei Demenz

Allgemeines. Das Delir wurde als psychopathologischer Ausdruck einer akuten zerebralen Insuffizienz bezeichnet. Wie bei der Demenz ist auch die Definition des Delirs heute weiter als früher. Die sog. Verwirrtheitszustände der älteren Literatur (Fehlen von Halluzinationen oder flüchtigem Wahn) werden nun zum Delir gerechnet.

Das alkohol- und sonst suchtmittelinduzierte Delir wird in ICD-10 bei der Gruppe F1 besprochen.

Klinik. Delirien beginnen plötzlich. Die Bewusstseinstrübung gilt als ein zentrales Merkmal des Delirs. Diese wird in ICD-10 als verminderte Klarheit der Umgebungswahrnehmung und Unfähigkeit zur konstanten Aufmerksamkeit definiert. Das Kurzzeitgedächtnis einschließlich des Immediatgedächtnisses ist stark beeinträchtigt, die Leistungen des Langzeitgedächtnisses fluktuieren. Es besteht, wenigstens intermittierend, Desorientiertheit zu Ort, Zeit, Situation oder Person. Wegen der Aufmerksamkeitsstörungen ist das Denken unzusammenhängend.

Viele Patienten zeigen eine motorische Unruhe, z. T. mit nestelnden Bewegungen. Perioden der Überaktivität und solche von apathischem Verhalten, einschließlich Schwankungen des Redeflusses, können sich abwechseln. Zum Teil reagieren die Patienten, wenn sie angesprochen werden, mit Verzögerung. Einzelne Patienten haben eine Tendenz zur Schreckreaktion.

Es bestehen Schlaflosigkeit oder Störungen des Schlaf-Wach-Rhythmus mit Schläfrigkeit am Tage. Der Schlaf kann von Albträumen begleitet sein. Tagsüber sind illusionäre Verkennungen wie die Verwechslung von weniger Bekanntem mit Bekanntem (z. B. die Krankenschwester mit der leiblichen Schwester) häufig, ebenso visuelle Halluzinationen, z. T. mit Verkleinerungsphänomenen (mikroptische Halluzinationen). Zum Teil beschäftigen sich die Patienten mit visuell halluzinierten Objekten (Fäden ziehen, Flocken lesen). Auch taktile Halluzinationen kommen vor.

Flüchtige Wahnphänomene können auftreten. Häufig bestehen Angst, Euphorie oder Reizbarkeit bzw. Mischungen davon.

Im vegetativ-somatischen Bereich bestehen nicht selten Tremor, Schwitzen, Tachykardie, Temperaturerhöhung und Blutdrucksteigerung.

Typisch sind Fluktuationen der Symptomatik im Tagesverlauf mit Momenten relativer Symptomfreiheit sowie eine abendliche Zustandsverschlechterung.

Delirien dauern meist nur Tage, selten Wochen oder länger. Im Allgemeinen folgt die völlige Wiederherstellung, aber das Fortschreiten in Koma und Tod ist möglich, ebenso der Ausgang in eine Demenz, wenn die Noxe, die das Delir verursachte, eine permanente Hirnschädigung hinterließ. Ein Delir ist eine ernste Komplikation, wobei die Risiken von der Ursache abhängen.

> **Übersicht 1**
> **Merkmale des Delirs nach ICD-10**
> - Plötzlicher Beginn
> - Bewusstseinsstörung, definiert als verminderte Klarheit der Umgebungswahrnehmung und Unfähigkeit zur konstanten Aufmerksamkeit
> - Beeinträchtigung von Immediat- und Kurzzeitgedächtnis, als Folge davon Desorientiertheit
> - Psychomotorische Symptome
> - Schlafstörungen, Störungen des Schlaf-Wach-Rhythmus, Albträume, Illusionen, Halluzinationen
> - Fluktuation der Symptomatik
> - Nachweis einer somatischen Ursache

Von den Laboruntersuchungen zeigt das EEG meist eine mittelgradige bis schwere Allgemeinveränderung. Metabolisch bedingte Delirformen, z. B. bei hepatischer Insuffizienz, können mit langsamen, hochgespannten, triphasischen Elementen einhergehen. Beim Alkoholdelir und beim Delir im Hypnotika- oder Tranquilizerentzug kann das EEG unauffällig sein.

Eine klinisch hilfreiche Unterteilung der Delirien nach der motorischen Symptomatik stammt von Lipowski (1990). Dem durch motorische Unruhe gekennzeichneten Bild **(hyperaktives Delir)** werden Zustände gegenübergestellt, bei denen der Patient äußerlich völlig ruhig ist **(hypoaktives Delir)**. Hypoaktive Delirien kommen besonders bei Demenz und bei metabolischen Störungen vor.

Komorbidität. Delirien treten gehäuft bei vorgeschädigtem Gehirn bzw. grenzwertig kompensierter zerebraler Funktion auf. Bei Demenz sind intermittierende delirante Zustände häufig.

Häufigkeit. Das Delir ist im Allgemeinkrankenhaus eine häufige Diagnose.

Pathogenese, Ätiologie. Über die Pathophysiologie des Delirs ist wenig bekannt. Allgemein kann man von einer Desorganisation der normalen kortikalen und subkortikalen Verbindungen sprechen.

Als Ursache von Delirien kommt eine Vielzahl von Schädigungen in Frage (Übersicht 2).

> **Übersicht 2**
> **Ursachen des Delirs**
> - **Pharmakologische Einflüsse**
>   - Entzugssyndrome (Alkohol, Tranquilizer, Hypnotika)
>   - Anticholinerge Substanzen (Atropin, Antidepressiva, Antiparkinsonmittel, Neuroleptika, Antihistaminika)
>   - Intoxikationen mit diversen Substanzen
> - **Zerebrale Noxen**
>   - Commotio und Contusio cerebri
>   - Zerebrovaskuläre Insulte, intrazerebrale Blutungen, hypertensive Enzephalopathie
>   - Subdurales Hämatom, Subarachnoidalblutung
>   - Meningitis, Enzephalitis, Hirnabszess
>   - HIV-Enzephalopathie
>   - Epileptisches Geschehen (iktal, postiktal)
>   - Komplikation der Demenz
> - **Allgemeinerkrankungen**
>   - Hohes Fieber
>   - Postoperative Zustände
>   - Hitzschlag
>   - Paraneoplastisches Syndrom
>   - Kreislaufversagen
>   - Stoffwechselentgleisungen (Herz-, Leber-, Nieren- oder respiratorische Insuffizienz, endokrine Störungen, Störungen des Wasser- und Elektrolythaushalts, akute intermittierende Porphyrie)

Diagnose, Differenzialdiagnose. Die Diagnose des Delirs ergibt sich aus den charakteristischen Symptomen, dem Verlauf und dem Nachweis einer organischen Noxe. Eine genaue somatische Untersuchung zur Abklärung der Ursache ist erforderlich (Übersicht 3).

Übersicht 3
Delirabklärung
- Somatische Untersuchung
- Routinelabor einschließlich Leber- und Nierenparametern, Blutzucker, Na, K, Cl
- Ggf. Ca, TSH, FT4, Drogenscreening, HIV-Test
- Bei unklaren neurologischen Symptomen CT, ggf. Lumbalpunktion (insbesondere bei Fieber), ggf. EEG
- Ggf. Ausschluss weiterer möglicher Ursachen wie Vaskulitiden, Porphyrie

Gelegentlich kann bei Patienten mit den typischen Symptomen und Verlaufsmerkmalen eines Delirs keine eindeutige Ursache gefunden werden. In solchen Fällen darf trotzdem die Diagnose gestellt werden.

Unter den Differenzialdiagnosen kann die Abgrenzung von einer Demenz schwierig sein. Für ein Delir spricht ein abrupter Beginn und eine fluktuierende Symptomatik. Wie bereits festgestellt, können Demenz und Delir gleichzeitig bestehen. Die für das Delir als typisch geltende Bewusstseinstrübung ist ein praktisch schlecht anwendbares differenzialdiagnostisches Kriterium. In Zweifelsfällen muss man sich auf das Zeitkriterium – zur Demenzdiagnose werden ja 6 Monate Krankheitsdauer verlangt – stützen und die vorläufige Diagnose eines Delirs stellen.

Übersicht 4
Zur Differenzialdiagnose von Demenz und Delir
- Bei fluktuierender Symptomatik mit Momenten der Symptomremission ist ein Delir anzunehmen.
- Dann kann die völlige Wiederherstellung erwartet werden.
- Je länger der Zustand dauert, desto wahrscheinlicher wird eine Demenz.

Akute Schizophrenien, akute vorübergehende psychotische Störungen und Manien können eine delirartige Komponente aufweisen. Abzugrenzen sind auch dissoziative Störungen einschließlich des Ganser-Syndroms.

Übersicht 5
Andere Differenzialdiagnosen des Delirs
- Akute Schizophrenien, akute vorübergehende psychotische Störungen
- Manie
- Dissoziative Störungen einschließlich Ganser-Syndrom

Therapie. Immer ist die Beseitigung der Delirursache anzustreben. Delirante Patienten benötigen eine kontinuierliche Überwachung und eine Kontrolle der Vitalfunktionen. Es empfiehlt sich, den Patienten zur Reizabschirmung in einem ruhigen, tagsüber hellen Zimmer zu platzieren. Die Anwesenheit einer vertrauten Person kann beruhigend wirken.

Auch muss eine medikamentöse Behandlung durchgeführt werden. Mittel der Wahl ist Haloperidol (nicht zur Behandlung des alkoholbedingten Delirs, S. 76), welches wie andere typische Neuroleptika speziell gegen die delirante Symptomatik wirkt (Übersicht 6). Haloperidol ist kreislaufneutral und besitzt eine große therapeutische Breite.

Besonders bei jüngeren Patienten besteht das Risiko einer akuten Dyskinesie. Diese Komplikation ist aus unbekannten Gründen bei intravenöser im Vergleich zur oralen Gabe seltener. Falls sie auftritt, muss ein Antiparkinsonmittel gegeben werden (5 mg Biperiden i.v., was wegen der anticholinergen Effekte wenig erwünscht ist). Besonders bei jungen Patienten sollte man zur Sedierung zusätzlich ein Benzodiazepin verabreichen, um die Haloperidoldosis niedrig zu halten.

Benzodiazepine allein wirken beim nicht alkoholbedingten Delir kaum, können paradoxe Effekte aufweisen und sollen ohne Haloperidol nicht gegeben werden. Ausnahme ist das durch Anticholinergika bedingte Delir, welches der Patient mit einem Benzodiazepin innerhalb von 12–48 h sozusagen überschlafen kann.

Die Wirkung von atypischen Neuroleptika beim Delir ist nicht untersucht. Nur bei gleichzeitig vorhandenem M. Parkinson gibt man solche aus Mangel anderer Möglichkeiten, wobei die Erfahrung gering ist. Bevorzugt wird heute Quetiapin, welches keine anticholinergen Effekte hat und kaum je EPS bewirkt.

Clomethiazol ist in der Indikation des nicht alkoholbedingten Delirs wenig untersucht, wirkt wahrscheinlich schlecht, beinhaltet wegen seiner Nebenwirkungen erhöhte somatische Risiken und ist aus diesen Gründen kein Mittel der Wahl.

Die Therapie des hypoaktiven Delirs erfolgt mit sehr niedrigen Dosen von Haloperidol oder Pipamperon (Übersicht 6). Risperidon scheint eine Alternative zu diesen typischen Neuroleptika zu sein.

Übersicht 6
Behandlung des nicht alkoholbedingten Delirs

- **Hyperaktives Delir**
  - Haldol, initial 5 mg p.o., i.m. oder i.v., ggf. Wiederholung nach 15–30 min, falls nötig weitere Dosen bis ca. 20 mg/24 h. Höhere Dosen können nötig sein
  - Bei hohen Dosen (ab 25 mg/24 h) EKG-Kontrolle (QT-Zeit)
  - Ergänzend Benzodiazepin (Lorazepam) im Verhältnis von ca. 1:4 oft hilfreich
  - Engmaschige Zustandskontrolle. Nach erreichter Sedierung mittlere Dosis (10–15 mg Haloperidol plus 2,5–4 mg Lorazepam/24 h) als feste Verordnung verschreiben, zudem Reserve
  - Hauptdosis am Abend
  - Keine prophylaktische Gabe von Antiparkinsonmitteln
  - Rasche Dosisreduktion nach Abklingen des Delirs
- **Durch Anticholinergika bedingtes Delir**
  - Benzodiazepin, z. B. Lorazepam, initial 2,5 mg, Wiederholung ggf. nach 30 min und später stündlich, bis ausreichende Sedierung erreicht
- **Delir bei M. Parkinson**
  - Quetiapin, initial 25 mg, plus Benzodiazepin
- **Hypoaktives Delir**
  - Haloperidol niedrigdosiert (0,2/–/0,7 mg), plus ggf. ein Benzodiazepin niedrigdosiert am Abend (0,25 mg Lorazepam)
  - Pipamperon, ca. 20/–/40 mg tgl.
  - Risperidon, ca. 1 mg tgl.

F06 Organische psychische Krankheiten im engeren Sinn

Diagnosen nach ICD-10
- F06.0 Organische Halluzinose
- F06.1 Organische katatone Störung
- F06.2 Organische wahnhafte (schizophreniforme) Störung
- F06.3 Organische affektive Störungen
- F06.4 Organische Angststörung
- F06.5 Organische dissoziative Störung
- F06.6 Organische emotional labile (asthenische) Störung
- F06.7 Leichte kognitive Störung

Allgemeines. In diesem Abschnitt werden weitere organische psychische Erkrankungen besprochen. Die organische dissoziative Störung wird nicht erörtert, weil das ICD-10-Manual keine Angaben darüber macht, wie sie von der nichtorganischen Form abzugrenzen sei.

Wenn psychiatrische Syndrome wie eine Depression zusätzlich zu einer Demenz auftreten, dann werden sie in ICD-10 nicht als sonstige organische Krankheit, z.B. als organische Depression, sondern als Unterdiagnose der Demenz klassifiziert.

Aus Übersichtsgründen werden im Folgenden auch unter F1 kodierte substanzinduzierte Störungen miterwähnt.

Organische Halluzinose, organische katatone Störung, organische wahnhafte (schizophreniforme) Störung

Obwohl ein seltenes Ereignis, muss bei jeder schizophrenieartigen oder sonstigen akuten Psychose an die Möglichkeit gedacht werden, dass eine somatische Ursache, u.U. sofort behandlungsbedürftiger Art, vorliegt.

Akustische Halluzinosen können bei verschiedenen Hirnkrankheiten auftreten. Bekannt ist die Alkoholhalluzinose (S. 77). Katatonieartige Psychosen sind in seltenen Fällen eine Manifestation einer Enzephalitis. Paranoide bzw. paranoid-halluzinatorische Zustände kommen vereinzelt im Rahmen der Alkoholparanoia (S. 77) vor und sind bei chronischem Amphetamin- und Kokainmissbrauch häufig (s. S. 92, 93). Halluzinogene lösen vereinzelt längerdauernde paranoide oder paranoid-halluzinatorische Psychosen aus (S. 95). Das Bild des Dermatozoenwahns kann, abgesehen von einer möglichen nichtorganischen Grundlage, bei Hirnkrankheiten sowie bei Amphetamin- oder Kokainmissbrauch vorkommen.

Alle zur Demenz führenden Erkrankungen (s. Übersicht 2, S. 37) können in der Initialphase ein paranoid-halluzinatorisches Bild zeigen.

Die **paranoid-halluzinatorischen Psychosen bei Epilepsie** können eine besondere Beziehung zum Anfallsleiden aufweisen. Erstmals beschrieb Landolt (1953, 1960) Patienten, bei denen unter der antikonvulsiven Behandlung die Anfälle verschwanden und sich der EEG-Befund besserte, parallel dazu aber psychotische Zustände auftraten (sog. forcierte Normalisierung). Mit Reduktion der Medikation und Wiederauftreten der Anfälle verschwand die Psychose. Bei derartigen kurzdauernden „alternativen Psychosen" dürfte eine Ausbreitung epileptischer Erregungen auf limbische Strukturen eintreten.

Neben dem Phänomen der forcierten Normalisierung mit ihrem klinischen Antagonismus von Epilepsie und Psychose besteht eine überzufällige Koinzidenz von Epilepsie – v. a. Temporallappenepilepsie – und chronischen paranoid-halluzinatorischen Psychosen. Eine erhöhte familiäre Belastung mit Schizophrenie fehlt in diesen Fällen. Die Therapie erfolgt mit Neuroleptika.

Organische affektive Störung

Organische Depressionen kommen oft im Rahmen von Hirnerkrankungen vor, so nach zerebralen Insulten – möglicherweise gehäuft der dominanten Hemisphäre, bei M. Parkinson, Chorea Huntington, multipler Sklerose, Epilepsie und AIDS-Enzephalopathie. Alle zur Demenz führenden Erkrankungen (s. Übersicht 2, S. 37) können in der Initialphase das Bild einer Depression zeigen.

Von nichtneurologischen Krankheiten können u. a. chronische Infektionen, postinfektiöse Erschöpfungszustände und Endokrinopathien (v. a. Hypothyreose und Hyperkortisolismus) mit einer Depression einhergehen.

An Medikamenten, die depressive Zustände hervorrufen können, sind Reserpin und Kortikoide bekannte Beispiele. Eine große Anzahl anderer Substanzen wurde mit dem Auftreten von Depressionen in Verbindung gebracht, z. B. Antikonzeptiva, Antihypertonika, Interferon, Neuroleptika und ältere Antiepileptika wie Phenobarbital und Diphenylhydantoin. Es ist im Einzelfall oft schwierig zu entscheiden, ob ein Medikament eine Depression verursacht hat. Tritt die Depression bald nach Behandlungsbeginn auf und klingt sie nach Absetzen wieder ab, ist der Zusammenhang wahrscheinlich. Oft ist die Unterbrechung der Medikation aber nicht ohne weiteres möglich. Hier müssen u. U. Ermessensentscheide gefällt werden.

Depressionen können auch Teil des Amphetamin-, Kokain- und Benzodiazepinentzugs sein.

Hinsichtlich Pharmakotherapie s. die medikamentöse Behandlung der Depression, wobei man Antidepressiva ohne anticholinergen Effekt vorzieht.

Übersicht 1
Ursachen organischer Depressionen
- Hirnerkrankungen
- Internistische Erkrankungen
- Medikamente, Suchtmittel
- Entzugssyndrome

Organische Manien wurden gehäuft nach Schädigungen der nichtdominanten Hemisphäre im frontotemporobasalen Bereich festgestellt. Die Einnahme von Suchtmitteln kann kurzdauernde hypomanieähnliche Zustände hervorrufen.

Es besteht eine Schwierigkeit der Abgrenzung der organischen von nichtorganischen Manien. Oft findet sich auch bei Manie mit organischer Hirnläsion eine Familienanamnese von affektiver Erkrankung. Dies lässt vermuten, dass bei vielen dieser Fälle eine genetische Disposition bestand und es möglich wäre, eine nichtorganische Manie anzunehmen, die durch die Hirnläsion nur ausgelöst wurde.

Gegen organische Manien abzugrenzen sind isolierte Euphorien im Rahmen von Hirnkrankheiten.

Die Therapie organischer Manien und organischer bipolarer Erkrankungen ist die gleiche wie bei der nichtorganischen Form der Erkrankung, wobei Carbamazepin und Valproat einen besonderen Stellenwert besitzen.

Organische Angststörung

Organisch bedingte Krankheiten mit der Symptomatik der Panikstörung oder der generalisierten Angststörung kommen bei Hyperthyreose, Phäochromozytom, Inselzelltumor mit Hypoglykämien, Epilepsie von partiell-komplexer Symptomatik und Intoxikationen mit Stimulanzien oder Halluzinogenen vor. Auch Hirnläsionen verschiedener Art können zu Angstsymptomen führen.

Organische emotional labile (asthenische) Störung

Synonym: Pseudoneurasthenie. Hier liegen nach ICD-10 als zentrale Merkmale Affektlabilität und unangenehme körperliche Empfindungen wie Schwindel und Schmerzen vor. Müdigkeit und gesteigerte Ermüdbarkeit sind häufig.

Die Störung soll besonders als Folge zerebrovaskulärer Erkrankungen auftreten.

Leichte kognitive Störung

Diese versuchsweise ins ICD-10-Manual aufgenommene Kategorie ist als Restgruppe für leichte Beeinträchtigungen kognitiver Funktionen vorgesehen. Weitgehend synonym ist die Bezeichnung „mild cognitive impairment".

Unter diese Diagnose kann auch die sog. gutartige Vergesslichkeit des Alters eingereiht werden, bei der nur geringe Auswirkungen auf den beruflichen und sozialen Bereich vorliegen.

> **Übersicht 2**
> **Merkmale der leichten kognitiven Störung nach ICD-10**
> - Gedächtnis- und Lernstörungen
> - Störungen von Aufmerksamkeit und Konzentration
> - Denkschwierigkeiten
> - Störungen von Sprachverständnis, Wortfindung, visuell-räumlichen Funktionen, sonstige neuropsychologische Störungen

Therapeutisch kommen v. a. neurorehabilitative Maßnahmen einschließlich Gedächtnistraining in Frage.

Differenzialdiagnose zur beginnenden Demenz. Ca. 15–20% der im Alter neu auftretenden leichten kognitiven Störungen erweisen sich als Vorstufe einer Demenz, meist vom Alzheimer-Typ. Der frühzeitigen Diagnose der Alzheimer-Demenz kommt nicht zuletzt aus therapeutischen Gründen praktische Bedeutung zu – man will möglichst rasch Cholinesterasehemmer geben. Wie schon vorher erwähnt, erfordert dies eine genaue Abklärung einschließlich der neuropsychologischen Untersuchung. Auch dann bleibt die sichere Zuordnung z. T. unmöglich, und nur der weitere Verlauf bringt die Klärung.

Bei der neuropsychologischen Untersuchung steht zunächst die Abklärung von Gedächtnisstörungen im Vordergrund. Dazu steht u. a. der Wechsler-Gedächtnistest, revidierte Fassung („Wechsler Memory Scale", WMS-R) zur Verfügung.

Zum Screening von demenzverdächtigen Veränderungen eignet sich eine Subskala des NOSGER-Fragebogens („Nurses' Observation Scale for Geriatric Patients", Spiegel et al. 1991).

Zum Konzept der subkortikalen Demenz. Die so bezeichneten Zustände erfüllen wahrscheinlich meist die Kriterien der leichten kognitiven Störung. Die subkortikale Demenz wurde erstmals im Zusammenhang mit dem Steel-Richardson-Syndrom (progressive supranukleäre Lähmung), einer seltenen degenerativen Erkrankung mit Blicklähmungen und extrapyramidalen Symptomen, beschrieben. Die Patienten weisen Vergesslichkeit, Konzentrationsstörungen und Verlangsamung sowie z. T. auch depressive Züge auf, haben aber keine wesentlichen Störungen der Denk- und Urteilsfähigkeit oder Zeichen von Aphasie, Apraxie und Agnosie. Solche Symptome kommen auch beim M. Parkinson, der Chorea Huntington, bei Normaldruckhydrozephalus und der HIV-Enzephalopathie vor.

Spezifische Behandlungsmöglichkeiten außer der Therapie der Grundkrankheit existieren nicht.

F07 Organische Persönlichkeits- und Verhaltensstörungen

Diagnosen nach ICD-10
- F07.0 Organische Persönlichkeitsstörung
- F07.1 Postenzephalitisches Syndrom
- F07.2 Organisches Psychosyndrom nach Schädel-Hirn-Trauma

Organische Persönlichkeitsstörung

Klinik. Die Symptomatik ist variabel (Übersicht 1). Viele Patienten zeigen einen Mangel an zielgerichtetem Handeln und Durchhaltevermögen, zudem eine geringe Frustrationstoleranz, z. B. Schwierigkeiten, Befriedigungen aufzuschieben.

Besteht neben einem Mangel an Zielstrebigkeit und Durchhaltevermögen eine ausgeprägte Initiativearmut, spricht man vom pseudoretardierten oder apathischen Typ. Diese Symptomatik kommt unter anderem beim Frontalhirnsyndrom vor, für welches auch Euphorie, Distanzlosigkeit und „Witzelsucht" als typische Merkmale beschrieben wurden.

Beim pseudopsychopathischen Typ dominieren, wieder bei einem Mangel an Zielstrebigkeit und Durchhaltevermögen, Reizbarkeit und schlechte Impulskontrolle.

Die organische Persönlichkeitsstörung mit imbisch-epileptischem Persönlichkeitssyndrom ist durch eine übermäßige Einengung auf abstrakte Themen, z. B. religiös-moralischer Art, gekennzeichnet. Oft besteht paranoides Misstrauen. Die Patienten sind im Gespräch umständlich und weitschweifend, begriffsunscharf, zähflüssig und haften an vorgegebenen Themen. Zum Teil schreiben sie lange Abhandlungen über ihre Ansichten (Polygraphie). Ein verändertes Sexualverhalten, z. B. mit Hyposexualität, kommt vor.

Hier besteht eine Überschneidung mit dem älteren Konzept der sog. epileptischen Wesensveränderung. Die große Mehrheit der Patienten mit Epilepsie hat keine organische Persönlichkeitsveränderung, wohl aber besteht eine solche gelegentlich, besonders bei Patienten mit partiell komplexen Anfällen (Waxman u. Geschwind 1975, Geschwind 1979). Neben den beschriebenen Merkmalen können auch schwere Verstimmungszustände auftreten.

Übersicht 1
Merkmale der organischen Persönlichkeitsstörung nach ICD-10
- Mangel an zielgerichtetem Handeln und Durchhaltevermögen, geringe Frustrationstoleranz
- Stimmungslabilität, Euphorie, Reizbarkeit
- Apathie
- Distanzlosigkeit, mangelnde Impulskontrolle
- Misstrauen, paranoide Ideen
- Einengung auf abstrakte Themen, z. B. religiös-moralischer Art
- Umständliches und weitschweifendes Denken, Begriffsunschärfe, Zähflüssigkeit, u. U. Schreibsucht
- Verändertes Sexualverhalten

Pathogenese, Ätiologie. Die wohl häufigste Ursache organischer Persönlichkeitsstörungen sind traumatische Hirnschäden. Auch eine progrediente Hirnkrankheit, z. B. eine Alzheimer-Krankheit, eine frontotemporale Demenz oder ein Hirntumor kann sich klinisch so erstmals manifestieren. Persönlichkeitsveränderungen organischer Art kommen auch bei Suchtkrankheiten vor.

Die Art der Symptomatik organischer Persönlichkeitsstörungen ist in einem gewissen Maße lokalisationsunabhängig.

Diagnose, Differenzialdiagnose. Die Abgrenzung ist v. a. gegen eine vorbestehende Persönlichkeitsstörung zu treffen. Auch an Schizophrenien und bipolare Erkrankungen muss gedacht werden.

Therapie. Organische Persönlichkeitsveränderungen sind bei Wegfallen der Noxe z. T. wesentlich rückbildungsfähig.

Bei Gereiztheit und impulsiven Verhaltensweisen kommt eine Therapie mit Carbamazepin, Valproat, Lithium oder allenfalls auch Neuroleptika und SSRI in Frage.

Besonders bei posttraumatischen Persönlichkeitsveränderungen müssen berufliche Umschulungs- und Wiedereingliederungsmaßnahmen in Betracht gezogen werden.

Wegen der z. T. starken Veränderung der Persönlichkeit können in der Partnerschaft und im weiteren sozialen Bereich schwerwiegende Probleme auftreten. Die Beratung von Patient und Angehörigen ist hier wichtig.

Postenzephalitisches Syndrom

Diese Diagnose ist für vorübergehende Folgezustände mit Persönlichkeitsveränderungen nach Enzephalitis vorgesehen. In ICD-10 wird eine Vielzahl möglicher Symptome aufgezählt. Nach dem Manual ist die Störung reversibel, sodass die Diagnose nur vorbehaltlich dieses Ausgangs gestellt werden kann.

Organisches Psychosyndrom nach Schädel-Hirn-Trauma

Dazugehörige Begriffe sind „postkommotionelles Syndrom" und „postkontusionelles Syndrom". Unter der Diagnose werden Folgezustände nach schwereren, mit Bewusstlosigkeit einhergehenden Schädel-Hirn-Traumata mit verschiedener Symptomatik geführt (s. Übersicht 2).

Übersicht 2
Merkmale des organischen Psychosyndroms nach Schädel-Hirn-Trauma gemäß ICD-10
- Kopfschmerzen, Schwindel, Erschöpfung, Geräuschempfindlichkeit, allgemeines Krankheitsgefühl
- Reizbarkeit und Stimmungslabilität, besonders bei Stress, depressive oder Angstsymptome
- Konzentrations- und Gedächtnisstörungen
- Schlafstörungen
- Verminderte Alkoholtoleranz

Exkurs   Psychische Krankheiten nach Schleudertrauma der Halswirbelsäule

Allgemeines, Klinik. Schleudertraumata der Halswirbelsäule kommen im Zeitalter des modernen Straßenverkehrs häufig vor. Zum Teil tritt gleichzeitig ein Schädel-Hirn-Trauma auf. Überraschenderweise kann es auch dann, wenn kein direktes Schädel-Hirn-Trauma vorlag, im Gefolge zu psychischen Störungen kommen, die in Einzelfällen schwer und chronisch sind. Dabei dürfte es zu axonalen Schädigungen im Bereich des Zervikalmarks und des Hirnstamms mit Alterierungen höherer zerebraler Zentren gekommen sein.

Es handelt sich dabei in erster Linie um Störungen der Konzentration einschließlich erschwerter Fähigkeit zu kontinuierlicher Aufmerksamkeit, subjektive Gedächtnisstörungen, Müdigkeit und Ermüdbarkeit und depressive Stimmungen bis hin zum vollen depressiven Syndrom. Zudem bestehen typischerweise Kopfschmerzen und Nackenschmerzen, die sich bei Anstrengungen verstärken.

Therapie. Diese besteht beim Schleudertrauma der Halswirbelsäule zunächst in den allgemeinen traumatologisch-orthopädischen Maßnahmen einschließlich Physiotherapie. Nach initialer Schonung soll der Patient schrittweise seine früheren Aktivitäten wieder aufnehmen.

Bei Auftreten von psychopathologischen Symptomen der oben erwähnten Art wird man den Wiedereinstieg behutsamer angehen. Eine eigentlich wirksame Prophylaxe des Auftretens langwieriger Folgen gibt es jedoch nicht. Psychiatrische Syndrome sind nach den üblichen Richtlinien zu behandeln.

F1 Substanzinduzierte Krankheiten

Substanzen, die ICD-10 berücksichtigt

F10	Alkohol
F11	Opioide
F12	Cannabis
F13	Sedativa und Hypnotika
F14	Kokain
F15	Sonstige Stimulanzien einschließlich Koffein
F16	Halluzinogene
F17	Tabak
F18	Flüchtige Lösungsmittel
F19	Multipler Substanzgebrauch, andere psychotrope Substanzen

Arten von Krankheiten, die ICD-10 berücksichtigt

- .0 Akute Intoxikation
- .1 Schädlicher Gebrauch
- .2 Abhängigkeitssyndrom
- .3 Entzugssyndrom ohne Delir
- .4 Entzugssyndrom mit Delir
- .5 Psychotische Störung
- .6 Amnestisches Syndrom
- .7 Restzustand und verzögert auftretende psychotische Störung

Allgemeines. In diesem Abschnitt werden psychische Krankheiten besprochen, die Folge einer missbräuchlichen Einnahme psychotroper Substanzen sind. Die Einteilung der Krankheiten erfolgt nach der Substanz (1.–3. Stelle des Codes) und dem klinischen Erscheinungsbild (4. Stelle des Codes). Verschiedene Substanzgruppen bewirken z. T. ähnliche, z. T. unterschiedliche psychische Störungen. Innerhalb der Stimulanzien (F15) sind die Unterschiede so stark, dass Amphetamin von Koffein separat behandelt wird.

Die **akute Intoxikation** (Synonym: Rausch) ist eine vorübergehende psychische Störung nach Einzeleinnahme einer Substanz. Es kann eine einfache Intoxikation vorliegen, oder diese kann durch andere Störungen wie Halluzinationen, ein Delir oder die Merkmale des pathologischen Rausches (S. 67) kompliziert sein.

Schädlicher Gebrauch ist gekennzeichnet durch wiederholte Substanzeinnahme mit ungünstigen physischen oder psychischen Folgen, ohne dass ein Abhängigkeitssyndrom vorliegt. Schädlicher Gebrauch gehört zum weiter definierten Missbrauch, d. h. der Verwendung ohne medizinischen Grund.

Übersicht 1
Merkmale des schädlichen Gebrauchs nach ICD-10
- Wiederholter Substanzkonsum
- Körperliche oder psychische Schäden oder Funktionsstörungen einschließlich des sozialen Bereichs
- Fehlen der Kriterien der Abhängigkeit

Das **Abhängigkeitssyndrom** ist die wichtigste hier besprochene Krankheit. Der Terminus ist weitgehend identisch mit dem älteren Begriff der Sucht.

Übersicht 2
Merkmale des Abhängigkeitssyndroms nach ICD-10[a]
- Drang nach Substanzkonsum
- Kontrollverlust
- Physische Abhängigkeit, Entzugssyndrom
- Toleranzentwicklung
- Einengung der Interessen auf Substanzgebrauch Vernachlässigung anderer Bereiche
- Fortgesetzter Substanzgebrauch trotz erkennbarer schädlicher Folgen

[a] Zur Diagnose müssen 3 Kriterien vorliegen.

Unter den aufgezählten Merkmalen finden sich solche der psychischen Abhängigkeit mit Drang nach Substanzkonsum und mit Kontrollverlust, der physischen Abhängigkeit und der Toleranzentwicklung, zudem der schädlichen Auswirkungen auf Lebensführung, Gesundheit und soziale Funktionen.

Die Bezeichnung „Abhängigkeit" besitzt eine mehrfache Bedeutung. Das Abhängigkeitssyndrom als Suchtkrankheit wurde definiert. Beim primär psychologischen Prozess der psychischen Abhängigkeit handelt es sich um einen Drang nach fortgesetzter Substanzzufuhr, um angenehme Wirkungen zu erzeugen oder um das Unwohlsein bei ihrem Fehlen zu vermeiden.

Das Phänomen der physischen Abhängigkeit ist eine biologische Anpassung an die Anwesenheit der Substanz im Körper, die bei Absetzen zu einem physiologischen Ungleichgewicht mit Entzugssymptomen führt. Eine im Rahmen einer korrekt durchgeführten Psychopharmakotherapie auftretende physische Abhängigkeit entspricht nicht einer Suchtkankheit, sondern stellt eine einfache Behandlungskomplikation dar (S. 208).

Übersicht 3
Verschiedene Bedeutungen von Abhängigkeit
- Abhängigkeitssyndrom als psychische Krankheit
- Psychische Abhängigkeit
- Physische Abhängigkeit
- Physische Abhängigkeit als Behandlungskomplikation

Eng mit der Abhängigkeit ist die Toleranz verbunden. Bei ihr tritt eine verminderte Reaktion des Organismus nach wiederholter Substanzzufuhr auf. Dosiserhöhung ist eine mögliche Folge. Es wird zwischen pharmakokinetischer und pharmakodynamischer Toleranz unterschieden. Hier handelt es sich v. a. um eine pharmakodynamische Toleranz.

Beim **Entzugssyndrom** differiert die Symptomatik je nach Substanzgruppe. ICD-10 sieht eine Form mit und eine ohne Delir vor.

Psychotische Störungen nach Substanzgebrauch treten während oder unmittelbar nach einzelner oder wiederholter Einnahme auf. Die Symptome sind Wahn und Halluzinationen, z. T. kombiniert mit anderen psychopathologischen Symptomen, jedoch ohne Zeichen des Delirs.

Das **amnestische Syndrom** kann bei einigen Substanzen nach langdauerndem Substanzgebrauch auftreten.

ICD-10 sieht eine Gruppe von **Restzuständen und verzögert auftretenden psychotischen Störungen** vor. Dazu gehören Erkrankungen als Folge organisch-toxischer Hirnschäden im Sinne von Persönlichkeitsstörungen, sog. residual-affektive Zustandsbilder, v. a. Depressionen, Demenzen und sonstige anhaltende kognitive Störungen.

In dieser Gruppe werden auch Nachhallzustände, die sog. Flashbacks, kodiert. Es handelt sich um Sekunden bis Minuten dauernde Episoden, in denen die unter Halluzinogeneinnahme erlebten Veränderungen wieder auftreten. Dies kann sich noch Jahre nach dem Substanzkonsum ereignen.

Hinsichtlich unterschiedlicher psychischer und physischer Effekte der einzelnen Suchtmittel s. Tabelle 1.

Mechanismen der Entstehung eines Abhängigkeitssyndroms. Während man früher zur Erklärung von Suchtkrankheiten die psychische und die physische Abhängigkeit in den Vordergrund stellte, wird aus heutiger Sicht als zentrales Phänomen die sog. selbstverstärkende Wirkung („reinforcing capacity") der Substanzeinnahme betrachtet. Eine ursprüngliche Handlung steigert sich aufgrund ihrer angenehmen Folgen an Intensität bzw. Frequenz. Dadurch wird das Bild rasch durch die Eigendynamik der Substanzeinnahme dominiert, auch wenn ursprünglich ein psychischer Konflikt Ausgangspunkt der Substanzeinnahme gewesen sein mag.

In der älteren Literatur wurden Persönlichkeitseigenschaften, z. B. eine Tendenz zur Konfliktvermeidung und -verleugnung, mangelnde Frustrationstoleranz, schlechte Selbstkontrolle und eine Neigung zur Realitätsflucht als prädisponierende Merkmale für Suchtkrankheiten betrachtet. Auch orale Abhängigkeit gemäß psychoanalytischer Vorstellung wurde in diesem Zusammenhang genannt. Solche Charaktereigenschaften können da und dort eine Rolle spielen. Insgesamt aber gibt es weder generell gültige psychologische Entstehungsbedingungen von Suchtkrankheiten noch eine spezifische Suchtpersönlichkeit.

Suchtkrankheiten treten gehäuft bei Personen auf, die an einer anderen psychischen Krankheit leiden, wobei, wie bei der Komor-

Substanzinduzierte Krankheiten

Tabelle F.1 Effekte psychotroper Substanzen

	Psychische Abhängigkeit	Physische Abhängigkeit, Entzugssyndrom	Entzugsdelir	Epileptische Entzugsanfälle	Gesicherte Hirnschäden	Andere somatische Dauerschäden
Alkohol	+	+	+	+	+	+
Opiate	+	+	±[a]	−	−	−
Cannabis	+	±[b]	−	−	−[f]	−
Sedativa, Hypnotika	+	+	+	+	+	±[c]
Kokain	+	+[d]	−	−	−[f]	−[g]
Amphetamin	+	+[d]	−	−	−[f]	−
Koffein	+	+[e]	−	−	−	−
Halluzinogene	±	−	−	−	−[f]	−
Tabak	+	+	−	−	−	+
Organische Lösungsmittel	+	±[b]	−	−	+	+

[a] Entzugsdelir extrem selten.
[b] Physische Abhängigkeit und Entzugssyndrom fraglich bzw. sehr leicht.
[c] Schäden bei Barbituratkonsum.
[d] Entzugssyndrom spezieller Art (Apathie, Depression u.a.) möglich, oft kein Entzugssyndrom.
[e] Nur leichtes Entzugssyndrom.
[f] Hirnschäden wurden wiederholt postuliert.
[g] Schädigungen durch Vasospasmen möglich.

bidität grundsätzlich, verschiedene Arten von kausalen Zusammenhängen vorliegen können.

Noch bis zur Mitte des 20. Jahrhunderts wurden Suchtkrankheiten stark nach einem moralischen Modell beurteilt. Zwar ist zutreffend, dass der freie Wille und das Eigenverschulden bei den Suchtkrankheiten einen realen Aspekt darstellen, es gibt jedoch gute Gründe, das heute akzeptierte medizinische Modell anzuwenden, welches Sucht als Krankheit interpretiert. So kann eine Abhängigkeit für den Betroffenen unbemerkt beginnen und ihm allmählich die Fähigkeit zur Selbstbestimmung nehmen.

Gelegentlich wurde von nicht substanzgebundener Sucht gesprochen, dies im Zusammenhang mit den Impulskrankheiten, der Bulimie und Störungen der Sexualpräferenz. Diese Krankheiten haben insofern Gemeinsamkeiten mit den Suchtkrankheiten, als auch dort Genuss und Spannungsentladung wesentliche Aspekte sind.

Generelles zur Therapie der Abhängigkeit. Die Behandlung des Abhängigkeitssyndroms ist häufig langwierig und hat in vielen Fällen erst nach wiederholten Versuchen Erfolg. Perioden der Abstinenz können von Phasen erneuten Substanzkonsums unterbrochen sein.

Das meist anzustrebende Ziel ist die Abstinenz und nicht der reduzierte Substanzkonsum. Diese Forderung begründet sich v.a. aus der Notwendigkeit, einen suchtfreien Lebensstil zu finden. Erfahrungsgemäß ist ein solcher nur in einer längeren Periode der Abstinenz möglich. Ist das Ziel erreicht, entscheidet sich die große Mehrheit der Patienten von selbst für die weitere Abstinenz.

Bei vielen Patienten mit Suchtkrankheit braucht es lange Zeit, bis sie einsehen, krank und behandlungsbedürftig zu sein. Dementsprechend ist oft eine lange Motivationsarbeit nötig. Der Arzt soll den Patienten immer wieder in nicht vorwurfsvoller Weise auf die bestehende Situation hinweisen. Es handelt sich hier oft um eine Funktion des Hausarztes, zu dem sich die Patienten, oft nur aus somatischen Gründen, begeben. Unter Umständen muss sich der Hausarzt längere Zeit darauf beschränken, den Kontakt zum Patienten aufrecht zu erhalten.

Bei einem Teil der Patienten muss man das Ziel, in absehbarer Zeit eine abstinenzorientierte Suchttherapie durchzuführen, aufgeben. In solchen Fällen stehen Maßnahmen der Schadensbegrenzung („harm reduction"), die je nach Substanz verschieden sind, im Vordergrund.

Nicht wenige Patienten beginnen die Behandlung erst, nachdem starker Druck auf sie ausgeübt wurde, z. B. durch den Partner oder den Arbeitgeber, oder im Zusammenhang mit der sich verschlechternden körperlichen Gesundheit. Dies ist nicht notwendigerweise eine schlechte Voraussetzung für die Therapie. Vielen Patienten gelingt es, mit der Zeit eine positive Einstellung zur Suchtbehandlung zu finden.

> **Übersicht 4**
> **Rolle des Hausarztes bei Substanzabhängigkeit**
> - Motivation
> - Abstinenzbezogene Therapie
> - Schadensbegrenzung

Suchtbehandlungen sollen immer eine allgemeine Psychotherapie mit Aufklärung, Beratung, Stützung und Begleitung beinhalten. Die Suchterkrankung hat meist ungünstige Auswirkungen auf die verschiedensten Lebensbereiche, deren Ausmaß sich die Patienten nicht richtig bewusst sind. Es ist wichtig, dass der Patient schrittweise Ordnung in sein Leben bringt.

Viele Patienten mit schwerer Suchtkrankheit sind zu Beginn der Therapie nur zwiespältig motiviert. Dies kann regelmäßige Kontrollen einschließlich von Laboruntersuchungen über die Abstinenzeinhaltung erfordern.

Es wurde behauptet, dass die Partner von Patienten mit Suchtkrankheit in komplementärer Weise psychisch krank und deshalb als Co-Abhängige zu bezeichnen seien. Dies ist falsch. Zutreffend ist, dass die Partner z. T. ungünstige Verhaltensmuster entwickeln, die den Fortschritt der Therapie erschweren können.

Wenn auch der Partner suchtkrank ist, bleibt die Behandlung des Patienten solange praktisch aussichtslos, bis sich auch er zur Therapie entschließt. Eine ebenfalls ungünstige Ausgangslage besteht, wenn der Patient durch sein Umfeld zur Fortsetzung des Suchtmittelkonsums animiert wird.

Suchttherapien, besonders solche stationärer Art, beinhalten oft gruppentherapeutische oder milieutherapeutische Konzepte. Dies entspricht der Notwendigkeit vieler Patienten, im zwischenmenschlichen Bereich Neues zu lernen. Andererseits weisen nicht wenige Patienten mit Suchtkrankheit stark individualistische Züge auf und benötigen eine ihren Bedürfnissen angepasste Einzeltherapie.

Es sei noch auf 2 bei Abhängigkeit generell empfehlenswerte therapeutische Strategien hingewiesen. Die Rückfallprophylaxe („relapse prevention") (Marlatt u. Barrett 1994) stellt eine Art der KVT dar, die berücksichtigt, dass bei Abstinenz gelegentlich ein Drang zu Substanzkonsum wiederauftreten und u. U. auch ein Konsum stattfinden wird. Durch die Therapie sollen Risikosituationen und die zugehörigen affektiven und kognitiven Reaktionen identifiziert werden. Viele Patienten haben erst in Risikosituationen einen Ausrutscher (1-maliger Konsum, „lapse") oder Rückfall (Wiederbeginn der Abhängigkeit, „relapse"). Dazu gehören negative Gefühlszustände wie Frustration, Ärger, Depression oder Langeweile. Auch die Überschätzung der eigenen Selbstkontrolle kann zum Ausrutscher führen. Gelegentlich spielen längerfristig bestehende ungünstige Lebensbedingungen eine Rolle, z. B. übermäßige Verpflichtungen bei ungenügender eigener Bedürfnisbefriedigung. Der Patient soll lernen, Risikosituationen eines Ausrutschers zu erkennen und neue Bewältigungsstrategien zu entwickeln. Falsche Kognitionen sollen modifiziert werden.

Auch soll der Patient die bei Ausrutschern regelhaft auftretenden ungünstigen Gedankenabläufe und Gefühle (z. B. Selbstvorwürfe, Resignation) erkennen und mit ihnen adäquat umgehen lernen.

Die Netzwerktherapie (Gallanter 1993) nimmt die Begrenzungen der individuellen Behandlung bei Suchtkrankheiten auf. Bei der Netzwerktherapie werden, ergänzend zur individuellen Therapie, Angehörige in die Behandlung einbezogen. Ziel ist die Abstinenzerhaltung und die Hilfestellung bei der Lebensgestaltung. Zunächst erfolgen gemeinsame Treffen mit dem Arzt ca. 1-mal pro Woche, später seltener. Die Kommunikation über das Suchtthema erfolgt offen, andere Lebensbereiche werden nur mit dem Patienten erörtert. Die Motivation und das Verhalten der Netzwerkmitglieder werden nicht interpretiert.

> **Übersicht 5**
> **Elemente der Therapie bei schwerer Abhängigkeit**
> – Allgemeine Psychotherapie
> – Ordnung schaffen in den wichtigen Lebensbereichen
> – Schadensbegrenzung
> – Netzwerktherapie
> – Strategien der Rückfallprophylaxe

Viele Patienten wollen sich mit der Frage auseinanderzusetzen, welche psychologischen Faktoren bei ihnen zur Suchterkrankung geführt haben mögen. Auch ist es ihnen wichtig, die belastenden Erfahrungen verarbeiten, die sie in der Suchterkrankung hatten. Zudem suchen sie neue Perspektiven und Ziele, für die es wert erscheint, ein suchtfreies Leben zu führen. Unter anderem eignet sich für diesen Teil der Behandlung der psychodynamische Ansatz.

Die Mehrheit der Patienten mit Suchtkrankheit weist noch eine andere psychische Krankheit auf. In solchen Fällen kann man von einer sog. Dualdiagnose sprechen.

F10 Krankheiten durch Alkohol

> **Alkoholinduzierte Krankheiten nach ICD-10**
> F10.0 Akute Intoxikation
> F10.1 Schädlicher Gebrauch
> F10.2 Abhängigkeitssyndrom
> F10.3 Entzugssyndrom
> F10.4 Entzugssyndrom mit Delir
> F10.5 Psychotische Störung
> F10.6 Amnestisches Syndrom
> F10.7 Restzustände

Allgemeines. Die Bezeichnung Alkoholismus wird hier synonym mit Alkoholabhängigkeit verwendet. Alkoholismus ist z. T. Sammelbegriff für alle Arten längerdauernden übermäßigen Alkoholkonsums.

Alkoholische Getränke. Die Alkoholkonzentration von Bier beträgt ca. 5%, von Wein 10–15% und von Spirituosen 20–50% (Vol.-%). Alkohol wird rasch und vollständig resorbiert. Der Abbau erfolgt unabhängig von der Blutkonzentration mit einer Geschwindigkeit von 0,10–0,15‰ pro Stunde. Durch die Alkoholdehydrogenase entsteht Acetaldehyd, welches von der Aldehyddehydrogenase zu Essigsäure metabolisiert wird. Bei chronischem Konsum tritt eine Induktion des CYP-450-2E1 mit einer leichten Steigerung der Metabolisierungsrate von Alkohol ein.

Akute Alkoholintoxikation

Der einfache Rausch äußert sich in Euphorie, Enthemmung, verminderter Urteilsfähigkeit, verwaschener Sprache, Koordinationsstörungen, Ataxie, Nystagmus und Gesichtsröte. Rauschzeichen zeigen sich bei 1–2‰. Konzentrationen ab 4‰ können tödlich sein. Vereinzelte Personen sind alkoholintolerant und werden bereits bei niedrigen Alkoholmengen berauscht.

Der pathologische Rausch ist ein kurzer, nur Minuten dauernder, sich vom einfachen Rausch qualitativ unterscheidender Ausnahmezustand mit schwerer Erregung, der schon nach geringen Alkoholmengen wie 1–2 Gläsern Wein auftreten kann. Das Bewusstsein ist im Sinne eines Dämmerzustands eingeengt. Es besteht partielle Desorientiertheit. Illusionäre Verkennungen, Halluzinationen und Wahnideen können vorkommen. Typisch sind Angst oder Wut, u. U. mit raptusartigen Ausbrüchen. Die Fähigkeit zu komplexen Handlungen bleibt teilweise erhalten. Der pathologische Rausch endet in Schlaf und Amnesie für das Vorgefallene. Disponierend wirken vorbestehende Hirnschäden und Ermüdung. Über die Pathophysiologie ist wenig bekannt. Nicht immer ist eine sichere Diagnose möglich. Personen, die einen pathologischen Rausch hatten, weisen ein Rezidivrisiko auf und sollen deshalb keinen Alkohol mehr trinken. Der pathologische Rausch ist ein sehr seltenes Ereignis.

Alkoholabhängigkeit

Klinik. Die Erscheinungsformen der Alkoholabhängigkeit sind vielfältig. Jellinek (1960) beschrieb 5 Trinktypen. Obwohl diese in reiner Form selten vorkommen, geben sie Muster des Alkoholmissbrauchs in prägnanter Weise wieder. Im Folgenden werden v. a. der Gamma- und der Deltaalkoholismus besprochen. Die 3 anderen Trinktypen erfüllen nicht eindeutig die Kriterien der Abhängigkeit. Der Alphaalkoholiker trinkt in Belastungssituationen zur Entspannung und steigert seinen Konsum nicht. Der Betaalkoholiker trinkt aus Gewohnheit und schädigt so seinen Körper. Der Epsilonalkoholiker ist der sog. Quartalssäufer, der kurze Episoden von Alkoholmissbrauch aufweist.

Der häufigste Typ des Alkoholabhängigen ist der Gammaalkoholiker. Er wurde auch als Problemtrinker bezeichnet. Jellinek unterschied 4 Stadien. Die „voralkoholische Phase" beginnt für den Patienten unbemerkt mit Trinken zur Stimmungsverbesserung in Spannungssituationen. In der „Prodromalphase" konsumiert der Patient bereits erhebliche Mengen Alkohol, was zu Gedächtnislücken führen kann. In Konflikt- und Spannungssituationen muss er plötzlich an Alkohol denken. Er beginnt, heimlich zu trinken. Alkohol muss ständig greifbar sein, und der Patient legt Reserven und Verstecke an. Es stellt sich eine ausgeprägte Toleranz ein. Zur Erzielung eines raschen Effekts wird das erste Glas gekippt. Dem Patienten wird das Alkoholproblem bewusst, er entwickelt Schuldgefühle und vermeidet es, über Alkohol zu reden. Erste Isolationstendenzen treten auf. In der „kritischen Phase" tritt der Kontrollverlust auf: Wenn der Patient zu trinken begonnen hat, kann er nicht mehr aufhören. Wiederholte Räusche führen zur Distanzierung von Freunden und Bekannten. Nach Abstinenz variabler Dauer treten Rückfälle auf. Der Patient versucht, den Alkoholkonsum mit sog. Trinkregeln einzuschränken, z. B. erst ab einem bestimmten Zeitpunkt am Tage zu trinken. Die zunehmende physische Abhängigkeit trägt zur Intensivierung des Alkoholkonsums bei. Es kommt zum Verlust aller Lebensinteressen. Der Patient wird stimmungslabil, weinerlich und z. T. auch aggressiv. In der „chronischen Phase" treten tagelange schwere Räusche auf. Der psychische und physische Abbau wird markant. Die Patienten essen oft kaum mehr. Die Alkoholtoleranz nimmt in dieser Phase ab (sog. Toleranzumkehr).

Der Deltaalkoholiker ist der sog. Gewohnheitstrinker. Diese Art der Alkoholabhängigkeit beginnt im Rahmen der Trinksitten und findet sich besonders in Weingegenden. Belastende psychologische Faktoren spielen bei der Entstehung eine geringere Rolle. Der Patient trinkt täglich. Die Alkoholmenge steigt allmählich, es entstehen Toleranz und physische Abhängigkeit. Der Patient nimmt den Alkohol über den Tag verteilt zu sich, um immer eine ausreichende Blutalkoholkonzentration zu halten: daher der Ausdruck Spiegeltrinker. Es besteht eine Unfähigkeit zur Abstinenz. Schwere Entzugssyndrome einschließlich Delirien sind zu erwarten. Deltaalkoholiker haben zunächst weder Kontrollverlust noch Räusche. Somit sind sie sozial angepasster als Gammaalkoholiker. Schließlich kommt es aber auch hier zur Progredienz mit sozialen Entgleisungen. Im fortgeschrittenen Stadium sind Gamma- und Deltaalkoholismus nicht mehr unterscheidbar. Wegen des kontinuierlichen Alkoholkonsums sind Organschäden häufig.

Eine andere Beschreibung von Merkmalen Alkoholabhängiger stellt das Konzept der alkoholischen Wesensveränderung dar. Patienten mit langdauernder Suchtkrankheit zeigen oft ein Bagatellisieren, Verdrängen, Verleugnen und auch bewusstes Verheimlichen ihrer suchtbezogenen Probleme. Unter Druck gesetzt, reagieren sie projektiv und beschuldigen andere. Die Affektsteuerung ist herabgesetzt. Vermindert sind auch Durchhaltevermögen und Frustrationstoleranz. Die alkoholische Wesensveränderung wird als primär psychologisches Phänomen betrachtet, der Übergang zur organischen Persönlichkeitsveränderung ist jedoch fließend.

Die Folgen der Alkoholabhängigkeit für das Leben des Patienten sind vielfältig. Spannungen in der Partnerschaft, Trennung, Vernachlässigung der Kinder, Distanzierung von Freunden und Bekannten, Verlust der Arbeitsstelle, Schulden und Konflikte mit dem Gesetz, z. B. durch Fahren im angetrunkenen Zustand, stellen häufige Konsequenzen dar. Bei schwangeren Frauen, die trinken, besteht die Gefahr der Alkoholembryopathie des Kindes.

Verlauf. Oft beginnt die Alkoholabhängigkeit im jüngeren Erwachsenenalter. Männer erkranken durchschnittlich früher als Frauen. Der Beginn der Abhängigkeit steht häufig im Zusammenhang mit belastenden Lebensereignissen oder ungelösten Lebensproblemen.

Dem jellinekschen Alkoholismuskonzept liegt die Annahme einer prozesshaften Progredienz der Erkrankung zugrunde, die nur durch Abstinenz gestoppt werden könne. Bei schwerer Abhängigkeit trifft dies im Wesentlichen zu. Im Prinzip kann sich Trinkverhalten aber in jeder Phase stabilisieren oder von einer schwereren Form auf eine leichtere regredieren.

Bei Alkoholabhängigkeit ist ein Verlauf mit Perioden des Suchtmittelkonsums und der Abstinenz häufig. Was die Abstinenz nach stationärer Entzugsbehandlung betrifft, so gibt man als Faustregel an, dass etwa 1/3 der Patienten abstinent wird, während 2/3 weiterhin periodisch oder dauernd trinkt. Nach stationärer Suchttherapie ist die Abstinenzrate höher. Die meisten Rückfälle treten in den ersten 6 Monaten auf.

War der Patient früher physisch abhängig, tritt bei einem Rückfall innerhalb von wenigen Tagen erneut eine Abhängigkeit auf, und bei Sistieren des Konsums zeigen sich wieder Entzugssymptome.

Die Lebenserwartung ist bei Alkoholabhängigkeit durch somatische Komplikationen, Unfälle und Suizid verkürzt.

Komorbidität. Viele Patienten mit Alkoholabhängigkeit weisen noch andere Suchterkrankungen auf, insbesondere von Tranquilizern oder Hypnotika. Die meisten Alkoholiker sind starke Raucher.

Bei einem Teil der Patienten findet man eine Persönlichkeitsstörung im Sinne irritabler Züge, vom ängstlichen Spektrum, vom Borderline-Typ oder mit dissozialen Merkmalen.

Bei Alkoholabhängigkeit bestehen häufig Depressionen, Angsterkrankungen und Schlafstörungen. Die Beziehungen von Suchtkrankheit zu anderer psychischer Krankheit sind verschieden. Zum Teil versuchten die Patienten, mit dem Alkohol die psychische Krankheit zu behandeln. Andererseits treten Depression, Angst und Insomnie gelegentlich erst während der Alkoholabhängigkeit auf und verschwinden bei Abstinenz in einem Teil der Fälle spontan. Dabei handelt es sich z. T. um toxische Alkoholeffekte, z. T. um psychologische Reaktionen auf bestehende Probleme.

Bei Patienten mit Alkoholabhängigkeit sind in depressiven Zuständen, gefördert durch die enthemmende Wirkung des Alkohols, im akuten Rausch impulsive Suizidversuche möglich. Man nimmt an, dass 5–10 % der schwer Alkoholabhängigen durch Suizid aus dem Leben scheiden.

Hinsichtlich organischer psychischer Störungen als Folgen des Alkoholkonsums s. S. 77 f.

Häufigkeit. Die Prävalenz der Alkoholabhängigkeit, leichtere Formen miteinbezogen, liegt bei einigen Prozent. Männer überwiegen deutlich.

Pathogenese, Ätiologie. An der Entstehung der Alkoholabhängigkeit sind viele Faktoren beteiligt. In Kulturen, in denen wenig Alkohol getrunken wird, gibt es wenig Alkoholismus. Man kann sagen, dass das Verhältnis von Pro-Kopf-Konsum und Alkoholismushäufigkeit über die Länder hinweg konstant ist. Bestimmte Berufsgruppen, so Angehörige des Gastgewerbes, weisen eine erhöhte Rate an Alkoholismus auf. Das Weitergeben von Verhaltensmustern von einer Generation zur nächsten spielt ebenfalls eine Rolle. Zudem besteht eine genetische Disposition zum Alkoholismus, wie Zwillings- und Adoptivstudien belegen. Andererseits gibt es auch protektive Faktoren. Ein Teil der Ostasiaten hat eine wenig aktive Acetaldehyddehydrogenase und reagiert auf Alkoholkonsum mit Flush und Tachykardie, was mitverantwortlich für die niedrigere Frequenz an Alkoholabhängigkeit in dieser Weltgegend sein dürfte.

Diagnose. Siehe dazu die Kriterien der Abhängigkeit auf S. 63.

Zu Recht wird immer wieder die Frage nach Richtlinien über somatisch bedenkliche tägliche Alkoholmengen gestellt. Diese ist nicht präzise beantwortbar, jedoch werden für Männer 60 g tgl. als gesundheitsgefährdend betrachtet. Frauen reagieren aus unbekannten Gründen sensibler auf Alkohol, sodass man für sie den Grenzwert von 40 g angibt (Übersicht 1). Die Empfindlichkeit des Körpers auf Alkohol schwankt interindividuell, ohne dass das Risiko im Voraus bestimmt werden kann. Zu erwähnen ist, dass nur ca. 20% der schweren Alkoholiker eine Leberzirrhose entwickeln. Analoges gilt für andere somatische Komplikationen.

Übersicht 1
Gesundheitsgefährdende tägliche Alkoholmengen
- Männer ≥60 g, d. h. 6 dl Wein oder 3 große Bier[a]
- Frauen ≥40 g, d. h. 4 dl Wein oder 2 große Bier[a]

[a] Wein 12,5 Vol.-%, Bier 5 Vol.-% (spezifische Dichte von Alkohol: 0,8).

Die **Abklärung des Alkoholkonsums** ist Teil der allgemeinärztlichen Untersuchung. Jeder Patient ist nach seinen Trinkgewohnheiten zu fragen, wobei man ihm vermitteln soll, dass man eine Routinefrage stellt. Es kann sinnvoll sein, die an einem typischen Trinktag konsumierte Alkoholmenge zu eruieren. Auch ist wichtig zu erfahren, ob der Patient täglich trinkt. Diese Befragung gibt in vielen Fällen eine Orientierung über den Konsum. Gelegentlich, besonders bei schwerer Abhängigkeit, offenbaren jedoch erst die Auskünfte Dritter das wahre Ausmaß.

Als Screeninginstrument für den somatisch tätigen Arzt hat sich der sog. **CAGE-Fragebogen** gut bewährt (Übersicht 2). Die 4 Fragen lassen sich zwanglos ins Gespräch einbauen. 2 oder 3 positiv beantwortete Fragen bedeuten einen Verdacht auf Alkoholabhängigkeit, 4 sind praktisch beweisend.

Übersicht 2
CAGE-Fragebogen (Ewing 1984)[a]
Haben Sie jemals
- gedacht, Sie sollten Ihren Alkoholkonsum vermindern?
- sich daran gestört, dass andere Ihr Trinken kritisierten?
- sich schuldig oder sonst schlecht wegen Ihres Trinkens gefühlt?
- einen Drink am Morgen benötigt, um den Kater zu bekämpfen oder die Nerven zu beruhigen?

[a] C für „cut back", A für „annoyed by people", G für „guilty", E für „eye opener".

Somatische Befunde. Eine Reihe von somatischen Erkrankungen, sonstigen somatischen Befunden oder pathologischen Laborwerten können auf einen übermäßigen Alkoholkonsum hinweisen (Übersicht 3).

> **Übersicht 3**
> **Somatische Befunde als Hinweis auf Alkoholabhängigkeit**
> - Somatische Erkrankungen
>   - Fettleber, Alkoholhepatitis, Leberzirrhose
>   - Gastritis, Ösophagitis, Duodenumläsionen (Diarrhöe), Mallory-Weiss-Syndrom
>   - Pankreatitis
>   - Polyneuropathie
>   - Karzinome (u.a. Mundbereich, Magen, Ösophagus)
>   - Kardiopathie, Arrhythmien, Hypertonie
>   - Rezidivierende Infekte, z.B. Pneumonien
>   - Impotenz, Hodenatrophie
>   - Amblyopie
>   - Unfälle
> - Andere somatische Befunde
>   - Spider-Naevi
>   - Gesichtsrötung
>   - Palmarerythem
>   - Parotisschwellung
>   - Arcus senilis
>   - Amenorrhö
> - Laborbefunde
>   - Erhöhung der Gamma-GT
>   - Erhöhung des MCV
>   - Erhöhung des kohlenhydratdefizienten Transferrin (CDT)
>   - Andere: GOT- und GPT-Erhöhung (GOT meist höher), Erhöhung von Triglyzeriden, Harnsäure, u.U. leichte Anämie, Leukopenie oder Thrombopenie

An pathologischen Laborbefunden stellt man bei bis zu 80% der Patienten eine erhöhte Gamma-GT fest, wobei GOT und GPT vergleichsweise wenig erhöht oder normal sein können und die GOT typischerweise höher ist. Zudem findet sich bei ca. 60% der Patienten ein erhöhtes oder grenzwertig hohes MCV.

Das kohlenhydratdefiziente Transferrin (CDT) ist heute derjenige Parameter der Alkoholabhängigkeit, der die höchste Sensibilität und eine fast 100-prozentige Spezifität aufweist. Dem Glykoprotein Transferrin fehlen beim CDT Zucker, die normalerweise im Golgi-Apparat an den Proteinanteil gebunden werden. Die Anomalie ist funktionell ohne Bedeutung. Mit einem erhöhten Wert (20 U/l bei Männern, 25 U/l bei Frauen) ist ein Konsum von mehr als 60 g Alkohol tgl. anzunehmen. Mindestens 80% der Patienten mit Alkoholabhängigkeit weisen einen positiven Befund auf. Falsch-positive Werte gibt es außer bei schweren Hepatopathien, seltenen genetischen Anomalien und in der Schwangerschaft nicht. Die Bestimmung des CDT ist relativ teuer. Sie erfolgt heute bei Patienten, die bei den Straßenverkehrsbehörden das Sistieren übermäßigen Alkoholkonsums belegen müssen.

Die Messung der Blutalkoholkonzentration kann diagnostisch hilfreich sein. Ein hoher Wert bei fehlenden Alkoholisierungszeichen deutet auf eine ausgeprägte Toleranz hin.

Psychische Krankheiten als Hinweis auf Alkoholabhängigkeit. Wie erwähnt, sind Depressionen, Angsterkrankungen und Insomnien gelegentlich Folge einer Alkoholabhängigkeit. So muss bei Vorliegen solcher Störungen an die Möglichkeit einer alkoholbedingten Genese gedacht werden.

Typisch für Alkoholabhängigkeit ist Unverlässlichkeit am Arbeitsort mit wiederholten Absencen.

Differenzialdiagnose. Von Alkoholabhängigkeit nicht immer scharf abgrenzbar ist schädlicher

Gebrauch ohne Abhängigkeit. Verwahrlosung oder sozial unangepasstes Verhalten im Rahmen anderer psychischer Störungen, z. B. einer Schizophrenie oder einer organischen psychischen Störung, können als alkoholbedingt fehlinterpretiert werden.

Therapie: Allgemeines. Siehe auch das Informationsblatt für Patienten und Angehörige, S. 79 ff. Es ist zu berücksichtigen, dass wegen der Möglichkeit von Rückfällen ein festes Therapiekonzept sich nicht ohne weiteres verwirklichen lässt. Dazu trägt auch der Umstand bei, dass die Patienten z. T. wenig verlässlich sind.

Bei der Therapie der Alkoholabhängigkeit ist ein langfristiges Denken erforderlich. Dies bedeutet, dass die Aufrechterhaltung einer guten Beziehung zwischen Arzt und Patient ein wichtiges Element der Therapie darstellt. Der Arzt muss einen Mittelweg zwischen einer akzeptierenden und einer die Probleme konfrontativ aufzeigenden Haltung finden.

Aufklärung, Motivation. Der Patient ist über die Erkrankung, ihre Risiken und die Therapiemöglichkeiten aufzuklären. Die Erläuterungen sollen sachlich und ohne moralisierende Untertöne erfolgen.

Es soll versucht werden, die fast immer vorhandene, wenigstens partielle Motivation zur Behandlung freizulegen. Dazu kann es hilfreich sein, mit dem Patienten zu erörtern, welche Gründe ihn zum Aufhören bewegen könnten.

Für die große Mehrheit der Patienten ist die völlige Abstinenz notwendig. Kontrolliertes Trinken führt meist zum baldigen Rückfall. Bei schwerer Abhängigkeit ist das Ziel kontrollierten Trinkens aussichtslos. Will der Patient begrenzt trinken, soll er sich auf eine Alkoholmenge beschränken, die 2–3 dl Wein pro Tag entspricht, und nicht täglich Alkohol zu sich nehmen.

Entzug. Dieser wird meist ambulant durchgeführt – die meisten Patienten haben ja keine oder nur leichte Entzugssymptome. Ein stationärer Entzug in einer psychiatrischen Klinik oder einem Allgemeinkrankenhaus soll durchgeführt werden, wenn ambulante Entzugsversuche fehlgeschlagen sind, der Patient für ein ambulantes Vorgehen zu labil erscheint, die äußere Lebenssituation besonders schwierig ist, schwere Entzugserscheinungen zu erwarten sind oder psychische Störungen als Folge des Alkoholkonsums eingetreten sind. Der stationäre Alkoholentzug dauert in unkomplizierten Fällen ca. 10 Tage.

Die Abstinenz führt meist zu einer raschen körperlichen und psychischen Erholung, wobei eine Stimmungslabilität und ein vermindertes Durchhaltevermögen noch einige Zeit bestehen bleiben können.

In der Entzugsphase kann sich insofern eine besondere therapeutische Chance ergeben, als viele Patienten gesprächsbereiter als zu anderen Zeiten sind.

> **Spezielle Gelegenheit zur Einleitung einer Therapie**
> Hospitalisation des Patienten im Allgemeinkrankenhaus.
> Dabei Angehörige einbeziehen.

Eigentliche Psychotherapie der Abhängigkeit. Diesbezüglich sei auf die auf S. 65 ff. angegebenen Grundsätze hingewiesen.

Die Behandlung erfolgt in einfachen Fällen am besten durch den Hausarzt. Bei schwerer Erkrankung und/oder psychiatrischer Komorbidität ist die Einbeziehung eines Spezialisten angezeigt.

Eine mehrmonatige **stationäre Therapie** in einer Suchtklinik ist sinnvoll, wenn die ambulante Behandlung nicht zum Erfolg geführt hat, eine sehr schwere Abhängigkeit vorliegt oder aufgrund ungünstiger äußerer Bedingungen die Voraussetzungen für eine ambulante Behandlung schlecht sind. Einen Hinderungsgrund zur stationären Therapie kann darstellen, wenn der Patient durch die langdauernde Abwesenheit am Arbeitsort übermäßige Nachteile erleidet.

Bei Rückfällen, die ambulant nicht aufgefangen werden können, kommt eine Kurzhospitalisation von 1–2 Wochen in Frage.

Vereinzelte Patienten sind, auf sich allein gestellt, nicht genügend stabil und benötigen deshalb die langfristige Stützung in einem betreuten Heim.

Die Anonymen Alkoholiker (AA) sind eine Selbsthilfeorganisation ehemaliger oder gegenwärtiger Alkoholiker. Die Teilnehmer konfrontieren sich gegenseitig mit ihrer Abhängigkeitsproblematik und stimulieren sich zu weiterer Abstinenz. Es wird gefordert, dass man sich als Alkoholiker bekennt. Man werde nie geheilt. So bezeichnen sich die abstinenten Teilnehmer als „nichtaktive" Alkoholiker. Man könne sich nicht aus eigener Kraft, sondern nur mit Hilfe der Gruppe helfen. Als konkretes Ziel nehmen sich die Teilnehmer Abstinenz für die nächsten 24 h vor. Die AA können eine entscheidende Hilfe darstellen. Jeder alkoholabhängige Patient soll sich durch die Teilnahme an AA-Veranstaltungen ein Bild darüber machen, ob ihm diese Selbsthilfeorganisation zusagt. Es gibt auch Selbsthilfegruppen für Angehörige (Al-Anon).

Pharmakotherapie. Sie ist ein Adjuvans der Psychotherapie. Als alleinige Behandlung kommt sie nicht in Frage.

> **Übersicht 4**
> **Pharmakotherapie der Alkoholabhängigkeit**
> — Disulfiram
> — Acamprosat
> — Allenfalls Naltrexon
> — Behandlung komorbider Störungen

Einer Reihe von Patienten kann mit Disulfiram geholfen werden, welches zur Alkoholunverträglichkeit führt. Disulfiram ist Hemmstoff der Acetaldehyddehydrogenase. Der erhöhte Acetaldehydblutspiegel bewirkt unangenehme Symptome wie Flush, Hitzegefühl, pulsierendes Kopfweh, Herzklopfen, Atemnot, Schwitzen, Nausea und Erbrechen sowie in schweren Fällen Blutdruckabfall bis zum Kollaps. Die Reaktion beginnt nach ca. 5 min und dauert 1–3 h. Das Wissen um die Reaktion hält den Patienten von Alkoholkonsum ab, solange er Disulfiram nimmt.

Gelegentlich auftretende Nebenwirkungen sind Müdigkeit, sexuelle Funktionsstörungen und Polyneuropathien. Sehr selten kommt es zur schweren Leberschädigung. Man empfiehlt bei Disulfirambehandlung eine periodische Leberfunktionskontrolle. Sehr selten löst Disulfiram akute Psychosen, z. T. mit delirähnlicher Symptomatik, aus. Wenn ein Patient unter Disulfiram erstmals psychotisch wird, soll man die Behandlung absetzen. Hinsichtlich Kontraindikationen s. Übersicht 5 (zu Interaktionen s. Schöpf u. Honegger 2000).

Die Disulfirambehandlung kann nach ca. 3 Tagen Abstinenz begonnen werden, wobei man die ersten 3 Tage 800 mg tgl. und dann 200–400 mg tgl. gibt. Es ist möglich und vielerorts üblich, 400 mg Disulfiram jeden 2. Tag zu geben. Einige Tage nach Beginn der Behandlung wird unter ärztlicher Kontrolle ein Trinktest durchgeführt. Wenn die Disulfiramreaktion gering ist, soll die Tagesdosis von 400 mg gewählt werden. Patienten mit schwerer Leberschädigung haben z. T. überhaupt keine Disulfiramreaktion mehr. Bei ihnen ist die Behandlung nutzlos. Ein Grund der Durchführung des Trinktests ist die Identifizierung solcher Personen. Bei hepatisch gesunden, gut aufgeklärten und disziplinierten Personen kann man auf den Trinkversuch verzichten.

Das Medikament soll dem Patienten von einer nahe stehenden Person oder an einer neutralen Stelle (Apotheke, Fachstelle) abgegeben werden, nur in besonderen Fällen jedoch vom Lebenspartner, da dies konfliktträchtig sein kann. Disulfirambehandlungen werden in der Regel während Monaten durchgeführt. Disulfiram ist in Österreich und der Schweiz, nicht aber in Deutschland im Handel.

> **Übersicht 5**
> **Grundsätze der Disulfirambehandlung**
> — Kontraindikationen: Schwere Leberinsuffizienz, Herzinsuffizienz, schwere Hypertonie, zerebrovaskuläre Insulte, andere schwere somatische Krankheiten, Risiko des Hineintrinkens
> — Relative Kontraindikationen: Epilepsie, Gehirnschäden, organische oder nichtorganische Psychosen
> — Trinkversuch empfohlen, bei Hinweisen auf vorgeschädigte Leber notwendig
> — Kontrolle der Leberfunktion vor Behandlungsbeginn, nach 1–2 Wochen und dann sporadisch
> — Disulfiramabgabe durch nahe stehende Person oder neutrale Stelle
> — Regelmäßige Gespräche

Acamprosat vermindert den Drang nach Alkohol, ohne den Konsum zu verunmöglichen. Die Substanz stimuliert die GABAerge Übertragung und hemmt die Effekte exzitatorischer Aminosäuren. Die therapeutische Wirkung soll in der Wiederherstellung eines gestörten neuronalen Gleichgewichts von Hemmung und Erregung bestehen. In kontrollierten Studien war die Abstinenzrate acamprosatbehandelter doppelt so hoch wie in der Placebogruppe. Die Behandlung ist in der frühen Abstinenzphase, d.h. einige Tage nach Sistieren des Alkoholkonsums zu beginnen und während ca. 6 Monaten fortzusetzen. Nebenwirkungen hat Acamprosat außer Diarrhöen kaum.

Gemäß 2 kontrollierten Studien wirkte auch **Naltrexon**, 50 mg tgl. während 3 Monaten gegeben, günstig bei Alkoholabhängigkeit.

Indikation zur Pharmakotherapie der Abhängigkeit. Immer sollte bei schwererer Abhängigkeit der Patient über diese zusätzliche Stütze informiert werden. Besonders zu empfehlen ist eine Pharmakotherapie, wenn die Abstinenz sehr wichtig ist, z.B. wegen körperlicher Komplikationen oder wenn ein Rückfall die berufliche Existenz gefährdet. Patienten mit sehr schwerer Abhängigkeit, die keine stationäre Suchtbehandlung möchten, soll eine Pharmakotherapie empfohlen werden. Dies gilt auch für Patienten, bei denen die bisherigen Therapien erfolglos blieben.

Disulfiram ist im Vergleich zu Acamprosat das Mittel der Wahl, wenn die Abstinenz höchste Priorität hat.

In Problemfällen kann die Kombination von Disulfiram und Acamprosat erhöhte Erfolgschancen bieten. Acamprosat vermindert den Drang nach Konsum und erhöht dadurch die Bereitschaft zur Fortführung der Disulfirameinnahme.

> **Übersicht 6**
> **Indikation zur Pharmakotherapie der Alkoholabhängigkeit**
> — Patienten über Möglichkeit informieren
> — Wenn Abstinenz besonders wichtig
> — Bei schwerer Abhängigkeit
> — Bei bisheriger Therapieresistenz

Therapie komorbider psychischer Störungen. Sie ist oft die Voraussetzung zur erfolgreichen Behandlung der Alkoholabhängigkeit. So kann es angebracht sein, eine antidepressive Therapie auch bei fortgesetztem Alkoholkonsum zu beginnen. Wenn allerdings die Suchterkrankung schwer ist, stellt die psychiatrische Hospitalisation oft die einzig sinnvolle Lösung dar.

Andererseits ist zu berücksichtigen, dass Depressionen, Angstsyndrome und Schlafstörungen, die erst im Laufe der Alkoholabhängigkeit aufgetreten sind, z.T. unter Abstinenz verschwinden, sodass sich die Pharmakotherapie erübrigen kann.

Zur Wahl des Antidepressivums bei Alkoholabhängigkeit ergeben sich im Sinne von Effizienzkriterien keine Besonderheiten. Weil man aber bei Suchtpatienten zögert, zur Behandlung der begleitenden Angst und Insomnie

Tranquilizer oder Hypnotika einzusetzen, kommen besonders sedierende Antidepressiva in Frage (Übersicht 7). Tranquilizer und Hypnotika sind nur relativ kontraindiziert. Gelegentlich ist es besser, wenn der Patient ein Benzodiazepin nimmt, als noch stärker zu trinken. Bei der Behandlung generalisierter Angst soll an Buspiron gedacht werden.

> **Übersicht 7**
> **Psychopharmaka bei Komorbidität mit Depression, Angst und Insomnie**
> — Sedierende und anxiolytische Antidepressiva (Mirtazapin) bevorzugt
> — Tranquilizer und Hypnotika nicht absolut kontraindiziert
> — Buspiron bei generalisierter Angst

Alkoholentzugssyndrom

Allgemeines. Langdauernder Alkoholkonsum führt zur Toleranzentwicklung und z. T. auch zu physischer Abhängigkeit. Aber die Mehrheit der Personen, die regelmäßig Alkohol in größeren Mengen konsumieren, kann das Trinken aufgeben, ohne ein nennenswertes Entzugssyndrom durchzumachen. Hinweise auf eine physische Abhängigkeit sind die Unfähigkeit zur Abstinenz während eines Tages bzw. der Zwang, bereits am Morgen zur Unterdrückung des Zitterns zu trinken, sowie der Konsum sehr großer Alkoholmengen.

Klinik. Beim **einfachen Entzugssyndrom** treten innerhalb von 12 h nach Sistieren des Alkoholkonsums Tremor, Schwitzen, Tachykardie, Blutdrucksteigerung, Nausea, Erbrechen, Dysphorie, Angst, Schlaflosigkeit und Kopfweh auf. Wenn flüchtige illusionäre Verkennungen oder Halluzinationen hinzukommen, spricht man von Prädelir. Die Entzugssymptome dauern 2–3 Tage, leichtere bis zu 1 Woche.

Im Rahmen des Entzugssyndroms kann es zu **Grand-mal-Anfällen** kommen. Diese können als einzelnes Ereignis oder repetitiv auftreten. Ein Status epilepticus muss ohne vorbestehende Epilepsie nicht befürchtet werden. Die Anfälle manifestieren sich meist 12–30 h nach dem letzten Alkoholkonsum.

Das **Alkoholdelir** (Synonym: Delirium tremens) ist eine besonders schwere Form der Entzugssymptomatik (Entzugsdelir). Es tritt im Allgemeinen am 2.–4. Tag der Entzugsphase auf. Gelegentlich beginnt es nach einem epileptischen Anfall. Oft bricht es in der Nacht aus. Es kann durch eine körperliche Krankheit, z. B. eine Pneumonie, mitausgelöst werden. Neben dem Entzugsdelir tritt in ganz seltenen Fällen ein Delir bei fortgesetztem Alkoholkonsum auf (Kontinuitätsdelir).

Das Delirium tremens hat unter den verschiedenen Delirien eine besondere Färbung. Die optischen Halluzinationen sind sehr lebhaft. Die Patienten sehen „weiße Mäuse", andere sich bewegende Kleintiere oder auch Großtiere in Miniaturform. Sie gestalten die illusionär verkannte Umwelt aus und leben in ihr. Typisch ist auch die hochgradige Suggestibilität, z. B. mit Ablesen fiktiver Texte von einem leeren Blatt. Als charakteristisch gilt eine Mischung von Angst und Euphorie („Galgenhumor"). Das Alkoholdelir dauert unbehandelt einige Tage. In der großen Mehrheit der Fälle tritt Heilung ein, es kann aber auch in ein amnestisches Syndrom oder tödlich ausgehen – Letzteres meist bedingt durch Herz-Kreislauf-Versagen bei komplizierenden somatischen Krankheiten.

Diagnose, Differenzialdiagnose. Das einfache Entzugssyndrom kann ohne Kenntnis der Umstände für eine somatische Krankheit gehalten werden. Umgekehrt müssen körperliche Krankheiten als Ursache der Symptomatik ausgeschlossen werden.

Beim Auftreten von epileptischen Anfällen ist an Hirnerkrankungen wie Tumoren zu denken. Wie sonst bei einem ersten epileptischen Anfall soll ein Schädel-CT/MRI durchgeführt werden. Eine Epilepsie ist in Erwägung zu ziehen, wenn Anfälle auch ohne Beziehung zur Entzugsphase auftraten. Das EEG ist bei Entzugsanfällen fast immer frei von epilepsiespezifischen Potenzialen, während bei Epilepsie solche in mehr als 50 % der Fälle vorhanden sind.

Bezüglich deliranter Symptomatik müssen andere Ursachen, z. B. ein Schädel-Hirn-Trauma, in Betracht gezogen werden. Die Notwendigkeit einer allgemeinen körperlichen Untersuchung ergibt sich auch aus dem erwähnten Umstand, dass somatische Erkrankungen das Alkoholdelir mitauslösen können.

Übersicht 8
Abklärungen und Kontrollen beim Alkoholdelir

- Somatische Untersuchung
- Routinelabor
- Kontrolle der Vitalfunktionen
- Bei Fieber oder schlechtem Allgemeinzustand Einweisung in somatisches Krankenhaus

Therapie. Im Alkoholentzugssyndrom dürften zerebrale Neuronen kontinuierlich hyperaktiv sein und dadurch neurotoxisch wirken. Nicht zuletzt aus diesem Grund soll das Alkoholentzugssyndrom energisch behandelt werden. Eine generelle Prophylaxe des Entzugssyndroms ist nicht sinnvoll, weil viele Patienten keine wesentlichen Entzugssymptome entwickeln. Die Behandlung soll jedoch durchgeführt werden, wenn bei der Ausnüchterung Entzugssymptome erkennbar werden oder solche aufgrund der Anamnese zu erwarten sind (s. S. 75). Besondere Umstände, z. B. die perioperative Periode, können eine prophylaktische Therapie rechtfertigen.

Allen Patienten mit schwerer Abhängigkeit ist Vitamin B_1 (ca. 300 mg tgl. per os, 10 Tage) zu geben, welches prophylaktisch gegen ein amnestisches Syndrom bzw. eine Wernicke-Enzephalopathie wirken soll. Glukoseinfusionen vor der Vitamingabe sollen vermieden werden. Wegen des oft bestehenden resorptionsbedingten allgemeinen Vitaminmangels ist zudem ein Polyvitaminpräparat indiziert.

Benzodiazepine sind die Mittel erster Wahl beim einfachen Entzugssyndrom und beim Delir (Übersicht 9). Bei ambulantem Entzug sind initial tägliche Visiten nötig. Es spielt keine Rolle, welches Benzodiazepin gegeben wird. Der Patient soll ruhig und leicht schläfrig, nicht aber in einem narkoseähnlichen Zustand sein. Die Behandlung dauert einige Tage.

Übersicht 9
Behandlung des Alkoholentzugssyndroms mit Benzodiazepinen[a]

- Initial ca. 45–60 mg Oxazepam. Ggf. nach jeweils 1–2 h weitere Dosen, bis der Patient ruhig und leicht schläfrig ist
- In der Folge ca. alle 6 h 30–60 mg. Dosis von 150–180 mg/24 h meist ausreichend, bei Bedarf bis ca. 450 mg/24 h
- Am 1. Tag großzügige Gabe, am 2. Tag in etwa gleiche Dosis, dann rasche Dosisreduktion und Absetzen
- Mehrere Tagesdosen (wegen kurzer Halbwertszeit), Hauptdosis am Abend
- Beispiel: Tag 1 und 2: 150 mg, Tag 3: 100 mg, Tag 4: 60 mg, Tag 5: 30 mg, Tag 6: 15 mg, dann Stopp

[a] Hinsichtlich Äquivalenzdosen für andere Benzodiazepine, z. B. Chlordiazepoxid, Lorazepam, Diazepam s. S. 209.

Eine Alternative stellt die Therapie mit Clomethiazol dar. Clomethiazol wirkt auch antikonvulsiv. Die Bioverfügbarkeit der Substanz variiert interindividuell stark. Bei Leberschädigung ist die systemische Verfügbarkeit stark erhöht und die Elimination verlangsamt. Mögliche Nebenwirkungen sind Blutdruckabfall und erhöhte Bronchialsekretion. Bei respiratorischer Insuffizienz soll Clomethiazol nicht gegeben werden. Die therapeutische Breite der Substanz ist gering. Hohe Dosen können eine Atemdepression bewirken. Die Therapie erfordert eine engmaschige Überwachung. Die Gabe an nichthospitalisierte Patienten ist wegen der Möglichkeit der Atemdepression bei gleichzeitigem Alkoholkonsum kontraindiziert.

In leichteren Fällen gibt man am 1. Tag ca. 4-mal 2 Tbl. à 0,3 g/24 h, bis maximal 12 Tbl./24 h. Die Dosis muss durch häufige Kontrollen festgelegt werden. Beim Delir gibt man nach der Initialdosis nach 1–2 h rasch weitere Dosen, die Dosis von 8 Tbl. innerhalb von 2 h darf nicht überschritten werden. Die Infusionstherapie mit Clomethiazol bedarf der lückenlosen Überwachung. Zunächst sollen 60–150 Tropfen/min der 0,8%igen Lösung infundiert werden, bis der Patient oberflächlich schläft. Die Erhaltungsdosis liegt im Allgemeinen bei 10–20 Tropfen/min. Clomethiazol weist eine rasche Toleranzentwicklung und ein erhebliches Suchtpotenzial auf. Es soll nur 7–10 Tage gegeben werden.

Carbamazepin stellt eine Option beim einfachen Entzugssyndrom dar. Vor einer Therapie müssen Leberfunktion, Blutbild und – bei kardialen Risikopatienten – das EKG kontrolliert werden (s. auch S. 187). Clonidin unterdrückt einen Teil der Entzugssymptome, wirkt aber nicht antiepileptisch. Betablocker vermindern nur den Tremor. Neuroleptika unterdrücken verschiedene Entzugssymptome, wirken aber prokonvulsiv und sind außer als Adjuvans zu Benzodiazepinen beim schwersten Delir definitiv ungeeignet.

Alkoholhalluzinose

Klinik. Hier treten nach langdauernder Alkoholabhängigkeit akustische Halluzinationen, meist als Stimmenhören, gelegentlich aber auch als Geräusche wie Zischen oder Brummen auf. Die Stimmen reden über den Patienten, seltener zu ihm. Er wird kritisiert, beschimpft oder bedroht. Die Stimmen können aber auch für ihn Partei ergreifen. Wenn Wahnideen vorkommen, stehen sie in Beziehung zu den Halluzinationen. Der Affekt ist meist ängstlich, und die Patienten sind von den Sinnestäuschungen stark beeindruckt. Zeichen eines amnestischen Syndroms oder einer Demenz fehlen. Krankheitsauslösend sind oft Änderungen der Trinkgewohnheiten. Das Auftreten nach einem Alkoholexzess gilt als typisch. Die Alkoholhalluzinose klingt bei Abstinenz meist in Tagen bis Wochen ab. Ausnahmsweise kann sie chronisch werden. In seltenen Fällen gibt es Übergänge von Alkoholhalluzinose und Delir. Bei Wiederaufnahme des Alkoholkonsums sind Rezidive möglich.

Diagnose, Differenzialdiagnose. Die Alkoholhalluzinose wird häufig nicht diagnostiziert. Zum Teil erfolgt die Verwechslung mit einer akuten Schizophrenie oder einer akuten vorübergehenden psychotischen Störung. Andererseits erhalten gelegentlich Patienten mit paranoid-halluzinatorischer Schizophrenie, die einen Alkoholmissbrauch betreiben, fälschlicherweise die Diagnose einer Alkoholhalluzinose. Bei Alkoholhalluzinose fehlen formale Denkstörungen, bizarrer Wahn und katatone Symptome. Der Alkoholkonsum ist bei der Alkoholhalluzinose langdauernd und schwer. Bei Schizophrenie mit einfacher Alkoholabhängigkeit lassen sich oft psychotische Perioden außerhalb der Trinkphasen feststellen.

Therapie. Auch hier sollen Vitamin B_1 und ein Polyvitaminpräparat gegeben werden. Die Halluzinationen erfordern wegen ihrer Flüchtigkeit oft keine besondere Therapie. Anhaltende Halluzinosen werden neuroleptisch behandelt.

Alkoholischer Eifersuchtswahn

Synonym: Alkoholparanoia. Auch diese seltene Komplikation tritt nach langer schwerer Alkoholabhängigkeit auf. Typisch ist schwerer Kritikmangel, indem z. B. der Patient seine Frau der Untreue bezichtigt und belanglose Begebenheiten als Beweis dafür nimmt. Impotenz soll regelmäßig vorkommen. Oft bestehen zusätzlich Symptome einer kognitiven Störung. Abzugrenzen von der Alkoholparanoia ist nichtwahnhaftes Misstrauen. Hinsichtlich Therapie s. beim amnestischen Syndrom.

Amnestisches Syndrom

Das alkoholbedingte amnestische Syndrom bzw. Korsakow-Syndrom ist in erster Linie durch Vitamin-B_1-Mangel bedingt. Zusätzlich kann eine Wernicke-Enzephalopathie bestehen. Die Prognose eines etablierten alkoholbedingten amnestischen Syndroms ist eher ungünstig. Differenzialdiagnostisch müssen andere Ätiologien ausgeschlossen werden. Therapeutisch empfiehlt man hochdosiertes Vitamin B_1 (300 mg tgl.) während etlicher Monate, kombiniert mit einem Multivitaminpräparat.

Organische Persönlichkeitsveränderung, leichtere kognitive Störung, Alkoholdemenz

Es ist schwierig zu entscheiden, ob bei einer süchtigen Wesensveränderung eine organische Komponente besteht. Dies kann angenommen werden, wenn der Kritikmangel und die Vergröberung der Persönlichkeit extrem sind und bei Abstinenz bestehen bleiben.

Patienten mit schwerer Alkoholabhängigkeit können die Symptomatik einer leichten kognitiven Störung gemäß S. 57 entwickeln. Die Alkoholdemenz ist selten. Für die Entstehung wird nicht Vitamin-B_1-Mangel, sondern die toxische Alkoholwirkung auf das Gehirn verantwortlich gemacht.

Die Pharmakotherapie der erwähnten Störungen ist die gleiche wie beim amnestischen Syndrom. Bei Abstinenz tritt oft eine Rückbildung ein.

Weitere zerebrale Veränderungen

Auch ohne klinisch fassbare kognitive Störungen findet man bei ca. 20% der Patienten mit schwerem Alkoholismus im CT eine Hirnatrophie, welche bei Abstinenz teilweise oder voll reversibel ist.

Die alkoholbedingte Kleinhirnatrophie kann sich klinisch in einer zerebellären Ataxie manifestieren. Bei der pontinen Myelinolyse bestehen Erweichungsherde im Bereich der Brücke. Klinisch bestehen Stammhirnsymptome und verschiedene psychopathologische Symptome. Bei schwerer Alkoholabhängigkeit kann eine Hyponatriämie bestehen. Wahrscheinlich begünstigt die rasche Korrektur der Elektrolytstörung diese zerebrale Komplikation, weshalb ein Natriumdefizit vorsichtig zu korrigieren ist.

Alkoholabhängigkeit: Informationsblatt für Patienten und Angehörige
(J. Schöpf, Psychiatrie für die Praxis, Springer, 2003)

Allgemeines

Definitionen. Alkoholismus wird oft als andere Bezeichnung für Alkoholabhängigkeit verwendet.

Trinkmenge. Männer, die 60 g und Frauen die 40 g Alkohol täglich oder mehr trinken, sollen bis zum Beweis des Gegenteils annehmen, dass sie ein Alkoholproblem haben. Das Gleiche gilt für Personen, die im Tagesdurchschnitt geringere Alkoholmengen konsumieren, jedoch wiederholt Räusche haben. 60 g Alkohol sind 6 dl Wein (12,5%) oder 3 große Bier (5%), 40 g 4 dl Wein oder 2 große Bier. Der Organismus von Frauen reagiert aus unbekannten Gründen empfindlicher auf Alkohol.

Abhängigkeit. Bei der Alkoholabhängigkeit stellt man mindestens 3 der folgenden Merkmale fest: (1) einen starken Drang nach übermäßigem Alkoholkonsum, (2) eine verminderte Selbstkontrolle bezüglich des Konsums, (3) das Auftreten von körperlichen Entzugssymptomen wie Zittern, Schwitzen und Schlaflosigkeit bei Unterbrechen des Konsums, (4) eine sog. Toleranzentwicklung mit allmählich eingetretener Fähigkeit, große Mengen Alkohol ohne sichtbare Alkoholisierung zu vertragen, (5) eine allgemeine Einengung der Gedanken auf den Alkoholkonsum und (6) die Fortsetzung des Alkoholkonsums trotz feststellbarer oder eindeutig zu erwartender Gesundheitsschäden.

Alkoholmissbrauch ohne Abhängigkeit. Hier handelt es sich um einen Alkoholkonsum in einem gesundheitsgefährdenden Ausmaß, ohne dass die beschriebenen Merkmale der Abhängigkeit bestehen.

Folgen. Schwerere Formen der Alkoholabhängigkeit haben meist ungünstige Auswirkungen auf alle Lebensbereiche, nämlich Beruf, Familie, Gesundheit und Finanzen.

Langdauernder starker Alkoholkonsum ist körperlich schädlicher als weithin angenommen. Die Folgen sind vielfältig. Aus unbekannten Gründen treten Gesundheitsschäden unterschiedlich rasch und bei verschiedenen Personen in unterschiedlichem Ausmaß auf, wobei nicht voraussagbar ist, wer besonders empfindlich reagiert.

Andere psychische Krankheiten. Gelegentlich liegen neben der Alkoholabhängigkeit noch andere psychische Erkrankungen vor (z. B. eine Depression), die an der Entstehung der Suchtkrankheit beteiligt sein können. Die Therapie dieser Krankheiten ist wichtig, jedoch soll gleichzeitig auch die Alkoholabhängigkeit behandelt werden.

Charakterschwäche oder Krankheit? Zu Recht betrachtet man heute die Alkoholabhängigkeit als Krankheit und nicht einfach als Folge einer Charakterschwäche o. Ä. Die Abhängigkeit tritt oft schleichend ein, ohne dass der Patient dies rechtzeitig merkt. Bei bestehender Abhängigkeit ist die Entscheidungsfreiheit des Patienten zu trinken oder nicht zu trinken eingeschränkt. Andererseits hat der Patient eine Selbstverantwortung bei den Bemühungen zur Heilung.

Zuerst Lösen von Problemen? Gelegentlich geben Patienten an, sie würden aufhören zu trinken, wenn nur zuvor ihre Probleme gelöst würden. Dazu ist festzustellen, dass meist erst nach Einstellen des Alkoholkonsums die Voraussetzungen geschaffen sind, sich mit diesen Problemen auseinanderzusetzen.

Behandlung

Chancen. Eine Alkoholabhängigkeit lässt sich in den meisten Fällen gut beheben. Einem Teil der Patienten gelingt es erst nach wiederholten Versuchen, sich vom Alkohol zu befreien.

Voraussetzungen. Wenn sich der Patient offen mit seinem Problem auseinander setzt, ist eine entscheidende Voraussetzung zur Behandlung geschaffen. Oft ist es ein längerer Prozess, bis sich der Patient die Alkoholabhängigkeit eingesteht.

Gelegentlich sagen Patienten, sie werden es allein und aus eigener Kraft schaffen. Dies ist einen Versuch wert. Stellt sich jedoch wiederholt ein Misserfolg ein, ist fachmännische Hilfe nötig.

Weiterer Alkoholkonsum. Bei schwerer Abhängigkeit, z. B. dem Auftreten von Entzugssymptomen bei Unterbrechen des Konsums, ist es unerlässlich, dass sich der Patient das Ziel völliger Abstinenz setzt. Bei leichterer Alkoholabhängigkeit kann kontrolliertes Trinken ein vertretbares Ziel sein. Der Patient soll sich vornehmen, nicht mehr als tgl. 2–3 dl Wein (oder entsprechende Alkoholmengen anderer Getränke) zu trinken und nicht täglich Alkohol zu konsumieren. Die meisten Patienten mit Alkoholabhängigkeit werden erkennen, dass ihnen nur die volle Abstinenz hilft.

Die Erfahrung zeigt, dass viele Patienten ihr weiteres Leben abstinent bleiben müssen.

Therapie zum Entzug. Bei leichter Abhängigkeit ist es möglich, den Alkoholkonsum von sich aus zu beenden bzw. einzuschränken. Liegt eine stärkere Abhängigkeit vor, muss der Entzug mit Hilfe eines Arztes, oft unter Einsatz von Medikamenten, durchgeführt werden. Bei sehr schwerer Abhängigkeit ist ein Aufenthalt in einem Allgemeinkrankenhaus oder einer psychiatrischen Klinik während ca. 10 Tagen nötig.

Längerfristige Therapie. Eine solche benötigen viele Patienten. Die Behandlung besteht in Gesprächen, allenfalls unterstützt durch Medikamente. Die Therapie kann in vielen Fällen durch den Hausarzt durchgeführt werden. Ist die hausärztliche Behandlung nicht erfolgreich, soll ein Psychiater zugezogen werden.

Eine mehrmonatige Behandlung in einer Suchtklinik ist bei schwerer Abhängigkeit indiziert, z. B. wenn der Patient nur mehr über einen geringen Durchhaltewillen verfügt.

Angehörige. Besonders wenn eine schwerere Alkoholabhängigkeit vorliegt, ist die Einbeziehung des Lebenspartners bzw. der nächsten Angehörigen in die Behandlung unerlässlich. Die Angehörigen sollen über die Erkrankung und die vorgesehene Behandlung aufgeklärt werden. Angehörige können eine wichtige Hilfe für den Patienten darstellen, den Alltag neu zu gestalten und bei einem Rückfall die nötigen Schritte zur Wiederaufnahme der Behandlung einzuleiten.

Spezielle Themen

Drang nach Alkohol. Viele Patienten erleben, v. a. in der ersten Phase der Abstinenz, unvermittelt einen Drang nach Alkohol. Der optimale Umgang mit solchen Zuständen ist Teil der Therapie. Unter anderem soll der Patient lernen durchzuhalten, bis der Drang von selbst abklingt.

Alkohol zu Hause. Bei schwerer Alkoholabhängigkeit sollen alle alkoholischen Getränke zu Hause entfernt werden. Angehörige müssen, zumindest in Anwesenheit des Patienten, auf Alkoholkonsum verzichten. Wenn Besucher nach Hause kommen, soll ggf. vorbesprochen werden, dass man ihnen keinen Alkohol anbietet.

Risikosituationen. Als besondere Risikosituation gilt das Treffen von ehemaligen Trinkkollegen im Restaurant. Solche Situationen soll der Patient erst aufsuchen, wenn er gelernt hat, zu Personen, die ihn zum Trinken auffordern, nein zu sagen.

Ausrutscher und Rückfälle. Als Ausrutscher wird ein 1-maliger erneuter Alkoholkonsum bezeichnet, als Rückfall wiederholter Konsum mit dem Wiederauftreten der Merkmale der Abhängigkeit.

Falls ein Ausrutscher passiert, soll sich der Patient überlegen, welche Umstände dazu geführt haben. Neben den bereits erwähnten Faktoren können Stress, Streit, Langeweile oder auch völliges Wohlbefinden mit Überschätzung der Fähigkeit zur Selbstkontrolle auslösend wirken. Auch hier hilft die Therapie, Ausrutscher und ihr Fortschreiten in einen Rückfall zu vermeiden.

Fehlen von Freude. Gelegentlich haben Patienten das Gefühl, durch das abstinente Leben etwas verloren zu haben und keine Freuden mehr zu erleben. Auch dies muss in der Therapie besprochen werden. Grundsätzlich ist es wichtig, dass sich der Patient wieder Dinge gönnt, die ihm Freude bereiten. Unter Umständen braucht es Zeit, bis er wieder genügend Freude in einem suchtfreien Leben findet.

Medikamente. Bestimmte Medikamente können die Abstinenz unterstützen. Disulfiram (Handelsname Antabus) ist ein Medikament, welches während der Dauer der Einnahme den weiteren Alkoholkonsum unmöglich macht. Acamprosat (Handelsname Campral) führt zu einer Verminderung des Drangs nach Alkohol, ohne den Konsum unmöglich zu machen.

Anonyme Alkoholiker (AA). Sie sind eine Selbsthilfegruppe von Alkoholkranken und stellen für einen Teil der Patienten eine wichtige Hilfe dar. Patienten mit Alkoholabhängigkeit sollten die Teilnahme an einer Sitzung in Betracht ziehen, um sich ein persönliches Bild über die Art der möglichen Unterstützung zu machen.

F11 Krankheiten durch Opioide

> **Opioidinduzierte Krankheiten nach ICD-10**
> F11.0 Akute Intoxikation
> F11.2 Abhängigkeitssyndrom
> F11.3 Entzugssyndrom

Allgemeines. Opioide wirken durch Stimulation der Opiatrezeptoren, Opiate weisen zudem chemisch die Grundstruktur der im Opium vorkommenen Alkaloide auf.

Die Wirkungen des Schlafmohns waren schon vor 7000 Jahren den Sumerern bekannt. Nur diese Mohnart bildet euphorisierende Inhaltsstoffe. Opium (gr.: Saft) ist eine braune Masse und entsteht durch Eintrocknung der weißlichen Flüssigkeit, welche aus den unreifen Kapseln der Mohnblumen gewonnen wird. Hauptinhaltsstoffe sind Morphin („Morpheus", griechischer Gott der Träume), Codein, welches vorwiegend hustenstillend wirkt, und Papaverin – eine Substanz mit ausschließlich spasmolytischem Effekt.

Morphin wirkt zentral analgetisch, euphorisierend, sedierend, antitussiv und cholinerg (Miosis). Opiate stimulieren Opiatrezeptoren, von denen es mehrere Untergruppen gibt.

Opium wurde seit jeher als Rauschmittel und zu medizinischen Zwecken eingesetzt. Im 19. Jahrhundert begann die Opiumsucht in Europa in größerem Ausmaß, vorwiegend in den armen Volksschichten der Hafenstädte. Seit den 1970er Jahren ist die Heroinsucht Jugendlicher zu einem großen Problem geworden.

Akute Opiateffekte. Morphin bewirkt nach erstmaliger Gabe bei vielen Menschen eher unangenehme Effekte, insbesondere Übelkeit. Die auftretende Schläfrigkeit und Gleichgültigkeit wird zunächst affektiv neutral erlebt. Entspannung und Euphorie werden erst nach wiederholter Einnahme spürbar. Die übliche therapeutische Einzeldosis von Morphin ist 10–20 mg per os bzw. 10 mg i.m. oder i.v. Die Bioverfügbarkeit bei oraler Verabreichung liegt bei 50%. Die Halbwertszeit beträgt 2–3 h.

Die Opiate sind gemeinsam mit Kokain die schwersten Suchtmittel. Viele dieser Substanzen sind hinsichtlich ihres Suchtpotenzials gleichzusetzen. Heroin – chemisch Diacetylmorphin – nimmt eine gewisse Sonderstellung ein, weil es nach i.v.-Verabreichung einen einzigartigen Zustand von Euphorie hervorruft. Es wird im Körper rasch zu Morphin metabolisiert. Wahrscheinlich ist die speziell euphorisierende Wirkung durch die hohe Lipoidlöslichkeit und die damit verbundene rasche Aufnahme ins Gehirn bedingt. Heroin kommt in der Natur nicht vor.

Opiatartig wirkende Substanzen anderer chemischer Struktur weisen z. T. ein etwas geringeres Suchtpotenzial als Morphin auf. Tramadol ist weitgehend frei von diesem Effekt.

Akute Opiatintoxikation

Der Opiatrausch ist durch Euphorie, Entspannung und Schläfrigkeit gekennzeichnet. Wegen des wechselnden Gehalts des auf der Straße käuflichen Heroins besteht immer das Risiko der Einnahme einer Überdosis. Daneben kommt die unbeabsichtigte Überdosierung nach einer Periode der Abstinenz vor. Dosen, die der Abhängige ohne Probleme konsumierte, können nach Rückbildung der Toleranz zur lebensgefährlichen Intoxikation führen. Auch die Überdosierung in suizidaler Absicht ist zu nennen. Als „goldener Schuss" wird die tödlich ausgehende i.v.-Überdosierung akzidenteller oder absichtlicher Art bezeichnet.

Trifft man einen Bewusstlosen an, so weist die in Übersicht 1 angegebene Symptomatik auf eine Opiatintoxikation hin. Therapie der Wahl ist die i.v.-Injektion von Naloxon. Wegen der kurzen Halbwertszeit des Antagonisten ist zu beachten, dass Nachinjektionen nötig sein können und der Patient genügend lang überwacht werden muss.

Übersicht 1
Zeichen der akuten Opiatintoxikation
- Bewusstlosigkeit
- Miosis
- Zyanose
- Atemdepression

Opiatabhängigkeit

Allgemeines. Das heute am häufigsten konsumierte Opiat ist Heroin. Es wird geschnupft, geraucht („Folienrauchen") oder i.v. gespritzt („Fixen"). Gelegentlich beginnen Angehörige des medizinischen Personals oder andere Personen, die Zugang zu Medikamenten vom Opiattyp haben, einen Konsum solcher Substanzen. Die Behandlung chronischer Schmerzen kann ebenfalls zum Ausgangspunkt einer Opiatabhängigkeit werden.

Die Bezeichnung „Drogenabhängigkeit" wird in der Umgangssprache in erster Linie für „harte Drogen", d.h. Opiate und Kokain verwendet. Als „weiche Droge" wird Cannabis bezeichnet.

Klinik. Heroinabhängige verabreichen sich mehrmals täglich die Droge. Die physische Abhängigkeit mit dem Wissen um die drohenden Entzugssymptome bewirkt einen imperativen Drang nach erneutem Substanzkonsum. Es kommt rasch zu einer Interesseneinengung auf die Sucht und eine süchtige Wesensveränderung mit Problemverleugnung, Abbau von Hemmungen und Überschreiten von ethischen Schranken. Viele Patienten geben ihre Arbeit bzw. ihre Berufsausbildung auf. Adoleszente, die sich in dieser Lebensphase ins Berufsleben integrieren und Erfahrungen in Erwachsenenbeziehungen sammeln sollten, erleben einen Stillstand in diesen wichtigten Lebensbereichen.

Im Zusammenhang mit dem Thema Drogen greifen die Abhängigen auf Notlügen zurück, z. B. um unter Vorgabe finanzieller Verpflichtungen von den Eltern Geld zu erhalten. Der Beschaffungsdruck kann sie dazu treiben, sich den Drogenkonsum durch Drogenhandel, Prostitution, Diebstahl, Entreißen von Handtaschen u. Ä. zu finanzieren.

Ein geringer Teil der Heroinabhängigen finanziert sich den Konsum aus eigenen Mitteln. Überhaupt gibt es Heroinabhängige, die sozial gut integriert bleiben.

Opiate führen weder zu zerebralen noch zu anderen somatischen Schäden. Schwere Komplikationen bewirkt nur das Injizieren von unsterilem Material, was zu Abszessen an den Armen, Lungenabszessen, Hirnabszessen, Endokarditiden, Myelitiden, Guillain-Barré-syndromartigen Zuständen und Polyneuropathien führen kann. Durch Spritzentausch besteht das Risiko von Hepatitis B und C sowie einer HIV-Infektion. Viele Heroinsüchtige sind mager, wirken körperlich reduziert und weisen ein gräuliches Hautkolorit auf. Etwa 2% der fixenden Heroinabhängigen sterben pro Jahr an direkten oder indirekten Folgen des Konsums.

Am Beginn der Heroinsucht steht häufig ein Probieren verschiedener illegaler Drogen. Meist kommt es rasch zum täglichen Konsum. Die Heroinsucht dauert oft viele Jahre, z. T. mit Perioden der Abstinenz. Langfristig besteht eine gewisse Tendenz zum Sistieren der Sucht. Es wurde gesagt, dass eine Heroinsucht im Durchschnitt 10 Jahre dauert. Dieser eher optimistischen Aussage stehen Langzeituntersuchungen entgegen, wonach 20 Jahre nach Erstuntersuchung ca. 25% der Patienten gestorben waren (vorwiegend an Folgen des Suchtmittelkonsums) und von den Überlebenden 1/3 weiter voll abhängig waren und 1/3 gelegentlich konsumierten. Ein Ablösen der Opiatabhängigkeit durch Alkoholabhängigkeit im Sinne der Suchtverlagerung ist nicht selten.

Komorbidität. Viele Heroinabhängige weisen eine Persönlichkeitsstörung auf, am häufigsten mit Borderline-, narzisstischen oder soziopathischen Zügen. Letztere Merkmale müssen allerdings abgegrenzt werden von den transitorischen soziopathischen Verhaltensweisen Heroinabhängiger während der Dauer der Sucht. Die häufige Vorgeschichte von Schulversagen und von Lehrabbrüchen ist, neben ungenügendem Halt in der Familie, Ausdruck prämorbider psychischer Instabilität.

Das Auftreten depressiver Zustände im Laufe der Heroinabhängigkeit ist möglich. Gelegentlich bestanden schon vor Beginn des Substanzkonsums Depressionen, Angsterkrankungen oder andere psychische Störungen. Suizide bei Opiatsüchtigen sind nicht selten.

Häufigkeit. Die Lebenszeitprävalenz der Heroinabhängigkeit in den deutschsprachigen Ländern dürfte höher als 1% liegen.

Pathogenese, Ätiologie. Gestörte Familienverhältnisse und als Folge davon eine gestörte Persönlichkeitsentwicklung werden als ursächlicher Faktor der Heroinabhängigkeit betrachtet. Relativ viele Patienten wuchsen in Kinderheimen auf. Andererseits hatte ein Teil der Patienten ein unauffälliges familiäres Umfeld. Auch genetische Faktoren sind mitbeteiligt. Die Entstehung der Sucht bleibt im Einzelfall letztendlich nur bruchstückhaft erklärbar.

Inwieweit in den Industrieländern gesellschaftliche Bedingungen zur Welle des Drogenkonsums beigetragen haben, ist eine offene Frage. Man sagt, junge Leute fühlten sich durch die generelle Konsum- und Genussorientierung dazu animiert, den eigenen Reizhunger voll auszuleben, dies bei überkritischer Haltung gegenüber den Anforderungen der Gesellschaft und gleichzeitigem Mangel an Orientierungs- und Bestätigungsmöglichkeiten.

Die Eigengesetzlichkeit der Sucht ist bei der Opiatabhängigkeit besonders schwer. Es ist anzunehmen, dass auch primär psychisch gesunde junge Menschen durch die Unvorsichtigkeit des

Probierens in den Sog der Droge geraten. Andererseits ist festzustellen, dass im Vietnamkrieg viele US-Soldaten heroinsüchtig wurden, aber nur wenige die Sucht nach der Rückkehr in die Heimat fortsetzten (Zinberg 1984).

Diagnose, Differenzialdiagnose. Die Diagnose ist bei fortgeschrittener Abhängigkeit meist offensichtlich. Eine beginnende Heroinsucht ist u. U. schwierig zu erkennen. Hinweise sind Verhaltensänderungen wie Unausgeglichenheit, unverständliche Stimmungsschwankungen, Gleichgültigkeit, Erlöschen früherer Interessen, Rückzug aus den bisherigen sozialen Beziehungen, Verschlechterung der Schul-/Arbeitsleistung und Vernachlässigung des Äußeren. Aber auch andere psychische Krankheiten, z.B. eine beginnende Schizophrenie, können mit solchen Veränderungen einhergehen. Bei fraglichem Opiatkonsum empfiehlt sich die Urinuntersuchung. Opiate bleiben ca. 48 h nachweisbar.

In Einzelfällen stellt sich die Frage, ob eine physische Abhängigkeit von Heroin besteht. Eine solche fehlt, wenn die Droge nicht täglich genommen wird.

Therapie: Allgemeines. Nur wenige Heroinabhängige können die Sucht ohne therapeutische Hilfe aufgeben. Die Therapie ist meist schwierig, zeitaufwändig und hinsichtlich des Ergebnisses unsicher. Es ist eine Tatsache, dass viele Abhängige nicht hinreichend motiviert sind, um abstinent zu leben. Noch häufiger als bei anderen Suchtformen entschließt sich der Patient erst unter dem Druck der äußeren Situation, z.B. der Alternative von Therapie oder Gefängnis, zur Behandlung.

Viele Patienten müssen sich wiederholten Entzugsbehandlungen unterziehen, bis sie sich definitiv von der Sucht befreien können.

Der erste Schritt der Therapie besteht meist darin, in einer Kontaktphase die Motivation zu einer längerfristigen Behandlung herzustellen. Dies kann durch sog. Straßenarbeit und andere niederschwellige Kontaktangebote von Suchtberatungsstellen erfolgen. Schon dabei sollen die Patienten hinsichtlich Vermeidung körperlicher Risiken der Sucht beraten werden (Übersicht 2).

Übersicht 2
Informationen für Heroinabhängige zur Vermeidung somatischer Komplikationen
- Saubere Spritzen, kein Spritzentausch
- Risiko der Überdosierung nach Periode der Abstinenz

Die eigentliche Therapie der Abhängigkeit folgt den allgemeinen Grundsätzen der Suchtbehandlung (S. 65 ff.). Sie soll den Patienten von der Abhängigkeit befreien sowie prämorbide Defizite und nicht stattgefundene Sozialisationsprozesse ausgleichen helfen. Diese Ziele werden im Rahmen verschiedener therapeutischer Gesamtkonzepte verfolgt.

Opiatsubstitution. Durch die Gabe eines Opiats als sog. Ersatzdroge können verschiedene Folgen der physischen Abhängigkeit beseitigt und der körperliche Entzug auf einen späteren Zeitpunkt verschoben werden.

Mit jeder Substitutionsbehandlung sind wichtige psychotherapeutische Aspekte verbunden. Eine nötige Basis der Behandlung ist eine tragfähige Beziehung, zu deren Aufbau es Zeit braucht. Besonders am Anfang der Behandlung muss praktische Hilfe, z.B. Beratung bezüglich Unterkunft, Arbeitssuche u.a. geleistet werden.

Die Methadonbehandlung ist die häufigste Art der Substitutionsbehandlung, wobei die Substitution mit Buprenorphin zunehmend an Bedeutung gewinnt (s. unten). Methadon wirkt weniger euphorisierend als Heroin und weist eine lange Wirkdauer auf. Der kontinuierlich hohe Opiatspiegel reduziert den Opiathunger und auch die Fähigkeit, mit Heroin einen vollen Rauschzustand zu erleben. Wie Opiate im Allgemeinen verursacht Methadon keine Organschäden.

Durch die Substitutionsbehandlung wird der Patient vom Beschaffungsdruck befreit, und es wird ihm erleichtert, sich von der Drogenszene zu distanzieren.

Bei der Verschreibung müssen die für das jeweilige Land geltenden gesetzlichen Bestimmungen berücksichtigt werden. Aus medizinischer Sicht kommt die Methadonbehandlung für Heroinsüchtige in Frage, bei denen aktuell Drogenfreiheit ein unrealistisches Ziel ist. Konkret sind dies fast alle Heroinabhängigen. Die anderen Möglichkeiten – direkte Abstinenz, Naltrexonbehandlung oder therapeutische Wohngemeinschaft – ist nur für eine Minderheit eine Option. Bei nur intermittierendem Heroinkonsum ist eine Methadonbehandlung kontraindiziert.

Längerfristiges Ziel bleibt die Opiatfreiheit. Bei vielen Heroinabhängigen ist dies allerdings für die nähere Zukunft kein realistisches Ziel. Bei bestimmten Schwerabhängigen, z. B. HIV-positiven Patienten mit begrenzter Lebenserwartung, ist die Methadonbehandlung eine palliative Maßnahme ohne Abstinenzziel.

Die Methadonbehandlung beinhaltet eine Art Vertrag zwischen Patient und Therapeut. Der Patient muss das Methadon täglich einnehmen, sich periodisch Urinkontrollen unterziehen und regelmäßige therapeutische Gespräche absolvieren. Abstinenz von weiterem Drogenkonsum ist eine Zielvorstellung. Praktisch alle Abhängigen konsumieren noch eine Zeit lang Heroin in vermindertem Maße weiter. Die Methadonsubstitution befreit den Patienten nicht von der psychischen Abhängigkeit. Dies zu erreichen ist ein längerer Prozess.

Die Methadonabgabe erfolgt wegen der Täuschungstendenzen Abhängiger nach einem rigiden Schema. Der Patient muss seine Methadondosis vor den Augen der zuständigen Medizinalperson nehmen. Bei einfacher Aushändigung bestünde das Risiko des Weiterverkaufs. Später, bei ausreichender Verlässlichkeit, können die Portionen für einige Tage mitgegeben werden.

Die Behandlung beginnt mit 30 mg Methadon, allenfalls ergänzt durch 20 mg nach einigen Stunden. Die Tagesdosis wird in der Folge in 10-mg-Schritten auf 50–80 mg tgl. erhöht. Tritt unter dieser Dosis kein Rückgang des Drogenhungers bzw. -konsums ein, kann auf ca. 100 mg tgl. gesteigert werden. Bringt dies keinen Erfolg, kann eine Dosisreduktion auf ca. 80 mg tgl. sinnvoll sein.

Nebenwirkungen von Methadon sind Übelkeit, Schwitzen, Obstipation, Müdigkeit, Libidoverminderung und sexuelle Funktionsstörungen. Eine gewisse Euphorisierung ist möglich.

Wenn der Patient nur unregelmäßig zur Methadoneinnahme erscheint oder durch schweren zusätzlichen Drogenkonsum wiederholt Intoxikationszustände herbeiführt, muss die Behandlung abgebrochen werden. Gewalttätigkeit ist mit der Behandlung ebenfalls nicht vereinbar.

Als *Teilentzug* wird ein stationärer Aufenthalt von 10–14 Tagen bezeichnet, bei dem ein in Methadonsubstitution stehender Patient, der einen Konsum von Heroin oder anderen Suchtmitteln betrieben hat, unter Fortsetzung der Methadonbehandlung von diesen Substanzen befreit wird.

Die Methadonbehandlung ist im Prinzip unbeschränkt lange durchführbar. Wenn sich der Patient durch die Therapie stabilisiert hat, kann das Methadon über Monate hinweg ausgeschlichen werden. Dieser Zeitpunkt ist meist dann gegeben, wenn der Patient längere Zeit keine Drogen mehr konsumiert und zu einem suchtfreien Lebensstil zurückgefunden hat. Methadon wird zunächst in 10-mg-Schritten, ab 40 mg tgl. in 5-mg-Schritten und ab 10 mg tgl. in 2-mg-Schritten reduziert. Zwischen jeder Reduktion sollten 2 Wochen oder mehr verstreichen.

Auch mit dem partiellen μ-Antagonisten *Buprenorphin* kann eine Substitutionsbehandlung durchgeführt werden. Aufgrund der pharmakologischen Eigenschaft eines partiellen Agonisten treten beim Absetzen vergleichsweise geringe Entzugserscheinungen auf. Buprenorphin ist besonders denjenigen Patienten als Substitution zu empfehlen, die in absehbarer Zeit einen Absetzversuch unternehmen wollen. Auch kann es sinnvoll sein, Methadonpatienten in der Absetzphase auf Buprenorphin umzustellen.

Buprenorphin wird in der Initialdosis von 2–4 mg verabreicht. Bei Bedarf kann diese Dosis schon am 1. Tag wiederholt werden. Vor der ersten Verabreichung sollen die Patienten leichte Zeichen eines Opioidentzugs aufweisen. Seit dem letzten Heroinkonsum sollen mindestens 4 h und seit der letzten Methadoneinnahme mindestens 24 h verstrichen sein. Allfällige Dosissteigerungen erfolgen um 2–4 mg tgl. Die Erhaltungsdosis liegt meist bei 8–12 mg tgl. bei einem Bereich von 2–16 mg tgl.

Selbstverständlich müssen auch bei der Einleitung einer Buprenorphinbehandlung die üblichen Vorsichtsmaßnahmen getroffen werden (Nachweis, dass überhaupt eine Abhängigkeit vorliegt; Fehlen einer Intoxikation mit Alkohol, Tranquilizern/Hypnotika, Opioiden u. a. Drogen, anderen Psychopharmaka; initial sehr engmaschige Kontrolle).

Eine Umstellung von Methadon auf Buprenophrin ist ab der Dosis von 30 mg möglich. Auch hier sollen vor der Gabe der ersten 4-mg-Dosis Entzugssymptome abgewartet werden.

Als weitere pharmakologische Abstinenzhilfe steht der Opiatantagonist **Naltrexon** zur Verfügung. Die Substanz blockiert den euphorisierenden Effekt der Opiate. Wenn der Patient ein Opiat nimmt, kann er dessen Wirkung nicht mehr verspüren. Voraussetzung zu Naltrexonbehandlung sind gute Motivation und Compliance. Die aktuell nötige Opiatfreiheit muss durch Urinkontrollen und eine i.v. gegebene Testdosis von Naloxon sichergestellt werden. Naltrexon kann zu einer Erhöhung der Lebertransaminasen führen, welche periodisch kontrolliert werden müssen.

In der Schweiz werden derzeit **Heroinprojekte für Schwerstabhängige** durchgeführt. Die Patienten können sich unter Aufsicht die Droge injizieren. Dieser Therapieansatz hat günstige Veränderungen im Sinne von Entkriminalisierung, verbesserter körperlicher Gesundheit und sozialer Reintegration gebracht. Viele dieser Patienten erhalten zusätzlich Methadon. Die Mehrzahl konsumiert weiterhin Kokain.

Therapeutische Wohngemeinschaft. Diese stationäre Langzeitbehandlung dauert meist 1–1½ Jahre. Im Rahmen der milieutherapeutisch ausgerichteten abstinenzorientierten Therapie sollen soziale Defizite behoben, die Übernahme von Eigenverantwortung gefördert und eine umfassende Veränderung des Lebensstils mit Ehrlichkeit gegen sich selbst und Fairness gegen andere erreicht werden.

Diese Behandlung eignet sich für Abhängige, die beruflich und sozial desintegriert sind. Sie ist aufwändig und teuer. Ein möglicher Nachteil ist, dass sich der Patient dem normalen Leben entfremden kann.

Ratschläge an die Eltern. Das Miterleben der Heroinsucht ihres Kindes ist für die Eltern eine außerordentliche Belastung. Viele Eltern haben versucht, dem drogenabhängigen Kind durch Unterstützung verschiedener Art wie der Bezahlung laufender Kosten zu helfen. Dieses Verhalten ist für den Patienten im Prinzip hilfreich, können doch damit noch größere Probleme im Leben vermieden werden. Potenziell kontraproduktiv kann eine Unterstützung werden, wenn sie der Patient direkt zur Fortsetzung des Drogenkonsums einsetzt. Dann tun die Eltern gut daran, Hilfe nur in Form von unveräußerbaren Zuwendungen zu geben, z. B. einem Essen zu Hause.

Zur Verarbeitung der schweren Belastung kann es für die Eltern hilfreich sein, an einer Elterngruppe teilzunehmen. Längerfristig sollen die Eltern versuchen, zu den Problemen ihres Kindes genügend Distanz zu gewinnen. Dies ist in der Regel erst möglich, wenn die schlimmsten Risiken unter Kontrolle sind.

Opiatentzugssyndrom

Klinik. Bereits bei Opiateinnahme während einiger Tage zeigen sich erste Zeichen von physischer Abhängigkeit und Toleranz mit Dosissteigerung.

Entzugserscheinungen treten bei Heroinabhängigkeit nach 8–12 h Abstinenz auf, bei Absetzen von Methadon (Halbwertszeit 20 h) erst nach mehr als 24 h (hinsichtlich Symptomatik s. Übersicht 3). Ein Entzugsdelir ist extrem selten. Epileptische Anfälle gehören nicht zum Opiatentzug. Das Entzugssyndrom erreicht nach 36–72 h seinen Höhepunkt und klingt dann innerhalb von 5–10 Tagen ab. Der Methadonentzug dauert länger. Das Symptommaximum tritt erst nach 3–4 Tagen auf, und der Entzug dauert bis zu 3 Wochen. Nach dem Entzugssyndrom folgt noch eine Wochen bis Monate dauernde Phase von erhöhter psychischer und vegetativer Labilität.

> **Übersicht 3**
> **Opiatentzugssyndrom**
> - Drogenhunger
> - Innere Unruhe, Agitiertheit, Angst
> - Schwitzen
> - Frösteln, Piloerrektion („Gänsehaut")
> - Tränenfluss, Niesen, Nasenrinnen
> - Mydriasis
> - Gähnen
> - Nausea, Erbrechen
> - Krampfartige Bauchschmerzen, Durchfall
> - Muskelschmerzen, Muskelkrämpfe
> - Schlaflosigkeit
> - Fieber

Therapie. Zwar führt der Opiatentzug bei den meisten Patienten zu schweren und z. T. unerträglichen Symptomen, seine Durchführung unter ärztlicher Kontrolle ist jedoch oft weniger belastend, als dies weithin angenommen wird. Dies zeigt sich dadurch, dass Entzugsbehandlungen z. T. nur mit Stützung und Zuwendung und ohne Medikamente durchgeführt werden können. Dieser „trockene" Entzug darf jedoch nur im Einverständnis des Patienten erfolgen. Grundsätzliche Vorteile bringt er nicht.

Zum medikamentös unterstützten Entzug bestehen mehrere Möglichkeiten. Die folgenden Vorschläge betreffen den stationären Entzug, bei dem man gewisse, aber nicht extreme Entzugssymptome in Kauf nimmt. Beim ambulanten Entzug wird man das Opiat meist langsamer reduzieren. Die in derPraxis wohl häufigste Art, das Opiat erfolgreich abzusetzen, ist das über etliche Monate erfolgende Ausschleichen der Methadon- bzw. Buprenorphinsubstitution.

Ein relativ problemloser stationärer Entzug kann mit Clonidin durchgeführt werden. Die noradrenergen Zellen des Locus coeruleus werden im Opiatentzug überaktiv, was die biologische Grundlage eines wesentlichen Teils der Entzugssymptome darstellt. Clonidin hebt diese Hyperaktivität durch Stimulation der präsynaptischen α-2-Rezeptoren auf. Allenfalls kann der Clonidinentzug durch ein Benzodiazepin unterstützt werden (Übersicht 4).

Übersicht 4
Opiatentzug mit Clonidin[a]
- Auch geeignet für mittelhohe Methadondosen (bis 40 mg tgl.)
- Bei Auftreten von Entzugssymptomen 1/2 Tbl. à 150 μg Clonidin alle 4–6 h. Bei Bedarf zusätzlich bis zu 4-mal 1/2 Tbl. pro 24 h
- Dreimal tgl. Blutdruckmessung. Bei Abfall des systolischen Blutdrucks unter 90 mmHg (kommt selten vor) Unterbrechung der Clonidintherapie
- Der Patient soll, wenn er aufsteht, sich langsam erheben
- Bei starker Entzugssymptomatik während der ersten Tage Oxazepam 30–120 mg tgl. (Hauptdosis am Abend)
- Dauer der Clonidintherapie: 7 bis maximal 10 Tage. Dosisreduktion ca. vom 4. Tag an

[a] Nach A. Calanca (1990).

Beim Heroinentzug mit Methadon gibt man 20 mg Methadon, wenn Entzugssyndrome auftreten, und später bei Bedarf nochmals 20-mg-Dosen. Dann wird die Methadondosis innerhalb von 10 Tagen ausgeschlichen, wobei die stärksten Dosisreduktionen am Anfang erfolgen.

Ein Opiatentzug mit vergleichsweise geringen Entzugssymptomen ist mit Buprenorphin möglich (Übersicht 5).

Übersicht 5
Opiatentzug mit Buprenorphin
- Bei Entzugssymptomen 4 mg Buprenorphin, nach einigen Stunden bei Bedarf nochmals 2–4 mg
- Folgetag: identische Dosis
- Dann jeden Tag Halbierung der Dosis, ggf. langsameres Absetzen

Beim Opiatentzug, der meist in einer Klinik durchgeführt wird, müssen zur Sicherstellung der Drogenfreiheit Urinkontrollen durchgeführt werden. Diese stellen den einzig sicheren Nachweis der Drogenfreiheit dar. Wegen der Gefahr von Drogenschmuggel ist mit dem Patienten zu vereinbaren, dass nur Personen ohne Drogenprobleme Besuchsrecht haben.

Beim ultraschnellen Opiatentzug wird das Entzugssyndrom durch Naltrexon provoziert und gleichzeitig mit Clonidin und Benzodiazepinen in Narkose kupiert. Das Verfahren ist wegen der nötigen Intensivüberwachung teuer. Es bringt kaum besondere Vorteile. Insbesondere ist längerfristige Abstinenz dann so gut wie aussichtslos, wenn der Patient noch keine Schritte im Sinne eines suchtfreien Lebensstils getan hat.

F12 Krankheiten durch Cannabis

Cannabisinduzierte Krankheiten nach ICD-10
F12.0 Akute Intoxikation
F12.1 Schädlicher Gebrauch
F12.2 Abhängigkeitssyndrom
F12.5 Psychotische Störung

Allgemeines. Cannabis sativa, indischer Hanf, wurde bereits in vorchristlicher Zeit zu Rauschzwecken und als Heilmittel verwendet. Der hauptsächliche psychoaktive Wirkstoff ist Δ-9-Tetrahydrocannabinol (THC). Der Name Haschisch ist orientalischen, die Bezeichnung Marihuana mexikanischen Ursprungs. Als Haschisch wird das aus den Blütenspitzen der weiblichen Pflanzen gewonnene Harz bezeichnet. Marihuana ist eine Zubereitung getrockneter Blüten und Blätter. Cannabis wird meist geraucht, es kann aber auch per os genommen werden. Die Cannabiseffekte sind ähnlich denen der Halluzinogene, aber insgesamt milder. Cannabis wirkt eher sedierend, LSD und andere Halluzinogene eher stimulierend. Ein Cannabisrausch mit hoher Dosis unterscheidet sich nur wenig vom LSD-Rausch. Über den Wirkungsmechanismus von THC weiß man wenig. Vor einiger Zeit wurden Cannabinoidrezeptoren im Gehirn identifiziert. Anandamid ist ein endogener Ligand dieser Rezeptoren.

Akute Intoxikation

20 mg THC per os oder eine Zigarette mit 2% Wirkstoffgehalt bewirken einen Rauschzustand mit gesteigertem Wohlbefinden bei traumhaft veränderter Bewusstseinslage. Es besteht eine subjektiv gesteigerte Empfänglichkeit für akustische Reize, z. B. Musik. Körperliche Effekte sind Mundtrockenheit, Tachykardie, konjunktivale Infektion und Hungergefühl. Die Wirkung hält nach Rauchen ca. 2–4 h und nach oraler Einnahme ca. 8 h an. Cannabis kann etliche Tage nach der Einnahme im Urin nachgewiesen werden. Die somatische Toxizität von Cannabis ist äußerst niedrig. Auch sind psychische Störungen als Folge von Cannabiskonsum ungewöhnlich.

Schädlicher Gebrauch, Abhängigkeitssyndrom

Das häufigste Konsummuster bei Cannabis, sofern von einer psychischen Krankheit gesprochen werden kann, ist der schädliche Gebrauch. Ein Abhängigkeitssyndrom kommt eher selten vor, noch seltener eine gewisse physische Abhängigkeit bzw. bei Abstinenz ein leichtes Entzugssymptom. Somatisch führt chronisches Cannabisrauchen gelegentlich zu Bronchitiden.

Psychotische Störung

Sehr selten treten paranoide oder paranoid-halluzinatorische Zustände als Folge von Cannabiskonsum auf.

Andere psychische Störungen

Es wurde wiederholt postuliert, dass Cannabiskonsum zu Hirnschäden und als klinische Folge zu einem sog. Amotivationssyndrom führen kann. Diesbezüglich fehlen klare Belege, jedoch kann diese Möglichkeit nicht ausgeschlossen werden.

Die Meinung, dass Cannabis eine sog. Einstiegsdroge zum Gebrauch harter Drogen sei, ist insofern zutreffend, als statistisch gesehen jeder Konsum suchtmachender Substanzen den Gebrauch anderer Suchtmittel wahrscheinlicher macht, z. B. durch den Kontakt mit Drogenhändlern. Eine pharmakologische Bahnung besteht nicht.

Eine bestehende Schizophrenie kann sich durch Cannabis verschlechtern. Es gibt gewisse Hinweise dafür, dass chronischer Cannabiskonsum das Risiko des erstmaligen Auftretens einer Schizophrenie erhöht.

F13 Krankheiten durch Sedativa und Hypnotika

Sedativa- und hypnotikainduzierte Krankheiten nach ICD-10
F13.2 Abhängigkeitssyndrom
F13.3 Entzugssyndrom
F13.4 Entzugssyndrom mit Delir
F13.6 Amnestisches Syndrom
F13.7 Restzustand

Allgemeines. Tranquilizer oder Anxiolytikum werden hier synonym mit der Bezeichnung Sedativum verwendet. Wie an anderer Stelle erwähnt, gibt es kaum dokumentierte pharmakologische Unterschiede zwischen Benzodiazepintranquilizern und -hypnotika (S. 207). Jedoch differieren die verschiedenen hier besprochenen Substanzklassen untereinander hinsichtlich pharmakologischer Effekte. Wichtigstes Krankheitsbild ist das Abhängigkeitssyndrom.

Barbituratabhängigkeit

Sie war bis in die 1970er Jahre häufig. Barbiturate wurden teils allein, teils in Kombination mit Schmerzmitteln eingenommen. Der wichtigste Vertreter ist Phenobarbital. Als Suchtmittel wurden jedoch überwiegend kurzwirksame Barbiturate verwendet. Barbiturate führen rasch zu Toleranz, Dosissteigerung und körperlicher Abhängigkeit. Die euphorisierende Komponente ist erheblich.

Beim Absetzen können Entzugssymptome wie beim Alkoholentzug einschließlich von epileptischen Anfällen und Delirien auftreten. Der chronische Barbituratkonsum in hoher Dosis kann zu einem amnestischen Syndrom oder einer Demenz führen. Barbituratbedingte Hirnschäden gelten im Vergleich zu den alkoholbedingten als weniger rückbildungsfähig.

Die wirkungsverwandten Nichtbarbituratschlafmittel Gluthetimid und Methylpyrolon entsprechen hinsichtlich ihres Suchtpotenzials den Barbituraten.

Benzodiazepinabhängigkeit

Allgemeines. Als die Benzodiazepine um 1960 eingeführt wurden, ersetzten sie die bei Angst und Insomnie eingesetzten Barbiturate und das Meprobamat. Die neue Substanzklasse wies Vorzüge im Sinne einer Verminderung der Toleranzentwicklung und des Abhängigkeitsrisikos auf. Das Suchtpotenzial der einzelnen Benzodiazepine differiert kaum.

Benzodiazepine werden selten primär missbräuchlich verwendet, was mit dem schwach euphorisierenden Effekt zusammenhängt. Die Abhängigkeit im Sinne einer Suchtkrankheit nimmt meistens ihren Ausgang von einer ärztlich eingesetzten anxiolytischen oder hypnotischen Therapie.

Klinik. Klinische Zeichen der Benzodiazepinabhängigkeit sind Verlangsamung, verwaschene Sprache und leichte Benommenheit. Bei langdauernder Einnahme können leichte bis mäßige kognitive Störungen, wohl kaum aber ein amnestisches Syndrom oder eine Demenz auftreten.

Diagnose, Differenzialdiagnose. Die Diagnose ergibt sich aus dem klinischen Bild und ggf. des Substanznachweises in Blut oder Urin.

Hinsichtlich der Benzodiazepinabhängigkeit als Behandlungskomplikation einer korrekt durchgeführten Therapie s. S. 208 f.

Therapie. Meist muss der Umstand berücksichtigt werden, dass eine komorbide Angst-, Insomnie- oder sonstige psychiatrische Problematik besteht. Dies erschwert den Entzug. Zum Teil ist ein völliges Absetzen gar nicht möglich. Ggf. muss eine adäquate Therapie für die betreffende Störung eingeleitet werden.

Benzodiazepinentzugssyndrom

Klinik. Die Symptomatik wird an anderer Stelle besprochen. Wenn hohe Dosen rasch abgesetzt werden, kann es zu epileptischen Anfällen oder einem Delir kommen.

Therapie. Der Benzodiazepinentzug soll in jedem Fall allmählich erfolgen (S. 209, Übersicht 5).

Abhängigkeit von anderen Tranquilizern und Hypnotika

Methaqualon, Meprobamat und Clomethiazol weisen ein hohes, Chloralhydrat hingegen ein relativ geringes Suchtpotenzial auf. Die Entzugserscheinungen sind vom Barbiturattyp.

Kombinierte Abhängigkeit mit anderen Suchtmitteln

Viele Patienten mit Alkohol- oder Opiatabhängigkeit betreiben auch einen Abusus von Tranquilizern oder Hypnotika (Polytoxikomanie). Beim Entzug empfiehlt es sich, zunächst den Alkohol- bzw. das Opiat zu stoppen und später die Tranquilizer und Hypnotika abzusetzen.

F14 Krankheiten durch Stimulanzien: Kokain

> **Kokaininduzierte Krankheiten nach ICD-10**
> F14.0 Akute Intoxikation
> F14.1 Schädlicher Gebrauch
> F14.2 Abhängigkeitssyndrom
> F14.3 Entzugssyndrom
> F14.5 Psychotische Störung

Allgemeines. Kokain ist das Alkaloid der Blätter des in Südamerika wachsenden Kokastrauchs. Schon die Inkas kauten Kokablätter gegen Ermüdung und zur Unterdrückung des Hungergefühls. Wegen seiner anästhetischen und vasokonstringierenden Wirkung auf Schleimhäute war Kokain in der Hals-Nasen-Ohren-Medizin lange ein geschätztes Medikament. Biochemisch hat es neben dem lokalanästhetischen Effekt eine hemmende Wirkung auf die Wiederaufnahme von Noradrenalin, Dopamin und Serotonin in die Nervenendigung sowie einen freisetzenden Effekt auf diese Transmittoren.

Akute Intoxikation

Kokain ist ein Stimulans und bewirkt ein intensives Gefühl von Euphorie. Somatisch führt es zu einer Sympathikuserregung mit Tachykardie, Vasokonstriktion, Blutdrucksteigerung, Mydriasis und Schwitzen oder Frösteln. Der maximale Effekt dauert je nach Einnahmeart 10–45 min. Die Halbwertszeit beträgt ca. 50 min. Kokain wird geschnupft, geraucht, geschluckt oder i.v. injiziert. Crack ist eine Zubereitung, bei der Kokainhydrochlorid durch Beigabe von Natriumbikarbonat in die leicht verdampfbare Base umgewandelt und geraucht wird.

Häufige psychiatrische Komplikationen des akuten Rauschzustands sind Angst, Agitiertheit, Gereiztheit und Agression. Vor allem nach Einnahme höherer Dosen können flüchtige delirante Zustände auftreten.

Der Kokainkonsum ist mit gefährlichen somatischen Komplikationen verbunden, dies z. T. schon nach der Einnahme niedriger Dosen. Mit der lokalanästhetischen Komponente assoziiert sind kardiale Überleitungsstörungen, Asystolie und epileptische Anfälle. Vasospasmen können an Koronarien oder Hirngefäßen ischämische Schäden bewirken. Hyperpyrexie, Koma, Atemlähmung und Kreislaufversagen sind weitere Komplikationen.

Schädlicher Gebrauch, Abhängigkeitssyndrom

Klinik. Einzelne Kokainkonsumenten weisen ein episodisches Einnahmemuster im Sinne des schädlichen Gebrauchs auf und bleiben dabei. Häufig tritt jedoch rasch ein Abhängigkeitssyndrom auf, wobei die psychische Abhängigkeit im Vordergrund steht.

Ein Teil der Abhängigen konsumiert Kokain ca. 1-mal täglich. Andere führen sich innerhalb etlicher Stunden eine Vielzahl von Dosen zu (sog. binge), bis sie in einen Erschöpfungszustand geraten. Nach einigen Tagen nehmen sie den Konsum wieder auf.

Häufig wird Kokain gemeinsam mit Heroin konsumiert. Letzteres unterdrückt unangenehm stimulierende Kokaineffekte.

Viele Kokainkonsumenten geben an, sie hätten ursprünglich eine erhöhte Kontaktfreudigkeit erlebt und die Droge deswegen genommen. Diesem Motiv der Stimulierung und Enthemmung im zwischenmenschlichen Kontakt folgt später der einfache Drang nach der Droge. Bei regelmäßigem Konsum entwickelt sich eine partielle Toleranz gegen die euphorisierende Wirkung, während sich Dysphorie, Angst oder Misstrauen verstärken.

Kontinuierlicher Kokainkonsum führt rasch zu einer süchtigen Wesensveränderung. Man sagt, man finde den isolierten Kokainkonsum relativ häufig unter sozial noch integrierten und berufstätigen Personen.

Chronische Kokainkonsumenten sind wegen der appetitunterdrückenden Wirkung der Substanz oft abgemagert. Der Nasenseptumdefekt ist eine typische Folge chronischen Kokainschnupfens.

Therapie. Diesbezüglich gelten die auf S. 65 ff. beschriebenen Grundsätze der Suchtbehandlung.

Entzugssyndrom

Klinik. Eine körperliche Abhängigkeit tritt meist nur bei schwerem chronischem Konsum, insbesondere mit i.v.-Injektion, auf. In solchen Fällen kann sich eine spezielle Form eines Entzugssyndroms einstellen. Dieses beginnt innerhalb von 24 h mit Angst, Depression und Reizbarkeit, gefolgt von Müdigkeit, Erschöpfung und einem starken Schlafbedürfnis. Anschließend kann sich eine wesentliche Freudlosigkeit einstellen.

Therapie. Der Kokainentzug kann ambulant oder stationär durchgeführt werden. Zur Behandlung depressiver Schwankungen und der Verminderung des Drogenhungers wurde, mit mäßigem Erfolg, Desipramin eingesetzt.

Psychotische Störungen

Bis zu 50% der chronischen Kokainkonsumenten erleben flüchtige, d.h. meist nur Stunden dauernde paranoide oder paranoid-halluzinatorische Episoden. Die Inhalte sind auf das Thema der Droge bezogen, z.B. Verfolgung durch die Polizei. Die Differenzierung von der Schizophrenie ergibt sich durch die Flüchtigkeit der Symptomatik und das Fehlen anderer schizophrener Symptome. Symptome eines Dermatozoenwahns sind bei chronischen Kokainkonsumenten häufig.

Andere psychische Störungen

Schizophrenien können durch Kokain exazerbieren. Kokain führt nicht zur Demenz. Andere organische psychische Störungen, z.B. persistierende Persönlichkeitsveränderungen, sind nicht sicher nachgewiesen, jedoch auch nicht ausgeschlossen.

F15 Krankheiten durch Stimulanzien: Amphetamin

Amphetamininduzierte Krankheiten nach ICD-10
F15.0 Akute Intoxikation
F15.1 Schädlicher Gebrauch
F154.2 Abhängigkeitssyndrom
F154.3 Entzugssyndrom
F15.5 Psychotische Störung

Allgemeines. Die biochemischen und psychischen Effekte von Amphetamin, dem Prototyp der Stimulanzien, sind denen von Kokain ähnlich. Allerdings fehlt der lokalanästhetische Effekt, und die Wirkungsdauer von Amphetamin ist länger – die Halbwertszeit beträgt ca. 12 h. Methylphenidat hat eine Halbwertszeit von 2–3 Stunden. Die psychiatrischen Komplikationen entsprechen denen von Amphetamin, sind aber milder.

Akute Intoxikation

Die Euphorie ist weniger stark als bei Kokain. Komplikationen sind Angst, Erregtheit und Delirien. An körperlichen Risiken fehlen im Unterschied zu Kokain die Wirkung auf die Herzleitung, die starke Vasokonstriktion und der epileptogene Effekt.

Schädlicher Gebrauch, Abhängigkeitssyndrom, Entzugssyndrom

Amphetamin wird z. T. im Sinne eines schädlichen Gebrauchs, z. B. zur Leistungssteigerung, verwendet. Die Amphetaminabhängigkeit ist heute selten. Bei wiederholter Einnahme von Amphetamin treten Toleranzentwicklung, Dosissteigerung und physische Abhängigkeit auf. Das Entzugssyndrom manifestiert sich in vorübergehender Apathie, Hypersomnie und Anhedonie.

Psychotische Störung

Die sog. Amphetaminpsychose ist eine bei chronischem Konsum auftretende paranoide oder paranoid-halluzinatorische Störung, die bei Abstinenz meist innerhalb von Tagen abklingt. Ebenso ist die Entwicklung eines Dermatozoenwahns möglich.

F15 Krankheiten durch Stimulanzien: Koffein

> **Koffeininduzierte Krankheit nach ICD-10**
> F15.0 Akute Intoxikation

Allgemeines. Koffein ist ein Stimulans, welches im Gegensatz zu Kokain und Amphetamin keine Euphorie hervorruft. Der Wirkungsmechanismus besteht wahrscheinlich in der Hemmung der Adenosinrezeptoren. Die Eliminationshalbwertszeit von Koffein beträgt etwa 4 h.

Der durchschnittliche tägliche Koffeinkonsum liegt in den westlichen Ländern bei 200 mg. Eine Tasse Kaffee enthält ca 100 mg Koffein, eine Tasse Tee die Hälfte und ein Glas Coca Cola ein Drittel dieser Menge.

Akute Intoxikation

Wenn der Koffeinkonsum hoch ist und die tägliche Dosis von ca. 600 mg überschreitet, können Nervosität, innere Unruhe, Angst, Gedankendrängen, Ohrensausen, Lichtblitze und Schlafstörungen auftreten. Bestimmte Personen reagieren auf Koffein überempfindlich. Es gibt schizophrene Patienten, die sehr viel Kaffee trinken, um den sedierenden Effekt der Neuroleptika zu bekämpfen. Bei Einnahme extrem hoher Koffeindosen können epileptische Anfälle auftreten.

Der SSRI Fluvoxamin hemmt den Koffeinmetabolismus stark (CYP-450-1A2), sodass bei stärkeren Konsumenten Zeichen der Koffeinintoxikation möglich sind.

Schädlicher Gebrauch, Abhängigkeitssyndrom?

Koffeinkonsum erfüllt kaum je die Kriterien des schädlichen Gebrauchs oder des Abhängigkeitssyndroms, nicht zuletzt deswegen, weil abgesehen von den oben erwähnten Intoxikationszeichen keine schädlichen Folgen auftreten.

Entzugssyndrom

Wenngleich ein solches vorkommt, ist es meist nur eine milde Befindlichkeitsstörung ohne Krankheitswert. Der regelmäßige Konsum von ca. 200 mg Koffein tgl. führt zu einer leichten physischen Abhängigkeit. Die Entzugssymptome beginnen innerhalb von 12–24 Stunden mit leichten Symptomen wie Kopfweh, Benommenheit, Müdigkeit, Konzentrationsstörungen, Übelkeit und z. T. depressiven Symptomen. Die Beschwerden klingen spätestens nach einigen Tagen ab.

Entzugssymptome könnten ein Faktor beim regelmäßigen Konsum koffeinhaltiger Getränke sein. Zudem ist denkbar, dass der Dauergebrauch koffeinhaltiger Schmerzmittel durch den Koffeingehalt gefördert wird.

F16 Krankheiten durch Halluzinogene

Halluzinogeninduzierte Krankheiten nach ICD-10
- F16.0 Akute Intoxikation
- F16.1 Schädlicher Gebrauch
- F16.2 Abhängigkeitssyndrom
- F16.5 Psychotische Störung
- F16.7 Verzögert auftretende psychotische Störung

Allgemeines. Die halluzinogene Wirkung von Lysergsäurediäthylamid (LSD) wurde 1943 von A. Hofmann bei der Suche nach uteruswirksamen Derivaten der Mutterkornalkaloide entdeckt. Hofmann führte sich akzidentell eine Spur der Substanz zu. Auf die ungewöhnlichen Effekte von LSD aufmerksam geworden, machte er einen Selbstversuch mit 250 µg, was sich als die zehnfache einer schon wirksamen Dosis erweisen sollte.

Biochemisch wirkt LSD als Agonist/Antagonist an prä- und postsynaptischen serotonergen Rezeptoren vom Typ 5-HT2. Dabei dürfte die stimulierende Wirkung für den halluzinogenen Effekt verantwortlich sein, wie aus der antihalluzinogenen Wirkung von atypischen Neuroleptika mit 5HT2-antagonistischer Komponente hervorgeht.

LSD wird nach oraler Einnahme rasch resorbiert. Obwohl die Halbwertszeit von LSD nur 3 h beträgt, persistieren die Symptome oft 8 oder mehr Stunden.

Akute LSD-Intoxikation

Klinik. Im LSD-Rausch tritt eine Bewusstseinsveränderung ein, mit Spaltung der Person in einen erlebenden und einen sich wie von außen beobachtenden Teil. Konzentration und Gedächtnis sind beeinträchtigt. Das Denken kann im Sinne verminderter Kohärenz aufgelockert sein. Wahnhaftes Erleben kommt vereinzelt vor. Es besteht eine erhöhte subjektive Empfänglichkeit für sensorische Reize. Charakteristisch sind Störungen der sensorischen Perzeption im visuellen Bereich mit optischen Verzerrungen und veränderter Farbwahrnehmung. Auch kaleidoskopartige Pseudohalluzinationen und Synästhesien (Erregung eines Sinnesgebiets führt zu Empfindungen in anderem Sinnengebiet, z. B. bei Hören von Tönen das Sehen von Farbklecksen) sind möglich. Typisch ist weiterhin eine Verlangsamung des Zeitgefühls. Als Teil von Depersonalisationserlebnissen kann sich das Körperschema auflösen, indem z. B. eine Extremität als vom restlichen Körper getrennt erlebt wird. Nicht selten ist ein Gefühl des Verschmelzens mit anderen, was auch als ozeanische Selbstentgrenzung bezeichnet wurde. Im affektiven Bereich können Euphorie, selbstzufriedene Zurückgezogenheit, aber auch Angst auftreten bzw. sich abwechseln. Es bestehen verminderte Realitätskontrolle und herabgesetztes Urteilsvermögen. Als Folge einer Sympathikuserregung können Tachykardie, Blutdruckerhöhung, Pupillenerweiterung, Piloerrektion, Tremor, Hyperreflexie und Temperatursteigerung auftreten. Nausea ist möglich.

Die häufigste psychiatrische Komplikation des LSD-Rausches sind angstgetönte Reaktionen (Horrortrip). Der verminderte Realitätssinn kann zu gefährlichen Handlungen führen, z. B. zu waghalsiger Flucht vor vermeintlichen Gefahren oder dem Sprung aus dem Fenster im Glauben, fliegen zu können.

Die akute somatische Toxizität von LSD ist extrem niedrig. LSD zuzuschreibende Todesfälle aus somatischen Gründen sind nicht bekannt.

Diagnose. Die Diagnose eines LSD-Rausches erfolgt aufgrund des klinischen Bildes und des Nachweises der Substanz im Urin.

Therapie. Diese besteht in Beruhigung und Stützung und allenfalls auch der Gabe von Benzodiazepinen. Neuroleptika sind zu vermeiden. Sie sollen die Wahrscheinlichkeit von Flashbacks erhöhen.

Schädlicher Gebrauch, Abhängigkeitssyndrom von LSD

Der chronische LSD-Missbrauch ist selten. Meist wird die Substanz nur sporadisch genommen, und das Interesse an ihr versiegt, nicht zuletzt wegen einer rasch einsetzenden Toleranz, schon bald. Eine physische Abhängigkeit tritt nicht auf.

Psychotische Störung bei LSD-Konsum

Gelegentlich treten nach 1-maliger oder wiederholter Einnahme von LSD längerdauernde psychotische Zustände auf, deren Abgrenzung von einer Schizophrenie nicht immer eindeutig ist (s. auch S. 110). Es können ebenfalls Depressionen oder Angstkrankheiten ausgelöst werden.

Andere psychische Störungen bei LSD-Konsum

Noch lange Zeit nach abgeklungenem LSD-Rausch können Flashbacks auftreten.

Es wurde berichtet, dass wiederholter LSD-Gebrauch zu Apathie, Gedächtnisstörungen und einer Beeinträchtigung des abstrakten Denkens führt. Dies ist möglich, aber wissenschaftlich nicht belegt.

Bei Schizophrenie kann LSD eine Verstärkung der psychotischen Symptome bewirken.

Intoxikation mit Meskalin und Psilocybin

Diese Substanzen werden von den Indianern Mexikos als Rauschmittel, v. a. bei religiösen Festen, verwendet. Sie bewirken einen LSD-ähnlichen Zustand. Meskalin, chemisch 3,4,5-Trimethoxyphenyläthylamin, ist ein Alkaloid des Peyote-Kaktus. Psilocybin, ein Indolderivat, kommt im „Wunderpilz" Psilocybe mexicana vor. Die wirksamen Dosen liegen bei 400 bzw. 8 mg. Das relativ kurz wirksame Psilocybin wurde eine Zeit lang therapeutisch eingesetzt, in der Hoffnung, durch eine sog. psycholytische Therapie Zugang zum Unbewussten zu gewinnen.

F17 Krankheiten durch Tabak

Tabakinduzierte psychische Krankheiten nach ICD-10
F17.1 Schädlicher Gebrauch
F17.2 Abhängigkeitssyndrom
F17.3 Entzugssyndrom

Allgemeines. Rauchen wurde von Kolumbus aus Amerika nach Europa gebracht und verbreitete sich dann auf der ganzen Welt. Rauchen bewirkt eine subjektive Entspannung bei gleichzeitig erhöhter Wachheit und Konzentrationsfähigkeit. Dieser Effekt ist z. T. pharmakologisch, z. T. durch Selbstkonditionierung bedingt.

Schädlicher Gebrauch, Abhängigkeitssyndrom

Klinik. Bei regelmäßigem Nikotinkonsum tritt eine psychische und oft auch eine physische Abhängigkeit auf. Die Nikotinabhängigkeit führt nicht zur Berauschtheit. Krankheitswert hat sie durch die Fortsetzung des Konsums trotz Kenntnis der häufigen körperlichen Schäden. Bei den Risiken handelt es sich bekanntlich v. a. um koronare Herzkrankheit, Arteriosklerose anderer Gefäße, Bronchitiden, Lungenemphysem, Lungenkrebs und andere Karzinome.

Personen, welche an psychischen Krankheiten leiden, sind gehäuft Raucher. Dies gilt insbesondere für Patienten mit anderen Suchtkrankheiten.

Ratingskalen. Zur Feststellung des Ausmaßes der Abhängigkeit eignet sich gut der Fargerstrom-Questionnaire (Fargerstrom u. Schneider 1989).

Therapie: Allgemeines. Man nimmt an, dass aufgrund des alleinigen Entschlusses ca. 10% der abstinenzwilligen Raucher die Gewohnheit einstellen. Die Erfolgschancen verbessern sich, wenn eine Betreuung durch den Hausarzt erfolgt. Selbsthilfegruppen, Hypnose, andere Arten der Fremdsuggestion und Akupunktur stellen weitere Hilfen dar. Wie bei allen Suchtkrankheiten sind im Allgemeinen mehrere Versuche nötig, um das Ziel der Abstinenz zu erreichen.

Weitere Hilfen stellen Bücher und Broschüren zur Selbsthilfe dar, welche auf kognitiv-verhaltenstherapeutischen Konzepten basieren (s. z. B. Riehs u. Lotti 1993).

Der Rauchentzug kann auch durch die vorübergehende Nikotinsubstitution unterstützt werden. Dies ermöglicht dem Patienten, sich in einer ersten Etappe von der psychologischen und in einer zweiten von der körperlichen Abhängigkeit zu befreien. Dazu stehen Nikotinkaugummi, -pflaster, -sprays und -inhalatoren zur Verfügung.

Eine gleich wirksame Alternative beim Rauchentzug stellt das Antidepressivum Bupropion dar. Als Wiederaufnahmehemmer von Dopamin erhöht es die Konzentration dieses Transmitters an der Synapse und dürfte damit die im Nikotinentzug verminderte dopaminerge Aktivität korrigieren. Man gibt 7 Tage lang 1 Tbl. à 150 mg tgl. und anschließend 2-mal 150 mg tgl. Der Rauchstopp erfolgt erst nach einer Woche Medikation. Die Behandlung wird mindestens 4 Wochen fortgeführt.

In Problemfällen erscheint die kombinierte Behandlung mit Nikotinersatz und Bupropion erfolgversprechend.

Übersicht 1
Rauchentzug und seine Aussichten
- Einfacher Entschluss 10%
- Unterstützende Gespräche mit Hausarzt 20%
- Zudem Selbsthilfebroschüren >20%
- Zudem Nikotinersatz oder Bupropion 30–40%

Entzugssyndrom

Bei der Mehrheit starker Raucher tritt ein Entzugssyndrom auf, welches in innerer Unruhe, Reizbarkeit, Konzentrationsschwierigkeiten und anderen Beschwerden besteht. Die Symptome beginnen innerhalb von 24 h und halten Tage bis Wochen an. Fast regelmäßig kommt es zu einer Gewichtszunahme, im Durchschnitt von 3–4 kg, gelegentlich jedoch mehr, weshalb prophylaktisch Maßnahmen der Gewichtskontrolle ergriffen werden sollen.

> Rauchentzug bei Tendenz zu Übergewicht
> Prophylaktische Maßnahmen der Gewichtskontrolle

F18 Krankheiten durch flüchtige Lösungsmittel

> Durch flüchtige Lösungsmittel induzierte Krankheiten nach ICD-10
> F18.0 Akute Intoxikation
> F18.1 Schädlicher Gebrauch
> F18.2 Abhängigkeitssyndrom
> F18.7 Restzustand

Das Inhalieren organischer Lösungsmittel mit dem Zweck der Euphorisierung wird als Schnüffelsucht bezeichnet. Die Beschaffung der Substanzen kostet wenig Geld. Verwendet werden u. a. Klebestoffe („glue sniffing"), Lacke, Lackentferner und Reinigungsmittel. Akute Komplikationen sind delirante Zustände, Koma und Atemdepression. Die chronische Einnahme kann zu Enzephalopathien mit kognitiven Störungen, Polyneuropathien sowie Schädigungen von Herz, Leber und Niere führen. Schnüffelsucht wird v. a. bei Kindern und Jugendlichen aus unterprivilegierten Schichten beobachtet.

F19 Krankheiten durch Phencyclidin

> Phencyclidininduzierte Krankheiten nach ICD-10
> F19.0 Akute Intoxikation
> F19.1 Schädlicher Gebrauch
> F19.2 Abhängigkeitssyndrom
> F19.3 Entzugssyndrom
> F19.5 Psychotische Störung

Allgemeines. Synonym: PCP. Die Substanz ist mit dem Anästhetikum Ketamin struktur- und wirkungsverwandt. PCP bewirkt eine Wiederaufnahmehemmung von Noradrenalin, Dopamin und Serotonin in die Nervenendigung, stimuliert die σ-Rezeptoren und hemmt die glutamaterge Übertragung. Seit den 1960er Jahren wird PCP in den USA unter dem Namen „angel dust" verwendet. Der Missbrauch in Europa ist selten. Phencyclidin kann per os genommen, injiziert, geschnupft oder geraucht werden.

Akute Intoxikation

Klinik. PCP bewirkt initial eine Euphorie, später Angst und eine rasch wechselnde Stimmungslage, zudem Depersonalisationszustände, verlangsamtes Zeiterleben, Hyperakusis, Taubheitsgefühl, herabgesetzte Schmerzempfindung, Puls- und Blutdruckerhöhung, Dysarthrie, Ataxie, Nystagmus einschließlich der rotatorischen Form, Rigor und katatonieähnliche motorische Zustände. Weitere Symptome sind Agitiertheit und allenfalls auto- oder heteroagressive Akte. Bei hohen Dosen kommt es zu Koma und epileptischen Anfällen. Die Symptome der einfachen Intoxikation klingen nach ca. 4–6 h ab.

Diagnose, Differenzialdiagnose. Die Diagnose wird v. a. durch die Anamnese und den Nachweis der Substanz in Blut oder Urin gestellt. Der rotatorische Nystagmus soll ein diagnostischer Hinweis sein.

Therapie. Zur Behandlung der psychiatrischen Komplikationen eignen sich Benzodiazepine. Neuroleptika mit adrenolytischer Wirkung beinhalten das Risiko hypotoner Zustände.

Schädlicher Gebrauch, Abhängigkeitssyndrom, Entzugssyndrom

Überwiegend wird PCP sporadisch im Sinne des schädlichen Gebrauchs konsumiert. Es wurden auch Fälle von Abhängigkeitssyndrom, z. T. mit physischer Abhängigkeit und Entzugssymptomen, beschrieben.

Psychotische Störungen

Längerdauernde schizophrenieartige oder depressive Zustände sollen vorkommen.

Andere psychische Störungen

Schizophrene Patienten reagieren empfindlich auf Phencyclidin und können eine Exazerbation der Symptomatik erfahren.
Als Folge von chronischem Konsum wurden persistierende kognitive Störungen beschrieben.

F19 Krankheiten durch „Ecstasy" (MDMA) und „Designerdrogen"

> **MDMA-induzierte Krankheiten nach ICD-10**
> F19.0 Akute Intoxikation
> F19.1 Schädlicher Gebrauch
> F19.5 Psychotische Störung

Allgemeines. In den 1970er und 1980er Jahren wurden vornehmlich in Drogenlabors in den USA Substanzen mit Suchtpotenzial synthetisiert, die zunächst nicht verboten waren. Es zeigte sich, dass ihre Einnahme mit unabsehbaren somatischen Risiken verbunden ist. Obwohl nicht der genauen Definition entsprechend, rechnet man auch einige Amphetaminderivate mit halluzinogenen Effekten, welche kurze Zeit auch klinisch getestet wurden, zu den Designerdrogen; dazu gehört „Ecstasy" (MDMA, 3,4-Methylendioxymethamphetamin). Die Substanz wirkt in der üblicherweise genommenen Dosierung dopaminfreisetzend, was dem Effekt von Stimulanzien entspricht, zudem serotoninfreisetzend, was nicht eindeutig einem Effekt auf der Verhaltensebene zuzuordnen ist.

Akute Intoxikation

MDMA wirkt gemäß Konsumenten dieser Substanz angenehm stimulierend, verstärkt die Empfänglichkeit für äußere Reize, verbessert subjektiv die Introspektionsfähigkeit, erleichtert die verbale Kommunikation und bewirkt ein Verschmelzungsgefühl mit anderen. MDMA wird besonders an Drogenpartys konsumiert. Die Wirkung einer durchschnittlichen Dosis von 120 mg hält ca. 4–6 h an. Schwere somatische oder psychische Nebenwirkungen gelten als selten. Tachykardie und Tonuserhöhung der Kiefermuskulatur bis zum Bruxismus können vorkommen. Bei Teilnehmern von Tanzpartys mit exzessiver körperlicher Aktivität wurden Todesfälle mit Hyperthermie, intravaskulärer Gerinnung und Rhabdomyolyse beschrieben.

Schädlicher Gebrauch

Bei wiederholter Einnahme tritt eine rasche Toleranz gegen die psychischen Effekte auf, sodass die Substanz meist nur gelegentlich, z. B. am Wochenende, genommen wird.

Psychotische Störung

An psychiatrischen Komplikationen wurde von paranoiden Psychosen, Depressionen und Angststörungen berichtet.

Andere psychische Störungen

Nach längerem Gebrauch sollen gelegentlich Gedächtnisstörungen auftreten.

MDMA hat beim Tier eine neurotoxische Wirkung auf serotoninerge Neuronen. Es ist nicht ausgeschlossen, dass ein solcher Effekt auch beim Menschen vorkommt. Dabei ist unklar, welche klinischen Folgen zu erwarten sind.

F2 Schizophrenie, schizotype und wahnhafte Störungen

Einteilung nach ICD-10
F20 Schizophrenie
F21 Schizotype Störung
F22 Anhaltende wahnhafte Störungen
F23 Akute vorübergehende psychotische Störungen
F24 Induzierte wahnhafte Störung
F25 Schizoaffektive Störungen
F28 Sonstige nichtorganische psychotische Störungen

F20 Schizophrenie

Diagnosen nach ICD-10
F20.0 Paranoide Schizophrenie
F20.1 Hebephrene Schizophrenie
F20.2 Katatone Schizophrenie
F20.3 Undifferenzierte Schizophrenie
F20.4 Postschizophrene Depression
F20.5 Schizophrenes Residuum
F20.6 Schizophrenia simplex

Allgemeines. Zu Ende des 19. Jahrhunderts fasste E. Kraepelin einige bis dahin als getrennt geltende Krankheitsbilder unter der Bezeichnung „Dementia praecox" zusammen. Als zentrales Merkmal betrachtete er neben einer charakteristischen Psychopathologie den ungünstigen, in „vorzeitige Verblödung" ausgehenden Verlauf. E. Bleuler prägte 1911 den Namen „Schizophrenie", Spaltungsirresein. Er berücksichtigte bei der Diagnosestellung den Verlauf nicht. Später beschrieb K. Schneider die „Symptome ersten Ranges", die er als hochcharakteristisch für Schizophrenie betrachtete und die noch heute bei der Schizophreniediagnostik berücksichtigt werden.

Psychopathologischer Status. Die Symptome der Schizophrenie sind vielfältig. E. Bleuler sprach von „den Schizophrenien", was auch der heutigen Auffassung der nosologischen Heterogenität dieser Störungen entspricht.

In der akuten Erkrankung kann das Bewusstsein im Sinne einer Bewusstseineinengung oder eines traumartigen Zustands verändert sein. Die Orientierung ist im Prinzip erhalten. Ausnahmen können akute delirähnliche Zustandsbilder bilden. Auch kann eine doppelte Orientierung bestehen. Eine Patientin, die wusste, dass sie sich in der psychiatrischen Klinik befand, glaubte daneben im wahnhaften Erleben, sie sei in der geburtshilflichen Abteilung zur Entbindung. Auch wahnhafte Identitätsstörungen sind möglich.

Das Gedächtnis gilt bei der Schizophrenie als ungestört, jedenfalls bei grober klinischer Prüfung und abgesehen von gelegentlich vorkommenden wahnhaften Erinnerungsstörungen. Eine Schwäche mnestischer Funktionen, welche im Allgemeinen als Konsequenz verminderter Aufmerksamkeit betrachtet wird, kommt jedoch vor. In der Schizophrenieforschung wird diskutiert, ob es sich dabei um Störungen grundlegenderer Art handelt.

Auch die intellektuellen Funktionen werden bei der Schizophrenie als primär ungestört betrachtet. Nach E. Bleuler besteht ein Nebeneinander von gesunden und krankhaften psychischen Phänomenen, wobei die Anwendung der intakten Intelligenz durch die Krankheit behindert sei. Damit in Übereinstimmung steht, dass viele schizophrene Patienten gute intellektuelle Fähigkeiten aufweisen, zudem eine oft hohe Sensibilität, welche ein differenziertes Auffassungsvermögen voraussetzt. Andererseits wird seit Kraepelin die Meinung vertreten, dass besonders bei chronischen Schizophrenien ein definitiver Verlust intellektueller Fähigkeiten eintritt. Viele chronisch schizophrene Patienten mit prämorbid guten intellektuellen Fähigkeiten schneiden bei Intelligenztests schlecht ab. Zudem werden neuropsychologische Störungen beschrieben, welche v. a. frontalen Dysfunktionen entsprechen.

Störungen des formalen Denkens kommen häufig, nach E. Bleuler in zumindest diskreter Form sogar regelmäßig, vor. Es handelt sich um Inkohärenz und Zerfahrenheit, Neologismen, Gedankenabreißen, Sperrungen und Danebenreden. Leichtere Störungen äußern sich in unlogischem, vagem und verschrobenem Denken. Andere mögliche Symptome sind Echolalie, Verbigeration und Mutismus. Bei Schizophrenie mit Negativsymptomatik besteht eine Denkverarmung mit einer Verminderung an Menge und Inhalt des Gesprochenen.

Wahn tritt irgendwann im Verlauf der Schizophrenie fast in allen Fällen, aber auch bei der Mehrzahl der einzelnen Krankheitsphasen auf. Inhaltlich können Beziehungswahn, Verfolgungswahn, Vergiftungswahn, Eifersuchtswahn, Sendungswahn, Abstammungswahn, sonstige wahnhafte Identitätsstörungen oder anderer Wahn vorliegen. Gedankenentzug, Gedankenausbreitung, Gedankeneingebung, andere Beeinflussungserlebnisse und Wahnwahrnehmung gelten als besonders charakteristisch für Schizophrenie (Symptome ersten Ranges, Übersicht 1).

> **Übersicht 1**
> **Symptome ersten Ranges nach K. Schneider**
> - Dialogische Stimmen
> - Kommentierende Stimmen
> - Gedankenlautwerden
> - Wahnwahrnehmung
> - Gedankeneingebung
> - Gedankenentzug
> - Gedankenausbreitung
> - Willensbeeinflussung
> - Leibliche Beeinflussungserlebnisse

Halluzinationen kommen häufig vor, besonders das Stimmenhören. Dialogische Stimmen, kommentierende Stimmen und Gedankenlautwerden sind Symptome ersten Ranges. Auch visuelle Halluzinationen und Körperhalluzinationen sind nicht selten. Der Patient fühlt sich angefasst, sexuell belästigt, durch Strahlen, die er zu spüren glaubt, misshandelt. Olfaktorische Halluzinationen können sich in Geruch von „giftigem Gas" äußern, gustatorische in unangenehm verändertem Geschmack von Nahrung oder Getränken.

Im affektiven Bereich besteht – nach E. Bleuler in einem gewissen Ausmaß immer – eine Affektstarre. Viele schizophrene Patienten wirken emotional distanziert. Zudem kann Parathymie, z. T. mit plötzlichem, registerartigem Wechsel der Stimmungslage und unvermittelten Gefühlsausbrüchen vorkommen. Misstrauen, Gereiztheit und Gespanntheit sind häufig. Die Stimmungslage kann auch durch eine als „läppisch" bezeichnete Heiterkeit gekennzeichnet sein. Freudlosigkeit ist besonders bei Schizophrenie mit Negativsymptomatik ein häufiges Symptom. Häufig kommen auch Angst und Bedrücktheit vor.

Psychomotorisch können Verlangsamung oder Agitiertheit sowie Parakinesen wie Stereotypien, Echopraxien, Manierismen, Katalepsie, Flexibilitas cerea, Negativismus, Befehlsautomatismus oder Stupor bestehen. Letzterer kann plötzlich umschlagen in Erregungszustände. Apathie und Initiativearmut sind häufig vorkommende Negativsymptome.

Der Schlaf kann im Sinne der Insomnie oder eines gestörten Schlaf-Wach-Rhythmus verändert sein.

Die Krankheitseinsicht fehlt in variablem Ausmaß. Die meisten Patienten fühlen sich jedoch unwohl oder sonst nicht im Vollbesitz ihrer Kräfte, erleben sich als überreizt, klagen über Schlaflosigkeit oder merken, dass sie nicht mehr richtig denken können. Insofern weisen sie also ein Krankheitsgefühl auf. Nach eingetretener Besserung kann zu Wahn und Halluzinationen partielle, u. U. auch volle Distanz gewonnen werden.

Im Zusammenhang mit dem **Bleulerschen Schizophrenieverständnis** sind noch 3 Merkmale zu nennen: Ambivalenz, Autismus und Störungen des Einheitserlebens der eigenen Person.

Ambivalenz ist das gleichzeitige Bestehen von gegenteiligen Gefühlen oder Intentionen. Sie kann sich bei Schizophrenie dadurch manifestieren, dass der Patient gleichzeitig lacht und weint, u. U. mit gegenteiliger Mimik verschiedener Gesichtspartien. Stupor kann durch Ambivalenz bedingt sein. Ein katatoner Patient führte die Gabel nur die Hälfte der Distanz zum Mund und verharrte in dieser Stellung, weil er sich zwischen dem Wunsch zu essen und nicht zu essen nicht entscheiden konnte. Stimmen können dem, was der Patient gerade tun will, widersprechen.

Autismus ist Kontaktverlust mit der Umwelt und Rückzug aus der Wirklichkeit. Man kann eine affektive und eine kognitive Komponente des Autismus unterscheiden. Die affektive besteht in emotionaler Distanziertheit, die kognitive in Rückzug aus der Realität und fehlender Auseinandersetzung mit ihr. Dadurch wird in einem gewissen Sinne die Voraussetzung zur Entstehung von Wahnideen geschaffen. Besonders deutlich wird dies bei bizarren Wahnideen, die von vornherein jeglicher Vernunft widersprechen. Ein Patient behauptete, er sei 1265 geboren. An anderer Stelle gab er korrekt an, dass er das mittlere von 3 Geschwistern ist und seine beiden Schwestern 1942 und 1949 geboren sind.

Zu den Störungen des Einheitserlebens der Person zählte Bleuler u. a. wahnhafte Beeinflussungserlebnisse und wahnhafte Störungen der Ich-Identität.

Die aktuellen diagnostischen Kriterien der Schizophrenie nach ICD-10 sind in Übersicht 2 zusammengefasst. Nicht ganz unproblematisch an den ICD-10-Kriterien ist, dass die Diagnose anhand eines einzigen Merkmals möglich ist. Die klinische Erfahrung zeigt, dass die Schizophrenie immer eine syndromale Erkrankung mit einer Mehrzahl von psychopathologischen Symptomen ist.

Übersicht 2
Merkmale der Schizophrenie nach ICD-10[a]
- Schneidersche Symptome ersten Ranges, bizarrer Wahn oder
- Symptomkombination von anhaltenden Halluzinationen, formalen Denkstörungen (inkohärent/zerfahren), katatonen Symptomen oder Negativsymptomen

[a] Mindestdauer der Symptomatik: 1 Monat.

Untertypen der Schizophrenie. Man unterscheidet v. a. die paranoide, die katatone und die hebephrene Schizophrenie. Die paranoide Form ist gekennzeichnet durch Wahn und Halluzinationen bei wenig ausgeprägten sonstigen schizophrenen Symptomen (Übersicht 3).

Übersicht 3
Merkmale der paranoiden Schizophrenie nach ICD-10
- Wahn, Halluzinationen
- Fehlen der Kriterien anderer Subtypen

Bei der hebephrenen Form – heute auch als desorganisierte Form bezeichnet – bestehen Verflachung, Oberflächlichkeit und Inadäquatheit des Affekts, Ziellosigkeit des Verhaltens sowie Inkohärenz und Zerfahrenheit des Denkens. Flüchtige Wahnideen oder Halluzinationen können vorkommen (Übersicht 4).

Übersicht 4
Merkmale der hebephrenen Schizophrenie nach ICD-10
- Verflachung, Oberflächlichkeit, Inadäquatheit des Affekts, zielloses Verhalten, inkohärentes/zerfahrenes Denken
- Fehlen der Kriterien anderer Subtypen

Die katatone Form ist charakterisiert durch Störungen der Psychomotorik (Übersicht 5).

Übersicht 5
Merkmale der katatonen Schizophrenie nach ICD-10
- Stupor, Erregung, Haltungsstereotypien, Negativismus, Rigidität, Flexibilitas cerea, Befehlsautomatismus
- Fehlen der Kriterien anderer Subtypen

Die Einteilung in die 3 Untertypen ermöglicht, die vorherrschende Symptomatik in der Diagnose festzuhalten. Sonst ist ihre Bedeutung begrenzt. Auch kann sich die Symptomatik im Längsschnitt verändern. Zudem gibt es Mischformen – diese bezeichnet man als Schizophrenie vom undifferenzierten Typ. Als undifferenziert werden auch Schizophrenien bezeichnet, welche die Kriterien keines der angegebenen Untertypen erfüllen.

Bei der Schizophrenia simplex handelt es sich um seltene Bilder, die von Beginn an besonders arm an Positivsymptomatik sind und eine fast reine Negativsymptomatik aufweisen (Übersicht 6). Zur Diagnosestellung nach ICD-10 muss die Symptomatik mindestens 1 Jahr lang bestehen.

Beim schizophrenen Residualzustand dominieren nach langem Krankheitsverlauf Negativsymptome bei minimalen Positivsymptomen.

Die postschizophrene Depression ist eine depressive Nachschwankung, die im Anschluss an eine schizophrene Krankheitsphase auftritt.

Gelegentlich werden Bezeichnungen für Unterformen der Schizophrenie verwendet, welche nicht in ICD-10 figurieren. Die perniziöse (Synonym: febrile) Katatonie ist eine Sonderform der Katatonie, bei der Fieber, Blutdruckerhöhung, Tachykardie und andere Zeichen zentral vegetativer Stimulation vorliegen. Von chronischer Schizophrenie wird gesprochen, wenn Krankheitssymptome während mehr als 2 Jahren bestehen.

Die Differenzierung in Schizophrenien mit **Positiv- und Negativsymptomatik** (Übersicht 6) geht v.a. auf englische Autoren (Crow 1980) zurück. Erkrankungen mit Positivsymptomatik beginnen oft abrupt, die prämorbide Persönlichkeit ist tendenziell unauffällig und die Prognose eher günstig. Schizophrenien mit dominierender Negativsymptomatik beginnen oft schleichend. Die Prognose ist ungünstig.

Überschneidungen der Symptomatik der Positiv- und Negativschizophrenie sind häufig und bei Einbeziehung leichterer Symptome sogar die Regel. Mit zunehmender Krankheitsdauer verstärkt sich bei vielen Patienten die Negativsymptomatik.

Übersicht 6
Positiv- und Negativsymptome der Schizophrenie
- Positivsymptome
  - Wahn
  - Halluzinationen
  - Inkohärenz, Zerfahrenheit
  - Motorische Erregung
- Negativsymptome
  - Affektarmut, Affektstarre
  - Sprachverarmung
  - Apathie

Wesen schizophrener Symptomatik. E. Bleuler (1911, 1916) versuchte, die Symptome der Schizophrenie „nach ihren Zusammenhängen und ihren Abhängigkeiten" zu klassifizieren und nahm eine Einteilung in Primär- und Sekundärsymptome vor. Die Primärsymptome (Übersicht 7) sind nach Bleuler immer vorhanden, wenngleich u. U. nur in diskreter Form. Sekundärsymptome wie Wahn, Halluzinationen und katatone Symptome vervollständigen das Bild. Sekundärsymptome können vorhanden sein oder fehlen. Bleuler hat mit seiner Einteilung versucht, die grundlegende Symptomatik der Krankheit zu beschreiben. Die Frage der reliablen Erfassbarkeit der Merkmale stand für ihn nicht im Vordergrund.

Übersicht 7
Wesen schizophrener Symptomatik nach Bleuler
- Nebeneinander von gesunden und kranken psychischen Phänomenen
- Schizophrene Grundsymptome:
  - Assoziationsstörungen[a]
  - Affektstörungen[a]
  - Ambivalenz[a]
  - Autismus[a]
  - Störungen des Erlebens der eigenen Person

[a] Diese Symptome werden gelegentlich als „die 4 A" bezeichnet.

Ratingskalen. Es werden praktisch nur Fremdbeurteilungsskalen verwendet. Die „Brief Psychiatric Rating Scale" (BPRS) – am häufigsten verwendet wird die 18-Item-Version (Overall u. Gorham 1962, 1988) – misst v. a. die globale Psychopathologie. Die „Positive and Negative Symptom Scale" (PANSS) (Kay et al. 1987) gestattet es, Positiv- und Negativsymptome der Schizophrenie separat zu quantifizieren.

Auswirkungen der Krankheit. Die Patienten leiden unter der Krankheit, auch wenn sie dies verbal nicht ausdrücken. Sie weisen eine Beeinträchtigung der Fähigkeit zu zwischenmenschlichen Beziehungen auf und kapseln sich ab. Die Arbeitsfähigkeit geht oft verloren. Der Tagesablauf gestaltet sich ungeordnet. Nicht nur mangelnde Ernährung, selbst ungenügendes Trinken kommt vor. Nahrungsverweigerung kann durch Vergiftungsängste oder verbietende Stimmen bedingt sein.

Die Patienten können aufgrund ihres eigenartigen und gespannten Verhaltens bedrohlich wirken. Tatsächlich kann es in der akuten Psychose zu Aggressionshandlungen gegen vermeintliche Widersacher kommen. So lässt sich auch feststellen, dass Gewalttaten bei Schizophrenen häufiger als in der Allgemeinbevölkerung vorkommen.

Die Patienten können sich selbst verletzen, weil Stimmen es befehlen oder sie den quälenden psychotischen Zustand nicht mehr ertragen. Auch Suizidversuche im Rahmen einer zusätzlich bestehenden Depression sind möglich.

Eine seltene Komplikation stellt eine Wasserintoxikation aufgrund von exzessivem Flüssigkeitskonsum dar.

Die Erkrankung des Patienten stellt für die Angehörigen oft eine schwere Belastung dar. Viele Patienten reagieren, auf ihr eigenartiges Verhalten angesprochen, ausweichend, mit unlogischen Erklärungen oder unwirsch, und schlagen Hilfsangebote aus krankhaften Gründen aus.

Verlauf. Die Schizophrenie beginnt oft schleichend über Monate oder Jahre, nicht selten mit uncharakteristischen Prodromalsymptomen. Erste Krankheitszeichen können sich in sozialem Rückzug, vermehrter Empfindsamkeit, verschrobenen Ideen, eigenartigen Verhaltensweisen, Interessenverlust, Aufgabe der Arbeit, Vernachlässigung des äußeren Erscheinungsbilds u. a. manifestieren. Zum Teil treten auch Angst, Phobie, Depression, Hypochondrie oder andere psychische Störungen auf. Gelegentlich beginnt die Erkrankung akut.

Der überwiegende Teil der Patienten erkrankt zwischen 15 und 35 Jahren. Die Schizophrenie kann aber in jedem Lebensalter auftreten. Männer erkranken im Durchschnitt 5 Jahre früher als Frauen. Die Hebephrenie beginnt meist früh, die paranoide Schizophrenie oft erst im 3. oder 4. Lebensjahrzehnt.

Es wurde gesagt, dass die Schizophrenie besonders in Lebensphasen auftrete, in denen neue Anforderungen an das Individuum gestellt werden. Oft ist es nicht möglich zu entscheiden, ob belastende Lebensereignisse im Vorfeld der Erkrankung bestanden, weil man den Krankheitsbeginn nicht bestimmen kann.

Der Verlauf der Schizophrenie ist überwiegend ungünstig. Jedoch wurde die Prognose durch die modernen Therapien verbessert. Man hat gesagt, dass etwa 1/3 der Erkrankungen einen chronischen Verlauf nimmt, 1/3 einen wellenförmigen Verlauf mit Teilremissionen und 1/3 einen wellenförmigen Verlauf mit weitgehender Remission. Diese Drittelregel vermittelt allerdings ein etwas zu optimistisches Bild über den Verlauf. Weniger als 10% der Patienten haben nur eine einzige, in Remission ausgehende Krankheitsphase im Leben. Im Langzeitverlauf kann sich die Intensität von Wahn und Halluzinationen abschwächen, während die Negativsymptomatik zunimmt.

Prognostisch sind ein schleichender Beginn und eine initial bestehende Negativsymptomatik ungünstig, ein akuter Krankheitsbeginn hingegen günstig. Letzteres gilt auch für eine unauffällige prämorbide Persönlichkeit (Übersicht 8).

> **Übersicht 8**
> **Günstige prognostische Kriterien der Schizophrenie**
> - Akuter Krankheitsbeginn
> - Unauffällige prämorbide Persönlichkeit
> - Bisher günstiger Verlauf

Als Folge von Depressionen, die in jeder Phase der Erkrankung auftreten können, ist die Schizophrenie im Langzeitverlauf mit einer Suizidrate von ca. 10% belastet.

Nicht nur die kurzfristigen, auch die längerfristigen beruflichen und sozialen Konsequenzen der Krankheit sind oft schwerwiegend. In vielen Fällen ist die Ausübung des Berufs bzw. die Berufsausbildung nicht mehr möglich. Die Partnerbeziehung ist durch das gestörte Kontaktverhalten gefährdet. Die Fähigkeit zum Erziehen von Kindern ist je nach Schwere der Erkrankung beeinträchtigt oder aufgehoben.

Der Verlauf der Schizophrenie wird teilweise durch Umweltbedingungen beeinflusst. Sowohl Isolation als auch Überstimulation können zur Exazerbation der Krankheit führen. Eine gespannte familiäre Atmosphäre ist ungünstig. Überkritische Bemerkungen und emotionale Überinvolviertheit der nächsten Angehörigen („expressed emotions") stellen einen Risikofaktor für Rückfälle dar.

Cannabis, LSD, andere Halluzinogene, Kokain, Amphetamin und Phencyclidin können Schizophrenien auslösen bzw. eine Exazerbation der Erkrankung bewirken.

Komorbidität. Auf das Vorkommen von Depressionen wurde hingewiesen, ebenso von verschiedenen psychischen Störungen in der Prodromalphase der Erkrankung.

Ungefähr die Hälfte der Patienten zeigt prämorbid Persönlichkeitsauffälligkeiten schizotypischer, schizoider oder anderer Art. Wohl als Folge der verminderten Kontaktfähigkeit sind viele männliche Schizophrene bei Erkrankungsbeginn ohne Partner und bleiben dies weiterhin.

Relativ viele der jüngeren schizophrenen Patienten betreiben einen Konsum von Cannabis oder anderen Drogen.

Somatisch findet man bei Schizophrenie etwas vermehrt leichte somatische Anomalien sowie eine motorische Ungeschicklichkeit und andere neurologische „soft signs".

Häufigkeit. Die Lebenszeitprävalenz der Schizophrenie beträgt, wahrscheinlich mit geringen Schwankungen überall auf der Welt, ca. 1%. Die Häufigkeit ist bei Männern und Frauen gleich. Schizophrenie kommt in unteren Sozialschichten gehäuft vor, wobei dies überwiegend Folge der Erkrankung ist. Die Sozialschicht der Eltern der Patienten entspricht der Verteilung in der Bevölkerung. In heißen Ländern der Dritten Welt ist der Anteil akut auftretender, in Remission übergehender Schizophrenien möglicherweise höher als in den nördlichen Industrieländern.

Gemäß neuen Befunden scheinen Stadtgeborene ein höheres Schizophrenierisiko als Landgeborene aufzuweisen.

Von den Untertypen der Schizophrenie ist die paranoide Form die häufigste. Die katatone Schizophrenie stellte immer schon die seltenste Form dar. Sie ist in den letzten Jahrzehnten in den Industrieländern aus unbekannten Gründen noch seltener geworden.

Pathogenese, Ätiologie. Die bekannte Dopamintheorie der Schizophrenie nahm ihren Ausgang vom Befund der dopaminblockierenden Wirkung der Neuroleptika und der Eigenschaft des indirekt dopaminerg wirkenden Amphetamins, bei chronischer Einnahme die schizophrenieartige sog. Amphetaminpsychose hervorzurufen. Untersuchungen von Liquor, Plasma und Urin ergaben allerdings keine Hinweise für eine dopaminerge Überaktivität. Die Rolle des dopaminergen Systems bei der Genese der Schizophrenie bleibt unklar.

Bei PET-Untersuchungen des Gehirns zeigte sich eine präfrontale Hypoaktivität. In CT- und MRI-Studien fand man diskrete strukturelle Gehirnveränderungen, so Ventrikel- und Sulcusverbreiterungen, eine Volumenverminderung der Temporallappen, insbesondere des Hippocampus, zudem Abweichungen im Sinne mangelnder hemisphärischer Spezialisierung. Solche strukturellen Anomalien bestehen v. a. bei Patienten mit Negativsymptomatik. Die Mehrheit der Patienten mit Schizophrenie weist allerdings keine fassbaren Hirnveränderungen auf.

In den Familien der Patienten besteht eine Häufung von Schizophrenie. Das Morbiditätsrisiko beträgt für Verwandte ersten Grades 5–10%. Adoptiv- und Zwillingsstudien belegen den ätiologischen Beitrag genetischer Faktoren. Man findet bei den Verwandten auch Persönlichkeitsauffälligkeiten v. a. schizothymer Art, Depressionen und andere psychische Störungen und spricht deswegen von „Spektrumerkrankungen". Dies bedeutet, dass die gleiche genetische Disposition zu verschiedenen klinischen Manifestationen führt.

Wegen der unvollständigen Konkordanz eineiiger Zwillinge ist bewiesen, dass auch Umweltfaktoren bei der Entstehung der Erkrankung eine Rolle spielen. Dass es Schizophrenien ohne Beteiligung einer genetischen Komponente, also sog. Phänokopien gibt, ist möglich, haben doch mehr als 50% der Patienten eine negative Familienanamnese. Andererseits ist der Befund einer negativen Familienanamnese mit einer genetischen Belastung vereinbar. Bei inkompletter Penetranz und der anzunehmenden polygenen Vererbung ist eine negative Familienanamnnese in einem Teil der Fälle zu erwarten.

Hinsichtlich der Art der schizophreniefördernden Umweltfaktoren ist der Einfluss von Perinatalschäden gesichert. Die leichte saisonale Häufung der Geburtsdaten Schizophrener – in der nördlichen Hemisphäre Januar bis März, in der südlichen Juli bis September – wurde mit der erhöhten Frequenz von Virusinfektionen der werdenden Mütter im Spätherbst in Verbindung gebacht. Solche Infektionen könnten eine Störung der neuronalen Entwicklung des Gehirns des Fetus bewirken und als langfristige Konsequenz davon zur schizophrenen Erkrankung führen.

Dass auch ungünstige familiäre Bedingungen einen schizophreniebegünstigenden Effekt haben könnten, erscheint plausibel; ein empirischer Beleg fehlt jedoch.

Nach der psychoanalytischen Theorie wird Verfolgungswahn, wie er bei Schizophrenie und Wahnkrankheiten vorkommt, als abgewehrter, projizierter homosexueller Impuls interpretiert. In der Psychose komme es zu einem narzisstischen Rückzug auf sich selbst. Gemäß der familiendynamischen Double-bind-Hypothese der Schizophrenie (Bateson et al. 1956) besteht eine Konstellation, bei der das Kind zum Objekt widersprüchlicher Botschaften eines Elternteils wird, es ihm jedoch unter Androhung von Liebesentzug verwehrt wird, diesen Widerspruch zu thematisieren. Als Ausweg bliebe nur die Flucht in die Verrücktheit. Double-bind-Situationen sowie andere dysfunktionelle Kommunikationsmuster haben sich als weitverbreitetes Phänomen ohne spezifische Beziehung zur Schizophrenie erwiesen.

Differenzialdiagnose. Wenn die psychopathologischen Kriterien der Schizophrenie erfüllt sind, sind organische Psychosen auszuschließen (S. 55). Dazu empfiehlt sich das folgende Vorgehen. Ergeben sich bei der Anamnese und dem Körperstatus einschließlich Routinelaboruntersuchung konkrete Hinweise auf eine organische Erkrankung, erfolgen weitere Abklärungen. Insbesondere bei neurologischen Symptomen oder ungeklärtem Fieber ist eine umfassende Abklärung angezeigt, ebenso bei Bewusstseinsverminderung, delirartiger Symptomatik und Gedächtnisstörungen.

Zur Abgrenzung von der Alkoholhalluzinose s. dort. Auszuschließen sind auch Psychosen bei Missbrauch von Amphetamin, Kokain, Halluzinogenen, Cannabis und Phencyclidin. Der

Drogenkonsum kann durch einen Urintest nachgewiesen werden. Wenn bei Gebrauch oben erwähnter Substanzen eine schizophrenieartige Psychose auftritt, soll man gemäß ICD-10 provisorisch eine drogeninduzierte Psychose annehmen. Bei Abstinenz müssen die Symptome innerhalb eines Monats teilweise und innerhalb von 6 Monaten vollständig abklingen. Allerdings zeigt die Erfahrung, dass drogeninduzierte Psychosen, die mehr als ein paar Tage dauern, extrem selten sind.

Die genannten Substanzen können zur Exazerbation einer bestehenden Schizophrenie führen und dadurch differenzialdiagnostische Probleme ergeben.

Eine schizoaffektive Krankheit wird diagnostiziert, wenn neben der schizophrenen Symptomatik ein ausgeprägtes affektives Syndrom vorhanden ist.

Die akuten vorübergehenden psychotischen Störungen weisen einen akuten Erkrankungsbeginn auf und erfüllen die Symptom- oder Zeitkriterien der Schizophrenie nicht.

Die Abgrenzung gegen die Wahnerkrankungen ergibt sich durch das Fehlen der Schizophreniekriterien, die Abgrenzung gegen die schizotype Störung v. a. durch das Fehlen produktiv psychotischer Symptome.

Psychotische Depressionen und Manien können als Schizophrenien fehldiagnostiziert werden, wenn das affektive Syndrom übersehen wird. Die Differenzialdiagnose ist auch zu Depersonalisations- und Derealisationszuständen, die im Rahmen verschiedener psychischer Erkrankungen auftreten können, zu stellen. Auch schizoide und paranoide Persönlichkeitsstörungen sind abzugrenzen (Übersicht 10).

Übersicht 9
Somatische Abklärungen bei Schizophrenie
- Somatische Anamnese, Körperstatus, ergänzendes Routinelabor
- Allenfalls EEG, CT/MRI
- Drogenscreening im Urin

Verweigert der Patient die körperliche Untersuchung, hängt das Vorgehen von der jeweiligen Situation ab. Bei Wiedererkrankung oder wenn die psychotische Symptomatik schon seit langem besteht, kann man sich etwas Zeit geben. Hospitalisierte Patienten sollte man auf jeden Fall einmal unbekleidet sehen, um allfällige Verletzungen oder andere behandlungsbedürftige Veränderungen zu erkennen, von denen der Patient u. U. spontan nicht berichtet. In diesem Zusammenhang ist zu erwähnen, dass katatone Schizophrene eine verminderte Schmerzempfindung aufweisen können. Ggf. wird man bei urteilsunfähigen Patienten die Untersuchung erzwingen müssen.

Übersicht 10
Differenzialdiagnose der Schizophrenie
- **Störungen mit schizophrenieartiger Symptomatik**
  - Organische psychische Störungen
  - Substanzinduzierte Störungen
  - Akute vorübergehende psychotische Störungen
- **Störungen mit anderer Symptomatik**
  - Akute vorübergehende psychotische Störungen
  - Schizoaffektive Krankheit
  - Wahnkrankheit
  - Schizotype Störung
  - Manie
  - Depression
  - Depersonalisations- und Derealisationszustände
  - Persönlichkeitsstörungen

Therapie der Schizophrenie

> **Themenübersicht zur Therapie der Schizophrenie**
> - Allgemeines, nichtbiologische Therapie
> - Neuroleptische bzw. sonstige biologische Therapien
>   - Allgemeines
>   - Einteilung der Neuroleptika
>   - Auswahl des Neuroleptikums
>   - Durchführung der neuroleptischen Therapie
>   - Interaktionen
>   - Therapieresistenz
>   - Wechsel des Neuroleptikums
>   - Neuroleptikatherapie bei Alterspatienten
> - Nebenwirkungen von Neuroleptika
>   - Neurologische Nebenwirkungen
>   - Psychische Nebenwirkungen
>   - Allgemein somatische Nebenwirkungen
>   - Therapie von Neuroleptikanebenwirkungen
> - Dosierung ausgewählter Neuroleptika
> - Dosierung von Depotneuroleptika
> - Informationen für Patienten und Angehörige

Allgemeines, nichtbiologische Therapie. Die Schizophrenie ist eine schwere Erkrankung, jedoch wünscht nur ein Teil der Patienten, wenigstens initial, eine Therapie. Es ist vorteilhaft, wenn eine Schizophrenie nicht zu lange unbehandelt bleibt. Verharrt der Patient im psychotischen Zustand, können sich Rückzugstendenzen und andere Sekundärfolgen der Erkrankung akzentuieren. Andererseits reagieren die Patienten auch nach jahrelang bestehender Symptomatik gut auf die Behandlung.

Die Therapie der Schizophrenie ist komplex. In der akuten Phase liegt das Schwergewicht auf der Pharmakotherapie, im weiteren Verlauf haben nichtmedikamentöse Therapien eine zusätzliche wichtige Bedeutung. Es kommen biologische und psychotherapeutische Verfahren zum Einsatz. Der Sinn einer Therapie auf verschiedenen Ebenen kann durch das sog. Vulnerabilitäts-Stress-Modell begründet werden, nach welchem Patienten mit Schizophrenie eine besondere Tendenz aufweisen, unter psychischer Belastung Krankheitssymptome zu entwickeln. Eine Symptomverminderung kann einerseits durch Neuroleptika erzielt werden, welche diese Vulnerabilität biologisch reduzieren. Andererseits können bessere Bewältigungsstrategien und eine angemessene Lebensgestaltung zur Stressreduktion beitragen und dadurch protektiv wirken.

Institutionelle Therapie. In der akuten Krankheitsphase erfolgt die Behandlung oft in der psychiatrischen Klinik. Diese gibt dem Patienten Struktur und Sicherheit. Hier kann auch eine konsequente medikamentöse Behandlung durchgeführt werden. Der Patient soll eine offene und akzeptierende Atmosphäre vorfinden. Bei leichterer Symptomatik und tragfähigem sozialen Netz kann die Behandlung auch ambulant durchgeführt werden.

Möglichst bald soll der Patient an speziellen Therapien teilnehmen, durch welche die gesunden Anteile der Person gestärkt werden. Die Ergotherapie stellt eine meist in der Gruppe durchgeführte Therapieform dar, welche zum Ziel hat, die kreativen Fähigkeiten sowie die Ausdrucks- und Beziehungsfähigkeit des Patienten zu fördern. Bewegungs- oder Physiotherapie ist besonders bei katatonen Patienten hilfreich. Auch der milieutherapeutische Ansatz der modernen psychiatrischen Kliniken trägt zur Förderung der gesunden Anteile der Person bei. In der Milieutherapie strebt man an, durch offene Kommunikation und Delegation von Verantwortung an die Patienten deren Selbständigkeit und soziales Lernen in der Gruppe zu fördern. Besonders bei Patienten mit ausgeprägter Negativsymptomatik tritt oft nur eine begrenzte Zustandsverbesserung ein.

Unter den modernen Therapieansätzen kommen Rehabilitationsprogramme im Sinne eines speziellen kognitiven Trainings in Frage. Zunächst werden grundlegende kognitive Fähigkeiten geübt, anschließend werden diese in der sozialen Kommunikation angewandt, und später wird an der Lösung komplexerer interpersoneller Probleme gearbeitet (Brenner et al. 1993).

In besonderen Situationen kann durch KVT im Sinne des operanten Konditionierens eine erhöhte Selbstständigkeit erzielt werden. Neuerdings wurden auch kognitive Strategien zur Beeinflussung von Wahn und Halluzinationen entwickelt.

Zur Verbesserung von Konzentration und Durchhaltevermögen kommt der Arbeitstherapie eine wichtige Rolle zu. Zunächst erfolgt meist eine einfache repetitive Tätigkeit, welche innerhalb einer Gruppe, jedoch individuell ausgeführt wird, sodass eine genügende interpersonelle Distanz besteht.

Nach Besserung der akuten Symptomatik kann die Fortsetzung der Behandlung in teilstationären Einrichtungen wie Tageskliniken oder Nachtkliniken sinnvoll sein.

Nur ein Teil der Patienten kann schließlich die ursprüngliche Arbeit wieder aufzunehmen. Andere müssen sich umschulen lassen, oder die berufliche Wiedereingliederung erweist sich als unmöglich, sodass schließlich die Berentung erfolgt. Für solche Patienten kann die Beschäftigung in einer geschützten Werkstätte eine sinnvolle Aufgabe darstellen. Grundsätzlich sollte jeder Patient eine geordnete Tagesstruktur haben.

Für weiterhin schwer kranke Patienten, die nicht bei Angehörigen wohnen, kann die Platzierung in einem Wohnheim eine befriedigende Lösung darstellen.

Zur Unterstützung in finanziellen und anderen praktischen Lebensfragen sind die Errichtung einer Betreuung bzw. in der Schweiz Beistandschaft oder andere vormundschaftliche Maßnahmen zu erwägen.

Spezielles zur Psychotherapie. Siehe auch das Informationsblatt für Patienten und Angehörige (S. 127 ff.). Die Patienten benötigen eine individuelle allgemeine Psychotherapie, welche ihnen Hilfe bei der Bewältigung der konkreten Lebensprobleme ist. Emotionale Überforderung im Rahmen der Therapie soll vermieden werden. So sollen Übertragungsphänomene nicht interpretiert werden. Schweigsames, abstinentes Verhalten ist nicht angebracht.

Die Behandlung schizophrener Patienten erfordert Geduld und Denken in langen Perspektiven. Der Therapeut soll wissen, dass die Besserung gering bleiben kann.

Klarheit der Äußerungen und der Kommunikation wird als wichtig erachtet, da die Patienten Schwierigkeiten haben, mit Widersprüchlichkeiten umzugehen.

Der Patient muss über die Erkrankung informiert werden. Dies soll erst geschehen, wenn er eine ausreichende Besserung zeigt und aufnahmefähig ist. Man nimmt Bezug auf Symptome, die er als störend empfindet, z. B. Konzentrationsstörungen, Schwierigkeiten zu denken oder Schlafstörungen. Verfolgungsideen können als übertriebenes Misstrauen umschrieben werden. Unter Umständen kann man auch die Bezeichnungen Verfolgungswahn und Halluzinationen verwenden. Die Diagnose „Schizophrenie" soll ausgesprochen werden, indem man sagt, dass man heute die genannten Symptome bzw. Symptomkombinationen so bezeichnet. Man weist darauf hin, dass der Verlauf der Erkrankung nicht notwendigerweise ungünstig ist, durch die Behandlung wesentliche Besserungen erzielt werden und die Patienten überwiegend eine Lebensqualität finden, die sie akzeptieren können.

Der Umgang mit wahnhaften Äußerungen kann schwierig sein. Nach einem bewährten Grundsatz ist es nicht sinnvoll, über die Berechtigung von Wahninhalten zu argumentieren, da dies Misstrauen, Ablehnung und den Kontaktabbruch zur Folge haben kann. Ist eine Stellungnahme nicht zu umgehen, kann man dem Patienten signalisieren, dass man seine Sichtweise ernst nimmt, sich jedoch eine eigene Auffassung vorbehält. Bei bereits partieller Distanzierung vom Wahn und Bestehen einer guten therapeutischen Beziehung können diese Ideen mit kognitiven Strategien in Frage gestellt werden.

Die Auseinandersetzung mit der Krankheit ist für viele Patienten ein langer Erfahrungs- und Lernprozess. Die große Mehrheit der Patienten erkennt mit der Zeit, dass sie eine Behandlung benötigen.

Der Patient soll mögliche Frühsymptome der Erkrankung erkennen lernen. Möglicherweise gelingt es, belastende psychoseauslösende Situationen zu identifizieren und zu vermeiden.

Die Angehörigen müssen in die Behandlung einbezogen werden, denn sie stellen die wichtigsten und gelegentlich die ausschließlichen Bezugspersonen dar. Die früher vertretene Auffassung vom pathogenen Einfluss der Eltern Schizophrener ist falsch.

Neuroleptische bzw. sonstige biologische Therapien: Allgemeines. Die biologische Schizophrenietherapie ist weitgehend identisch mit der neuroleptischen Behandlung. Neuroleptika wirken bei Schizophrenie und anderen psychotischen Zuständen, weshalb die Bezeichnung „antipsychotischer Effekt" zutreffend ist.

Zur Effizienz der Neuroleptika kann als repräsentatives Beispiel eine ältere, aus dem Jahr 1968 stammende Multicenterstudie des „National Institute of Mental Health" (Bethesda, USA) angegeben werden, bei der 75% der neuroleptisch, jedoch nur 25% der placebobehandelten Patienten innerhalb von 6 Wochen eine wesentliche Zustandsverbesserung erfuhren. Diese stellt sich im Allgemeinen kontinuierlich von Behandlungsbeginn an ein. Die Neuroleptika wirken gegen das schizophrene Gesamtsyndrom, allerdings gegen Positivsymptome besser als gegen Negativsymptome.

Die Effizienz der Neuroleptika ist nur teilweise zufriedenstellend, und besonders die älteren, typischen Neuroleptika weisen z. T. beträchtliche Nebenwirkungen auf. Dennoch sind die Neuroleptika unverzichtbar. Praktisch alle akut kranken und viele chronisch kranke schizophrene Patienten benötigen eine neuroleptische Medikation.

Einteilung der Neuroleptika. Chlorpromazin und seine Folgesubstanzen erhielten den Namen Neuroleptikum wegen der neurologischen Begleiteffekte wie des Parkinsonoids und anderer extrapyramidal-motorischer Symptome (EPS). Man glaubte ursprünglich, dass die Auslösung eines Parkinsonoids für den antipsychotischen Effekt notwendig sei. Dies wurde aber durch die Entwicklung atypischer Neuroleptika widerlegt. Allerdings weist das Parkinsonoid auf den für die antipsychotische Wirkung wichtigen dopaminblockierenden Effekt der Neuroleptika hin.

Neuroleptika können aufgrund ihrer chemischen Struktur klassifiziert werden, z. B. in Phenothiazine, Butyrophenone u. a. Dies ist für klinische Zwecke wenig ergiebig. Heute ist die Einteilung in typische und atypische Neuroleptika üblich.

Typische Neuroleptika verursachen EPS und zeigen einen Parallelismus von antipsychotischen und extrapyramidalen Wirkungen. Biochemisch ist dieser Effekt durch eine Hemmung der D2-Rezeptoren aller 4 zerebralen Dopaminbahnen, nämlich der nigrostriatalen, der mesolimbischen, der mesokortikalen und der tuberoinfundibulären Verbindung bedingt. Die antipsychotischen Effekte werden durch die mesolimbische und z. T. die mesokortikale, die extrapyramidalen durch die nigrostriatale und die neuroendokrinologischen durch die tuberoinfundibuläre Bahn vermittelt.

> **Übersicht 11**
> **Typische Neuroleptika**
> - Parallelismus von antipsychotischen und extrapyramidalen Effekten
> - Wirksamkeit besonders gegen Positivsymptome
> - Unspezifischer D2-Antagonismus

Atypische Neuroleptika sind antipsychotische Substanzen mit nur geringen oder ganz ohne extrapyramidale Effekte. Sie wirken global mindestens gleich gut antipsychotisch wie typische Neuroleptika, weisen aber eine überlegene Effizienz gegen Negativsymptome auf. Nichtsdestoweniger bleibt auch bei ihnen die Wirkung gegen Negativsymptome oft unbefriedigend. Atypische Neuroleptika besitzen wahrscheinlich auch sog. neurokognitive Effekte, d. h. sie verbessern gestörte neuropsychologische Funktionen wie Konzentration, Aufmerksamkeit und planerisches Denken.

Auch atypische Neuroleptika hemmen Dopaminrezeptoren. Es gibt heute kein Antipsychotikum ohne dopaminblockierende Wirkung. Die Diskordanz von antipsychotischem und extrapyramidalem Effekt ist je nach Substanz durch unterschiedliche biochemische Eigenschaften bedingt. Alle atypischen Neuroleptika weisen eine selektive Wirkung auf die mesolimbische Dopaminbahn auf. Zudem besitzen fast alle außer Amisulprid eine kombinierte D2/5HT2-antagonistische Wirkung, wobei die 5HT2-Komponente für die Effizienz gegen Negativsymptome und die verminderte Tendenz zu EPS verantwortlich ist. Amisulprid bewirkt in niedriger Dosis eine Blockierung präsynaptischer D2-Rezeptoren. Dies führt, u. a. im kortikalen Bereich, zu einer vermehrten Dopaminfreisetzung und als Folge davon einer Verbesserung von Negativsymptomen. Bei höherer Dosierung wird durch Hemmung postsynaptischer D2-Rezeptoren die mesolimbische Dopaminbahn blockiert, was zur Unterdrückung von Positivsymptomen führt. Amisulprid hemmt auch D3-Rezeptoren, über deren Funktion aber wenig bekannt ist. Aripiprazol ist ein partieller Dopamin-Agonist/Antagonist.

> **Übersicht 12**
> **Atypische Neuroleptika**
> - Antipsychotischer Effekt bei geringen oder fehlenden EPS
> - Global mindestens gleich gut wirksam wie typische Neuroleptika
> - Gegen Negativsymptome besser wirksam als typische Neuroleptika
> - Hinweise auf neurokognitive Effekte
> - Selektivität für mesolimbische Dopaminbahn, 5HT2-Antagonismus, Antagonismus präsynaptischer D2-Rezeptoren, partieller Dopaminagonismus

Unterteilung typischer Neuroleptika. Typische Neuroleptika können unterteilt werden nach der sog. neuroleptischen Potenz, d. h. der auf das Gewicht bezogenen Wirksamkeit. Dieser Klassifikation kommt außer den Äquivalenzengaben (Tabelle 2) wenig Bedeutung zu. Wenn man trotzdem von den 2 Gruppen der hochpotenten und niedrigpotenten Neuroleptika spricht, so ist dies in erster Linie durch das häufig unterschiedliche Nebenwirkungsprofil bedingt. Viele niedrigpotente Neuroleptika weisen zugleich sedierende Effekte auf, die zu Behandlungsbeginn therapeutisch erwünscht sein können. Bei einigen niedrigpotenten Neuroleptika ist die neuroleptische Potenz so gering, dass sie in den üblichen Dosierungen kaum antipsychotisch wirken. Promazin besitzt überhaupt keinen antipsychotischen Effekt (Tabelle 3).

Unterteilung atypischer Neuroleptika. Auch diese Substanzen wirken im Vergleich untereinander in etwa gleich stark antipsychotisch, und zwar sowohl global als auch auf einzelne Symptome. So ergibt sich diesbezüglich kein Ansatzpunkt für eine Unterteilung. Biochemisch bestehen Unterschiede zwischen den D2/5HT2-Blockern und anderen Substanzen, allerdings ist die klinische Relevanz dieser Differenz unsicher.

Ein Teil der atypischen Neuroleptika bewirkt dosisabhängig, d. h. im Allgemeinen erst im höheren Dosisbereich, EPS. Clozapin verursacht auch in ganz hohen Dosen keine EPS (Tabelle 4).

Auswahl des Neuroleptikums: Atypische vs. typische Neuroleptika. Heute sind bei der Schizophreniebehandlung atypische Neuroleptika die erste Wahl. Speziell zu erwähnen ist, dass aty-

Tabelle 2. Typische Neuroleptika (hoch- und mittelpotent)

Substanz	Äquivalenz (im Vergleich zu Chlorpromazin=1)	Sedierend (besonders initial)	Anticholinerg	Adrenolytisch	QT-Zeit-Verlängerung[a]
Chlorpromazin	1	+	++	++	±
Thioridazin	1	+	++	++	+
Clotiapin	2	++	+	+	–
Zuclopenthixol	5	++	+	+	–
Perphenazin	9	–	+	+	–
Haloperidol	50	+	–	–	–
Flupentixol	50	±	+	+	–
Fluphenazin	50	–	+	+	–
Pimozid	75	–	–	–	+

[a] In seltenen Fällen bei allen Substanzen möglich.

Tabelle 3. Typische Neuroleptika (niedrigpotente)

Substanz	Antipsychotisch	Sedierend (besonders initial)	Anticholinerg	Adrenolytisch	QT-Zeit-Verlängerung[a]
Promazin	–	++	++	++	–
Levomepromazin	±	++	++	++	–
Clorprothixen	±	++	++	++	–

[a] In seltenen Fällen bei allen Substanzen möglich.

Tabelle 4. Atypische Neuroleptika

Substanz	Sedierend	Anticholinerg	Adrenolytisch	QT-Zeit-Verlängerung[a]
In hohen Dosen EPS möglich				
Risperidon	±	–	+	–
Zotepin	+	+	+	–
Amisulprid	–	–	–	+
Kaum EPS im gesamten Dosisbereich				
Olanzapin	+	+	+	–
Quetiapin	+	–	+	–
Ziprasidon	±	–	+	+
Sertindol	–	–	+	+
Aripiprazol	–	–	–	–
Definitiv keine EPS im gesamten Dosisbereich				
Clozapin	++	+	+	–

[a] In seltenen Fällen bei allen Substanzen möglich.

pische Neuroleptika ein vermindertes Spätdyskinesierisiko aufweisen.

Typische Neuroleptika können als Ersttherapie noch gegeben werden, wenn eine niedrige Dosis zur Beeinflussung von Positivsymptomen eingesetzt wird, ferner bei akuter schwerer Erregung, bei der eine zuverlässige Sedierung mit einer bekannten Substanz unabdingbar ist. Auch können mit Ausnahme von Clozapin derzeit atypische Neuroleptika nicht i.m. injiziert werden. Allerdings dürfte eine i.m.-Arzneiform von Olanzapin bald zur Verfügung stehen. Nach Abklingen der akuten Symptome ist die Umstellung auf eine atypische Substanz in Erwägung zu ziehen (Übersicht 13).

> **Übersicht 13**
> **Auswahl von typischen vs. atypische Neuroleptika**
> — Atypische Neuroleptika grundsätzlich bevorzugen
> — Typische Neuroleptika ggf. zur Behandlung von Positivsymptomen in niedriger Dosis
> — Typische Neuroleptika, wenn bei schwerer Erregung zuverlässige Sedierung unabdingbar oder i.m.-Applikation erforderlich
> — Später Umstellung auf atypisches Neuroleptikum in Betracht ziehen

Auswahl innerhalb typischer Neuroleptika. Wegen fehlender Effizienzunterschiede sind die Nebenwirkungskriterien (v. a. Sedation) besonders wichtig. Pharmakokinetische Eigenschaften der Substanzen spielen kaum eine praktische Rolle, schon deswegen, weil der Metabolismus und das Interaktionspotenzial vieler älterer Neuroleptika nur lückenhaft bekannt sind. Wegen der wesentlichen QT-Zeitverlängerung ist Thioridazin nur mehr eine Substanz der Reserve.

Auswahl innerhalb atypischer Neuroleptika. Wie erwähnt, gibt es auch bei ihnen keine relevanten Effizienzunterschiede.

Besonders in der psychiatrischen Klinik ist es bei akut kranken und erregten Patienten wünschenswert, dass man vom ersten Behandlungstag an eine gut antipsychotisch wirksame Dosis geben kann und nicht während Tagen aufdosieren muss. Diese Möglichkeit besteht besonders bei Olanzapin, Amisulprid und Aripiprazol.

Spezielle Indikationen für einzelne atypische Neuroleptika gibt es sonst nur begrenzt. Wahrscheinlich besitzen alle atypischen Neuroleptika eine gewisse antidepressive Komponente. Relativ gut dokumentiert ist diese für Olanzapin, Ziprasidon, Aripiprazol, Clozapin und Amisulprid. Olanzapin erwies sich auch als gut wirksam bei gemischt manisch-schizophrener Symptomatik.

Amisulprid ist das einzige atypische Neuroleptikum, dessen Effizienz in Niedrigdosierung bei Schizophrenie mit vorwiegender Negativsymptomatik belegt ist.

Risperidon wird demnächst als erstes atypisches Neuroleptikum in Depotform zur Verfügung stehen. Patienten, die mit dieser galenischen Form behandelt werden sollen, werden mit Vorteil schon initial auf diese Substanz per os eingestellt.

Clozapin wird wegen des Agranulozytoserisikos nicht als Medikament erster Wahl, sondern nur bei Therapieresistenz und in anderen speziellen Indikationen eingesetzt.

Im Übrigen erfolgt die Auswahl der Substanz auch hier nach den Nebenwirkungen (Tabelle 4 und S. 120 ff.).

Durchführung der neuroleptischen Therapie: Akuttherapie im Regelfall. (Siehe auch S. 126 ff.) Bei den atypischen Neuroleptika bestehen detaillierte Dosierungsanweisungen. Für die typischen Neuroleptika werden hier mittlere Dosen angegeben; bis heute bestehen divergente Auffassungen über den optimalen Dosisbereich.

Therapie bei Erregung. Atypische Neuroleptika werden heute zu Recht auch bei akuter Schizophrenie als Medikamente erster Wahl eingesetzt.

Zum Teil ist eine sedierende Begleitmedikation indiziert (s. auch Übersicht 14).

Es wurde erwähnt, dass man bei starker Erregung z. T. auf typische Neuroleptika zurückgreift. Wird das Neuroleptikum i.m. verabreicht, wird meistens gleich wie bei oraler Gabe dosiert, obwohl die orale Bioverfügbarkeit vieler Neuroleptika nur bei 50% liegt. Zugrunde liegt die Annahme, dass der meist schwere Zustand eine höhere Dosis erfordert.

Eine Alternative zur 2-mal täglichen i.m.-Behandlung mit Haloperidol stellt die Gabe von Zuclopenthixol in der Acutardform mit einer Wirkdauer von 2-3 Tagen dar. Wegen der Möglichkeit starker EPS soll diese galenische Form nur Patienten gegeben werden, die in der Vergangenheit typische Neuroleptika toleriert haben.

> **Übersicht 14**
> **Akuttherapie der Schizophrenie bei Erregung**
> - **Mit atypischen Neuroleptika per os**
>   - Alle Substanzen, insbesondere Olanzapin, Amisulprid und Aripiprazol, ggf. mit Benzodiazepin
> - **Mit typischen Neuroleptika per os**
>   - Haloperidol 2-mal 5 mg bis max. 2-mal 10 mg tgl., zudem ggf. ein Benzodiazepin, z. B. Lorazepam 2-mal 1,25 mg bis 3-mal 2,5 mg tgl.
>   - Ggf. zu Haloperidol sedierendes Neuroleptikum, z. B. Levomepromazin 2-mal 25–50 mg tgl.
>   - Statt Haloperidol allenfalls Zuclopenthixol ca. 2-mal 25 mg tgl.
>   - Prophylaktisch Antiparkinsonmittel (z. B. Biperiden 2-mal 4 mg)
> - **Mit typischen Neuroleptika i.m.**
>   - Haloperidol in gleicher Dosis (2-mal tgl.) oder Zuclopenthixol 50–100 mg, in der Acutardform (1-mal alle 2–3 Tage)

Langzeitbehandlung. Weil sich nach eingetretener Remission im Falle des Absetzens des Neuroleptikums bei ca. 60% der Ersterkrankten und 90% der Wiedererkrankten innerhalb eines Jahres erneut psychotische Symptome zeigen, ist eine längerfristige Therapie wichtig. Man empfiehlt, diese bei Ersterkrankung für 1–2 Jahre fortzusetzen, bei Wiedererkrankung ca. 5 Jahre und oft das ganze Leben.

Bei anhaltender Stabilisierung kann man nach einigen Wochen die Dosis allmählich auf 2/3 bis 1/2 reduzieren. Später können weitere Reduktionen in Abständen von Monaten vorgenommen werden. Immer besteht aber die Möglichkeit des Wiederauftretens psychotischer Symptome. Daher wird man bei Patienten, die sehr schwere Krankheitssymptome hatten, einen mittleren Dosisbereich nicht ohne weiteres unterschreiten. Im Prinzip versucht man die Einstellung auf eine zwar effiziente, aber möglichst niedrige Dosis. Es gibt keine generelle untere Wirksamkeitsgrenze. Rückfälle treten z. T. verzögert nach Wochen ein.

Eine Toleranzentwicklung gegen den antipsychotischen Effekt tritt, abgesehen von fraglichen Ausnahmen, nicht ein.

Bei wellenförmigem Krankheitsverlauf kann der Versuch einer intermittierenden, sich auf die einzelnen Krankheitsphasen beschränkenden Behandlung unternommen werden. Treten Frühsymptome auf – besonders Schlafstörungen können ein erstes Anzeichen sein –, soll die neuroleptische Therapie sofort wiederbegonnen werden. Diese Frühinterventionsstrategie kommt aber oft zu spät und kann den Rückfall nicht mehr verhindern.

Behandlung assoziierter psychischer Störungen. Primär geht man davon aus, dass sich alle Symptome einer Schizophrenie durch die alleinige neuroleptische Behandlung bessern. Allerdings kann man bei Schlaflosigkeit ein Hypnotikum oder ein sedierendes niedrigpotentes Neuroleptikum hinzugeben, wenn das hauptsächlich eingesetzte Neuroleptikum nicht selbst sedierend wirkt. Bei Angstsymptomatik empfiehlt es sich, erst bei Symptompersistenz Tranquilizer oder Antidepressiva zusätzlich einzusetzen.

Bei anhaltend depressiver Symptomatik im Rahmen einer Schizophrenie – hier besteht eine Überschneidung mit der schizodepressiven Störung – muss eine antidepressive Behandlung durchgeführt werden. Befürchtungen, dass dadurch der schizophrene Prozess aktiviert werden könnte, sind nicht berechtigt. Jedoch sollen Antidepressiva nicht ohne Neuroleptikum gegeben werden. Die Notwendigkeit der Therapie der Depressionen bei Schizophrenie ergibt sich nicht zuletzt aus der hohen Suizidrate Schizophrener.

Grundsatz für depressive Zustände bei Schizophrenie
Persistierende Depressionen antidepressiv behandeln

Ausgangs- und Kontrolluntersuchungen. Vor und während neuroleptischer Behandlungen müssen einige Sicherheitsmaßnahmen getroffen werden. Insbesondere müssen Patienten, die Clozapin erhalten, über mögliche Agranulozytosezeichen informiert werden. Dies ist auch bei denjenigen Neuroleptika angezeigt, über die Fälle von Agranulozytose bekannt sind (s. dazu die offiziellen Fachinformationen). Bei Gabe von typischen Neuroleptika muss nach einigen Monaten über das Risiko der Spätdyskinesie aufgeklärt werden. Auch für die atypischen Neuroleptika (außer Clozapin) soll auf diese Möglichkeit hingewiesen werden. Hinsichtlich weiterer Kontrollen s. Übersicht 15.

Übersicht 15
Untersuchungen bei Neuroleptikatherapie
- **Zu Behandlungsbeginn**
  - Routinelabor einschließlich Nüchternblutzucker empfohlen, bei Clozapin Leukozyten obligatorisch
  - Aufklärung über Hinweise für Agranulozytose (Fieber, Angina)
  - EKG bei kardialen Risikopatienten und vor Behandlung mit Substanzen mit QT-Zeit-Verlängerung
  - Ggf. Schwangerschaftstest
  - Gewichtskontrolle
- **Während der Behandlung**
  - Blutbildkontrollen bei Clozapinbehandlung
  - EKG-Kontrollen wie oben angegeben. Einmalige EKG-Kontrolle bei allen Patienten empfohlen
  - Aufklärung über Spätdyskinesie
  - Periodische Gewichtskontrolle
  - Periodische Überprüfung der Dosis
  - Periodische Überprüfung der Notwendigkeit der Antiparkinsontherapie
  - Periodische Kontrolle auf Spätdyskinesie
  - Einmal pro Jahr Routinelabor einschließlich Nüchternblutzucker

Interaktionen: Allgemeines. Hinsichtlich einer detaillierten Erörterung der Thematik s. die offiziellen Fachinformationen sowie Schöpf und Honegger (2000).

Pharmakokinetische Interaktionen. Zu den atypischen Neuroleptika kann pauschal festgestellt werden, das diese kaum klinisch relevante Wechselwirkungen dieser Art verursachen. Auch ist im Regelfall nicht mit einem starken Anstieg ihres Plasmaspiegels zu rechnen, wenn sie mit Psychopharmaka kombiniert werden, die Hemmer des CYP-450 sind. Ausnahmen sind die Kombination von Olanzapin oder Clozapin mit Fluvoxamin und die gleichzeitige Gabe von Quetiapin oder Ziprasidon mit Nefazodon oder anderen Hemmern des CYP-450-3A4.

Was die typischen Neuroleptika betrifft, so sind einige von ihnen Hemmer des CYP-450-2D6. Es wurde schon erwähnt, dass Metabolismus und Interaktionspotenzial der typischen Substanzen selbst heute nur mangelhaft untersucht sind. Gemäß klinischer Erfahrung ergeben sich allerdings kaum je relevante praktische Probleme.

Daneben ist daran zu denken, dass Enzyminduktoren wie Carbamazepin den Plasmaspiegel von Neuroleptika stark senken können.

Pharmakodynamische Interaktionen. Hier ist besonders zu erwähnen, dass Substanzen mit Effekten auf die QT-Zeit mit anderen herzwirksamen Substanzen nur mit großer Vorsicht kombiniert werden sollen.

Therapieresistenz. Eine völlige Therapieresistenz auf die neuroleptische Behandlung ist selten, häufiger hingegen ein nur ungenügendes Ansprechen. Dabei muss an eine Noncompliance gedacht werden. Aus diesem Grund ist es in der Klinik in Zweifelsfällen sinnvoll, die orale Medikation aufgelöst bzw. in Tropfenform zu geben und die Einnahme zu kontrollieren. Eine neue Entwicklung der Galenik stellen Tabletten dar, die sich im Mund sofort auflösen (z.B. Olanzapin). Auch die parenterale Therapie kommt in Frage. Die längerfristige Behandlung kann, wenn der Patient einverstanden ist, mit einem Depotneuroleptikum durchgeführt werden. Die Compliance der oralen Medikation kann auch durch eine Plasmaspiegeluntersuchung überprüft werden. Dies ermöglicht allerdings nur die Kontrolle intraindividuell im Längsschnitt. Interindividuell schwanken die Konzentrationen bei gleicher Dosis stark.

> **Übersicht 16**
> **Vorgehen bei Therapieresistenz**
> - Überprüfung der Compliance, ggf. Plasmaspiegelbestimmung
> - Präparatwechsel, Kombinationen von Neuroleptika
> - Bei akuter Katatonie ggf. Elektrokrampfbehandlung
> - Hochdosierung
> - Niedrigdosierung (Amisulprid)
> - Carbamazepinzugabe
> - Lithiumzugabe
> - Assoziierte Syndrome behandeln

Wenn sich unter der Maximaldosis eines Neuroleptikums nach einigen Wochen kein Erfolg einstellt, soll das Präparat gewechselt werden. Hinsichtlich der Wahl der zweiten Substanz gibt es nur geringe empirische Grundlagen. Nötigenfalls wird man die atypischen Neuroleptika durchtesten, auch typische Neuroleptika versuchen und allenfalls Kombinationen – z. B. einer atypischen mit einer typischen Substanz – einsetzen.

Bei persistierender Therapieresistenz betrachten erfahrene Experten Clozapin nach wie vor als besonders erfolgversprechend.

Die Elektrokrampfbehandlung ist bei therapieresistenter katatoner Schizophrenie z. T. rasch effizient.

Bei Therapieresistenz wurde auch die hochdosierte, über der üblichen Maximaldosis gelegene Neuroleptikatherapie empfohlen. Die Hochdosierung mit dem atypischen Neuroleptikum Clozapin (600–1000 mg tgl.) kann durchgeführt werden, wenn der Plasmaspiegel für die Dosis relativ niedrig ist und das EEG keine Hinweise auf erhöhte Krampfbereitschaft zeigt. Die Hochdosierung mit typischen Neuroleptika, z. B. mit 40–100 mg Haloperidol, wird wegen der Nebenwirkungen kaum mehr durchgeführt.

Therapieresistente Zustände mit vorwiegender Negativsymptomatik können mit Niedrigdosierung – untersucht wurde v. a. Amisulprid – z. T. günstig beeinflusst werden.

Bei persistierend aggressiven Tendenzen wurde die Zugabe von Carbamazepin oder von Lithium zum Neuroleptikum mit Erfolg durchgeführt. Die Lithiumzugabe kann auch, ohne dass ein depressives oder manisches Syndrom besteht, in Einzelfällen positive Effekte haben, welche sich nach spätestens 2 Wochen zeigen.

Von Bedeutung ist es, assoziierte Depressionen oder andere psychische Störungen zu erkennen und zu behandeln.

Wechsel des Neuroleptikums. Im Allgemeinen verursacht der Wechsel keine größeren Probleme. Wenn das erste Neuroleptikum nur kurz, d. h. Tage bis einige Wochen, gegeben wurde, ist der abrupte Wechsel möglich. Nach längerdauernder Verabreichung müssen bei der Umstellung einige Punkte berücksichtigt werden.

Wegen der Möglichkeit der Symptomexazerbation soll der Wechsel in der Regel überlappend durchgeführt werden, wobei die erste Substanz schrittweise abgesetzt wird. Das Tempo richtet sich nach der Dauer der Erstbehandlung.

Beim Absetzen des ersten Neuroleptikums können Entzugssymptome ausgelöst werden. Die Möglichkeit besteht v. a. bei anticholinergen Substanzen. Außerdem tritt bei Beendigung von Behandlungen mit typischen Neuroleptika vereinzelt eine Entzugsdyskinesie (S. 122) auf.

Wenn eine Umstellung von einem typischen auf ein atypisches Neuroleptikum erfolgt und der Patient bisher ein Antiparkinsonmittel erhielt, sollte man das Antiparkinsonikum in der Umstellphase weitergeben. Das Absetzen könnte einen cholinergen Rebound und, als spezielles Entzugsphänomen, eine vorübergehend verstärkte Parkinson-Symptomatik bewirken, die irrtümlicherweise der neuen Substanz zugeschrieben werden könnte. Das Antiparkinsonmittel sollte erst anschließend progressiv abgesetzt werden.

Bei überlappender Umstellung der Neuroleptika können pharmakokinetische Interaktionen auftreten. Diese sind im Allgemeinen von geringer klinischer Bedeutung und können für die Praxis vernachlässigt werden.

Übersicht 17
Wechsel des Neuroleptikums
- Bei nur kurzdauernder Behandlung abrupter Wechsel möglich
- Nach längerdauernder Behandlung schrittweises Absetzen, z.B. jeweils um 1/4, ca. 1–7 Tage pro Schritt, je nach Dauer der Vorbehandlung
- Überlappender Wechsel im Allgemeinen vorzuziehen
- Wenn erstes Neuroleptikum anticholinerg und zweites nicht, langsames Absetzen
- Antiparkinsonmittel: Ausschleichen nach Absetzen des typischen Neuroleptikums
- Rascher Wechsel in Klinik vertretbar, ambulant langsamerer Wechsel und engmaschige Kontrolle

Neuroleptikatherapie bei Alterspatienten. Die Dosen sind primär etwas niedriger zu wählen. Substanzen mit anticholinerger, adrenolytischer oder chinidinartiger Wirkung sollen vorsichtig eingesetzt werden.

Wird Clozapin verwendet, soll wegen der stark sedierenden Wirkung die Initialdosis von 6,25 mg gewählt werden.

Bei der Therapie mit typischen Neuroleptika soll zu Behandlungsbeginn keine prophylaktische Antiparkinsontherapie gegeben werden. Alterspatienten entwickeln nur selten eine akute Dyskinesie, weisen jedoch erhöhte Risiken von anticholinergen Nebenwirkungen auf.

Nebenwirkungen von Neuroleptika. Die Nebenwirkungen differieren zwischen atypischen und typischen Vertretern und sind z. T. substanzspezifisch. Bezüglich der einzelnen Substanzen s. auch die offiziellen Fachinformationen. Man kann die folgenden 3 Gruppen von Nebenwirkungen unterscheiden.

Tabelle 5: Neurologische Nebenwirkungen von Neuroleptika

Nebenwirkung	Typische Neuroleptika	Atypische Neuroleptika
Akute Dyskinesie	+	±[a]
Parkinsonoid	+	±[a]
Akathisie	+	±[a]
Spätdyskinesie	+	±[a]
Malignes neuroleptisches Syndrom	+	+[b]
Tremor	+	+
Epileptische Anfälle	+	+[c]

[a] Je nach Substanz selten bis nie.
[b] Sehr selten.
[c] Gehäuft unter hochdosierter Clozapinbehandlung.

Neurologische Nebenwirkungen. Ihnen kommt bei den Neuroleptika besondere Bedeutung zu (Tabelle 5).

Die akute Dyskinesie ist eine häufige Komplikation typischer Neuroleptika, die in den ersten Stunden bis Tagen der Behandlung auftritt. Sie besteht in Spasmen im Bereich der Gesichts- und Halsmuskulatur einschließlich von Blick-, Lid-, Zungen- und Schlundkrämpfen und schiefhalsartigen Zuständen sowie in Haltungsanomalien im Rumpfbereich. Die Symptome werden z. T. als angsterregend erlebt und können in seltenen Fällen, wenn durch Kontraktion der Schlundmuskulatur ein Stridor auftritt, auch objektiv gefährlich sein.

Bei Fortsetzung der neuroleptischen Therapie klingt die Tendenz zur akuten Dyskinesie spontan ab, sodass die Fortführung der Behandlung mit Gabe von Antiparkinsonmitteln (S. 125) im Prinzip möglich ist. Nichtsdestoweniger ist, je nach Schwere der Komplikation und auch in Abhängigkeit der Reaktion des Patienten auf die Nebenwirkung, oft der Abbruch der Behandlung erforderlich. Junge Patienten, besonders junge Männer, stellen eine spezielle Risikogruppe für die akute Dyskinesie dar. Nur selten tritt die akute Dyskinesie bei länger bestehender Behandlung nach einer Dosiserhöhung auf.

Die Symptome des bei typischen Neuroleptika ebenfalls häufig auftretenden Parkinsonoids sind Rigor, Tremor und Akinese mit Hypomimie, monotoner Sprache, kleinschrittigem Gang und fehlendem Mitschwingen der Arme beim Gehen. Das Parkinsonoid tritt in den ersten Behandlungswochen auf und kann sich im Laufe der weiteren Behandlung spontan zurückbilden.

Bei der Akathisie – auch sie kommt v. a. bei typischen Neuroleptika vor – besteht eine unangenehme motorische Unruhe, insbesondere in den Beinen. Der Patient schwingt die Beine beim Sitzen hin und her, geht unruhig herum und trippelt beim Stehen. Auch muss er die Beine vor dem Einschlafen ständig bewegen. Die leichteste Ausprägung kann eine subjektiv empfundene innere Unruhe ohne sichtbare Bewegungen sein. Die Akathisie kann sich unter psychischem Stress verstärken. Die Störung tritt in den ersten Wochen der Behandlung auf und zeigt keine Tendenz zur spontanen Besserung. Die Akathisie ist der Hauptgrund, warum im Prinzip behandlungswillige Patienten das Neuroleptikum absetzen.

Unter den atypischen Neuroleptika bewirkt Olanzapin hie und da eine Akathisie.

Die Spätdyskinesie (Synonym: tardive Dyskinesie) tritt frühestens nach mehrmonatiger Behandlung auf. Sie ist die schwerwiegendste neurologische Nebenwirkung, mit der ca. 20% der Patienten, welche jahrelang typische Neuroleptika erhalten, in zumindest leichter Form rechnen müssen. Hauptrisikofaktor ist die Behandlungsdauer, erst in zweiter Linie die Dosis.

Die Spätdyskinesie besteht in unwillkürlichen Bewegungen meist choreiformer, aber auch athetoider oder rhythmischer Art. Betroffen sind v. a. die mimische Gesichtsmuskulatur einschließlich der Perioralregion, die Zunge und die Kiefermuskulatur, zudem die Extremitäten, dabei vorwiegend Hände und Finger. Ferner können rhythmische, stereotypieähnliche Bewegungen des Rumpfes bestehen.

In seltenen Fällen kann durch Befall der Schlundmuskulatur die Nahrungsaufnahme beeinträchtigt oder durch Beteiligung der Atemmuskulatur die Respiration unregelmäßig werden.

Die Symptome der Spätdyskinesie verstärken sich oft unter mentaler oder motorischer Aktivierung. Eigenartigerweise werden die Bewegungsstörungen vom Patienten oft wenig registriert.

Die Spätdyskinesie kann während der Behandlung, nach Dosisreduktion oder nach dem Absetzen des Neuroleptikums (Entzugsdyskinesie) auftreten. Oft bilden sich die Symptome innerhalb von Wochen bis Monaten zurück, sie können aber auch irreversibel sein. Schwere persistierende Spätdyskinesien sind selten. Zur Pathogenese wird eine dopaminerge Hypersensibilität, herbeigeführt durch die langfristige Blockierung der D2-Rezeptoren, vermutet.

Man geht davon aus, dass sich das Spätdyskinesierisiko eines Neuroleptikums parallel zu seiner EPS-verursachenden Wirkung verhält. Damit in Übereinstimmung steht, dass Clozapin nie eine Spätdyskinesie verursacht. Auch die neuen atypischen Substanzen weisen ein stark erniedrigtes Risiko auf.

Bei Patienten unter Neuroleptikatherapie ist die regelmäßige Kontrolle auf Spätdyskinesie nötig (s. Übersicht 18).

> **Übersicht 18**
> **Untersuchung auf Spätdyskinesie**
> — **Beobachten**
>   - Unwillkürliche Bewegungen im Gesichts- und Mundbereich
>   - Choreiforme Bewegungen im Bereich der Extremitäten
>   - Schaukeln oder Wiegen des Rumpfes
> — **Prüfen**
>   - Zunge herausstrecken lassen und beobachten, ob Bewegungsunruhe besteht
>   - Den Patienten sitzen, stehen und gehen lassen
>   - Symptomprovokation durch mentale oder motorische Anstrengung (rechnen, Finger der Reihe nach auf Daumen tippen)

Bei der Langzeitbehandlung mit Neuroleptika kann nicht nur eine Spätdyskinesie, sondern auch eine Spätakathisie, Spätdystonie oder neuroleptisch bedingte tardive Ticerkrankung auftreten.

Das **maligne neuroleptische Syndrom** (MNS) ist eine sehr seltene lebensgefährliche Komplikation, die hauptsächlich am Beginn der Behandlung auftritt (hinsichtlich der Symptomatik s. Übersicht 19). Die Differenzialdiagnose zur perniziösen Katatonie kann schwierig bis unmöglich sein, und in allen Zweifelsfällen muss man die neuroleptische Behandlung stoppen.

> **Übersicht 19**
> **Malignes neuroleptisches Syndrom**
> - Hyperthermie
> - Schwerer Rigor, u. U. Tremor
> - Autonome Dysfunktion mit Hypertonie oder Blutdrucklabilität, Tachykardie, profundem Schwitzen
> - Bewusstseinstrübung, u. U. Delir, Koma
> - Leukozytose, CPK-Erhöhung als Ausdruck muskulärer Schädigung

Ein **feinschlägiger Tremor** kann unter der Therapie mit Neuroleptika vorkommen.

Epileptische Anfälle stellen eine seltene Behandlungskomplikation dar. Bei hochdosierter Therapie, besonders mit Clozapin, ist dieses Risiko erhöht. Bei Patienten mit Epilepsie, die Neuroleptika benötigen, soll die Dosis langsam verändert werden.

Psychische Nebenwirkungen. (Siehe Tabelle 6)

Der **sedierende Effekt** variiert je nach Substanz (Tabellen 2–4), und im Laufe der Behandlung tritt oft eine Toleranzentwicklung ein.

Nicht wenige Patienten erleben unter den typischen Neuroleptika ein belastend empfundenes Gefühl von **affektiver Indifferenz**. Dieses kommt bei atypischen Neuroleptika seltener vor.

Neuroleptikatherapien können vereinzelt zu **Depressionen** führen. Dabei ist zu berücksichtigen, dass die Schizophrenie an sich häufig mit depressiven Symptomen einhergeht. Daneben kann v. a. bei typischen Neuroleptika eine Bewegungsarmut auftreten, welche an eine Depression erinnert (**akinetisches extrapyramidales Syndrom**).

Delirien treten vereinzelt am Beginn der Therapie, besonders mit anticholinergen Substanzen, auf und dies vorwiegend nach rascher Dosissteigerung. Im Allgemeinen wird man das Präparat absetzen, obwohl die meisten Delirien auch bei fortgesetzter Behandlung abklingen.

Neuroleptika können zu einer gewissen **physischen Abhängigkeit** führen und beim Absetzen Entzugssymptome hervorrufen. Allerdings besteht kein Drang zur Fortsetzung der Substanzeinnahme.

Allgemein somatische Nebenwirkungen. (Siehe Tabelle 7)

An **adrenolytischen Effekten** ist v. a. die orthostatische Hypotonie zu nennen. **Anticholinerge Effekte** sind Akkomodationsstörungen, Mundtrockenheit, Tachykardie, Obstipation, Glaukomanfälle bei Engwinkelglaukom und Harnretention bei Prostatahypertrophie.

Neuroleptika können auch einen **erhöhten Speichelfluss** bewirken. Dies gilt besonders für Clozapin. Der Wirkungsmechanismus ist unbekannt.

Gelegentlich tritt eine Schwellung der **Nasenschleimhäute** mit dem Gefühl einer verstopften Nase auf.

Beeinträchtigungen der **Libido** und sexuelle Funktionsstörungen sind unter jeglicher neuroleptischer Therapie möglich.

Die **kardialen Nebenwirkungen** sind je nach Substanz unterschiedlich (s. Tabellen 2–4). Ein Teil der Substanzen kann eine QT-Zeit-Verlängerung bewirken. Thioridazin wird deshalb heute nur noch als Substanz der Reserve eingesetzt.

Tabelle 6. Psychische Nebenwirkungen von Neuroleptika

Nebenwirkung	Typische Neuroleptika	Atypische Neuroleptika
Sedation	±[a]	±[a]
Affektive Indifferenz	+	±[b]
Depression	+	±[b]
Akinetisches extrapyramidales Syndrom	+	±[b]
Delir	+[c]	+[c]
Physische Abhängigkeit	±[d]	±[d]

[a] Je nach Substanz.
[b] Bei atypischen Neuroleptika leichter und seltener.
[c] Wesentlich in Abhängigkeit von den anticholinergen Effekten.
[d] Ohne Drang nach weiterer Substanzeinnahme.

Nebenwirkung	Typische Neuroleptika	Atypische Neuroleptika
Adrenolytische	±[a]	±[a]
Anticholinerge	±[a]	±[a]
Speichelfluss	+	+[b]
Gefühl verstopfter Nase	+	+
Störungen der Sexualfunktion	+	+
Kardiale Effekte	±[a]	±[a]
Agranulozytose	+	+[b]
Andere Veränderungen des weißen Blutbilds	+	+
Fieber	+	+[b]
Allergien, Photosensibilität	+[c]	+
Retinitis pigmentosa	+[c]	–
Galaktorrhö	+	±[d]
Ödeme	±	±
Leberfunktionsstörungen	±	±
Inadäquate ADH-Sekretion, Wasserintoxikation	+	+
Hitzestau	+	+
Diabetesauslösung	?	?

[a] Je nach Substanzeigenschaften.
[b] Besonders Clozapin.
[c] Phenothiazine.
[d] Bei Amisulprid und Risperidon häufiger als bei anderen atypischen Neuroleptika.

Eine Agranulozytose kann besonders bei Clozapinbehandlung, grundsätzlich aber bei der Therapie mit allen oder fast allen Neuroleptika auftreten. Bei Haloperidol ist die Wahrscheinlichkeit extrem gering. Auch bei neuen atypischen Neuroleptika wurden bisher kaum Agranulozytosen beschrieben. Agranulozytosen treten hauptsächlich in den ersten Behandlungsmonaten auf.

Bei Clozapintherapie müssen die Leukozyten in den ersten 18 Wochen wöchentlich und später monatlich kontrolliert werden. Sind die Leukozyten < 3500/μl und die Neutrophilen 1500–2000/μl, müssen die Leukozyten 2-mal pro Woche kontrolliert werden. Bei Leukozytenwerten < 3000 oder < 1500 Granulozyten muss das Präparat abgesetzt werden. Der Patient ist anzuweisen, bei Fieber, Stomatitis, Pharyngitis, Lymphadenopathie oder allgemeinem Unwohlsein die Einnahme des Medikaments sofort zu unterbrechen, bis die Leukozyten kontrolliert sind. Die Leukozytenkontrolle ist bei solchen Symptomen unter der Behandlung mit allen Neuroleptika notwendig.

Neuroleptika können auch Leukozytosen, Eosinophilien, Lymphozytosen und eine Erhöhung der Blutsenkung bewirken.

Unter Neuroleptikatherapie, am häufigsten bei Clozapin, kann Fieber auftreten. Dieses ist im Prinzip harmlos, eine Agranulozytose muss aber ausgeschlossen werden. Die Komplikation ist oft vorübergehend.

Fieber bei Neuroleptikatherapie
Medikation sofort unterbrechen und Leukozyten kontrollieren. Bei normaler Leukozytenzahl kann die Behandlung fortgesetzt werden.

Allergische Reaktionen sind bei allen Neuroleptika möglich. Photosensibilität kann besonders bei Phenothiazinen auftreten.

Risiken für das Auge im Sinne einer Retinitis pigmentosa bestehen bei Anwendung hoher Dosen von Phenothiazinen. Hier ist eine periodische ophthalmologische Kontrolle angezeigt.

Eine Galaktorrhö kann v. a. bei typischen Neuroleptika als Folge der erhöhten Prolaktinausschüttung auftreten. Letztere ist Folge der Blockierung der D2-Rezeptoren. Von den atypischen Neuroleptika neigen Amisulprid und Risperidon zu dieser Nebenwirkung.

Vereinzelt können Beinödeme auftreten, deren Ätiologie ungeklärt ist. Unter Olanzapin tritt diese Komplikation etwas vermehrt auf.

Bei der Behandlung mit Neuroleptika kommt es vereinzelt zu einer meist nur transitorischen Erhöhung der GOT und GPT. Man betrachtet Kontrollen der Leberfunktion nicht als routinemäßig notwendig.

Als seltene Komplikation kann eine **inadäquate ADH-Sekretion** mit Hyponatriämie und Wasserintoxikation auftreten.

Unter Neuroleptikabehandlung ist die **Thermoregulation** beeinträchtigt, was zum Hitzestau und zum Hitzschlag führen kann.

Die meisten Neuroleptika können zur **Gewichtszunahme** führen (Übersicht 20), wobei die Tendenz je nach Substanz unterschiedlich ist.

Übersicht 20
Gewichtszunahme bei Neuroleptika
- **Atypische Neuroleptika**
  - Clozapin > Olanzapin > Risperidon, Quetiapin, Amisulprid, Sertindol > Aripiprazol > Ziprasidon [a]
- **Typische Neuroleptika**
  - Thioridazin, Zuclopenthixol > Haloperidol, Flupentixol > Pimozid [b] > Molindon [a, b]

[a] Keine Gewichtszunahme.
[b] Pimozid und Molindon in USA im Handel.

Neuerdings wird die Frage diskutiert, ob Neuroleptika vereinzelt einen **Diabetes mellitus auslösen** können, dies unabhängig von der Gewichtszunahme. Sowohl typische als auch atypische Substanzen wurden genannt, von letzteren Clozapin und Olanzapin, kaum jedoch Risperidon, Amisulprid und Quetiapin. Bei Absetzen normalisierte sich der Blutzucker z.T. Es scheint sich um eine sustanzspezifische Eigenschaft zu handeln. Bei Langzeitbehandlung mit Neuroleptika sind periodische Kontrollen des Blutzuckers angezeigt.

Therapie von Neuroleptikanebenwirkungen: neurologische Nebenwirkungen. Der prophylaktische Einsatz eines anticholinergen Antiparkinsonmittels, z.B. Biperiden (2-mal 2–4 mg tgl.) oder Trihexiphenidyl (2-mal 2–5 mg tgl.) verhindert das Auftreten der akuten Dyskinesie fast immer. Die bestehende akute Dyskinesie kann durch 5 mg Biperiden i.m. oder i.v. innerhalb weniger Minuten zum Verschwinden gebracht werden.

Die Therapie des Parkinsonoids erfolgt mit anticholinergen Antiparkinsonmitteln (Dosis s. oben) oder durch Dosisreduktion. Die Notwendigkeit einer bestehenden Parkinsonoidbehandlung soll periodisch überprüft werden.

Therapeutische Möglichkeiten bei Akathisie sind Dosisreduktion, Antiparkinsonmittel, Benzodiazepine und Betablocker (z.B. 60 mg Propranolol tgl.).

Bei Spätdyskinesie steht therapeutisch an erster Stelle das Absetzen des Neuroleptikums. Wenn aus psychiatrischen Gründen eine neuroleptische Therapie fortgesetzt werden muss, sollen atypische Neuroleptika eingesetzt werden, die keine oder fast keine EPS verursachen (Tabelle 4). Zur eigentlichen Behandlung der persistierenden Spätdyskinesie ist die Verabreichung von Clozapin möglich, welches die Bewegungsstörungen vermindert. Möglicherweise kommen dafür auch andere atypische Neuroleptika in Frage. Auch die Gabe niedriger Dosen typischer Neuroleptika führt zur Symptomverminderung. Dies beinhaltet allerdings ein Risiko des Fortschreitens der tardiven Dyskinesie.

Beim MNS ist eine internistische Intensivbehandlung nötig. Dantrolen und Bromocriptin haben einen günstigen Effekt. Ist nach Abklingen des MNS eine neuroleptische Medikation nötig, soll Clozapin gegeben werden, bei welchem kaum je diese Komplikation beobachtet wurde. Wahrscheinlich weisen auch die neuen atypischen Neuroleptika diesbezüglich ein sehr niedriges Risiko auf.

Therapie psychischer Nebenwirkungen. Bei Depressionen kommt v.a. die Therapie mit Antidepressiva und der Wechsel von einer typischen auf eine atypische Substanz in Frage.

Besteht der Verdacht auf ein akinetisches extrapyramidales Syndrom, soll man einige Tage ein Antiparkinsonmittel versuchen.

Therapie allgemein somatischer Nebenwirkungen. Nach Möglichkeit wechselt man bei Galaktorrhö auf ein Präparat, welches diese Komplikation selten oder nie verursacht (Quetiapin, Olanzapin, Ziprasidon, Aripiprazol, Clozapin). Muss die Medikation trotz Galaktorrhö fortgesetzt werden, kommt die Behandlung mit Bromocriptin oder anderen D2-Agonisten in Frage.

Bei Gewichtssteigerung sind frühzeitige Diätberatung und die Empfehlung regelmäßiger körperlicher Aktivität sowie ggf. der Präparatwechsel die durchzuführenden Maßnahmen.

Bei sexuellen Funktionsstörungen ist wahrscheinlich Sildenafil gut wirksam. Apomorphin, seit kurzem in der Indikation sexueller Funktionsstörungen zugelassen, ist ein D2-Rezeptorstimulator und könnte deshalb theoretisch psychotische Symptome exazerbieren.

Dosierung ausgewählter Neuroleptika

Amisulprid. In der akuten Phase am 1. Tag bei Bedarf 400–800 mg. Maximaldosis 800 mg tgl. Dosis bei Schizophrenie mit vorwiegender Negativsymptomatik 50–200 mg tgl.

Aripiprazol. 1. Tag 15 mg. Bei Bedarf in der Folge Steigerung auf 30 mg tgl.

Clozapin. 1. Tag 1- bis 2-mal 12,5 mg, 2. Tag 1- bis 2-mal 25 mg. Durchschnittliche Tagesdosis 200–300 mg tgl. Übliche Maximaldosis 600 mg tgl., bei Therapieresistenz u. U. bis 1000 mg.

Flupentixol. 1. Tag 6–15 mg. Übliche Maximaldosis 20 mg tgl.

Haloperidol. 1. Tag 6–15 mg. Übliche Maximaldosis 20 mg tgl.

Olanzapin. 1. Tag üblicherweise 10 mg. Dosierungsbereich 5–20 mg tgl.

Pimozid. 1. Tag 3 (2–4) mg. Übliche Maximaldosis 12 mg tgl. Bei Wahnkrankheit Beginn mit 1 mg tgl.

Quetiapin. 1. Tag 50 mg, 2. Tag 100 mg, 3. Tag 200 mg, 4. Tag 300 mg. Maximaldosis 750 mg tgl.

Risperidon. 1. Tag 2 mg, 2. Tag 4 mg. Übliche Dosis 4–6 mg tgl. Übliche Maximaldosis 8 mg tgl., absolute Maximaldosis 16 mg tgl.

Sertindol. 1. Tag 4 mg. Dosiserhöhung alle 4–5 Tage bis auf 12–24 mg tgl.

Ziprasidon. 1. Tag 2-mal 20 mg. Dosissteigerung maximal alle 2 Tage. Maximaldosis 160 mg tgl.

Zuclopenthixol. 1. Tag 50 (25–75) mg tgl. Übliche Maximaldosis 150 mg tgl.

Dosierung von Depotneuroleptika. Mit Ausnahme des oralen Depotpräparats Penfluridol werden alle Depotneuroleptika i.m. verabreicht. Durch Veresterung von Neuroleptika entstanden stark lipophile Substanzen, die nur langsam in die Zirkulation abgegeben werden. Die Wirkungsdauer beträgt je nach Substanz 1–4 Wochen. Depotneuroleptika werden nicht als initiale Therapie, sondern als Fortsetzung der oralen Behandlung eingesetzt.

Die von den Herstellern gegebenen Dosierungsrichtlinien werden aus der oralen Tagesdosis errechnet. Es empfiehlt sich, zunächst ein mittleres Injektionsintervall zu wählen. Bei Hinweisen auf einen Wirkungsverlust vor der nächsten Injektion soll man das Intervall reduzieren. Ein kürzeres Intervall bei proportional reduzierter Gesamtdosis ist sinnvoll, wenn sich der Patient in den Tagen nach der Injektion wegen der erhöhten Neuroleptikakonzentration müde fühlt. Ein längeres Intervall kann bei konstant guter Verfassung gewählt werden.

Flupentixoldecanoat. Gabe der 4fachen oralen Tagesdosis alle 2 Wochen, der 6fachen oralen Tagesdosis alle 3 Wochen oder der 8fachen oralen Tagesdosis alle 4 Wochen.

Schizophrenie: Informationsblatt für Patienten und Angehörige
(J. Schöpf, Psychiatrie für die Praxis, Springer, 2003)

Allgemeines
Symptome. Die Krankheitssymptome können vom einen zum anderen Patienten sehr unterschiedlich sein. Allgemein ist festzustellen, dass sich die Patienten aus der realen Welt zurückziehen. Ihr Verhalten mag für die Umgebung eigenartig erscheinen.

Typische Krankheitssymptome sind Sinnestäuschungen (Halluzinationen), v.a. in Form von Stimmen, welche die Patienten hören, ohne dass jemand anwesend ist. Die Stimmen sprechen zum Patienten oder über ihn, sie kommentieren, was er gerade tut, oder sie stellen eine Art laut gewordener Gedanken dar.

Charakteristisch sind auch Wahnideen. Dies bedeutet, dass der Patient offensichtlich falsche Auffassungen von Gegebenheiten hat, deren Unrichtigkeit eigentlich erkennbar wäre. Der Patient fühlt sich verfolgt oder beeinflusst, glaubt, in besonderer Mission zu handeln, hält sich für eine andere Person o. Ä.

Oft stellt man fest, dass die Äußerungen des Patienten unlogisch oder unverständlich sind.

Andere typische Symptome sind ein distanziertes Verhalten und unverständliche gefühlsmäßige Reaktionen.

Einzelne Patienten weisen ungewöhnliche Bewegungen oder Körperhaltungen auf.

Initiativearmut und Apathie sind relativ häufig vorkommende sog. Negativsymptome (im Gegensatz zu Wahn und Halluzinationen, welche als Positivsymptome bezeichnet werden).

Den Patienten fehlt die Einsicht in den krankhaften Charakter ihrer Symptome und Verhaltensweisen zumindest teilweise.

Depressionen. Sie treten im Rahmen einer Schizophrenie häufig auf. Nicht zuletzt wegen des Selbstmordrisikos müssen sie erkannt und behandelt werden.

Verlauf. Oft tritt die Erkrankung allmählich auf, ohne dass man einen genauen Beginn angeben kann.

Mit der modernen Behandlung können fast alle Schizophrenien gebessert werden. Eine vollständige Heilung erfolgt jedoch nur in einer Minderheit der Erkrankungen. Generell besteht eine Tendenz zu Rückfällen im weiteren Leben.

Folgen. Die Erkrankung hat ungünstige Konsequenzen für das Wohlbefinden des Betroffenen und beeinträchtigt die Arbeitsfähigkeit sowie die Fähigkeit zu zwischenmenschlichen Beziehungen.

Häufigkeit. Ungefähr 1% der Bevölkerung erkrankt im Laufe des Lebens an einer Schizophrenie. Männer und Frauen sind gleich häufig betroffen. Das Ersterkrankungsalter liegt meist zwischen 15 und 45 Jahren.

Ursache. Diese ist, wie bei vielen psychischen Erkrankungen, weitgehend unbekannt. Es gibt eine gewisse erbliche Veranlagung. Genaueres ist heute nicht bekannt. Keineswegs in allen Familien von Patienten mit Schizophrenie findet man weitere Erkrankte, sodass unsicher bleibt, ob im Einzelfall eine erbliche Belastung eine Rolle spielt oder nicht.

Die Bedeutung ungünstiger psychologischer Faktoren bei der Entstehung der Schizophrenie ist nicht belegt. Eine falsche Erziehung ist zwar generell nachteilig für das Kind, sie fördert aber nicht das Auftreten einer Schizophrenie.

Therapie
Medikamente. Bestimmte Medikamente, sog. Neuroleptika, sind für die meisten Patienten eine entscheidende Hilfe. Mit ihnen können

die Krankheitssymptome zum Verschwinden gebracht oder gebessert werden. Positivsymptome sind leichter zu beeinflussen als Negativsymptome.

Man empfiehlt bei der ersten Krankheitsphase, die Behandlung mindestens 1 Jahr lang durchzuführen, bei wiederholten Krankheitsphasen viele Jahre bzw. auf Dauer. Viele Menschen akzeptieren nicht leicht, regelmäßig Medikamente zu nehmen. Sie sind erst dann zur konsequenten Medikamenteneinnahme bereit, wenn sie durch ihre persönliche Erfahrung diese Notwendigkeit erkannt haben.

Für Patienten, die kein Medikament nehmen, ist es wichtig, erste Zeichen der wiederkehrenden Krankheit zu erkennen. Dies können verschiedene Symptome, z.B. Schlafstörungen, Nervosität oder Konzentrationsschwierigkeiten sein. Wenn der Patient solche Frühsymptome feststellt, soll er unverzüglich mit seinem Arzt Kontakt aufnehmen.

Psychotherapie. Regelmäßige Gespräche sind immer angezeigt, damit der Patient die sich im Leben ergebenden Probleme optimal meistern und seine Krankheit verarbeiten kann.

Psychiatrische Klinik, andere Institutionen. In der akuten Krankheitsphase kann es notwendig sein, dass der Patient in einer psychiatrischen Klinik behandelt wird. Bei leichterer Erkrankung oder im Anschluss an den Klinikaufenthalt kann die Aufnahme in eine Tagesklinik oder Nachtklinik hilfreich sein.

Hinweise zur Lebensführung. Allgemein empfiehlt man, übermäßige Belastungen zu vermeiden.

Die berufliche Tätigkeit soll den Kräften des Patienten angepasst und nicht zu hektisch sein. Eine Tätigkeit, die intensiven Kontakt zu anderen Menschen beinhaltet, kann als zu belastend erlebt werden.

Die Patienten sollten weder in einer übermäßig stimulierenden noch in einer sehr anregungsarmen Umgebung leben. Für viele Patienten ist es günstig, wenn sie nicht allein wohnen.

Drogen. Kokain, LSD, andere Halluzinogene, Cannabis (Haschisch oder Marihuana) und Ecstasy können schizophrene Symptome verstärken. Daher sollen Patienten mit Schizophrenie auf keinen Fall solche Drogen nehmen.

Spezielle Hinweise für Angehörige.

Schuldgefühle. Angehörige haben häufig das Gefühl, sie hätten die Erkrankung des Patienten verschuldet. Aus heutiger Sicht kann dazu klar festgestellt werden, dass es für schizophrenieverursachende Verhaltensweisen Angehöriger keine Hinweise gibt.

Kontakt zu Ärzten und anderen Therapeuten. Eine gute Information der Angehörigen über die Erkrankung und die Behandlung ist Teil der modernen Therapie. Die Angehörigen sollen nicht zögern, Fragen zu stellen oder Feststellungen zu treffen, die ihnen wichtig erscheinen.

Ungünstige Verhaltensweisen. Wie allgemein im Leben muss man sich bei dieser Erkrankung bewusst sein, dass man im Umgang mit anderen Menschen nie alles richtig machen kann. Trotzdem lassen sich einige Punkte angeben, deren Beachtung beim Kontakt mit dem Patienten vorteilhaft ist.

Es kann krankheitsverstärkend wirken, wenn der Patient vonseiten der Angehörigen sehr viel Kritik erhält oder sich die Angehörigen übermäßig in seine Angelegenheiten einmischen. Andererseits kann es wegen der Verhaltensweisen des Patienten nötig sein, dies zu tun. In solchen Situationen soll das Vorgehen im Gespräch zwischen Arzt, Patient und Angehörigen geklärt werden.

Angehörige untereinander. Sie sollen sich gegenseitig gut informieren und sich in wichtigen Belangen untereinander abstimmen. Dies erleichtert nicht nur ihre eigene Lage, sondern oft auch die Therapie.

Eigener Kräftehaushalt. Angehörige sollten, wenn sie stark beansprucht werden, nicht die eigenen Interessen übermäßig hintanstellen.

Krisensituationen. Im Zusammenleben mit schizophrenen Patienten können Situationen auftreten, die für die Angehörigen sehr belastend sind. Solche Situationen sollten möglichst frühzeitig mit dem Patienten und ggf. auch dem Arzt besprochen werden.

Wenn das Verhalten des Patienten unerträglich wird, wozu auch die akute Gefährdung seiner selbst und von anderen gehört, kann es die Aufgabe der Angehörigen sein, den Notfallarzt zuzuziehen, selbst wenn der Patient dies ablehnt.

Bücher als Ratgeber. Über die Erkrankung und ihre Behandlung gibt es heute zahlreiche Publikationen für Laien.

Angehörigengruppen. Dort können zusätzliche Informationen und Ratschläge eingeholt werden. Es kann hilfreich sein, sich einer solchen Gruppe anzuschließen.

Fluphenazindecanoat. 25–100 mg (12,5–100 mg) alle 3 (2–4) Wochen.

Haloperidoldecanoat. Gabe der 15fachen oralen Tagesdosis alle 4 Wochen.

Penfluridol. 20–60 mg 1-mal pro Woche.

Zuclopenthixolacetat. 200–400 mg alle 2–4 Wochen.

Risperidon

F21   Schizotype Störung

Diese Diagnose ist für nichtpsychotische Zustände vorgesehen, welche schizophrenieähnlich sind, ohne dass die Symptome der Schizophrenie vorliegen (Übersicht 1). Die Diagnosekriterien sind als Provisorium zu betrachten.
Die Krankheit soll oft in der Adoleszenz beginnen, eine Tendenz zu chronischem Verlauf haben und gelegentlich in eine Schizophrenie übergehen.

> **Übersicht 1**
> **Merkmale der schizotypen Störung nach ICD-10**
> — Emotionale Distanziertheit
> — Soziale Zurückgezogenheit
> — Exzentrisches oder sonst seltsames Verhalten
> — Sonderbare Ansichten
> — Misstrauen oder paranoide Vorstellungen
> — Entfremdungserlebnisse oder illusionäre Verkennungen
> — Vages, unklares oder sonst formal auffälliges Denken
> — Flüchtige Halluzinationen oder wahnähnliche Phänomene

Die Störung hat genetische Beziehungen zur Schizophrenie und wird als schizophrene Spektrumerkrankung (S. 109) bezeichnet. Therapeutisch wurden Strategien im Sinne der kognitiven Therapie vorgeschlagen. Auch Versuche mit Neuroleptika kommen in Frage.

F22 Anhaltende wahnhafte Störungen

> **Einteilung nach ICD-10**
> F22.0 Wahnhafte Störung

Wahnhafte Störung

Allgemeines. Hauptmerkmal ist Wahn, ohne dass die Kriterien einer Schizophrenie oder einer psychotischen affektiven Krankheit erfüllt sind. Der Wahn ist systematisiert und nichtbizarr, d.h. er widerspricht nicht von vornherein jeglicher Wirklichkeit. Es können mehrere Wahnideen vorliegen, die aufeinander bezogen sind. Halluzinationen sind mit der Diagnose vereinbar, wenn sie nicht konstant vorliegen. Depressive Symptome dürfen zeitweise vorliegen, jedoch muss der Wahn auch außerhalb der Depression bestehen.

Wahnhafte Störungen können nach dem Inhalt der Wahnideen unterteilt werden.

> **Übersicht 1**
> **Merkmale der anhaltenden wahnhaften Störung nach ICD-10[a]**
> - Verfolgungs-, Größen-, Eifersuchts-, Liebes- oder hypochondrischer Wahn
> - Wahn systematisiert, nichtbizarr
> - Keine Kriterien ersten Ranges, auch sonst Schizophreniekritierien nicht erfüllt
>
> [a] Mindestdauer zur Diagnose: 3 Monate.

Verfolgungswahn. Ein Synonym ist Paranoia (gr.: abwegiges Denken), wobei diese Diagnose früher alle Wahnkrankheiten umfasste. Der Patient hat die Überzeugung, von anderen Personen beeinträchtigt, schikaniert und verfolgt zu werden. Oft glaubt er, Opfer einer Verschwörung zu sein.

In der älteren Literatur wurden zwei Formen des Verfolgungswahns unterschieden. Der Patient mit Querulantenwahn versucht in der Öffentlichkeit kämpferisch, Recht zu erhalten. Möglicherweise geht er vor Gericht. Wenn das Urteil nicht in seinem Sinne ausfällt, bezieht er die Richter in den Kreis der vermeintlichen Feinde ein. Auch Akte der Selbstjustiz sind möglich.

Der Patient mit sensitivem Beziehungswahn („sensitiv": empfindsam) behält die wahnhaften Vorstellungen lange für sich, sodass demnach niemand von ihnen weiß. Er glaubt, seine Umgebung würde ihm seine Makel vorhalten, und betrachtet belanglose Ereignisse als Zeichen dafür. Auch diese sonst zurückhaltenden Patienten können schließlich aggressiv und gewalttätig reagieren.

Eifersuchtswahn. Synonym: Othellosyndrom. Der Patient ist in wahnhafter Weise von der Untreue seines Partners überzeugt. Nichtssagende Feststellungen, z. B. eine zerknitterte Kleidung, werden als Beweis dafür betrachtet. Auch hier sind aggressive Handlungen möglich.

Liebeswahn. (Synonym: Erotomanie, De-Clerambault-Syndrom). Dieser Wahn tritt überwiegend bei unverheirateten Frauen auf. Die Patientin glaubt, ein prominenter Mann habe sich in sie verliebt und werde sie heiraten. Meist versucht sie, mit dem Wahngeliebten in Kontakt zu treten.

Hauptsächlich im Rahmen forensisch-psychiatrischer Tätigkeit sind auch männliche Fälle von Liebeswahn bekannt geworden.

Größenwahn. Die Person ist überzeugt, außerordentliche Fähigkeiten oder sonstige Eigenschaften zu besitzen, z. B. eine bedeutende Entdeckung gemacht zu haben (Erfinderwahn) oder der Nachkomme einer bekannten Persönlichkeit zu sein (Abstammungswahn). Größenwahn kann auch religiösen Inhalt haben, z. B. bei Sektenführern.

Wahnhafte Störung mit somatischem Inhalt. Hypochondrien oder Dysmorphophobien können ein wahnhaftes Ausmaß besitzt, was zu ihrer Klassifikation als wahnhafte Störung führt.

Andere wahnhafte Störungen. Beim sog. Doppelgängersyndrom: (Synonym: Capgras-Syndrom) meint der Patient beim Anblick einer ihm vertrauten Person, dass es sich um jemand anderen, der dieser Person nur ähnelt, handle. Eine Patientin glaubte, ihr Mann sei durch einen Doppelgänger ersetzt worden.

Verlauf der wahnhaften Störungen. Dieser gilt in vielen Fällen als chronisch. Umfassende katamnestische Studien fehlen jedoch.

Komorbidität. Bei allen Wahnkrankheiten außer dem Liebeswahn und dem Capgras-Syndrom sind depressive Phasen häufig.

Häufigkeit. Wahnkrankheiten sind selten. Exakte Angaben fehlen.

Pathogenese, Ätiologie. Zur Entstehung von wahnhaften Störungen ist wenig bekannt. Die einzelnen Wahnformen sind nosologisch heterogen.

Bei der Genese des Verfolgungswahns wurden psychologische Faktoren als mitbeteiligt angesehen. So ist nach E. Kretschmer die Person mit sensitivem Beziehungswahn eine empfindsame, übergewissenhafte, zu Selbstzweifeln neigende Persönlichkeit. Sie erlebte wiederholte kränkende Erlebnisse, bis das sog. Schlüsselerlebnis einer erneuten Kränkung die Krankheit zum Ausbruch brachte. Paranoide wahnhafte Störungen treten vermehrt bei Schwerhörigen und Ausgewanderten auf.

Andererseits besteht bei Verfolgungswahn oft eine familiäre Häufung paranoider Züge, was auf eine genetische Komponente hindeutet.

Differenzialdiagnose. Diese betrifft Schizophrenien, schizoaffektive Krankheiten, psychotische affektive Krankheiten und organische psychische Krankheiten einschließlich substanzinduzierter Störungen. Bei der paranoiden Persönlichkeitsstörung liegt Misstrauen nichtwahnhafter Art vor.

Therapie. Diese ist je nach Art des Wahns verschieden. Patienten mit Verfolgungswahn sind einer Therapie schwer zugänglich, weil sie sich nicht für krank halten. Zur Behandlung kommt es oft erst, wenn nach einem Zwischenfall die Einweisung in die psychiatrische Klinik erfolgt. Meist sind die Patienten in eine schwierige soziale Randposition geraten. Ein Zugang kann hergestellt werden, indem man ihnen Hilfe zur Verbesserung ihrer Lage anbietet. Die eintretende Entspannung kann zu einer Verminderung der Wahndynamik beitragen. Neuroleptika gelten als mäßig wirksam, sollen aber trotzdem versucht werden. In der Literatur wird aufgrund günstiger Erfahrungen v. a. Pimozid in niedriger Dosis vorgeschlagen. Zweifellos ist es angebracht, gerade bei dieser Patientengruppe eine nichtsedierende und möglichst nebenwirkungsfreie Medikation zu geben. Die Bedeutung atypischer Neuroleptika in dieser Indikation ist noch nicht klar. Depressionen sollen in erster Linie mit SSRI behandelt werden (Übersicht 2).

> **Übersicht 2**
> **Therapie des Verfolgungswahns**
> – Hilfestellung zur Verbesserung der realen Situation
> – Pimozid, initial 1 mg tgl., max. 6 mg tgl.
> – Atypische Neuroleptika?
> – Depressionen behandeln (SSRI)

Beim Liebeswahn werden neben einer neuroleptischen Therapie die Unterstützung im sozialen Bereich zur Verminderung der meist vorhandenen Isolation und die Trennung vom Wahngeliebten empfohlen.

Bei wahnhafter Hypochondrie oder Dysmorphophobie ist die kombinierte Behandlung mit einem Neuroleptikum und einem SSRI Therapie der Wahl.

F23 Akute vorübergehende psychotische Störungen

Diagnosen nach ICD-10
- **Polymorphe Symptomatik**
  - F23.0 Ohne Symptome einer Schizophrenie
  - F23.1 Mit Symptomen einer Schizophrenie
- **Keine polymorphe Symptomatik**
  - F23.2 Mit Symptomen einer Schizophrenie
  - F23.3 Mit sonstigen wahnhaften Symptomen

Allgemeines. Gemäß ICD-10 soll eine Diagnose mit 4-stelligem Code gestellt werden. Allerdings existieren keine ausgearbeiteten Konzepte zur Nosologie dieser Subgruppen. Die akuten vorübergehenden psychotischen Störungen werden im Folgenden gemeinsam besprochen. Die Definitionen sind als Provisorium zu betrachten.

Historisches. In der älteren Psychiatrie wurde mehrfach versucht, akute und in Vollremission ausgehende psychotische Erkrankungen als eigenständige Gruppe von der Schizophrenie abzugrenzen. So kennt die französische Psychiatrie das Konzept der „bouffée délirante" (Magnan 1886, s. auch Pichot 1986), einer aus psychischer Gesundheit heraus auftretenden Psychose mit polymorpher Symptomatik (Definition s. unten). In Deutschland entwickelte K. Leonhard (1957) das Konzept der „zykloiden Psychosen". Er beschrieb akute psychotische Erkrankungen, bei denen rasche Schwankungen zwischen gegensätzlichen Symptompaaren auftreten, die also in besonderer Weise bipolar sind. Leonhard unterschied die 3 Untertypen der Angst-Glücks-Psychose, der Verwirrtheitspsychose und der Motilitätspsychose. Die Beschreibungen Leonhards wurden in die modernen ICD-10-Kriterien integriert.

Klinik. Der akute Erkrankungsbeginn ist ein zentrales Merkmal der akuten vorübergehenden psychotischen Störungen. Er ist durch eine Zeitspanne von 2 Wochen vom Auftreten erster psychotischer Symptome bis zum Vollbild der Erkrankung definiert (Übersicht 1).

Übersicht 1
Merkmale der akuten vorübergehenden psychotischen Störung nach ICD-10
- Akuter Beginn (2 Wochen)
- Wahn, Halluzinationen oder Inkohärenz/Zerfahrenheit [a]
- Kurze Dauer (je nach Symptomatik 1–3 Monate) [b]

[a] Mindestens 2 der 3 Symptome.
[b] Bei schizophrener Symptomatik 1 Monat, sonst 3 Monate.

Die bei akuten vorübergehenden psychotischen Störungen oft bestehende **polymorphe Symptomatik** ist gekennzeichnet durch eine Fluktuation der Symptome in Art und Schwere, dies z. T. innerhalb des gleichen Tages. Eine abendliche Zustandsverschlechterung und Schlafstörungen kommen häufig vor. Die Wahnideen sind nicht systematisiert und typischerweise nicht bizarr. Neben Halluzinationen können illusionäre Verkennungen auftreten. Wahn und Halluzinationen sind meist affektbesetzt. Bipolare Schwankungen treten im affektiven Bereich zwischen Angst- und Glücksgefühlen, im motorischen Bereich zwischen Hyper- und Hypokinese und bei den Denkprozessen zwischen Verwirrtheit und Geordnetheit auf. Die gesamte Symptomatik hat Ähnlichkeiten mit einem Delir (Übersicht 2).

> **Übersicht 2**
> **Merkmale einer polymorphen Störung nach ICD-10**[a]
> - Fluktuation des Symptomatik in Art und Schwere, auch innerhalb des gleichen Tages
> - Angst, Glücksgefühle oder Reizbarkeit
> - Desorientiertheit, Personenverkennungen
> - Hyperaktivität oder Hypoaktivität
>
> [a] Zur Diagnose müssen 2 der 3 letztgenannten Symptome vorliegen.

ICD-10 gibt je nach diagnostischer Gruppe unterschiedliche Maximaldauern für die Krankheitsphasen an: 1 Monat bei schizophrener Symptomatik, 3 Monate bei anderer Symptomatik.

Prognose. Innerhalb der akuten Krankheitsphase ist eine polymorphe Symptomatik ein günstiges prognostisches Kriterium und lässt eine Remission vorhersagen.

Der Langzeitverlauf der Erkrankungen mit polymorpher Symptomatik ist günstig, indem zwar weitere Phasen gleicher Art, dazwischen aber lange Perioden von Vollremission auftreten. Ein Übergang in eine Schizophrenie ist nicht zu erwarten. Verläufe mit einmaliger Krankheitsphase im Leben sind selten.

Bei akuten psychotischen Störungen ohne polymorphe Symptomatik dürfte später gelegentlich ein Übergang in eine Schizophrenie bzw. eine Wahnkrankheit eintreten.

Pathogenese, Ätiologie. Für Erkrankungen mit polymorpher Symptomatik ist eine nosologische Eigenständigkeit im Vergleich zur Schizophrenie anzunehmen. Darauf weist auch eine familiäre Disposition zu Erkrankungen gleicher Art sowie das Fehlen von Sekundärfällen mit Schizophrenie hin.

Diagnose, Differenzialdiagnose. Bei der Diagnosestellung sind die angegebenen Zeitkriterien zu berücksichtigen, sodass die Diagnose bei kurzer Beobachtungsdauer nur provisorisch gestellt werden kann. Akut auftretende Psychosen sollen vorläufig zu den akuten vorübergehenden psychotischen Störungen gerechnet werden, sofern nicht bereits früher die Diagnose einer Schizophrenie oder Wahnkrankheit gestellt wurde.

Besonders bei polymorpher Symptomatik sind organische Ursachen auszuschließen

Therapie. Diese erfolgt mit Neuroleptika, wobei man heute auch hier in erster Linie atypische Substanzen einsetzt.

Bei häufigen Rückfällen ist eine Prophylaxe indiziert. Für Erkrankungen mit polymorpher Symptomatik eignet sich dazu neben den Neuroleptika wahrscheinlich auch Lithium, allein oder in Kombination mit ersteren (Perris 1988).

F24 Induzierte wahnhafte Störung

(Synonym: induziertes Irresein, „folie à deux"). Hier wird ein primär psychisch gesunder Mensch durch einen an Wahnideen leidenden – meist schizophrenen – Patienten so beeinflusst, dass er dessen Auffassungen übernimmt. Die beiden Patienten leben oft in enger Lebensgemeinschaft, und der zuerst Erkrankte dominiert in der Beziehung. Meist besteht eine Isolation von anderen Menschen. Bei Trennung der beiden Patienten besteht Aussicht auf Rückbildung der induzierten Störung.

F25 Schizoaffektive Störungen

> **Diagnosen nach ICD-10**
> F25.0 Schizomanische Störung
> F25.1 Schizodepressive Störung

Allgemeines. Der Begriff der schizoaffektiven Psychose wurde von Kasanin (1933) geprägt, wobei die aktuelle Definition von der damaligen differiert. Nach ICD-10 liegt eine schizoaffektive Erkrankung vor, wenn innerhalb einer Krankheitsphase eine Depression oder eine Manie und ein schizophrenes Syndrom auftreten, sich affektives und schizophrenes Syndrom zeitweise überschneiden und eine relative Balance zwischen Zahl, Schwere und Dauer schizophrener und affektiver Symptome besteht.

Die schizoaffektive Störung ist in ICD-10 eine Querschnittsdiagnose für einzelne Krankheitsphasen. Untersuchungen an Patienten mit solch gemischter Symptomatik haben ergeben, dass weitere Krankheitsphasen z. T. wieder affektiv-schizophrener, z. T. rein affektiver und z. T. rein schizophrener Symptomatik sind. Diese Inkonstanz der Symptomatik führt bei Anwendung der ICD-10-Kriterien zu einem klinisch wenig sinnvollen Diagnosenwechsel von einer Phase zur anderen. Daher entschieden sich einige Autoren, „schizoaffektiv" als Langzeitdiagnose zu verwenden (z. B. Angst et al. 1979). Diagnostisches Hauptkriterium ist das Vorliegen von ausgeprägten affektiven und von schizophrenen Symptomen im Langzeitverlauf, unabhängig davon, ob die Syndrome simultan oder zeitlich getrennt vorkommen. Bei der Beschreibung des Langzeitverlaufs wird auf Erkrankungen Bezug genommen, die diesen Kriterien entsprechen.

Klinik. Das affektive Syndrom entspricht dem einer Depression bzw. einer Manie nach ICD-10 und das schizophrene Syndrom ebenfalls den entsprechenden ICD-10-Kriterien.

Der Verlauf ist überwiegend, wie bei affektiven Erkrankungen, durch Krankheitsphasen und Intervalle mit Remission gekennzeichnet. Ein chronischer Verlauf ist aber mit der Diagnose vereinbar. Die Krankheitsphasen dauern im Durchschnitt einige Monate. Man kann unipolar depressive und bipolare Verläufe unterscheiden. Die Zyklusdauer ist ähnlich dem entsprechenden Verlaufstyp affektiver Störungen. Residualsymptome im Intervall sind mit einem Vorkommen in 50% der Fälle jedoch häufiger. Verläufe mit nur einer Phase im Leben kommen in höchstens 10% der Fälle vor. Das durchschnittliche Ersterkrankungsalter liegt unter 30 Jahren. Die prämorbide Persönlichkeit entspricht dem jeweiligen Verlaufstyp affektiver Störungen, wobei schizoide Züge etwas häufiger vorkommen.

Der Langzeitverlauf schizoaffektiver Krankheiten ist schlechter als der affektiver Krankheiten und besser als der der Schizophrenie. Ein manisches Syndrom sagt mit großer Wahrscheinlichkeit einen Verlauf im Sinne einer affektiv betonten Erkrankung voraus. Bei nur depressiver Symptomatik ist die weitere langfristige Entwicklung ebenfalls oft eine solche der beschriebenen Art, z. T. aber eine im Sinne einer Schizophrenie.

> **Übersicht 1**
> **Merkmale der schizoaffektiven Störungen nach ICD-10**
> — Affektives (depressives oder manisches) und schizophrenes Syndrom mit zeitlicher Überlappung
> — Relative Balance zwischen affektiver und schizophrener Symptomatik

Häufigkeit. Diesbezüglich gibt es keine genauen Zahlen. In der hier gegebenen Definition dürfte die schizoaffektive Erkrankung etwa 1/3 so häufig wie die Schizophrenie sein. Frauen überwiegen im Vergleich zu den Männern.

Pathogenese, Ätiologie. Bei den Verwandten ersten Grades findet man ein hohes, über 20% gelegenes Morbiditätsrisiko für andere psychische Krankheiten, v. a. affektive Krankheiten und in geringerem Maße schizoaffektive Erkrankungen und Schizophrenien.

Die schizoaffektiven Erkrankungen stellen keine nosologische Einheit dar. Ein Teil der Fälle dürfte eine Variante der affektiven Krankheiten, ein anderer Teil eine Variante der Schizophrenie und ein weiterer Teil eine eigenständige Erkrankung sein. Eine doppelte genetische Belastung mit affektiven Störungen und Schizophrenie, welche theoretisch Ursache der gemischten

Symptomatik sein könnte, spielt kaum eine Rolle. Wie bei den affektiven Störungen legen Familienuntersuchungen die Aufteilung in unipolare und bipolare Verlaufsformen nahe.

Differenzialdiagnose. Zur Abgrenzung von affektiven Erkrankungen ist zu betonen, dass zur ICD-10-Diagnose einer schizoaffektiven Erkrankung das alleinige Vorliegen von parathymen Wahnideen oder Halluzinationen nicht ausreicht. Hinsichtlich der Differenzierung von der Schizophrenie wird in ICD-10 eine relative Balance zwischen affektiver und schizophrener Symptomatik bezüglich der Zahl, der Schwere und der Dauer der Symptome gefordert. Dieser Punkt ist besonders bei depressiver Symptomatik von Bedeutung. Viele Patienten mit Schizophrenie haben zeitweise, nicht jedoch andauernd, depressive Symptome, und es erscheint nicht sinnvoll, in all diesen Fällen die Diagnose einer schizoaffektiven Erkrankung zu stellen. Die Abgrenzung zu den Wahnkrankheiten mit depressiver Prägung ergibt sich durch das Fehlen eines schizophrenen Syndroms. Auch organisch bedingte Psychosen und substanzinduzierte Störungen müssen ausgeschlossen werden.

Therapie. Die Behandlung der schizodepressiven Phase erfolgt gleich wie die einer psychotischen unipolaren bzw. bipolaren Depression (S. 153 bzw. S. 177). Ebenso ist die Therapie der schizomanischen Phase die gleiche wie die der psychotischen Manie.

Hinsichtlich der Prophylaxe gelten die gleichen Richtlinien wie für den entsprechenden Verlaufstyp rein affektiver Erkrankungen. Dies bedeutet, dass bei bipolarem Verlauf Stimmungsstabilisatoren und bei unipolar rezidivierendem Verlauf Antidepressiva und allenfalls Lithium zum Einsatz kommen s. S. 174 ff. bzw. 160). Ein Teil der Patienten kann so erfolgreich behandelt werden. Bei persistierender schizophrener Symptomatik ist zudem eine Behandlung mit einem Neuroleptikum nötig, wobei primär atypische Substanzen einzusetzen sind und unter ihnen Olanzapin und Risperidon am besten dokumentiert ist. Die Prophylaxe unipolar manischer Formen kann auch mit einer neuroleptischen Monotherapie durchgeführt werden.

F28 Sonstige nichtorganische psychotische Störungen

Dermatozoenwahn

Der Dermatozoenwahn figuriert in ICD-10 unter den organischen psychischen Störungen. Nach heutigen Erkenntnissen ist in vielen Fällen jedoch keine organische Ätiologie feststellbar, sodass sich die Einordnung unter die nichtorganischen paranoid-halluzinatorischen Psychosen rechtfertigt.

Der Patient hat Missempfindungen wie Kribbeln und Jucken in weiten Hautbereichen und ist überzeugt, dass sich kleine Tiere in seiner Haut befinden. Die Krankheit kommt vorwiegend bei älteren Personen vor. Differenzialdiagnostisch sind eine Schizophrenie, Stimulanzienmissbrauch sowie organische psychische Krankheiten auszuschließen. Neuroleptika bewirken z. T. eine Besserung, wobei besonders Pimozid (s. oben) eingesetzt wurde. Bei depressivem Syndrom sollen zusätzlich SSRI gegeben werden.

F3 Affektive Krankheiten

Einteilung nach ICD-10
F32–F33 Depressive Episode, rezidivierende depressive Störung
F30–F31 Manische Episode, bipolare affektive Störung
F34 Anhaltende affektive Störungen
F38 Sonstige affektive Störungen

Allgemeines. Hier figurieren depressive und manische Erkrankungen.

Unter den Diagnosen von F30 und F31 werden bipolare affektive Krankheiten aufgeführt. ICD-10 sieht für Ersterkrankungen mit Manie oder Hypomanie die separate Diagnose F30 vor. Die Diagnose einer bipolaren affektiven Störung, F31, wird gestellt, wenn schon mehrere Krankheitsphasen auftraten und mindestens eine davon manisch/hypomanisch war. Manisch-depressive Krankheit ist ein Synonym für bipolare affektive Krankheit.

Die Diagnosen von F32 und F33 sind für Erkrankungen vorgesehen, die nur eine depressive Symptomatik aufweisen. Depressionen als affektive Ersterkrankungen werden als depressive Episode (F32) bezeichnet und Depressionen, denen frühere Depressionen vorausgingen, als rezidivierende Depressionen (F33). Synonym mit rezidivierender Depression ist unipolare affektive Störung.

Unter F34 und F38 werden weitere Arten affektiver Erkrankungen besprochen.

Aus didaktischen Gründen erfolgt die Erörterung der depressiven Episode bzw. der rezidivierenden Depressionen zuerst.

F32–F33 Depressive Episode, rezidivierende depressive Störung

Diagnosen nach ICD-10
- **Depressive Episode**
    - F32.0 Leicht
    - F32.1 Mittelgradig
    - F32.2 Schwer
    - F32.3 Mit psychotischer Symptomatik
- **Rezidivierende depressive Störung**
    - F33.0 Leicht
    - F33.1 Mittelgradig
    - F33.2 Schwer
    - F33.3 Mit psychotischer Symptomatik

Allgemeines. Wie erwähnt, sieht ICD-10 separate Diagnosen für depressive Ersterkrankungen und rezidivierende Depressionen vor. Im Manual wird auch eine Unterteilung in leichte, mittelschwere und schwere Depressionen durchgeführt. Diese ist hinsichtlich der Validität ungenügend geprüft und bezüglich klinischer Relevanz unsicher, sodass ihr nur eine begrenzte praktische Bedeutung zukommt. Hingegen ist die separate Berücksichtigung der psychotischen Depression von Bedeutung für die Therapie.

Klinik. Depression bedeutet Vorliegen einer negativ getönten Stimmungslage wie Bedrücktheit oder Pessimismus bei gleichzeitigem Bestehen verschiedener Zusatzsymptome (Übersicht 1). Es handelt sich um ein Syndrom und nicht einfach einen Zustand von Unglücklichsein, Unzufriedenheit o. Ä.

Übersicht 1
Merkmale der depressiven Episode nach ICD-10[a]
- **Hauptsymptome**
    - Bedrücktheit, Hoffnungslosigkeit, Pessimismus u. Ä.
    - Freudlosigkeit
    - Energiemangel
- **Zusatzsymptome**
    - Verlust des Selbstvertrauens
    - Selbstvorwürfe, Schuldgefühle
    - Suizidgedanken oder Wunsch, nicht mehr zu leben
    - Konzentrationsstörungen
    - Agitiertheit oder Verlangsamung
    - Insomnie, gelegentlich auch Hypersomnie
    - Appetit und/oder Gewichtsverminderung, gelegentlich auch -erhöhung

[a] Schweregrad: leicht: 4 Symptome, davon 2 Hauptsymptome; mittelgradig: 6 Symptome; schwer: 8 Symptome und alle 3 Hauptsymptome. Mindestdauer: 2 Wochen für die Diagnose.

Variationen der Symptomatik. Wenngleich das depressive Syndrom aus einer begrenzten Anzahl von Symptomen besteht und insgesamt relativ gleichförmig ist, werden doch einige spezielle Symptommuster unterschieden.

Beim endogenen Subtyp (Übersicht 2) prägen Symptome das Bild, welche in besonderer Weise auf Störungen im vegetativ-biologischen Bereich hinweisen und bei denen die pharmakologische bzw. sonstige biologische Therapie als besonders wichtig betrachtet wird. In ICD-10 wird dieses Symptommuster als **Depression mit somatischem Syndrom** und in DSM-IV als melancholischer Subtyp bezeichnet.

Übersicht 2
Merkmale der „Depression mit somatischem Syndrom" nach ICD-10
- Ausgeprägter Interessenverlust und generelle Freudlosigkeit
- Fehlende Reaktivität auf positive Ereignisse
- Insomnie mit frühem Erwachen am Morgen
- Tagesperiodik mit Morgentief
- Ausgeprägte Agitiertheit oder Verlangsamung
- Deutlicher Appetitverlust
- Deutlicher Gewichtsverlust
- Deutlicher Libidoverlust

Atypische Depressionen (Übersicht 3) sind üblicherweise Erkrankungen von nur mäßiger Schwere. So ist die Reaktivität einer Depression auf positive Ereignisse im Allgemeinen Ausdruck einer leichteren Erkrankung. Charakteristisch sind auch Symptome im Sinne der „vegetativen Umkehr", d.h. Hypersomnie statt Insomnie und Appetitzunahme statt -abnahme, ebenso eine z.T. bleierne Müdigkeit. Zudem wird eine Tendenz zur Überempfindlichkeit im interpersonellen Bereich, insbesondere gegen Zurückweisung, angegeben.

Übersicht 3
Merkmale der atypischen Depression[a]
- Vorübergehende Stimmungsaufhellung auf positive Ereignisse
- Hypersomnie (statt Insomnie)
- Appetit- und/oder Gewichtssteigerung (statt -verminderung)
- Müdigkeit
- Überempfindlichkeit gegen Zurückweisung

[a] In Anlehnung an DSM-IV.

Bei einem Teil der Depressionen liegen verschiedene Zusatzsymptome oder -syndrome vor (Übersicht 4), welche das klinische Bild dominieren können. Dies führt gelegentlich dazu, dass die Depression übersehen wird.

Übersicht 4
Zusatzsymptome und -syndrome bei Depressionen
- Angst, Phobien
- Reizbarkeit
- Hypochondrie, Dysmorphophobie
- Zwang
- Somatische Beschwerden[a]
- Schmerz
- Müdigkeit
- Impulsstörung
- Sucht
- Verwirrtheit (Pseudodemenz)

[a] Wenn der Patient die gefühlsmäßige Bedrücktheit nicht wahrnimmt, spricht man von larvierter Depression.

Psychopathologischer Status. Das Bewusstsein ist ungestört. Die Konzentration ist in unterschiedlichem Maße vermindert. Als Folge davon können auch die Gedächtnisfunktionen beeinträchtigt sein. Bei Alterspatienten können in den seltenen Fällen depressiver Pseudodemenz Desorientiertheit und schwere Gedächtnisstörungen bestehen.

Das formale Denken ist bei leichterer Erkrankung wenig verändert. Unter Umständen besteht lediglich eine Verminderung des Ideenreichtums. Bei schwerer Depression kann das Denken wesentlich verlangsamt und an Inhalten verarmt sein. Manchmal wiederholt der Patient in stereotyper Weise die immer gleichen Klagen.

Inhaltlich bestehen Insuffizienz-, Schuld-, Verarmungs- oder hypochondrische Ideen. Liegt Schuld-, Verarmungs- oder hypochondrischer Wahn vor, spricht man von psychotischer Depression. Ferner kann nihilistischer Wahn vorkommen. Dabei ist der Patient überzeugt, alles, was zu ihm gehört, verloren zu haben, z. B. seine Haare, seine Angehörigen, oder er behauptet, gar nicht mehr zu existieren (Cotard-Syndrom).

Schuld-, Verarmungs- und hypochondrischer Wahn fügen sich voll ins depressive Geschehen ein und werden deshalb als synthym bezeichnet. Von parathymem Wahn spricht man, wenn dieser keine inhaltliche Beziehung zum depressiven Syndrom mehr aufweist, z. B. bei reinem Verfolgungswahn.

Auch Halluzinationen können bestehen, was ebenfalls zur Diagnose einer psychotischen Depression führt. Wie bei den Wahnideen werden auch bei den Halluzinationen synthyme und parathyme Symptome unterschieden.

Die Stimmungslage Depressiver ist definitionsgemäß bedrückt, pessimistisch o. Ä. Gelegentlich, so bei der larvierten Depression, nehmen die Patienten diese Verfassung nicht wahr.

Depressionen zeigen in unterschiedlichem Ausmaß eine Reaktivität auf äußere Ereignisse mit vorübergehender Stimmungsaufhellung. Vornehmlich bei schweren Depressionen fehlt diese.

Praktisch immer besteht eine Freudlosigkeit, die in schweren Fällen tiefgreifend sein und alle Lebensbereiche betreffen kann. Ein gelegentlich vorkommendes Symptom ist das sog. Gefühl der Gefühllosigkeit: Die Patienten geben an, keine Freude und auch keine Traurigkeit verspüren und nicht mehr weinen zu können.

Angst, sei es mit panikartigen Zuständen oder von der Art der generalisierten Angst, kommt sehr häufig vor.

Depressionen können eine Komponente der Reizbarkeit aufweisen. Diesbezüglich ist die Überempfindlichkeit gegen Zurückweisungen bei atypischer Depression zu erwähnen.

Die bei Depressionen gelegentlich vorkommenden Handlungen von der Art der Impulsstörungen erfolgen nicht selten im Sinne eines Versuchs der Spannungsabfuhr.

Bei Depression besteht fast immer ein Energie- und Initiativemangel. Bestimmte Patienten erleben sich als stark apathisch. Zum Teil liegt auch Müdigkeit vor, so bei der atypischen Depression. Oft zeigt sich Verlangsamung und/oder Agitiertheit.

Die meisten Depressiven schlafen schlecht, wobei Einschlafstörungen, Durchschlafstörungen und frühes Erwachen am Morgen vorkommen. Besonders Patienten mit atypischer Depression können eine Hypersomnie aufweisen.

Die Mehrheit der Patienten weist einen Appetit- und z. T. auch einen Gewichtsverlust auf. Gelegentlich kommt es zu Appetit- und Gewichtszunahme, so bei atypischer Depression.

Bei den meisten Patienten tritt eine Libidoverminderung ein. Funktionelle Sexualstörungen sind häufig. Eine Amenorrhö ist möglich.

Bei Depression können verschiedene körperliche Beschwerden auftreten, insbesondere auch Schmerzen. Ein Druckgefühl auf der Brust und Bauchschmerzen wurden besonders genannt.

Etwa die Hälfte der Depressiven weist eine Tagesperiodik mit Morgentief auf. Vereinzelt ist die Tagesschwankung so ausgeprägt, dass am Abend die Depression fast verschwunden ist.

Suizidalität ist ein sehr häufiges Symptom der Depression (s. auch S. 190 ff.).

Besonders Patienten mit schwerer Depression, einschließlich solcher mit der psychotischen Form, können unter einem Mangel an Krankheitseinsicht leiden, indem sie glauben, zu Recht zutiefst negative Gedanken über sich zu haben. Gelegentlich weisen auch Patienten mit leichterer Depression die Feststellung des Arztes zurück, an einer solchen Erkrankung zu leiden.

Auswirkungen im Leben. Bei leichteren Depressionen bleibt die Arbeitsfähigkeit erhalten. Die Patienten mögen am Arbeitsplatz außer einer gewissen Einsilbigkeit wenig auffallen. Dort, wo Spontaneität, Kreativität und Flexibilität erforderlich sind, treten jedoch Schwierigkeiten auf. In den persönlichen Beziehungen sind diese Veränderungen und eine Rückzugstendenz offenkundig. Ein Teil der Depressiven verbringt tagsüber viel Zeit im Bett. Schwere Depressionen können invalidisierend sein und mit Hilfsbedürftigkeit in den elementaren Belangen des Lebens einhergehen.

Depressionsratingskalen. Die bekannteste Fremdbeurteilungsskala ist die Hamilton-Depressionsskala (Hamilton 1960), wobei die von Hamilton entwickelte 17-Item-Version zu bevorzugen ist. Die Montgomery-Asberg-Depressionsskala (Montomery u. Asberg 1979) gibt mehr als die Hamilton-Skala die depressive Kernsymptomatik wieder und weist auch testtheoretisch Vorteile auf. Unter den Selbstbeurteilungsskalen ist die Depressionsskala nach A.T. Beck (Beck et al. 1986) zu empfehlen.

Kurzfristiger Verlauf. Depressive Phasen beginnen oft allmählich über Wochen oder Monate. Öfters, aber keinesfalls immer fand im Vorfeld ein belastendes Lebensereignis statt. Die Dauer der depressiven Phase ist variabel. Bei schwer kranken Patienten, die psychiatrisch hospitalisiert wurden, beträgt sie durchschnittlich 5–6 Monate.

Langzeitverlauf. Für Depressionen insgesamt ist festzustellen, dass weitere Krankheitsphasen häufig sind. In Studien an hospitalisierten Depressiven hatten mindestens 75% der Patienten mehr als eine Krankheitsphase im Leben.

Ein Maß der Rückfallhäufigkeit ist die sog. Zyklusdauer, d.h. das Intervall zwischen dem Beginn einer Krankheitsphase und dem der nächsten. Für Depressionen mit psychiatrischer Hospitalisation lag diese bei 4–5 Jahren. Die Dauer zwischen erster und zweiter Krankheitsphase ist im Allgemeinen länger als die zwischen späteren Phasen. Die Rückfalltendenz bleibt bis ins Alter bestehen. Die Bezeichnung Zyklusdauer besagt nicht, dass ein genau voraussehbarer Krankheitsverlauf vorliegt.

Nicht alle Patienten erleben eine Vollremission. Bei ca. 15% persistiert die Depression langfristig. Daneben kann sich eine gewisse Residualsymptomatik, z.T. mit neurasthenieartiger Komponente einstellen.

An Langzeitrisiken bei rezidivierenden Depressionen ist das Suizidrisiko zu erwähnen. Von den Patienten mit schweren, zu psychiatrischer Hospitalisation führenden Depressionen scheiden etwa 15% durch Suizid aus dem Leben. Bei den nur ambulant behandelten Depressiven ist der Anteil niedriger.

Besondere Verlaufsformen von Depressionen werden z.T. bei anderen diagnostischen Gruppen besprochen, so bei der Dysthymie und der wiederkehrenden kurzen Depression. **Saisonale Depressionen** treten regelmäßig in Herbst auf und verschwinden gegen Ende des Winters. Im Frühling und Sommer ist die Stimmung normal und z.T. hypomanisch, sodass in letzteren Fällen die Diagnose einer bipolaren Erkrankung gestellt wird. Die Depressionen sind meist mäßig schwer und oft von atypischer Symptomatik.

Komorbidität. Depressionen kommen mit vielen anderen psychischen Störungen gemeinsam vor (s. auch Übersicht 4). Insbesondere zu nennen sind Angstkrankheiten, die Zwangskrankheit, Essstörungen, Suchterkrankungen und Persönlichkeitsstörungen, davon besonders die Borderline-Störung und die Störungen des ängstlichen Spektrums. Untersuchungen an depressiven Patienten, die psychiatrisch hospitalisiert wurden, ergaben gehäuft Persönlichkeitszüge, welche im Positiven als Pflichtbewusstsein und loyale Anpassung, im Negativen als Rigidität und ängstliches Vermeiden von Risiken bezeichnet werden können (Typus melancholicus nach Tellenbach 1961). Zudem stellt man bei diesen Patienten verstärkte Züge von Introversion fest.

Depressionen als Risikofaktoren für die somatische Gesundheit. Depressionen sind möglicherweise langfristig ein gewisser Risofaktor für die kardiovaskuläre Gesundheit, dies nicht nur durch das gehäuft festzustellende Rauchen, das medikamentös bedingte Übergewicht, die körperliche Inaktivität und die Vernachlässigung der Gesundheit infolge von Energiemangel. Die Depressionen selbst könnten einen unabhängigen Risikofaktor darstellen, wobei Unklarheit über die pathophysiologischen Zusammenhänge besteht. Sollte ein Zusammenhang bestehen, ist er gering. Es wurde ein relatives Risiko von 1,8 genannt, was deutlich geringer als die durch das Rauchen bedingte Risikoerhöhung ist.

> Mögliche kardiovaskuläre Risiken der Depression
> Konsequente Behandlung der bekannten Risikofaktoren

Ein mit obigen Fakten gelegentlich vermischter Befund ist, dass eine Depression bei bestehender koronarer Herzkrankheit einen belegten und wesentlichen zusätzlichen Risikofaktor für weitere kardiale Ereignisse darstellt und dementsprechend behandelt werden soll.

Schließlich sei darauf hingewiesen, dass atypische Depressionen besonders bei Frauen langfristig mit der Entwicklung einer Adipositas verbunden sind. Daher ist besonders bei diesen Patientinnen auf die Beibehaltung eines normalen Gewichts zu achten.

> Atypische Depressionen bei Frauen
> Langfristig Risiko von Übergewicht

Häufigkeit. Die Lebenszeitprävalenz für Depressionen aller Art dürfte für Männer bei 12% und für Frauen bei 20% liegen.

Ätiologie, Pathogenese: psychologische Hypothesen. Die psychoanalytische Theorie postuliert zur Entstehung von Depressionen, dass ein durch ein Verlustereignis ausgelöster unbewusster Konflikt vorliegt, der das Erleben von Freude verhindert. Das Verlustereignis kann eine Person oder ein anderes Gut, z. B. ideeller Natur, betreffen. Der Verlust bewirkt, dass die äußere Welt als leer empfunden wird. Dies entspricht einem Zustand von Trauer. Der Depressive erlebt zudem eine Entleerung seiner selbst und einen Verlust seines Selbstwertgefühls. Dazu kommt es, wenn er dem verlorenem Objekt, z. B. einem Elternteil, gegenüber ambivalent eingestellt war, dieses Objekt introjiziert hatte und nun gleichsam einen Teil seiner selbst verloren hat. Anklagen gegen sich selbst sind auch Anklagen gegen die verlorene Person. Als Grundkonflikte wurden orale oder anale Fixierungen und später auch narzisstische Störungen angegeben.

Unter den verhaltensanalytischen Modellen geht die Theorie der positiven Verstärkung nach J. Lewinson davon aus, dass bei der Depression als Folge eines Verlustereignisses ein Mangel an positiven Ereignissen eintritt.

Das Modell der gelernten Hilflosigkeit nach M. Seligman nimmt an, dass sich Depressive in der Vergangenheit in belastenden Situationen befanden, die sie nicht verändern konnten. So glauben sie auch in der Gegenwart nicht an deren Beeinflussbarkeit solcher Situationen und nehmen sie einfach hin.

Die Erfahrung von festen Bindungen in der Kindheit ist nach J. Bowlby von entscheidender Bedeutung für die Entwicklung eines stabilen Persönlichkeitskerns („attachment theory"). Bei Fehlen solcher Erfahrungen sei eine Disposition zur Depression gegeben. Die Hypothesen des Autors erscheinen nur bei einer Minderheit der Patienten als plausibler Entstehungsfaktor zutreffend.

Hinsichtlich der kognitiven Theorie nach A.T. Beck und der interpersonellen Theorie der Depression s. S. 146 bzw. 147.

Biologische Hypothesen. Die familiäre Häufung von affektiven Erkrankungen ist, wie aus Adoptivstudien und Zwillingsstudien mit der unterschiedlichen Konkordanz eineiiger und zweieiiger Paare geschlossen werden kann, wesentlich durch genetische Faktoren bedingt. Bei den Blutsverwandten Depressiver findet man in erster Linie wieder Depressionen.

Daneben ist anzunehmen, dass genetische Beziehungen zwischen Depressionen einerseits und Suchterkrankungen und Persönlichkeitsstörungen andererseits bestehen. So zeigen in bestimmten Familien die Frauen Depressionen und die Männer Suchtkrankheiten oder soziopathische Züge.

Der Vererbungsmodus ist bei der Depression unbekannt, sicher nicht einheitlich und wahrscheinlich meist polygen.

Anhaltspunkte zu pathophysiologischen Veränderungen bei Depressionen ergaben sich aus biochemischen Effekten der Antidepressiva und von Reserpin, welches zu Depressionen führen kann. Verschiedene Befunde deuten auf eine Beteiligung von biogenen Aminen an der Wirkung der genannten Psychopharmaka hin. Es wurde eine Noradrenalinmangel- und eine Serotoninmangelhypothese der Depression formuliert. Konzentrationsmessungen in Liquor, Plasma und Urin ergaben jedoch keine Abweichungen im Vergleich zu Nichterkrankten, sodass die erwähnten Hypothesen unbestätigt sind.

Neuroendokrinologische Anomalien wurden besonders bei schweren Depressionen festgestellt. Durch die Untersuchung der hypothalamohypophysären Verbindung erhoffte man, ein „Fenster zu Gehirnfunktionen" zu erhalten. Die gefundenen Veränderungen konnten jedoch nicht speziellen Transmitterfunktionen zugeordnet werden. Etwa 50% der Patienten weisen beim Dexamethasontest als Ausdruck eines gestörten Feedbackmechanismus eine Kortisol-Nonsuppression auf. Zum Teil besteht ein leichter, noch innerhalb der Grenzen der Norm gelegener Hyperkortisolismus. Die TSH-Antwort beim TRH-Test ist bei ca. 30% der Patienten trotz euthyreoter Stoffwechsellage erniedrigt.

Das Schlaf-EEG Depressiver weist neben der verminderten Schlafdauer und einer Verkürzung des Anteils an Tiefschlaf eine Verkürzung der REM-Latenz (Einschlafen bis erste REM-Phase) und eine erhöhte REM-Dichte in der ersten Hälfte der Nacht auf. Dies wurde mit einer cholinergen Hypersensibilität in Verbindung gebracht.

Wechselwirkungen zwischen psychologischen und biologischen Faktoren. Ein Modell von Akiskal und McKinney (1973) erklärt, wie ursprünglich psychologisch entstandene Depressionen eine biologische Eigengesetzlichkeit erhalten können, welche psychologischen Beeinflussungen nicht mehr zugänglich ist. Die Autoren nehmen an, dass bei primär psychogener Depression biologische Systeme des Gehirns, die für das Erleben von Freude nötig sind, durch den begleitenden Stress überbeansprucht und erschöpft werden. Dadurch wird das Erleben von Freude auf biologischer Grundlage beeinträchtigt und so ein Circulus vitiosus in Gang gesetzt.

Diagnose, Differenzialdiagnose. Zunächst geht es darum, das depressive Syndrom zu erkennen. Es wurde erwähnt, dass nichtdepressive Symptome der Depression überlagert sein können, was die Diagnose erschwert.

> **Grundsatz bei der Depressionsabklärung**
> Sorgfältiges Suchen eines depressiven Syndroms bei Vorliegen von Symptomen gemäß Übersicht 4

F32–F33 Depressive Episode, rezidivierende depressive Störung

Wenn ein depressives Syndrom festgestellt ist, muss eine organische Ursache einschließlich pharmakogener Faktoren ausgeschlossen werden (s. auch S. 56). Hinsichtlich somatischer Abklärungen siehe Übersicht 5.

Übersicht 5
Depressionsabklärung
- Somatische Anamnese, Körperstatus
- Routinelabor, TSH
- Aktuell eingenommene Medikamente
- Ausschluss einer Suchterkrankung, eines Entzugssyndroms

Von den nichtorganischen Depressionen sind verschiedene Diagnosen zu unterscheiden (Übersicht 6). Die Differenzialdiagnose der Depression von der depressiven Anpassungsstörung erfolgt aufgrund des schweren Verlustereignisses. Zudem dürfen gemäß ICD-10 bei der Anpassungsstörung nicht die Kriterien einer mittelschweren oder schweren Depression erfüllt sein.

Hinsichtlich der schizodepressiven Störung gilt, dass es zu dieser Diagnose neben dem Bestehen einer Depression der Schizophreniekriterien bedarf.

Für rein depressive Zustände im Anschluss an eine schizophrene Phase ist nach ICD-10 die Diagnose einer postschizophrenen Depression vorgesehen.

Es gibt Zustände, die eine Ähnlichkeit mit einer Depression aufweisen, jedoch keine Depression sind. Dazu gehören v. a. die Demenz und die Residualzustände bei Schizophrenie. Auch Stupor und Mutismus bei katatoner Schizophrenie kann den Eindruck einer Depression erwecken. Längerdauernder Mutismus erweist sich fast nie als depressionsbedingt, sondern meist als Teil einer Schizophrenie oder einer dissoziativen Störung.

Leichte depressive Verstimmungen sind ein normales Phänomen. So können unangenehme affektive Zustände ein Signal sein, im Leben Veränderungen vorzunehmen.

Übersicht 6
Differenzialdiagnose der Depression
- **Rein depressive Symptomatik**
    - Depressive Episode, rezidivierende Depression
    - Depressive Anpassungsstörung
    - Bipolare Depression
    - Depression bei Zyklothymie
    - Dysthymie
    - Rezidivierende kurze depressive Störung
- **Depression und andere Symptomatik**
    - Schizodepressive Phase
    - Depression bei Schizophrenie
    - Depression bei Demenz
- **Keine depressive Symptomatik**
    - Demenz
    - Residualzustand bei Schizophrenie

Therapie der Depression

Themenübersicht zur Therapie der Depression
- Psychotherapie oder biologische Therapie?
- Psychotherapie
- Biologische Therapie
    - Allgemeines
    - Einteilung der Antidepressiva
    - Erstbehandlung
    - Wechsel des Antidepressivums
    - Allgemeine Maßnahmen bei Therapieresistenz
    - Augmentationsverfahren
    - Elektrokrampfbehandlung
    - Schlafentzug
    - Lichttherapie saisonaler Depressionen
    - Depressionstherapie bei Alterspatienten
    - Prophylaxe rezidivierender Depressionen

- Nebenwirkungen der Antidepressiva
  - Gemeinsame Nebenwirkungen
  - Plasmaspiegeluntersuchungen bei Nebenwirkungen
  - Nebenwirkungen nach Substanzklassen
  - Therapie ausgewählter Nebenwirkungen
- Dosierung von Antidepressiva
- Informationen für Patienten und Angehörige

Psychotherapie oder biologische Therapie? Die Eingangsfrage bei der Behandlung einer Depression ist, ob eine spezifische Psychotherapie, eine biologische Therapie oder eine Kombination von beiden eingesetzt werden soll.

Es ist heute allgemeiner Konsens, dass bei allen Depressionen eine unspezifische stützende, begleitende und beratende Psychotherapie durchgeführt wird (s. dazu auch die Information für Patienten und Angehörige, S. 167 ff. und das therapeutische Vorgehen bei Suizidalität, S. 193).

Hinsichtlich der Frage, inwieweit zur Depressionsbehandlung spezifische Psychotherapien einzusetzen sind, existieren einige größere kontrollierte Studien. Dabei sprachen leichtere Depressionen ohne wesentliche Suizidalität auf Psychotherapie gleich gut wie auf Pharmakotherapie an. Untersucht wurden v. a. die KVT und die interpersonelle Therapie. Bei schweren Depressionen hatte die Pharmakotherapie Vorteile. Die Kombination von Psychotherapie und Pharmakotherapie schnitt nur in einem Teil der Studien günstiger als die Monotherapie ab. Bei den erwähnten Studien wurden bipolare Depressionen ausgeschlossen, weil man bei ihnen eine Dominanz biologischer Ursachen annimmt.

Daraus ergibt sich, dass bei leichteren nichtbipolaren Depressionen sowohl eine spezifische Psychotherapie als auch eine Pharmakotherapie eingesetzt werden kann. Es gilt als generelle Richtlinie, dass Depressionen, die sich unter Psychotherapie kurzfristig, d.h. nach ca. 6–8 Wochen, nicht bessern, pharmakotherapeutisch zu behandeln sind. Die Kombination von spezifischer Psychotherapie und Pharmakotherapie ist nicht routinemäßig zu empfehlen, sondern soll im Einzelfall begründet werden.

Bei schweren Depressionen sind spezifische Psychotherapien in der Regel nicht angezeigt, wohl aber kommen solche ggf. nach eingetretener Besserung in Frage.

Mit Antidepressiva oder anderen Arten der biologischen Depressionstherapie werden alle schweren Depressionen behandelt, zudem alle leichten und mittelgradigen Depressionen, die sich nicht unter Psychotherapie bessern (Übersicht 7).

Übersicht 7
Psychotherapie und biologische Therapie der Depression
- **Allgemeine Psychotherapie**
  - Immer
- **Spezifische Psychotherapie**
  - Option bei leichteren Depressionen
- **Biologische Therapie**
  - Indiziert bei schweren Depressionen
  - Indiziert bei leichteren Depressionen, die sich nicht mit Psychotherapie bessern
  - Gerechtfertigt auch initial bei leichteren Depressionen

Psychotherapie. Die allgemeine Psychotherapie ist bei schweren Depressionen die hauptsächliche Psychotherapieform. Von den spezifischen Psychotherapien ist die KVT die wichtigste. Sie wurde in dieser Indikation umfassend untersucht. Einen zentralen Stellenwert nimmt dabei die kognitive Trias nach A.T. Beck (1986) ein, wonach der Depressive negative Vorstellungen über sich selbst, die Umwelt und die Zukunft aufweist. In der Therapie werden automatische Gedanken und die zugrunde liegenden Denkschemata aufgespürt und im sokratischen Dialog korrigiert. Ein der klassischen Verhaltenstherapie nahe stehender Ansatz besteht in der Wiederherstellung positiver Verstärker. Der depressive Patient begibt sich zu selten in Situationen, in denen er Positives erlebt. In der Therapie wird ihm geholfen, schrittweise solche Aktivitäten wieder aufzunehmen.

Bei der interpersonellen Therapie (s. Schramm 1996) werden neben der allgemeinen Aufklärung und Beratung über die Depression spezielle Problembereiche der zwischenmenschlichen Kommunikation identifiziert und verändert.

Ob eine psychoanalytische Therapie der Depression aus heutiger Sicht gerechtfertigt ist, stellt angesichts des Fehlens von relevanten Studien über diese Therapieform eine berechtigte Frage dar. Zweifellos sollen Depressionen nicht routinemäßig psychoanalytisch behandelt werden. Andererseits kann man argumentieren, dass ungelöste psychische Konflikte eine chronische Belastung darstellen können, die einen Circulus vitiosus mit depressiver Symptomatik in Gang setzen. Wieder muss im Einzelfall eine Begründung für die Anwendung dieser Therapieform gegeben werden können.

Bei Depressionen, in deren Vorfeld ein schweres Verlustereignis stattfand, wird dieser Faktor in die Psychotherapie einbezogen, wobei verschiedene psychotherapeutische Strategien in Frage kommen.

Gelegentlich zeigt sich nach abgeklungener Depression, dass der Patient wegen innerer oder äußerer Konflikte, welche zur Entstehung der Depression beigetragen haben mögen, eine spezifische Psychotherapie benötigt.

Der Rückblick auf die getroffenen Feststellungen über die Indikationen zu Psychotherapien bei der Depression zeigt, dass die heute möglichen Empfehlungen erstaunlich allgemein bleiben. Eine Reihe der für die Praxis wichtigen Fragen bleibt unbeantwortet.

So wäre es wichtig, Genaueres darüber zu wissen, welche leichteren Depressionen besonders gut mit Psychotherapie behandelt werden können. Gemäß klinischer Erfahrung erweist sich, dass Depressionen, bei denen Areale von nichtdepressivem Wohlbefinden, zeitlich oder in Bezug auf bestimmte Lebensbereiche, erhalten bleiben, oft gut mit Psychotherapie beeinflussbar sind. Dies gilt auch für Depressionen, bei denen der Patient abrupte depressive Schwankungen mit äußeren oder inneren Ereignissen in Verbindung bringen kann. Andererseits sprechen Depressionen, bei denen alle Lebensbereiche vom depressiven Erleben betroffen sind und die zeitlich konstant bestehen, auf Psychotherapie oft ungenügend an.

Bei leichteren Depressionen, die sich mit Antidepressiva nicht bessern, soll man auch eine spezifische Psychotherapie versuchen.

Bei schwereren Depressionen hingegen ist von einer zusätzlichen Psychotherapie höchstens eine Symptomerleichterung zu erwarten. Dabei ist darauf zu achten, dass der Patient durch die Therapie nicht überfordert wird.

Patientenratgeber. Diesbezüglich existieren heute zahlreiche Unterlagen. Für Patienten mit schwereren Depressionen und deren Angehörige empfiehlt der Autor die Broschüre „Depression, Schwermut, Melancholie" von B. Luban-Plozza und R. Osterwalder (1994). Zur Erläuterung der KVT eignet sich die Broschüre „Depressionen" von M. Hautzinger (1999). Patienten, die sich für eine umfassende Information über Depression und mögliche Zusammenhänge mit der Lebensgeschichte interessieren, können vom Buch „Welchen Sinn macht Depression" von D. Hell (1992) profitieren. Den Patienten, die sich nach weitgehend gebesserter Depression eingehend mit kognitiven Konzepten der Depression auseinander setzen wollen, kann das Buch „Depressionen verstehen und bewältigen" von P. Gilbert (1999) angegeben werden. Zur Darlegung der Möglichkeiten der medikamentösen Therapie der Depression s. Woggon (1998).

Biologische Therapie.

Allgemeines. Antidepressiva beeinflussen Depressionen auf biologische Art. Biochemisch erleichtern sie die serotoninerge oder noradrenerge und z. T. auch die dopaminerge Übertragung im Gehirn. Man nimmt an, dass die antidepressive Wirkung durch diese Effekte vermittelt wird. Die Förderung der aminergen Übertragung dürfte eine therapeutisch günstige Stabilisierung bestimmter Hirnfunktionen bewirken. Letztlich ist über den Wirkungsmechanismus der Antidepressiva wenig bekannt.

Ein Teil der Antidepressiva erhöht die Transmitterkonzentration im synaptischen Spalt durch Wiederaufnahmehemmung, was den wichtigsten Inaktivierungsmechanismus der genannten Transmittoren darstellt. Andere erhöhen die Ausschüttung von Transmittoren durch Hemmung der präsynaptischen Rezeptoren, welche die Beendigung des Ausschüttungsprozesses vermitteln. Wieder andere hemmen den Transmitterabbau durch Blockierung der Monoaminooxidase (MAO). Bei ihnen kennt man irreversible Hemmer und einen reversiblen Hemmer der MAO-A (man unterscheidet die beiden Isoenzyme A und B).

Heute befindet sich eine große Zahl von Antidepressiva auf dem Markt. Die Substanzen unterscheiden sich hinsichtlich biochemischer Effekte, sie wirken klinisch jedoch in vieler Beziehung gleich.

Alle Antidepressiva wirken gegen das depressive Gesamtsyndrom und nicht gegen einzelne Depressionssymptome. Etwa zwei Drittel der erstbehandelten Patienten sprechen auf das Antidepressivum an. Die Besserung tritt meist progressiv vom Behandlungsbeginn an im Laufe von Wochen ein. Es kann 2–3 Wochen dauern, bis der Patient die Zustandsverbesserung auch subjektiv spürt. Mit gewissen Einschränkungen (s. unten) wirken alle Antidepressiva in etwa gleich stark und gleich rasch. Weil es kaum möglich ist, ein Ansprechen auf einzelne Antidepressiva vorherzusagen, können im Wesentlichen alle Depressionen mit allen Antidepressiva behandelt werden (Übersicht 8).

Übersicht 8
Therapie mit Antidepressiva
— Wirkung gegen das depressive Gesamtsyndrom
— Progressive Zustandsverbesserung
— Erfolg in 2/3 der Fälle bei Erstbehandlung
— Alle Antidepressiva gleich stark und gleich rasch wirksam[a]
— Alle Depressionen können mit allen Antidepressiva behandelt werden[a]

[a] Bezüglich gewisser Einschränkungen s. unten.

Einteilung der Antidepressiva. Antidepressiva werden z. T. nach der chemischen Struktur, üblicherweise aber nach ihren therapeutisch relevanten biochemischen Eigenschaften klassifiziert. Hier werden die Antidepressiva zudem nach klinisch-praktischen Gesichtspunkten, welche wichtige Nebenwirkungen berücksichtigen, unterteilt: in ältere, nebenwirkungsreiche, d. h. anticholinerg, adrenolytisch, chinidinartig am Herzen wirkende und daher in Überdosierung gefährliche, im Gegensatz zu modernen, nebenwirkungsarmen und in Überdosierung weniger gefährlichen (Übersicht 9).

Übersicht 9
Einteilung der Antidepressiva

Ältere (nebenwirkungsreiche)

- Serotoninwiederaufnahmehemmer
  - Clomipramin [a,c]

- Noradrenalinwiederaufnahmehemmer
  - Desipramin [a]
  - Nortriptylin [a]
  - Maprotilin
  - Lofepramin [a]

- Serotonin- und Noradrenalinwiederaufnahmehemmer
  - Imipramin [a]
  - Amitriptylin [a]
  - Doxepin [a]
- Unsicherer Wirkungsmechanismus
  - Trimipramin

- Irreversible MAO-Hemmer
  - Tranylcypromin
  - Phenelzin

Moderne (nebenwirkungsarme)

- Spezifische Serotoninwiederaufnahmehemmer (SSRI)
  - Citalopram
  - S-Citalopram
  - Fluoxetin
  - Fluvoxamin
  - Paroxetin
  - Sertralin
- Spezifische Noradrenalinwiederaufnahmehemmer (sNARI)
  - Reboxetin

- Spezifische Noradrenalin- und Dopaminwiederaufnahmehemmer (NDRI)
  - Bupropion
- Spezifische Serotonin- und Noradrenalinwiederaufnahmehemmer (SNRI)
  - Venlafaxin
  - Milnazipran [b]

- Serotoninantagonist und -wiederaufnahmehemmer (NARI)
  - Nefazodon
- Noradrenerges Antidepressivum mit Hemmung präsynaptischer α-2-Rezeptoren
  - Mianserin
- Noradrenerges und spezifisches serotoninerges Antidepressivum (NaSSA)
  - Mirtazapin
- Reversible MAO-Hemmer (RIMA)
  - Moclobemid

[a] Trizyklikum.
[b] In Deutschland und der Schweiz nicht im Handel.
[c] Der Hauptmetabolit ist ein Noradrenalinwiederaufnahmehemmer.

Erstbehandlung: Auswahl des Antidepressivums. Wegen ihrer besseren Verträglichkeit bevorzugt man heute generell moderne Antidepressiva.

Patienten, die schon früher auf eine Substanz gut ansprachen, wird man das gleiche Präparat wieder verschreiben. Wenn depressive Verwandte mit einem Antidepressivum erfolgreich behandelt wurden, ist die Ansprechenswahrscheinlichkeit für diese Substanz auch beim Patienten erhöht.

Im Übrigen richtet sich die Auswahl des Antidepressivums nach den 3 in Übersicht 10 angegebenen Kriterien.

> **Übersicht 10**
> **Auswahlkriterien von Antidepressiva**
> - Effizienz bei speziellen Depressionen
> - Nebenwirkungen
> - Interaktionen

Effizienz als Auswahlkriterium. Die Feststellung, dass alle Antidepressiva in etwa gleich stark wirksam sind, gilt für alle Substanzen mit Ausnahme einiger älterer Vertreter, wie z. B. Trazodon, über die keine umfassende Erfahrung in kontrollierten Studien vorliegt.

Einzelne Substanzen bieten bei bestimmter Symptomatik erhöhte Erfolgschancen. Bei Depressionen mit Zwangssymptomatik sind die SSRI den anderen Antidepressiva überlegen. Auch Depressionen mit komorbider Impulsstörung, Bulimie oder Dysmorphophobie sind besonders gut mit SSRI behandelbar. Das Trizyklikum Clomipramin ist hinsichtlich der Effizienz den SSRI gleichzusetzen. Bei Komorbidität von Depression und Sozialphobie sind besonders SSRI und Moclobemid zu empfehlen.

Bei den atypischen Depressionen bieten die irreversiblen MAO-Hemmer gegenüber Trizyklika Vorteile. Da beide Substanzgruppen heute nicht mehr Mittel erster Wahl sind, ist diese Feststellung nur von relativer Bedeutung. Gemäß neueren Studien wirken auch SSRI und Moclobemid bei atypischen Depressionen günstig.

Schließlich weisen bei sehr schweren Depressionen bestimmte Antidepressiva höchstwahrscheinlich eine überlegene Effizienz auf. Es handelt sich um Substanzen mit dualem, sowohl Serotonin- als auch Noradrenalinfunktionen verstärkendem Mechanismus, nämlich den SNRI Venlafaxin, den NaSSA Mirtazapin sowie die Trizyklika Imipramin, Amitriptylin und Clomipramin.

Bei psychotischen oder sonst sehr schweren Depressionen ist Moclobemid keine Substanz erster oder zweiter Wahl (Übersicht 11).

> **Übersicht 11**
> **Auswahl von Antidepressiva nach Symptomatik der Depression**
> - Depression mit Zwangssymptomatik, Impulsstörung, Bulimie, Dysmorphophobie — SSRI, Clomipramin[a]
> - Depression und Sozialphobie — SSRI, Moclobemid
> - Atypische Depression — SSRI, Moclobemid, irreversible MAO-Hemmer[a]
> - Sehr schwere Depression — Venlafaxin, Mirtazapin, Trizyklika[a]
> - Psychotische oder sonst sehr schwere Depressionen — Moclobemid nicht erste Wahl
>
> [a] Nur bei Therapieresistenz auf moderne Substanzen.

Geschwindigkeit des Wirkungseintritts. Diese ist bei allen Antidepressiva weitgehend gleich. Eine gewisse Verzögerung ergibt sich bei den Substanzen, die wegen Sedation oder anderer Nebenwirkungen progressiv aufdosiert werden müssen (Übersicht 12).

Übersicht 12
Geschwindigkeit des Wirkungseintritts
- Bei allen Substanzen gleich
- Verzögert bei Substanzen, die auftitriert werden müssen

Interaktionen als Auswahlkriterium. S. auch Schöpf und Honegger 2000. Einige moderne Antidepressiva sind starke Hemmer von Enzymen des CYP-450 (Übersicht 14). Dies kann bei Koadministration von Substanzen, die durch das entsprechende Enzym abgebaut werden, zu störenden Wechselwirkungen führen.

Übersicht 13
Wichtige Nebenwirkungen moderner Antidepressiva

	Sedation	Appetitzunahme	Nausea	Sexuelle Funktionsstörung	Serotoninsyndrom
SSRI	–	–	+	+	+
Nefazodon	±	–	±	–	+
Venlafaxin	–	–	+	+	+
Milnazipran	–	–	±	±	+
Mirtazapin	+	+	–	–	–
Moclobemid	–	–	–	–	+
Reboxetin	–	–	–	–	–
Bupropion	–	–	–	–	–

Nebenwirkungen als Auswahlkriterium. Wie erwähnt, gibt es wegen der problematischen Nebenwirkungen der Trizyklika heute keinen Grund mehr, diese Substanzen zur Erstbehandlung der Depression einzusetzen. Trizyklika sind nur noch Substanzen der Reserve.

Wichtige Nebenwirkungen von modernen Antidepressiva sind in Übersicht 13 angegeben (s. auch S. 161 ff.). Nebenwirkungen können auch erwünscht sein, z. B. die initial sedierende und schlafanstoßende Wirkung.

Übersicht 14
Hemmung von Enzymen des CYP-450 durch moderne Antidepressiva

Keine starken Hemmer	Starke Hemmer
Citalopram	Fluvoxamin (1A2)[c]
Sertralin[a]	Fluoxetin (2D6)[c]
Venlafaxin	Paroxetin (2D6)
Milnazipran	Nefazodon (3A4)
Mirtazapin	Bupropion (2D6)
Reboxetin	
Moclobemid[b]	

[a] In hoher Dosis relevanter 2D6-Hemmer.
[b] Bekanntlich wichtige pharmakodynamische Interaktionen.
[c] Auch mäßige 3A4-Hemmer.

Erstbehandlung: Auswahl der Substanz. Aus wissenschaftlich-empirischer Sicht können zur Entscheidung im Einzelfall nur beschränkt präzise Richtlinien gegeben werden (Übersicht 15).

Zu Recht stellen die SSRI heute in vielen Ländern die häufigste Erstbehandlung der Depression dar. SSRI sind gut wirksam und verursachen bei der Mehrzahl der Patienten keine oder nur geringfügige Nebenwirkungen. Zu speziellen Indikationen s. Übersicht 11.

Hinsichtlich der Effizienz ist es gleich, welcher SSRI gegeben wird. (Bezüglich diskreter Unterschiede der Nebenwirkungen s. Übersicht 31, bezüglich Interaktionspotenzial s. Übersicht 14.)

Übersicht 15
Erstbehandlung mit modernen Antidepressiva
- **Regelfall**
  - SSRI
  - Mirtazapin
  - Venlafaxin, Milnaziprán
  - Reboxetin
  - Moclobemid
- **Substanzen der Reserve**
  - Nefazodon
  - Bupropion

In bestimmten Situationen kann es von Vorteil sein, ein sedierendes Antidepressivum zu verabreichen. Hier bietet sich Mirtazapin an, welches bereits initial eine Verbesserung von Schlaf und Angst bewirkt.

Wie erwähnt, bestehen Hinweise darauf, dass Substanzen mit dualer biochemischer Wirkung bei sehr schweren Depressionen eine etwas überlegene Effizienz aufweisen.

Dies gilt für Mirtazapin und besonders für Venlafaxin. Die Nebenwirkungen letzterer Substanz entsprechen im Wesentlichen denen der SSRI. Allerdings tritt initiale Nausea leicht gehäuft auf. Venlafaxin ist bei sehr schweren Depressionen definitiv die erste Wahl, wenn Gewichtszunahme unerwünscht ist.

Bezüglich Venlafaxin ist auch zu erwähnen, dass mit dieser Substanz eine höhere Rate an Vollremission erzielt wird als mit den SSRI.

Eine alternative sedierende Substanz zu Mirtazapin ist Nefazodon, wobei sein sedativer Effekt schwächer ist. Nefazodon bewirkt im Gegensatz zu Mirtazapin keine Gewichtssteigerung. Ein Nachteil ist die Notwendigkeit der progressiven Dosissteigerung, was zu einer Verzögerung des antidepressiven Wirkungseintritts führt.

Eine sedierende Substanz wird man dann nicht als Erstbehandlung einsetzen, wenn der Patient schon unter Müdigkeit leidet, wie dies häufig bei atypischer Depression der Fall ist. Wohl aber kommt die Verwendung bei Therapieresistenz in Frage.

Für Reboxetin bestehen Hinweise, dass es Apathie und sozialen Rückzug depressiver Genese mehr als die SSRI günstig beeinflusst.

Gemäß langer Erfahrung werden Hemmer der MAO, und so auch der RIMA Moclobemid, eher nicht als initiale Therapie der Depression eingesetzt, außer es liege eine spezielle Indikation vor (Übersicht 11).

Bupropion ist eine Substanz der Reserve bei Therapieresistenz auf andere Antidepressiva oder bei Unverträglichkeit.

Milnazipran, ein SNRI, weist eine im Vergleich zu Venlafaxin stärkere Noradrenalinwiederaufnahmehemmung auf und ist hinsichtlich biochemischer Eigenschaften also imipraminähnlich. Gemäß den bisherigen Studien wird nur eine einzige Dosis empfohlen.

Durchführung der Behandlung. Spezielle somatische Ausgangsuntersuchungen sind vor Behandlungsbeginn bei modernen Antidepressiva im Allgemeinen nicht nötig. Vor und während der Therapie mit Trizyklika und anderen chinidinartig am Herzen wirkenden Antidepressiva sind bei kardial kranken und älteren Patienten EKG-Kontrollen durchzuführen.

Die Behandlung soll im Allgemeinen niedrig dosiert begonnen werden (s. S. 165 ff.). Wird die Initialdosis nicht toleriert, ist die Hälfte dieser

Dosis zu versuchen. Die Initialdosis soll erhöht werden, sobald der Patient diese ohne Problem verträgt.

Zu Behandlungsbeginn ist es besonders bei Gabe nichtsedierender Antidepressiva oft hilfreich, zusätzlich einen Tranquilizer oder ein Hypnotikum zu geben. Dies bewirkt z. T. eine sofortige Zustandserleichterung.

Möglichst bald soll die Dosis auf einen mittleren Dosisbereich angehoben werden, es sei denn, der Zustand hat sich schon eindeutig gebessert. Diese Dosiserhöhung erfolgt, um nicht durch Gabe einer möglicherweise suboptimalen Dosis unnötig Zeit zu verlieren (Übersicht 16).

Ambulante Patienten sollen in der ersten Phase der Behandlung engmaschig betreut werden, z. B. am 2. Behandlungstag mit einer kurzen telefonischen Kontaktnahme und einer Arztvisite nach einer Woche.

> **Übersicht 16**
> **Durchführung der antidepressiven Therapie**
> — Niedrigdosiert beginnen
> — Ggf. Tranquilizer oder Hypnotikum
> — Möglichst rasch eine mittlere Dosis geben

Psychotische Depression. Es soll die Kombination eines Antidepressivums und eines Neuroleptikums in niedriger Dosis gegeben werden. Atypische Neuroleptika sind in dieser Indikation noch wenig untersucht, werden heute aber auch hier den typischen vorgezogen.

Behandlungsdauer. Nach eingetretener Remission (zur Terminologie s. S. 160) soll die Medikation gemäß international anerkannter Richtlinie während 6 Monaten fortgeführt werden, um Rückfälle zu vermeiden. Hinsichtlich der zu wählenden Dosis bestehen nur begrenzt Richtlinien. War die bisherige Dosis niedrig, soll diese fortgeführt werden. Bei Gabe der Maximaldosis in der Akutphase kann eine Reduktion auf ca. 2/3–1/2 versucht werden. Anschließend kann das Medikament progressiv abgesetzt werden, wenn nicht eine Indikation zur Rezidivprophylaxe besteht.

Viele Patienten wollen die antidepressive Medikation nicht so lange einnehmen. Ein früheres Absetzen ist erfahrungsgemäß dann gut vertretbar, wenn die Depression vollständig, d. h. ohne jede Restsymptomatik, abgeklungen ist.

> **Übersicht 17**
> **Behandlungsdauer bei antidepressiver Therapie**
> — Noch 6 Monate nach Remission
> — Früheres Absetzen vertretbar, wenn die Depression restlos abgeklungen ist

Wechsel des Antidepressivums: Nichtansprechen. In diesem Fall wechselt man im Allgemeinen das Antidepressivum (s. auch Schöpf 2003).

Zur Frage, wie lange eine antidepressive Behandlung, die nicht effizient ist, fortgeführt werden soll, gehen die Meinungen auseinander. In den meisten modernen Studien über Antidepressiva betrug die Behandlungsdauer 6 Wochen, und oft wird diese Behandlungsdauer für die Praxis empfohlen, bevor man die Substanz wechselt. Allerdings zeigt sich, dass die meisten Patienten, die auf eine Substanz ansprechen, bereits rasch eine Zustandsverbesserung erfahren. Ein positiver Effekt wird mit zunehmender Länge der erfolglosen Behandlung immer unwahrscheinlicher. Empirische Studien haben gezeigt, dass der beste Prädiktor des definitiven Ansprechens einer Depression die Besserung in den ersten 10 Tagen ist.

> **Vorhersage der antidepressiven Wirkung**
> Der beste Prädiktor ist das partielle Ansprechen in den ersten 10 Behandlungstagen

Aus diesem Grund rechtfertigt es sich, das erste Antidepressivum schon nach etwa 4 Wochen, wenn es ca. 14 Tage davon im hohen Dosisbereich gegeben wurde, zu wechseln. Dabei wählt man als Zweitbehandlung vorzugsweise eine Substanz mit anderem biochemischem Mechanismus (Übersicht 18). Die Ansprechenswahrscheinlichkeit auf das zweite Antidepressivum ist geringer als auf das erste.

Vorgehen beim Wechsel. Die überlappende Umstellung von modernen Antidepressiva ist in den allermeisten Fällen problemlos (Übersicht 19). Vorsicht ist angebracht, je nach Kombination in unterschiedlichem Maße, wenn eines der beiden Antidepressiva ein starker Hemmer von Enzymen des CYP-450 ist (s. auch Schöpf 2003).

Übersicht 18
Zweitbehandlung bei Nichtansprechen auf erstes Antidepressivum

Ineffizienz von	Wechsel auf
SSRI[a]	Venlafaxin
	Mirtazapin
	Reboxetin
Venlafaxin	Mirtazapin
Mirtazapin	SSRI
	Venlafaxin
	Reboxetin
Reboxetin	SSRI
	Mirtazapin
	Venlafaxin

[a] Auch Wechsel innerhalb der SSRI möglich.

Übersicht 19
Überlappender Medikationswechsel bei modernen Antidepressiva[a]

— Im Allgemeinen möglich. Zu empfehlen, wenn wegen Schwere der Depression keine Zeit verloren werden soll.

[a] MAO-Hemmer hier nicht berücksichtigt.

Der Wechsel innerhalb der SSRI führt auch gelegentlich zum Erfolg, aber erfahrungsgemäß nur dann, wenn beim ersten SSRI mindestens eine gewisse Besserung eintrat. Der Wechsel auf Nefazodon kann durch dessen 5-HT2-Antagonismus mit dem dadurch verbundenen günstigen Effekt auf Angst und Insomnie vorteilhaft sein.

Unverträglichkeit. Diesbezügliche Probleme sind bei SSRI oder Venlafaxin vor allem Nausea, innere Unruhe und Schlafstörungen. In solchen Fällen empfiehlt sich ein Wechsel auf Mirtazapin, Reboxetin oder Nefazodon. In Einzelfällen kann auch der Wechsel zwischen SSRI eine bessere Verträglichkeit der zweiten Substanz ergeben. Bei übermäßiger Appetitsteigerung durch Mirtazapin kommt jede der anderen modernen Substanzen in Frage.

Medikationswechsel bei MAO-Hemmern. Der Medikationswechsel von Moclobemid auf andere Antidepressiva ist wegen dessen kurzer Halbwertszeit im Prinzip von einem Tag auf den anderen möglich. Aus Gründen genereller Vorsicht ziehen viele Psychiater ein antidepressivafreies Intervall von 2–3 Tagen vor.

Auch beim Medikationswechsel von anderen Antidepressiva auf Moclobemid ist bei nicht serotoninergen, zuletzt in niedriger Dosierung gegebenen Antidepressiva eine rasche Umstellung möglich (s. Schöpf u. Honegger 2000).

Irreversible MAO-Hemmer weisen bekanntlich sehr gefährliche Interaktionen mit anderen Antidepressiva, v. a. solchen mit serotoninergen Effekten, im Sinne des Serotoninsyndroms auf (S. 163). Irreversible MAO-Hemmer und andere Antidepressiva dürfen nicht gleichzeitig und müssen bei sukzessiver Verabreichung mit einem freien Intervall von mindestens 2 Wochen gegeben werden. Bei Gabe von Fluoxetin, welches einen langwirksamen Metaboliten besitzt, und Wechsel auf einen irreversiblen MAO-Hemmer muss das Intervall mindestens 5 Wochen betragen. Diese Reihenfolge soll am besten vermieden werden.

Kombinationsbehandlungen mit 2 Antidepressiva. Durch die Gabe zweier Substanzen mit unterschiedlichem biochemischen Wirkungsmechanimus erhofft man sich eine Steigerung der antidepressiven Wirkung. Dieses Vorgehen ist plausibel und durch die klinische Erfahrung bestätigt, es wurde jedoch empirisch-wissenschaftlich nur wenig abgesichert. In Übersicht 20 ist angegeben, welche Kombinationen, ausgehend vom biochemischen Wirkungsmechanismus, empfehlenswert sind (s. auch Schöpf 2003).

> **Übersicht 20**
> **Kombinationen von modernen Antidepressiva zur Effizienzsteigerung**
> — Mirtazapin und
>   – SSRI
>   – Venlafaxin
>   – Reboxetin[a]
>   – Bupropion[a]
> [a] Geringe praktische Erfahrungen.

Weil die Kombination zweier Antidepressiva erhöhte Erfolgschancen bieten könnte, kann man nach erfolgloser Erstbehandlung statt einer zweiten Monotherapie eine Kombinationsbehandlung versuchen, dies umso mehr, als der Medikationswechsel mit einem unerwünschten Zeitverlust verbunden ist. Allerdings kann die Kombination von 2 Antidepressiva mit vermehrten Nebenwirkungen verbunden sein, weshalb man dieses Vorgehen eher bei schweren Depressionen durchführt. Bei Effizienz der Zweierkombination sollte später die Monotherapie mit der zweiten Substanz versucht werden, um sicherzustellen, dass nicht eine unnötig aufwändige Behandlung stattfindet.

Zur Kombination eignen sich, wie schon erwähnt, besonders SSRI oder Venlafaxin einerseits und Mirtazapin andererseits. Dabei gibt man die zweite Substanz in niedriger Dosis zur ersten hinzu. Bei Bedarf können beide Substanzen auf die Maximaldosis gesteigert werden.

> **Übersicht 21**
> **Ein Vorteil der Kombinationsbehandlung**
> — Die Vermeidung des unerwünschten Zeitverlusts bei der Umstellung

Die Kombination von SSRI und Reboxetin ist auch möglich und gelegentlich erfolgreich, sie drängt sich jedoch weniger auf, weil das duale Wirkprinzip bereits im SNRI Venlafaxin enthalten ist.

Eine Kombinationsbehandlung kann ferner zur Minimierung der Nebenwirkungen durchgeführt werden. Die wohl häufigste Situation ist, dass die eine Substanz zwar eine partielle Effizienz zeigt, die Dosis infolge von Nebenwirkungen aber nicht weiter gesteigert werden kann und man sich zur Zugabe einer anderen Substanz entschließt.

Durchtesten der Antidepressiva. Bessert sich der Zustand des Patienten nicht, sollen die in Übersicht 15 angegebenen modernen Antidepressivagruppen durchgetestet werden. Bei schweren Depressionen wird man allerdings schon bald Augmentationsstrategien bzw. Kombinationen von Antidepressiva einsetzen. Eine etablierte Reihenfolge gibt es nicht. Auch soll auf Trizyklika, insbesondere Imipramin, zurückgegriffen werden. Schließlich kann ein Versuch mit irreversiblen MAO-Hemmern angezeigt sein, und zwar gemäß klinischer Erfahrung besonders dann, wenn der Patient auf Moclobemid partiell reagiert hat (Übersicht 22).

> **Übersicht 22**
> **Antidepressiva bei Therapieresistenz**
> — Moderne Antidepressiva durchtesten
> — Trizyklika
> — Irreversible MAO-Hemmer

Johanniskraut? Die Wirkung von Johanniskraut ist wissenschaftlich interessant. Es besteht jedoch ein klares Missverhältnis zwischen seiner häufigen Verschreibung und seiner geringen antidepressiven Effizienz. Johanniskraut war bei leichten bis mittelschweren Depressionen ohne wesentliche Suizidalität wirksam. Bei schweren Depressionen wirkt es schlecht oder gar nicht. So muss sein häufiger Einsatz zur Depressionsbehandlung als Mode bezeichnet werden.

Hochdosierung? Einige Experten geben bei Therapieresistenz sehr hohe Dosen moderner Antidepressiva, z. B. 200 mg Citalopram tgl. statt der üblichen Maximaldosis von 60 mg tgl., und berichten über positive Ergebnisse. Eine engmaschige somatische Kontrolle ist dabei unumgänglich.

Infusionstherapie mit Antidepressiva? Sie wird von den Patienten z. T. psychologisch positiv erlebt. Eine rationale pharmakologische Begründung für diese Verabreichungsform kann nicht gegeben werden. Von der Vermeidung des First-Pass-Effekts können keine ausreichenden diesbezüglichen Argumente abgeleitet werden.

Allgemeine Maßnahmen bei Therapieresistenz: Überprüfung der Diagnose. Insbesondere soll nochmals überprüft werden, ob eine organische Erkrankung vorliegt.

Plasmaspiegeluntersuchung. Gegebenenfalls hilft diese weiter. Ein sehr niedriger Plasmaspiegel kann durch mangelnde Compliance bedingt sein. Aber auch eine Anomalie des Metabolismus kann bestehen. Etwa 1% der Bevölkerung sind ultraschnelle Metabolisierer von Substanzen, die durch das CYP-450-2D6 abgebaut werden. Etliche Antidepressiva werden durch dieses Enzym metabolisiert (s. Schöpf u. Honegger 2000). Diese Anomalie kann zur Folge haben, dass bei Verabreichung üblicher therapeutischer Dosen keine wirksamen Plasmaspiegel erzielt werden. Wenn man das Medikament auf die Maximaldosis steigert, dürften jedoch meist therapeutisch wirksame Konzentrationen auftreten. Wahrscheinlich wird das Problem oft, ohne dass der Arzt es realisiert, durch Wechsel auf ein anders als durch CYP-450-2D6 metabolisiertes Antidepressivum gelöst. Nichtsdestoweniger ist es bei persistierender Therapieresistenz sinnvoll, den Plasmaspiegel des Antidepressivums zu bestimmen.

Wenn der Patient mit Enzyminduktoren wie Carbamazepin behandelt wird und unbefriedigend reagiert, ist zum Ausschluss eines zu niedrigen Plasmaspiegels eine diesbezügliche Kontrolle angezeigt.

Gelegentlich wurde postuliert, dass es auch zu hohe Plasmaspiegel von Antidepressiva gebe, welche der Besserung hinderlich seien. Die diesbezüglichen Hinweise sind marginal.

Vor einer Hochdosierung soll eine Plasmaspiegeluntersuchung erfolgen. Ein für die Dosis hoher Spiegel ist ein Argument gegen den Versuch.

> **Übersicht 23**
> **Indikationen zur Plasmaspiegeluntersuchung bei Therapieresistenz**
> — Überprüfung der Compliance
> — Verdacht auf ultraschnelle Metabolisierer (CYP-450-2D6)
> — Bei Gabe von Enzyminduktoren (Carbamazepin, Phenytoin, Barbiturate, Rifampicin, Johanniskraut)
> — Vor Hochdosierung

Östrogensubstitution bei Frauen in der Perimenopause? Es gibt keine gesicherten Kenntnisse zur Frage, inwieweit diese Maßnahme zur Depressionsaufhellung als Ergänzung der eigentlichen antidepressiven Therapie beitragen kann. Einzelbeobachtungen legen eine günstige Wirkung nahe, sodass sich bei anhaltender Therapieresistenz ein solcher Versuch in Zusammenarbeit mit dem Gynäkologen empfiehlt.

Augmentationsverfahren. Dem in genügender Dauer und Dosierung gegebenen unwirksamen Antidepressivum wird eine zweite, für sich allein nicht antidepressive Substanz hinzugegeben, wobei die Kombination beider im Sinne eines Interaktionseffekts antidepressiv wirkt. Augmentationsverfahren haben einige Gemeinsamkeiten (Übersicht 24).

> **Übersicht 24**
> **Gemeinsames von Augmentationsverfahren**
> - Ansprechen rasch, oft innerhalb von Tagen
> - Abbruch, wenn sich nach 2–3 Wochen[a] kein Erfolg abzeichnet
> - Alle Antidepressiva als Vorbehandlung geeignet
> - Fehlen prädiktiver Kriterien bezüglich Effizienz
>
> [a] Bei T_4-Zugabe 4 Wochen.

> **Übersicht 25**
> **Augmentationsverfahren**
> - Etablierte Verfahren
>   - Lithium
> - Weniger gut etablierte Verfahren
>   - Stimulanzien
>   - Olanzapin
>   - T_3, T_4
>   - Pindolol
>   - Buspiron
>   - 5-HTP

Lithium. Die Lithiumzugabe ist mit der Elektrokrampfbehandlung die bestdokumentierte Strategie bei therapieresistenter Depression. Bei Patienten, die auf ein Antidepressivum keine Besserung zeigen, kann die Zugabe von Lithium bei Fortführung der bisherigen antidepressiven Behandlung zu einer raschen, z. T. innerhalb von 48 h einsetzenden Stimmungsaufhellung führen. Man beginnt Lithium in der vollen Dosis von ca. 24 mmol tgl. Nach 48 h wird der Lithiumspiegel bestimmt, der zu diesem Zeitpunkt ca. 2/3 des Fließgleichgewichts entspricht. Nach ca. 5 Tagen soll der Spiegel erneut kontrolliert werden. Die anzustrebende Lithiumkonzentration ist 0,6–0,8 mmol/l. Tritt nach 2 Wochen überhaupt keine Besserung ein, ist ein Ansprechen nicht mehr wahrscheinlich, und der Versuch kann abgebrochen werden. Bei leichter oder fraglicher Besserung soll die Therapie fortgesetzt werden. 40–50% der Patienten sprechen auf die Lithiumzugabe an. Unipolare und bipolare Depressionen können gleichermaßen mit diesem Verfahren behandelt werden (s. auch Schöpf 1989; Schöpf et al. 1989).

Stimulanzien. Auch Methylphenidat oder Amphetamin können bei therapieresistenter Depression als Zugabe zur antidepressiven Medikation gegeben werden. Der therapeutische Erfolg setzt sofort ein. Mögliche Nebenwirkungen sind innere Unruhe und Schlaflosigkeit. Die Therapie mit Methylphenidat wird mit 10 mg tgl., allenfalls mit nur 5 mg tgl., begonnen und bis auf maximal 40–60 mg tgl. gesteigert, wobei nur eine Morgen- und Mittagsdosis gegeben wird. Die Initialdosis von Amphetamin beträgt 5 mg tgl., die Maximaldosis 20–30 mg tgl. Die Tendenz zur Schlaflosigkeit ist bei Methylphenidat geringer als bei Amphetamin (Halbwertszeit 2–3 h bzw. 12 h). Methylphenidat verzögert den Abbau von Trizyklika mäßig. Oft wirkt Amphetamin etwas stärker als Methylphenidat. Die Methylphendidat wirkt besonders bei älteren Patienten gut.

Bei einem Teil, keineswegs aber bei allen Patienten stellt sich nach etlichen Wochen ein gewisser Wirkungsverlust ein, sodass sich die Frage des Absetzens der Behandlung stellt. Eine Suchtentwicklung kommt erfahrungsgemäß sehr selten vor.

Olanzapin. Gemäß einer neuen Studie kann eine antidepressive Wirkung durch die Zugabe des atypischen Neuroleptikums Olanzapin, 5–10 mg tgl., zu einer nicht erfolgreichen Behandlung mit Fluoxetin erreicht werden.

T_3, T_4. Die Zugabe von 25–37,5 µg T_3 zur erfolglosen antidepressiven Medikation kann auch bei euthyreoter Stoffwechsellage eine Stimmungsaufhellung bewirken. Nach einem Teil der Arbeiten ist es vorzuziehen, T_3 und nicht T_4 zu geben. Die Behandlung ist gut verträglich. Neben der somatischen Ausgangsuntersuchung müssen ein EKG abgeleitet und die Schilddrüsenwerte bestimmt werden. Bei Alterspatienten soll wegen der somatischen Risiken keine Augmentation mit T_3 oder T_4 durchgeführt werden. Während der Behandlung ist der Patient engmaschig somatisch zu kontrollieren.

Entschließt man sich zur T_4-Behandlung – T_3 ist in den deutschsprachigen Ländern nicht im Handel –, gibt man dieses Hormon zunächst in der Dosis von 50 µg tgl., steigert nach einigen Tagen auf 100 µg tgl. und allenfalls später auf bis zu 200 µg tgl. Vereinzelte Autoren empfehlen bis zu 500 µg tgl. bzw. bis zur Verträglichkeitsschwelle. Der Behandlungsversuch mit T_4 soll wegen der Aufdosierungsperiode mindestens 4 Wochen dauern.

Pindolol. Die Zugabe von Pindolol zu SSRI erfolgt, weil es neben seiner Eigenschaft als Betablocker ein Hemmer der somatodendritischen 5-HT1A-Rezeptoren an den serotoninergen Nervenzellen der Nuclei raphe dorsalis ist. Dadurch wird deren Aktivität erhöht. Die Dosis beträgt 3-mal 2,5 mg tgl. Die Kontraindikationen entsprechen denen für Betablocker. Gemäß neuesten Ergebnissen könnte Pindolol den Wirkungseintritt von SSRI beschleunigen, während seine Effizienz im Sinne der Augmentation fraglich erscheint.

Buspiron. Es werden 3-mal 5 mg Buspiron mit schrittweiser Dosiserhöhung auf 3-mal 15 mg tgl. zugegeben.

5-HTP. Die 5-HTP-Zugabe erfolgt in der Dosis von ca. 2-mal 100 mg tgl. Zur Kombination mit SSRI, Venlafaxin und Nefazodon bestehen Vorbehalte wegen der Möglichkeit eines Serotoninsyndroms. Auch ist die Wirkung der Augmentation im Allgemeinen begrenzt.

Elektrokrampfbehandlung. Bei dieser wird ein Grand-mal-Anfall durch elektrischen Strom ausgelöst. Das Verfahren wurde vor Jahrzehnten entwickelt, nachdem man festgestellt hatte, dass Patienten mit Depression und Epilepsie im Anschluss an epileptische Anfälle eine Zustandsverbesserung zeigten. Die Elektrokrampfbehandlung bleibt wegen der eingreifenden Art der Behandlung für persistierend therapieresistente Depressionen reserviert. Man führt ca. 8–12 Behandlungen in einer Frequenz von 2–3 pro Woche in Narkose und unter peripherer Muskelrelaxation durch. Im Laufe der Behandlung können Merkfähigkeitsstörungen auftreten, welche aber innerhalb von Wochen wieder abklingen.

Die Elektrokrampfbehandlung wird unilateral mit Elektrodenplatzierung über der nicht dominanten Hemisphäre durchgeführt. Tritt nach einigen Sitzungen keine Zustandsverbesserung auf, wird auf bilaterale Elektrodenplatzierung gewechselt, die zwar etwas stärkere Gedächtnisstörungen bewirkt, jedoch möglicherweise therapeutisch effizienter ist.

Im Übrigen bestehen außer dem Narkoserisiko keine Gefahren. Herz- und Kreislauferkrankungen sind relative Kontraindikationen. Sofort nach Beendigung der Behandlung sollen Antidepressiva und/oder Lithium im Sinne der Rückfallprophylaxe gegeben werden. Lithiumbehandlungen werden während der Elektrokrampfbehandlung unterbrochen (hinsichtlich Details der Behandlung s. „The practice of electroconvulsive therapy" 2001).

Schlafentzug. Die Mehrzahl der depressiven Patienten, besonders solche mit Tagesperiodik und Morgentief, erlebt nach einer durchwachten Nacht eine Stimmungsaufhellung (Übersicht 26).

> **Übersicht 26**
> **Prognostische Kriterien bei Schlafentzug**
> – Günstiges Ansprechen bei Tagesperiodik und Morgentief
> – Eher geringes Ansprechen bei saisonaler Depression

Der Patient darf bis zum folgenden Abend nicht schlafen. Die Besserung kann sofort oder erst am nächsten Tag eintreten. Meist verschwindet der Effekt teilweise oder ganz nach der folgenden, schlafend zugebrachten Nacht. Wiederholter Schlafentzug kann zu einer anhaltenden Zustandsverbesserung führen. Es hat sich gezeigt, dass partieller Schlafentzug in der zweiten Hälfte der Nacht oft gleich wirksam ist wie der totale. Ein praktisch zu empfehlendes Vorgehen stellt die Durchführung dreier partieller Schlafentzüge mit Pausen von jeweils 1–2 Tagen dar. Bei Nichtansprechen auf den ersten Schlafentzug kann ein weiterer Schlafentzug erfolgreich sein.

Eine neue Variante ist der Schlafentzug mit anschließender Schlafphasenvorverlagerung (Übersicht 27).

Der Schlafentzug kommt weniger als ausschließliche Therapie denn als Adjuvans zur medikamentösen Behandlung, besonders bei Therapieresistenz, in Frage.

> **Übersicht 27**
> **Varianten des Schlafentzugs**
> 1) Partieller Schlafentzug
>   – Zu-Bett-Gehen zu üblicher Zeit (ca. 22.00 h)
>   – Aufstehen nach ca. 3 1/2 h, (1.30 h)
>   – Wachbleiben bis zum folgenden Abend
>   – 2. Nacht normal schlafen
>   – Wiederholen des Schlafentzugs in der 3. oder 4. Nacht, Durchführung zunächst 3-mal, später bei Bedarf 1- bis 2-mal pro Woche
> 2) Totaler Schlafentzug
>   – Alternative zum partiellen Schlafentzug, insbesondere bei ungenügendem Effekt
>   – Eine Nacht durchwachen, nicht schlafen bis zum Abend. Bei Müdigkeit spazieren, kalte Dusche o. Ä.
> 3) Totaler Schlafentzug mit Schlafphasenvorverlagerung
>   – Wenn der totale Schlafentzug eine Zustandsverbesserung brachte. Kann bewirken, dass der Effekt aufrechterhalten bleibt
>   – Am gleichen Tag nach Schlafentzug Schlafdauer von 17.00–24.00 h, am nächsten Tag 18.00–1.00 h, jeden weiteren Tag Verschiebung um 1 h, bis nach 1 Woche die normale Schlafzeit wieder erreicht ist

Lichttherapie saisonaler Depressionen. Ein Charakteristikum saisonaler Depressionen ist ihr Ansprechen auf Lichtexposition. Von den nichtsaisonalen Depressionen bessern sich z. T. chronische Depressionen mit Symptomverstärkung in Herbst und Winter, kaum aber die anderen Depressionen (Übersicht 28).

Bei der Lichttherapie muss der Patient täglich 1/2 h vor einer starken Lichtquelle von 10000 Lux verbringen. Die Lichttherapie wird am Morgen nach dem Aufstehen durchgeführt. Der therapeutische Effekt setzt nach ca. 3 Tagen ein und ist nach 2 Wochen voll vorhanden. Die Patienten sollen darauf achten, am Abend nicht früh schlafen zu gehen, da dies zirkadiane Rhythmen ungünstig beeinflussen könnte. Mindestens 2/3 der saisonal Depressiven sprechen auf die Behandlung an. Bei Therapieresistenz soll die morgendliche Sitzungsdauer auf 1 h verlängert oder auch eine Behandlung am Abend versucht werden. Nach erfolgter Stimmungsaufhellung kann die Sitzungsfrequenz auf eine Exposition alle 2 Tage vermindert werden.

Ernste Nebenwirkungen sind nicht bekannt. Eine ophthalomologische Ausgangsuntersuchung ist allgemein empfehlenswert und indiziert bei einer Anamnese von Augenerkrankungen sowie bei gleichzeitiger Gabe von potenziell photosensibilisierenden Medikamenten wie Phenothiazinen sowie von Lithium (fraglich erhöhte Sensibilität des Auges auf Licht).

Patienten mit saisonaler Depression können auch mit Antidepressiva behandelt werden.

Übersicht 28
Indikationen zur Lichttherapie
— Methode der Wahl bei saisonaler Depression
— Option bei saisonaler Verstärkung chronischer Depressionen

Depressionstherapie bei Alterspatienten. Die empfohlenen Dosen sind z. T. gleich und z. T. etwas niedriger als bei nichtalten Menschen. Bei der Wahl des Antidepressivums ist es wichtig, Substanzen mit adrenolytischen, anticholinergen und chinidinartigen Effekten nach Möglichkeit zu vermeiden. Muss man auf Trizyklika zurückgreifen, soll besonders Nortriptylin als Substanz mit vergleichsweise geringen anticholinergen und adrenolytischen Nebenwirkungen eingesetzt werden.

Bei Therapieresistenz sind die Lithiumzugabe (z. T. genügen Lithiumkonzentrationen von 0,2–0,4 mmol/l) und die Methylphendidatzugabe empfehlenswerte Strategien.

Prophylaxe rezidivierender Depressionen: Terminologie. Das Wiederauftreten von depressiven Symptomen im Rahmen der gleichen Krankheitsphase wird gemäß international üblicher Terminologie als Rückfall, eine Wiedererkrankung im Sinne einer neuen Krankheitsphase als Rezidiv bezeichnet. Oft ist die sichere Zuordnung nicht möglich. Prophylaxe bezieht sich auf die Vermeidung von Rezidiven.

Antidepressiva. Bei Patienten mit häufigen Krankheitsphasen empfiehlt man die mehrjährige und oft unbefristete prophylaktische antidepressive Behandlung. Dabei soll das Antidepressivum gegeben werden, mit dem die akute Krankheitsphase erfolgreich behandelt wurde. Hinsichtlich der Dosis gelten die bei der Akutbehandlung getroffenen Feststellungen (S. 153). Es ist erforderlich, eine gut verträgliche Dosis zu geben.

Gemäß Richtlinien der WHO kommt schon nach 2 innerhalb von 5 Jahren aufgetretenen schweren Krankheitsphasen eine mehrjährige Langzeitbehandlung in Frage. In der Praxis ist diese Empfehlung oft nicht realisierbar und wahrscheinlich auch objektiv zu weitgehend. Sicher sollte man eine prophylaktische Behandlung durchführen, wenn in 3 Jahren 3 Krankheitsphasen aufgetreten sind.

Lithium. Vor der Einführung der modernen Antidepressiva wurde in erster Linie Lithium als Prophylaktikum auch bei rezidivierenden Depressionen verwendet. Lithium stellt diesbezüglich eine Option dar. Wegen der Nebenwirkungen ist Lithium heute jedoch nur mehr zweite Wahl. Bei Therapieresistenz auf die Monotherapie mit Antidepressiva oder Lithium erweist sich gelegentlich die Kombination beider als effiziente Prophylaxe.

Antikonvulsiva? Diese zur Prophylaxe bipolarer Erkrankungen eingesetzten Substanzen wurden bei rezidivierenden Depressionen kaum untersucht und sind wahrscheinlich weitgehend unwirksam.

Intermittierende antidepressive Therapie? Nicht wenige Patienten mit rezidivierenden Depressionen wollen keine Langzeittherapie. Sie nehmen lieber weitere Krankheitsphasen in Kauf. In solchen Fällen soll man vereinbaren, dass sich der Patient im Falle von Frühsymptomen sofort meldet, damit die Therapie wiederbegonnen werden kann.

Keine prophylaktische Therapie ist bei saisonaler Depression, die auf Lichttherapie anspricht, nötig.

Prophylaxe durch Psychotherapie? Bei schweren Depressionen kann mit einer Psychotherapie in der Regel kein Schutz vor Wiedererkrankungen erzielt werden. Es gibt jedoch Patienten, die unter einer langdauernden psychischen Belastung stehen und bei denen nach Beseitigung dieser Belastung mittels Psychotherapie eine verminderte Depressionsneigung eintritt. Bei anderen Patienten treten Depressionen nur im Zusammenhang mit belastenden Einzelereignissen auf. Die psychotherapeutische Behandlung kann bei ihnen besonders wichtig sein. Die relative Bedeutung von Psychotherapie und Pharmakotherapie lässt sich hier oft nur im Rückblick ableiten.

Bei leichten Depressionen hat Psychotherapie häufiger einen anhaltend günstigen Effekt.

Nebenwirkungen der Antidepressiva.

Gemeinsame Nebenwirkungen. (Siehe auch Übersicht 13.) Die folgenden Nebenwirkungen bieten nicht die im klinischen Alltag häufigsten Probleme. Sie werden wegen der Gemeinsamkeit vorangestellt.

Antidepressiva bewirken im Vergleich zum Spontanverlauf etwas vermehrt einen Umschlag in die Manie (S. 176). Eine gewisse physische Abhängigkeit kommt bei längerdauernder Therapie nicht selten vor. Das abrupte Absetzen kann zu Schwindel, Zittern, Schwitzen, Dysphorie, Kopfschmerzen, dem Gefühl muskulärer Spannung und anderen Symptomen führen. Ein Drang, das Medikament weiterzunehmen, tritt nicht auf. Antidepressiva sollen wenn möglich nicht abrupt abgesetzt werden. Das Entzugssyndrom kann den Eindruck des Wiederauftretens der Depression erwecken. Bessert sich der Zustand innerhalb weniger Stunden nach erneuter Gabe einer Einzeldosis, ist dies quasi beweisend für ein Entzugssyndrom.

> **Entzugssyndrom vs. Wiederauftreten der Depression**
> Sofortige Zustandsverbesserung nach erneuter Gabe des Antidepressivums spricht für Entzugssyndrom

Antidepressiva können in seltenen Fällen epileptische Anfälle auslösen oder bei bestehender Epilepsie die Anfallsfrequenz steigern. Bei allen modernen Antidepressiva ist dieser Effekt sehr gering.

Unter antidepressiver Therapie tritt in sehr seltenen Fällen eine Hyponatriämie auf. Klinisch zeigt sich dies u. U. in Verlangsamung, Verwirrtheit oder sonstiger Verschlechterung des psychischen Allgemeinbefindens, manchmal auch in epileptischen Anfällen.

Als Raritäten der Weltliteratur wurden unter antidepressiver Therapie Agranulozytosen beschrieben. Generell sind bei Antidepressivabehandlungen jedoch keine routinemäßigen Blutbildkontrollen nötig. In die Fachinformation aufgenommen wurde für Mianserin und Mirtazapin, dass bei Fieber oder anderen verdächtigen Symptomen die Behandlung zu unterbrechen ist und die Leukozyten zu bestimmen sind.

Im Sinne einer Sicherheitsmaßnahme ist in Erinnerung zu rufen, dass besonders die alten, aber auch moderne Antidepressiva wegen des Risikos der Einnahme einer Überdosis nicht in zu großer Menge verschrieben werden sollen.

Plasmaspiegeluntersuchungen bei Nebenwirkungen. Es kommt vor, dass ein Patient nach längerer antidepressiver Behandlung ungewöhnliche Nebenwirkungen wie z. B. Zeichen von Verwirrtheit entwickelt. In solchen, auf toxische Erscheinungen verdächtigen Fällen, nicht aber bei den trivialen Nebenwirkungen, ist eine Bestimmung des Plasmaspiegels des Antidepressivums gerechtfertigt. Ungewöhnlich hohe Plasmaspiegel können u. a. bei langsamen Hydroxylierern des CYP-450-2D6 oder wegen pharmakokinetischer Interaktionen auftreten. Auch bei Leber- oder Niereninsuffizienz soll ggf. der Plasmaspiegel kontrolliert werden (Übersicht 29).

> **Übersicht 29**
> **Plasmaspiegeluntersuchung aus Sicherheitsgründen**
> — Auf Toxizität verdächtige Symptome
> — Kombination mit Substanzen, die den Abbau hemmen
> — Vor beabsichtigter Hochdosierung
> — Ggf. bei Leber- oder Niereninsuffizienz

Nebenwirkungen nach Substanzklassen: SSRI. In Übersicht 30 sind typische SSRI-Nebenwirkungen angegeben. Nausea, Erbrechen und Kopfweh treten besonders bei Behandlungsbeginn auf und können durch einschleichende Dosierung oft vermieden werden. Dies gilt auch für innere Unruhe und Schlaflosigkeit. Hinsichtlich diskreter Unterschiede der Nebenwirkungen innerhalb der SSRI s. Übersicht 31.

> **Übersicht 30**
> **Nebenwirkungen der SSRI mit geschätzter Häufigkeit**
> — Nausea, Erbrechen (20%)
> — Kopfweh (10%)
> — Innere Unruhe (10%)
> — Insomnie (10%)
> — Sexuelle Funktionsstörungen (30%)
> — Müdigkeit, Schläfrigkeit (10%)
> — Leichte Diarrhö oder Obstipation (10%)
> — Schwitzen (10%)
> — Akathisie (5%)
> — Tremor (5%)
> — Gewichtszunahme bei Langzeitbehandlung (5%)[a]
> — Serotoninsyndrom (leicht) (<3%)
>
> [a] Bei Kurzzeitbehandlung kaum Gewichtszunahme.

> **Übersicht 31**
> **Einzelne SSRI: Besonderheiten bezüglich ihrer Nebenwirkungen**[a]
> — Fluoxetin:
>   – keine Tendenz zu Gewichtszunahme
> — Fluvoxamin:
>   – häufiger Nausea
>   – seltener sexuelle Funktionsstörungen
> — Citalopram:
>   – keine Besonderheiten
> — Paroxetin:
>   – seltener innere Unruhe
>   – häufiger Obstipation
>   – häufiger Entzugssymptome[b]
> — Sertralin:
>   – keine Tendenz zu Gewichtszunahme
>   – häufiger Diarrhö
>
> [a] Die Angaben entsprechen dem klinischen Eindruck und sind nicht wissenschaftlich belegt. Alle Unterschiede sind gering.
> [b] Kann durch progressives Absetzen vermieden werden.

Eine seltene Komplikation der SSRI-Therapie stellt das sog. Serotoninsyndrom (Übersicht 32) dar. Die Symptome des durch SSRI-Behandlung ausgelösten Serotoninsyndroms sind so gut wie immer leicht und kaum je gefährlich. Bei Verabreichung von SSRI und Substanzen, die ebenfalls die serotoninerge Aktivität steigern, wie Lithium, ist die Frequenz des Syndroms etwas erhöht, es besteht jedoch keine Kontraindikation der Kombinationsbehandlung. Die Patienten müssen in der Initialphase der Behandlung engmaschig kontrolliert werden.

Ein schweres, u. U. lebensgefährliches Serotoninsyndrom tritt praktisch nur auf, wenn MAO-Hemmer gemeinsam mit SSRI oder anderen Antidepressiva mit serotoninerger Komponente gegeben werden. Bekanntlich ist die gemeinsame Verabreichung eine absolute Kontraindikation.

> **Übersicht 32**
> **Symptome des Serotoninsyndroms**
> − Leichte Symptome
>   – Unruhe, Agitiertheit, Angst
>   – Tremor, Myoklonien
>   – Schwitzen
>   – Tachykardie
>   – Temperaturerhöhung
> − Schwere Symptome
>   – Hypertonus, Rigor, Rhabdomyolyse
>   – Schwere Hyperthermie
>   – u.U. Koma und Tod

Die Therapie des leichten Serotoninsyndroms besteht im Absetzen der Behandlung, die des schweren in intensivmedizinischer Behandlung.

SNRI. Die Nebenwirkungen von Venlafaxin, dem hauptsächlichen Vertreter, entsprechen z. T. denen der SSRI. Initiale Nausea kommt etwas häufiger vor. Insbesondere ab einer Dosis von 200 mg tgl. besteht die Möglichkeit einer leichten Blutdrucksteigerung, weshalb diesbezügliche Kontrollen erforderlich sind. Venlafaxin kann beim Absetzen wesentliche Entzugssymptome verursachen.

Milnazipran, der andere SNRI, bei dem die serotoninerge im Vergleich zur noradrenergen Komponente schwächer ausgebildet ist, bewirkt vergleichsweise geringere SSRI-Nebenwirkungen.

SARI. Nefazodon ist die einzige Substanz dieser Art. Es weist neben der Serotoninwiederaufnahmehemmung einen 5-HT2-Antagonismus auf, der zur Vermeidung typischer SSRI-Nebenwirkungen wie Nausea, Kopfweh und sexuellen Funktionsstörungen beiträgt. Die Substanz besitzt eine mäßig sedierende und schlafanstoßende Wirkung.

sNARI. Reboxetin kann, deutlich weniger als Trizyklika, Mundtrockenheit, Obstipation, Insomnie, Schwitzen, Miktionsbeschwerden, Harnverhaltung, Pulsbeschleunigung und orthostatische Hypotonie bewirken. Mundtrockenheit und Obstipation sind pseudoanticholinerge Effekte als Folge reflektorischer Mechanismen.

NDRI. Die hauptsächlichen Nebenwirkungen von Bupropion sind Bauchschmerzen, innere Unruhe, Angst, Benommenheit, Mundtrockenheit, Insomnie, Muskelschmerzen, Nausea, Herzklopfen, Schwitzen, Ohrensausen und Pollakisurie.

In seltenen Fällen kann es zu epileptischen Anfällen kommen. Dies ist auch bei Überdosierung möglich, weshalb Bupropion diesbezüglich eine gefährliche Substanz ist.

NaSSA. Typische Nebenwirkungen von Mirtazapin, dem Vertreter dieser Gruppe, sind Sedation zu Behandlungsbeginn und Appetitsteigerung. Leichte Mundtrockenheit und Obstipation, beide durch pseudoanticholinerge Mechanismen bedingt, sind möglich. In Einzelfällen bewirkt Mirtazapin Restless Legs. Hinsichtlich der Leukozyten s. S. 161. Mirtazapin bewirkt im Unterschied zu Noradrenalinwiederaufnahmehemmern keine Tachykardie. Wegen seines von SSRI verschiedenen Wirkungsmechanismus ist bei Mirtazapin die Wahrscheinlichkeit eines Serotoninsyndroms besonders gering. Entzugssymptome beim Absetzen sind nicht bekannt.

Mianserin weist keine serotoninverstärkenden Effekte auf. Die Nebenwirkungen sind weitgehend die gleichen wie bei Mirtazapin. Mianserin kann durch mäßige adrenolytische Effekte eine gewisse orthostatische Hypotonie bewirken.

Trizyklika und andere ältere Antidepressiva. Sie weisen eine größere Zahl von Nebenwirkungen auf (Übersicht 33, 34). Maprotilin hat nur geringe anticholinerge Effekte, andererseits ist es das Antidepressivum mit dem größten epileptogenen Effekt.

Nortriptylin wirkt nur mäßig anticholinerg und adrenolytisch und eignet sich deshalb von allen Trizyklika am besten bei geriatrischen Patienten.

Lofepramin scheint in Überdosierung relativ wenig gefährlich zu sein.

Übersicht 33
Nebenwirkungen von Trizyklika
- Anticholinerge: Akkomodationsstörungen, Mundtrockenheit, Tachykardie, Obstipation, Glaukomanfälle, Harnretention
- Adrenolytische: orthostatische Hypotonie
- Chinidinartige: Störungen der Überleitung, Arrhythmien
- Störungen der Sexualfunktion
- Schwitzen
- Allergische Reaktionen
- Gewichtszunahme
- Tremor
- Delir
- Sedation
- Angst, Agitiertheit, Schlaflosigkeit

Übersicht 34
Sedation bei Trizyklika und verwandten Substanzen

Nichtsedierend	Sedierend
Desipramin	Amitriptylin
Nortriptylin	Maprotilin
Lofepramin	Doxepin
Clomipramin	Trimipramin
Imipramin	

RIMA. Moclobemid bewirkt im Gegensatz zu den irreversiblen MAO-Hemmern keinen „cheese effect" (s. unten), weshalb keine Diät nötig ist, nur geringe orthostatische Effekte, keine Gewichtszunahme und keine sexuellen Funktionsstörungen.

Moclobemid hat kaum gefährliche Interaktionen mit anderen Antidepressiva, die keine Serotoninwiederaufnahmehemmung bewirken. Diese Möglichkeit ist aber gegeben, wenn gleichzeitig Antidepressiva mit serotoninerger Wirkung gegeben werden. Insbesondere die Kombination mit Clomipramin kann zum Serotoninsyndrom führen (s. auch Schöpf u. Honegger 2000).

Irreversible MAO-Hemmer. Diese Substanzen werden wegen der z. T. schweren Nebenwirkungen heute nur mehr ausnahmsweise verwendet.

Beim „cheese effect" handelt es sich um eine starke, u. U. lebensgefährliche Blutdrucksteigerung als Folge der Einnahme tyraminhaltiger Nahrung. Tyramin, ein indirekt wirkendes Sympathikomimetikum, wird normalerweise bei der Leberpassage abgebaut. Bei MAO-Hemmung gelangt es in die systemische Zirkulation und setzt aus den Nervenendigungen Katecholamine frei, was zur Blutdruckkrise führt. Aus diesem Grund ist die spezielle, tyraminarme Diät nötig (S. dazu die offiziellen Fachinformationen). Hinsichtlich des Serotoninsyndroms s. S. 163.

Andere Nebenwirkungen sind orthostatische Hypotonie, Schwindel, Zittern, Kopfweh, Obstipation, sexuelle Dysfunktionen, Mundtrockenheit und Myoklonien. Polyneuropathien und schwere Leberschäden treten sehr selten auf. Mögliche psychische Nebenwirkungen sind Agitiertheit und Schlaflosigkeit.

Kontraindikation sind wegen des Risikos von Blutdruckkrisen Hypertonie, Herzkrankheiten, abgelaufene Hirninsulte und hohes Alter.

Therapie ausgewählter Nebenwirkungen von Antidepressiva: Innere Unruhe, Insomnie. Diesbezüglich wirken Tranquilizer und Hypnotika gut. Grundsätzlich empfiehlt sich zu Beginn einer Behandlung mit Antidepressiva, vorsorglich eine kleine Packung eines Benzodiazepins, z. B. von Oxazepam oder Lorazepam, als Reservemedikation zu verschreiben.

Gewichtssteigerung. Bei potenziell gewichtssteigernden Medikamenten ist die Aufklärung über diese Möglichkeit angezeigt. Schon übergewichtige Patienten sind hinsichtlich Diät und körperlicher Aktivität zu beraten. Im Falle wesentlicher Gewichtszunahme bei schon übergewichtigen Patienten, z. B. von 5 kg, soll der Wechsel des Präparats in Betracht gezogen werden, selbst wenn der Patient psychisch günstig darauf ansprach.

Sexuelle Funktionsstörungen. Sie können mit Sildenafil 25–50 (–100) mg gut behandelt werden. Die Kombination von Sildenafil mit Antidepressiva ist unproblematisch, mit Ausnahme von Nefazodon, wobei Nefazodon kaum je sexuelle Funktionsstörungen bewirkt. Auch ist die Unterbrechung der Medikamenteneinnahme für 1–2 Tage zu erwägen.

Orthostatische Hypotonie. Diese kann mit Sympathikomimetika wie Norfenestrin und Midodrin behandelt werden. Flurocortison wurde in Einzelfällen mit Erfolg gegeben. Es ist bei MAO-Hemmer-bedingter orthostatischer Hypotonie Mittel der Wahl.

Obstipation. Neben den üblichen Maßnahmen wie genügender Flüssigkeitszufuhr, vermehrter Bewegung und schlackenreicher Kost sollen primär Quellmittel und osmotisch wirksame Substanzen eingesetzt werden.

Tachykardie. Hier können niedrigdosiert Betablocker, z. B. 2-mal 10 mg Propranolol tgl., eingesetzt werden.

Schwitzen. Diesbezüglich gibt es leider keine wirksame Behandlung.

Tremor. Der durch Trizyklika bedingte Tremor spricht gut auf Betablocker, z. B. 60 mg Propranolol, an.

Akathisie. Die Kenntnisse über die Behandlung der antidepressivabedingten Akathisie sind begrenzt. Wie bei der neuroleptisch bedingten Akathisie sind neben der Dosisreduktion Benzodiazepine und – möglicherweise – Betablocker wirksam.

Hypertonie durch Venlafaxin. Die Blutdrucksteigerung ist meist von geringem Ausmaß. Alle Antihypertensiva sind verwendbar.

Hypertensive Krisen bei MAO-Hemmern. Wenn der Patient allein handeln muss, ist 10 mg Nifedipin sublingual bei kardial gesunden Patienten geeignet. Nifedipin soll in Reserve verschrieben werden, und der Patient soll instruiert werden, den Blutdruck selbst zu messen. Phentolamin, 5 mg i.v., ist die Medikation der Wahl bei ärztlich behandelten Patienten.

Dosierung von Antidepressiva
Amitriptylin. 1. Tag 25–50 mg. Innerhalb 1 Woche Steigerung auf die Standarddosis von 150 mg tgl. Maximaldosis 300 mg tgl.

Bupropion. 1.–7. Tag 150 mg tgl., anschließend 2-mal 150 mg tgl. Absolute Maximaldosis 400 mg tgl. (bzw. 375 mg bei den Tbl. zu 150 mg).

Citalopram. 1. Tag Testdosis von 10 mg. Bei guter Verträglichkeit Steigerung am Tag 2 auf die üblicherweise wirksame Dosis von 20 mg tgl. Maximaldosis 60 mg tgl.

S-Citalopram. 1. Tag Testdosis von 5 mg. Bei guter Verträglichkeit Steigerung am Tag 2 auf die üblicherweise wirksame Dosis von 10 mg. Maximaldosis 20 mg.

Clomipramin. 1. Tag 25–50 mg. Innerhalb 1 Woche Steigerung auf die Standarddosis von 150 mg tgl. Maximaldosis 300 mg tgl.

Desipramin. 1. Tag 25–50 mg. Innerhalb 1 Woche Steigerung auf die Standarddosis von 150 mg tgl. Maximaldosis 300 mg tgl.

Doxepin. 1. Tag 50 mg. Innerhalb 1 Woche Steigerung auf die Standarddosis von 150 mg tgl. Maximaldosis 300 mg tgl.

Fluoxetin. 1. Tag Testdosis von 10 mg. Bei guter Verträglichkeit Steigerung am Tag 2 auf die üblicherweise wirksame Dosis von 20 mg tgl. Maximaldosis 60 mg tgl.

Fluvoxamin. 1. Tag Testdosis von 50 mg. Bei guter Verträglichkeit Steigerung am Tag 2 auf die üblicherweise wirksame Dosis von 100 mg tgl. Maximaldosis 300 mg tgl.

Imipramin. 1. Tag 25–50 mg. Innerhalb 1 Woche Steigerung auf die Standarddosis von 150 mg tgl. Maximaldosis 300 mg tgl.

Lofepramin. 1. Tag 70 mg. Innerhalb 1 Woche Steigerung auf die Standarddosis von 140 mg tgl. Maximaldosis 280 mg tgl.

Maprotilin. 1. Tag 25–50 mg. Innerhalb 1 Woche Steigerung auf die Standarddosis von 150 mg tgl. Maximaldosis 200 mg tgl.

Mianserin. 1. Tag Testdosis von 15 mg. Bei guter Verträglichkeit Steigerung am Tag 2 auf 30 mg und nach 2–3 weiteren Tagen auf 60 mg tgl. Standarddosis 60–120 mg tgl. Maximaldosis nicht eindeutig definiert. Dosen bis 180 mg möglich.

Milnazipran. 1. Tag 50 mg. Bei guter Verträglichkeit Steigerung auf die Standarddosis von 100 mg tgl., die zugleich die Maximaldosis ist.

Mirtazapin. 1. Tag 15 mg. Bei guter Verträglichkeit Steigerung nach 2–3 Tagen auf die üblicherweise wirksame Dosis von 30 mg tgl. Maximaldosis je nach Land 45 bzw. 60 mg tgl.

Moclobemid. 1. Tag 2-mal 75 mg tgl. Bei guter Verträglichkeit Steigerung am Tag 2 auf die z. T. wirksame Dosis von 300 mg tgl. Oft Steigerung auf 450–600 mg (übliche Maximaldosis) nötig.

Nefazodon. 1. Tag 2-mal 50 mg tgl. Bei guter Verträglichkeit Steigerung am Tag 2 auf 2-mal 100 mg tgl. Nach 1 Woche 300 mg tgl., nach 2 Wochen 400 mg tgl. Therapeutischer Bereich 300–600 mg tgl. Maximaldosis 600 mg tgl.

Nortriptylin. 1. Tag 25–50 mg. Innerhalb 1 Woche Steigerung auf die Standarddosis von 150 mg tgl. Maximaldosis 300 mg tgl.

Paroxetin. 1. Tag Testdosis von 10 mg. Bei guter Verträglichkeit Steigerung am Tag 2 auf die üblicherweise wirksame Dosis von 20 mg tgl. Maximaldosis 50 mg tgl.

Phenelzin. 1. Tag 15 mg. Steigerung am Tag 5 auf 30 mg tgl., am Tag 10 auf 45 mg tgl. und am Tag 15 auf 60 mg tgl. Standarddosis 60 mg tgl. Maximaldosis 90 mg tgl.

Reboxetin. 1. Tag 2-mal 2 mg. Bei guter Verträglichkeit Steigerung am Tag 2 auf die Standarddosis von 8 mg tgl. Maximaldosis 10 mg tgl.

Sertralin. 1. Tag Testdosis von 25 mg. Bei guter Verträglichkeit Steigerung am Tag 2 auf die übli-

Depressionen: Informationsblatt für Patienten und Angehörige
(J. Schöpf, Psychiatrie für die Praxis, Springer, 2003)

Allgemeines

Symptome. Depressionen sind gekennzeichnet durch Bedrücktheit, Traurigkeit, Pessimismus, Freudlosigkeit, Energiemangel, Schlafstörungen, Appetitstörungen, innere Unruhe oder Verlangsamung, Konzentrationsschwierigkeiten, unangemessene Schuldgefühle, Suizidgedanken oder den Wunsch, tot zu sein. Nicht alle genannten Symptome müssen gleichzeitig vorhanden sein.

Abgrenzung von nichtkrankhaften Zuständen. Depressionen stellen mehr als einfache Traurigkeit oder Unglücklichsein dar. Auch sind sie nicht Ausdruck von Selbstmitleid oder Willensschwäche. Depression ist ein Krankheitszustand und benötigt eine spezielle Behandlung.

Subjektives Leiden. Depressionen gehören zu den belastendsten Erkrankungen überhaupt, weil der Patient ununterbrochen an den quälenden Symptomen leidet.

Verlauf. Mit dem Abklingen der Depression in einer gewissen Zeit ist selbst ohne Behandlung in den meisten Fällen zu rechnen. Durch den Einsatz bewährter Therapien kann man auf eine rasche, innerhalb von Wochen eintretende Heilung hoffen.

Risiken. Das einzige gesundheitliche Risiko der Depression ist durch die mögliche Selbstmordgefährdung gegeben. Daher wird dieses Thema mit dem Patienten regelmäßig erörtert.

Ursachen. Wichtig ist zu betonen, dass bei den meisten Depressionen die Ursache unbekannt ist und bleibt. Lebensprobleme oder innere psychische Konflikte können im Einzelfall einen depressionsauslösenden oder vielleicht auch -verursachenden Effekt haben, dies trifft jedoch längst nicht immer zu.

Nicht wenige Patienten glauben, eine Depression müsse grundsätzlich eine psychische Ursache haben. Dies ist eine Fehlmeinung.

Bei einem Teil der Patienten besteht eine familiäre Häufung von Depressionen, und man vermutet dann das Vorliegen einer erblichen Komponente. Bei vielen Patienten findet man keine familiäre Tendenz zu Depressionen.

Therapie

Allgemeine Ratschläge. Der Patient soll in der Depression nach Möglichkeit keine Entscheidungen von großer Tragweite treffen, sondern diese auf später verschieben. Der depressionsbedingte Pessimismus könnte zu Fehlbeurteilungen führen, deren Konsequenzen der Patient später bereut.

Der Patient soll eine gewisse Aktivität aufrechterhalten und nicht den ganzen Tag untätig sein. Es ist sinnvoll, wenn er eine Tagesstruktur einhält. Bei schweren Depressionen eignen sich Aktivitäten gut, bei denen nicht zu viel Eigeninitiative nötig ist, z. B. das Mitgehen auf einen Spaziergang.

Für die Angehörigen ist es sinnvoll, wenn sie den Patienten zu Aktivität ermuntern. Allerdings sollen sie nicht versuchen, ihn zu etwas zu zwingen, was er nicht will oder kann.

Im Allgemeinen ist es günstig, wenn der Patient in der vertrauten Umgebung bleibt. Ein Erholungsurlaub stellt meist eine Überforderung dar, weil sich der Patient mit vielen neuen Anforderungen auseinandersetzen müsste.

Eigentliche Therapie. Man unterscheidet die Psychotherapie und die medikamentöse Therapie. Bei allen Patienten wird eine allgemeine Psychotherapie durchgeführt, die in der Aufklärung des Patienten über die Erkrankung sowie der Begleitung, Stützung und Beratung während der Dauer der Erkrankung besteht.

In besonderen Fällen, vorwiegend bei leichteren Depressionen, werden zudem spezielle Psychotherapien durchgeführt, z. B. die sog. kognitive Verhaltenstherapie. Typischerweise haben die Patienten negative Gedanken über sich selbst, die Einstellung der Umwelt ihnen gegenüber und ihre Zukunft. Diese unzutreffenden Gedanken und die dazugehörigen Gefühle werden in der Therapie korrigiert. Auch wird dem Patienten geholfen, frühere Aktivitäten, welche ihm Freude und Befriedigung brachten, wieder aufzunehmen.

Die medikamentöse antidepressive Therapie ist oft von entscheidender Bedeutung. Befürchtungen, diese Medikamente könnten persönlichkeitsverändernd wirken oder bestehende psychische Probleme nur verdecken, sind unberechtigt.

Längerfristige psychische Gesundheit. Ist die Depression abgeklungen, darf damit gerechnet werden, dass die beschwerdefreie Verfassung anhält. Allerdings besteht, auf Jahre hinaus gesehen, ein gewisses Risiko weiterer Krankheitsphasen. Hinsichtlich Möglichkeiten ihrer Vermeidung wird der behandelnde Arzt Auskunft geben.

Bücher als Ratgeber. Es gibt zahlreiche für Laien verfasste Bücher über die Erkrankung und ihre Behandlung.

Spezielle Ratschläge für Angehörige

Vermehrter Aufwand. Depressionen sind auch für die Angehörigen eine schwere Belastung. Die Angehörigen müssen für den depressiven Patienten vermehrt Zeit und Kraft aufwenden, jedoch sollen sie darauf achten, sich nicht zu überfordern. Nach Möglichkeit soll die Last der Betreuung auf mehrere Personen verteilt werden.

Die Angehörigen müssen dem Patienten Aufgaben abnehmen, die er in der Depression nicht mehr selbst erledigen kann.

Es ist nötig, gegenüber dem Patienten Geduld aufzubringen, z. B. durch das Anhören der immer gleichen Klagen. Wenn der Patient diese zu häufig vorbringt, ist es sinnvoll zu versuchen, ihn abzulenken.

Die Angehörigen sollen nicht übertriebene Erwartungen an das sofortige Ergebnis ihrer Bemühungen richten. Ihre Anstrengungen können eine momentane Linderung des Leidens des Patienten bewirken, nicht aber das Verschwinden der Depression.

Im Verhältnis zwischen Angehörigen und dem Patienten besteht eine Einseitigkeit von Geben und Nehmen. Die Angehörigen dürfen nicht erwarten, dass der Depressive ihnen in der Krankheitsphase Dank und Anerkennung für ihre Bemühungen ausdrückt.

Appell an den Willen des Patienten. Es ist kontraproduktiv, bei depressiven Patienten an den Willen zu appellieren. Die Patienten strengen sich schon an, um das, was sie tun, zu bewältigen.

Auch macht es keinen Sinn, den Patienten aufzufordern, er solle positiver denken.

Schuldgefühle der Angehörigen. Angehörige machen sich häufig fälschlicherweise Vorwürfe, dass sie die Erkrankung des Patienten verursacht hätten. Besteht diesbezüglich eine Verunsicherung, soll das Thema mit dem behandelnden Arzt besprochen werden.

Andere gefühlsmäßige Reaktionen der Angehörigen. Angehörige entwickeln gegenüber dem Depressiven z. T. Gefühle von Enttäuschung, Resignation oder Ärger. Solche Reaktionen sind angesichts der großen Belastung verständlich. Die Angehörigen sollen sich bemühen, diese Gefühle gegenüber dem Patienten nicht zu zeigen.

Selbstmordäußerungen. Derartige Äußerungen des Patienten müssen ernst genommen werden. Gegebenenfalls soll der behandelnde

> Arzt informiert werden. Bei akuter Selbstmordgefahr ist die psychiatrische Hospitalisation nötig.
> Wenn der Patient Selbstmordideen hat, bedeutet dies nicht, dass ihm die Angehörigen nichts mehr bedeuten. Es bedeutet lediglich, dass er schwer krank ist.
>
> **Bücher als Ratgeber.** Über die Erkrankung und ihre Behandlung gibt es heute zahlreiche Publikationen für Laien.

cherweise wirksame Dosis von 50 mg tgl. Maximaldosis 200 mg tgl.

Tranylcypromin. 1. Tag 10 mg, Steigerung auf 20 mg tgl. am Tag 7 und 30 mg tgl. am Tag 14. Standarddosis 30 mg tgl. Maximaldosis 60 mg tgl.

Trimipramin. 1. Tag 25–50 mg. Steigerung innerhalb 1 Woche auf die Standarddosis von 150–200 mg tgl. Maximaldosis 400 mg tgl.

Venlafaxin. 1. Tag Testdosis von 37,5 mg. Bei guter Verträglichkeit Steigerung am 2. Tag auf 75 mg tgl. und nach einigen weiteren Tagen auf die Standarddosis von 150 mg tgl. Maximaldosis 375 mg tgl.

F30–F31 Manische Episode, bipolare affektive Krankheiten

Manie: Allgemeines. In ICD-10 sind für Ersterkrankungen die Diagnosen der Manie (bzw. Hypomanie bei leichterem manischem Syndrom) und der psychotischen Manie vorgesehen. Letztere ist durch das Vorliegen von Wahn und/oder Halluzinationen definiert. Beim manisch-depressiven Mischzustand besteht gleichzeitig ein depressives und ein manisches Syndrom oder ein rascher, z. T. innerhalb von Stunde zu Stunde eintretender Wechsel zwischen den beiden Syndromen.

Bei Wiedererkrankung erfolgt die Einteilung in diagnostische Untergruppen in analoger Weise. Hinsichtlich der – in ICD-10 nicht vorgesehenen – Unterteilung in die Verlaufstypen I, II und III s. S. 171 bzw. 173.

Diagnosen nach ICD-10
- Manische Episode (Ersterkrankung)
  - F30.0 Hypomanie
  - F30.1 Manie
  - F30.2 Psychotische Manie
  - F30.8 Manisch-depressiver Mischzustand
- Bipolare affektive Störung (Wiedererkrankung, manisch)
  - F31.0 Hypomanie
  - F31.1 Manie
  - F31.2 Psychotische Manie
- Bipolare affektive Störung (Wiedererkrankung, depressiv)
  - F31.3 Mittelgradig oder leicht
  - F31.4 Schwer
  - F31.5 Mit psychotischer Symptomatik

Klinik der Manie. Voraussetzung zur Diagnose ist eine gehobene, euphorische Stimmung und/oder Reizbarkeit als relativ konstante Verfassung. Zudem müssen Zusatzsymptome gemäß Übersicht 1 vorhanden sein.

Psychopathologischer Status. Die Orientierung bleibt, abgesehen von sehr schweren Manien mit Zeichen von Verwirrtheit, erhalten. Konzentration und Gedächtnis sind infolge erhöhter Flüchtigkeit beeinträchtigt, bei Hypomanie können sie normal sein. Die für Manie charakteristischen formalen Denkstörungen sind Logorrhö, Sprunghaftigkeit, Ideenflucht und gesteigerte Ablenkbarkeit. Ein Teil der Patienten gibt Gedankenjagen an. Bei schwerer Manie besteht oft auch Inkohärenz.

An Denkinhalten ist Selbstüberschätzung die Regel. Bis zu 20% der Patienten weisen wahnhafte Größenideen auf, die z. T. in spielerischer Art vorgebracht werden. Auch Halluzinationen können vorkommen. Häufig fügen sich Wahn und Halluzinationen inhaltlich ins manische Erleben ein, sodass man man von synthymen psychotischen Symptomen spricht. Weisen diese Symptome keine Beziehung mehr zur Manie auf, wie z. B. bei reinem Verfolgungswahn, spricht man von parathymen psychotischen Symptomen. Liegen allerdings Symptome ersten Ranges nach Schneider vor, wird die Diagnose einer schizomanischen Erkrankung gestellt.

Im affektiven Bereich weisen die meisten Patienten eine ausgeprägte Euphorie und eine mehr oder weniger starke Reizbarkeit auf. Sie sind ungeduldig, vertragen keinen Widerspruch und reagieren leicht aggressiv. Besteht ausschließlich eine gereizte Stimmungslage, bezeichnet man dies als gereizte Manie. Aggressive Akte sind möglich.

Charakteristisch sind Überaktivität und Agitiertheit. Meist besteht eine Verkürzung der Schlafdauer, ohne dass die Patienten darunter leiden. Die Krankheitseinsicht fehlt in der akuten Krankheitsphase weitgehend.

Auswirkungen. Die Risiken, sich durch die Erkrankung im beruflichen und persönlichen Leben zu schaden, sind hoch, dies durch unbedachten Umgang mit Geld, Distanzlosigkeit im sozialen und erotischen Bereich und aggressive Verhaltensweisen.

Patienten mit Manie können nicht mehr konstant arbeiten, obwohl sie meist vom Gegenteil überzeugt sind. Leichte Hypomanien können mit besonderer Schaffenskraft einhergehen.

> **Übersicht 1**
> **Merkmale der Manie nach ICD-10**[a]
> - Euphorische und/oder gereizte Stimmung als Voraussetzung
> - Zusatzsymptome
>   - Hyperaktivität oder Agitiertheit
>   - Logorrhö, Ideenflucht oder Gefühl von Gedankenrasen
>   - Distanzlosigkeit
>   - Verminderte Schlafdauer
>   - Größenideen
>   - Gesteigerte Ablenkbarkeit, andauernder Wechsel von Zielen
>   - Risikoreiches Verhalten (finanziell, sexuell), Rücksichtslosigkeit, Streitsucht
>
> [a] Mindestdauer zur Diagnose: 1 Woche.

Ratingskalen. Die bekannteste Fremdbeurteilungsskala ist die „Young Mania Rating Scale" (Young et al. 1978). Brauchbare Selbstbeurteilungsskalen für Manie existieren nicht.

Verlauf der Manie. Manien beginnen oft allmählich über Wochen, gelegentlich auch abrupt. Bei einer Minderheit der Patienten findet man im Vorfeld ein belastendes Ereignis. Über die Auslösung im Wochenbett s. S. 269. Die Dauer der unbehandelten Manie beträgt im Durchschnitt 4–6 Monate. Meistens erfolgt der Ausgang in Vollremission. Eine depressive Nachschwankung am Ende der Manie kommt häufig vor (s. unten).

Bipolare Depression. Diese unterscheidet sich hinsichtlich Symptomatik und Dauer von den rezidivierenden Depressionen wenig. Gelegentlich erleben die Patienten ihre Erkrankung v. a. als Zustand von Initiative- und Antriebslosigkeit bei geringer Ausprägung depressiver Denkinhalte. Bipolare Depressionen vom Typ II weisen vermehrt die Symptomatik einer atypischen Depression auf.

Wie Manien können auch bipolare Depressionen in den gegenteiligen affektiven Pol kippen (s. unten).

Langzeitverlauf bipolarer affektiver Störungen. Wenngleich die meisten Manien und bipolaren Depressionen vollständig abklingen, besteht ein erhebliches Risiko der Wiedererkrankung. Mindestens 95% der Patienten mit bipolarer affektiver Erkrankung haben mehr als eine Krankheitsphase im Leben. Die Zyklusdauer bei hospitalisierten Patienten beträgt 2–3 Jahre. Wie bei rezidivierenden Depressionen ist die symptomfreie Dauer zwischen erster und zweiter Krankheitsphase im Allgemeinen länger als zwischen späteren Phasen. Auch hier bleibt die Rückfalltendenz bis ins Alter bestehen.

Das Verhältnis depressiver zu manischen Phasen beträgt im Durchschnitt 2:1, wobei Männer im Durchschnitt mehr und Frauen weniger manische Phasen haben.

Die Häufigkeit des Auftretens manisch-depressiver Mischzustände wird in der Literatur unterschiedlich beurteilt, was Ausdruck verschieden breiter Definitionen ist. Zum Teil wurden bereits Manien mit wesentlicher dysphorischer Komponente als Mischzustand bezeichnet. Dann erfüllen bis zu 30% der Manien auch die Kriterien eines Mischzustands. Bei Anwendung der ICD-10-Kriterien ist die Häufigkeit geringer.

Wie schon erwähnt, kann am Ende einer Krankheitsphase ein Kippen in den gegenteiligen affektiven Pol auftreten. Der besonders typische Umschlag von der Manie in die Depression erfolgt in ca. 50% der Manien, was sich in der Bezeichnung „manisch-depressiv" ausdrückt. Das Kippen einer Manie in die Depression kommt etwas seltener vor(ca. 30%). Hinsichtlich der Frage antidepressivabedingter Manien s. S. 176.

Das Ersterkrankungsalter bipolarer affektiver Erkrankungen liegt im Durchschnitt bei 30 Jahren. Bipolare Erkrankungen können aber in jedem Alter beginnen.

Als charakteristisch für bipolare Erkrankungen gelten Verläufe mit Krankheitsphasen und dazwischen liegenden symptomfreien Intervallen. Ca. 10–20% der Patienten haben jedoch sehr häufige oder lange Krankheitsphasen ohne längere Perioden der Remission.

Besondere Verlaufsformen. In der Literatur (nicht in ICD-10) wird zwischen bipolaren Verläufen vom Typ I – Auftreten manischer Phasen – und solchen vom Typ II – nur Auftreten von hypomanischen, aber nie von manischen Phasen – unterschieden. Verläufe vom Typ I entsprechen dem klassischen Bild der manisch-depressiven Krankheit, Verläufe vom Typ II gelten als nichtklassisch.

Unipolare Manien sind Erkrankungen, bei denen im Längsschnitt keine Depressionen auftreten. Solche rein manischen Erkrankungen sind jedoch selten, wie sich bei langer Verlaufsbeobachtung zeigt. Meist treten vereinzelt auch depressive Phasen auf. Unipolare Manien, die eigentlich auch eine Art unipolarer Verlaufsform darstellen, werden aufgrund von Überlegungen zur Genetik (S. 172) zu den bipolaren Störungen gerechnet.

Das Rapid Cycling ist definiert als Erkrankung mit sehr häufigen Krankheitsphasen, nämlich 4 oder mehr pro Jahr. Der Wechsel kann unvorhersehbar oder mit konstanter Regelmäßigkeit erfolgen. Rapid Cycling ist im Langzeitverlauf einer bipolaren Erkrankung oft nur ein vorübergehend bestehendes Phänomen. Eine Auslösung durch Antidepressiva ist möglich (s. unten).

Saisonale affektive Erkrankungen sind nicht selten bipolare Erkrankungen vom Typ II mit Depressionen im Herbst/Winter und Hypomanien im Frühling.

Komorbidität bei bipolaren affektiven Krankheiten. Eine solche besteht mit Angstkrankheiten, Suchtkrankheiten, der Zwangskrankheit und Essstörungen. Dies gilt besonders für bipolare Verläufe vom Typ II. Bei ihnen kommt auch die Borderline-Persönlichkeitsstörung etwas gehäuft vor. Die Persönlichkeit der meisten Patienten mit bipolarer affektiver Krankheit unterscheidet sich aber nicht vom Bevölkerungsdurchschnitt. Bei Patienten mit unipolarer Manie findet man vermehrt Züge erhöhter Extraversion.

Häufigkeit bipolarer affektiver Krankheiten. Das Lebenszeitrisiko dürfte bei 2% liegen. Frauen sind nur wenig häufiger als Männer betroffen.

Pathogenese, Ätiologie. Psychologische Theorien der Genese der Manie bzw. von bipolaren affektiven Erkrankungen werden kontrovers beurteilt. Belastende psychologische Faktoren können sowohl bei bipolaren Depressionen als auch bei Manien krankheitsauslösend wirken. Generell wird die Bedeutung biologischer ätiologischer Faktoren hoch eingeschätzt.

Wegen der Effizienz der Neuroleptika bei Manie wurde eine dopaminerge Hyperaktivität bei der Erkrankung angenommen, wofür sich in biochemischen Studien jedoch keine bestätigenden Befunde ergaben. In PET-Untersuchungen wurde eine frontale Hypoaktivität, besonders der nichtdominanten Hemisphäre festgestellt. Dies steht in Übereinstimmung mit neuropsychologischen Befunden im Sinne gestörter präfrontaler Funktionen und entspricht Resultaten bei organischer Manie, bei welcher gehäuft Läsionen im temporofrontobasalen Bereich der nichtdominanten Hemisphäre festgestellt wurden.

Einige Befunde sprechen dafür, dass bei bipolaren Depressionen eine von den rezidivierenden Depressionen unterschiedliche Pathophysiologie vorliegt, so die gelegentlich etwas unterschiedliche Symptomatik und das bessere Ansprechen auf Antikonvulsiva.

Bei Verwandten von Patienten mit bipolarer Erkrankung ist das Morbiditätsrisiko für affektive Erkrankungen hoch und liegt bei ca. 20%. Der Vererbungsmodus ist unbekannt, sicher nicht einheitlich und wahrscheinlich oft polygen.

Die Differenzierung von unipolaren, d. h. rezidivierend depressiven, und bipolaren Verlaufsformen affektiver Erkrankungen geht auf familiengenetische Untersuchungen zurück (Angst 1966; Perris 1966). Unter den Verwandten Unipolarer kommen fast nur Unipolare vor, unter den Verwandten Bipolarer hingegen Bipolare und Unipolare. Man schließt daraus, dass die Bipolarität eine separate Erkrankung ist, welche sich jedoch z. T. nur als unipolare Form manifestiert.

Patienten mit unipolarer Manie weisen die gleiche familiäre Belastung auf wie Bipolare im Allgemeinen.

Diagnose und Differenzialdiagnose der Manie. Die Erkennung der Manie ist bei ausgeprägter Euphorie leicht. Schwierigkeiten können sich ergeben, wenn die Stimmung nur gereizt ist oder wenn bei schwerer Manie Zeichen von Verwirrtheit auftreten und die affektive Symptomatik vorübergehend zurücktritt. Beide erwähnten Zustände werden gelegentlich als Schizophrenien missdeutet. Langdauernde Hypomanien können irrtümlicherweise für Persönlichkeitsstörungen gehalten werden.

Der Ausschluss einer organischen Manie erfolgt durch die somatische Abklärung in analoger Weise wie bei der Schizophrenie.

Ein manisch-depressiver Mischzustand wird, wie erwähnt, diagnostiziert, wenn beide Syndrome gleichzeitig oder in raschem Wechsel vorhanden sind.

Manisch wirkende Zustände können bei Intoxikationen mit Suchtmitteln auftreten. Diagnostisch entscheidend ist der Befund im nüchternen Zustand.

Schizomanische Zustände werden diagnostiziert, wenn neben dem manischen ein schizophrenes Syndrom vorliegt.

Von der Manie zu differenzieren ist auch die reine Euphorie. Sie kommt unter anderem bei Hirnerkrankungen vor. So gilt sie als charakteristisch für die multiple Sklerose – etwas zu Unrecht, denn depressive Zustände sind häufiger.

Nicht zur Manie zu rechnen sind reine Erregungszustände ohne Euphorie und Reizbarkeit, z. B. bei Schizophrenie. Ebenfalls entsprechen Persönlichkeitsstörungen mit expansiven Zügen nicht dieser Diagnose.

Übersicht 2
Differenzialdiagnose der Manie
- Zustände mit manischem Syndrom
  - Manische Episode
  - Manie bei organischer affektiver Störung
  - Manischer Zustand als substanzinduzierte Störung
  - Schizomanische Störung
  - Manisch-depressiver Mischzustand
- Zustände ohne manisches Syndrom
  - Euphorie
  - Schizophrene und andere psychotische Erregungszustände
  - Persönlichkeitsstörungen

Differenzierung von rezidivierend depressiven und bipolaren affektiven Erkrankungen. Ob ein Patient, der bisher ausschließlich an depressiven Phasen erkrankte, eigentlich eine bipolare Erkrankung hat, kann nur der Verlauf entscheiden. Auch nach vielen depressiven Phasen kann eine erste manische oder hypomanische Phase auftreten. So ist die Einteilung als rezidivierende Depression immer eine vorläufige.

Meinungsverschiedenheiten bestehen zur Frage, wie die Erkrankungen mit depressiven Phasen zu klassifizieren sind, bei welchen nur unter antidepressiver Therapie manische oder hypomanische Symptome auftreten. ICD-10 erörtert dieses Thema nicht. Zum Teil werden sie den Bipolaren zugerechnet und als Verlaufsform vom Typ III bezeichnet.

Unterschiede von bipolaren affektiven Erkrankungen und rezidivierenden Depressionen. Die folgenden Feststellungen gelten für schwere, zur psychiatrischen Hospitalisation führende Erkrankungen (Angst 1980; Marneros et al. 1991).

Übersicht 3
Unterschiede bipolar affektiver und rezidivierend depressiver Erkrankungen

	Bipolare	Rezidivierend Depressive
Morbiditätsrisiko Verwandte 1. Grades	20%	15%
Erkrankte Verwandte	Bipolar, unipolar	Unipolar
Prämorbide Persönlichkeit	Unauffällig	Typus melancholicus
Ersterkrankungsalter	30 Jahre	45 Jahre
Verläufe mit nur 1 Phase im Leben	>5%	25%
Zykluslänge	2–3 Jahre	4–5 Jahre
Depression: Ansprechen auf Antidepressiva	Gut, Umschlag in Manie	Gut
Langzeittherapie mit Antidepressiva	Nicht indiziert	Ja
Lithiumprophylaxe	Gutes Ansprechen	Variables Ansprechen
Prophylaxe mit Antikonvulsiva	Wirksam	Wahrscheinlich unwirksam

Therapie und Prophylaxe bipolarer affektiver Krankheiten

> **Themenübersicht zu Therapie und Prophylaxe bipolarer affektiver Krankheiten**
> - Therapie der Manie
> - Therapie der bipolaren Depression
> - Prophylaxe bipolarer affektiver Erkrankungen
>   - Stimmungsstabilisatoren und ihre Effizienz
>   - Nebenwirkungen von Stimmungsstabilisatoren
> - Dosierung von Stimmungsstabilisatoren

Therapie der Manie

Allgemeines. Die Behandlung der Manie erfolgt vorwiegend biologisch. Wegen der mangelnden Krankheitseinsicht der Patienten ist eine konsequente Therapie oft erschwert.

Auswahl des Medikaments. Es stehen die in Übersicht 4 angegebenen Substanzen zur Verfügung.

> **Übersicht 4**
> **Therapie der Manie**
> - Neuroleptika
> - Stimmungsstabilisatoren
>   - Valproat
>   - Carbamazepin/Oxcarbazepin
>   - Lithium
> - Schlafverbesserung mit Tranquilizern oder Hypnotika

Neuroleptika. Sie stellen in der Praxis die am häufigsten eingesetzten Medikamente dar. Vor allem bewirken sie die oft nötige rasche Beruhigung des Patienten. Dabei verabreicht man in der Regel atypische Neuroleptika. Am besten dokumentiert ist die Effizienz von Olanzapin und, als Ad-on-Therapie zum Stimmungsstabilisator, von Risperidon. Die Dosierung ist die gleiche wie bei der akuten Schizophrenie. Typische Neuroleptika sollen wegen ihrer Nebenwirkungen nur noch ausnahmsweise verwendet werden.

Der primäre Einsatz von Neuroleptika entspricht weniger den Richtlinien der Psychiatrischen Gesellschaften, die primär Stimmungsstabilisatoren empfehlen, sondern mehr der Notwendigkeit einer zuverlässigen Sedierung bei schwer agitierten Patienten, die im Extremfall initial sogar gegen ihren Willen parenteral behandelt werden müssen.

> **Übersicht 5**
> **Neuroleptika bei der Therapie der Manie**
> - Erste Wahl: Olanzapin, Risperidon
> - Typische Neuroleptika ausnahmsweise bzw. bei Notwendigkeit der parenteralen Gabe

Stimmungsstabilisatoren. Zur Therapie der Manie werden besonders in den USA in erster Linie Stimmungsstabilisatoren empfohlen. Gemäß vorliegender Studien können sie als gleich effizient wie Neuroleptika betrachtet werden.

In der Praxis hat sich Valproat gut bewährt. Es kann bereits am ersten Behandlungstag in einer relativ hohen Dosis gegeben werden (S. 188). Laborausgangsuntersuchungen sind nötig.

Auch Carbamazepin kann zur Behandlung der Manie eingesetzt werden. Ebenso sind hier Ausgangslaboruntersuchungen und bei kardialen Risikopatienten ein Ausgangs-EKG erforderlich.

Oxcarbamazepin weist geringere dermatologische und keine hämatologischen Nebenwirkungen sowie geringere Interaktionen als Carbamazepin auf und stellt daher eine Behandlungsalternative dar.

Lithium ist ebenfalls ein Antimanikum. Es soll in dieser Indikation vom ersten Tag an in der vollen Dosis gegeben werden (S. 157). Trotzdem ist mit einer Wirklatenz von einigen Tagen zu rechnen, sodass Lithium als Monotherapie der Manie kaum in Frage kommt. Zu bedenken ist auch, dass die Lithiumbehandlung mehr als andere Therapien die konstante Kooperation des Patienten erfordert.

Auswahl der Substanzen: Neuroleptika vs. Stimmungsstabilisatoren. Die Behandlung der Manie kann mit Neuroleptika, Stimmungsstabilisatoren und der Kombination von beiden durchgeführt werden.

Als neuroleptische Monotherapie der Manie eignet sich, ausgehend von den vorliegenden Studien, besonders Olanzapin. Ein spezieller Vorteil der Behandlung ist die Einfachheit ihrer Durchführung, ein möglicher Nachteil die nicht seltene Gewichtszunahme.

Von den Stimmungsstabilisatoren wird zu Recht Valproat häufig eingesetzt, das aber ebenfalls zur Gewichtszunahme führen kann. Die Valproattherapie bietet sich besonders an, wenn man später eine Prophylaxe mit diesem Stimmungsstabilisator durchführen will. Die betrifft v. a. bipolare Erkrankungen mit vorwiegend manischen Phasen im Langzeitverlauf und nichtklassische bipolare Verläufe (S. 179). Bei klassischer bipolarer Erkrankung denkt man besonders an Lithium, das dann in der Regel mit einem Neuroleptikum gegeben wird.

Die Kombination eines Stimmungsstabilisators mit einem Neuroleptikum ist besonders effizient. Diesbezüglich am besten dokumentiert sind die Kombinationen von Valproat oder Lithium mit Risperidon. Die Gabe zweier Stimmungsstabilisatoren ist in schwierig behandelbaren Fällen als Alternative möglich. Bei sonstiger Therapieresistenz können auch zwei Stimmungsstabilisatoren und ein Neuroleptikum eingesetzt werden.

Carbamazepin ist eine Alternative in allen genannten Situationen, in denen ein Stimmungsstabilisator eingesetzt werden soll.

Mehr von theoretischem Interesse ist, dass die Elektrokrampfbehandlung eine effiziente Therapie der Manie darstellt.

> **Übersicht 6**
> **Therapie der ersten Wahl der Manie**
> - Olanzapin
> - Valproat
> - Kombination von Valproat oder Lithium mit Risperidon

Tranquilizer, Hypnotika. Die verminderte Schlafdauer verstärkt den manischen Krankheitsprozess. Daher soll der Schlaf mit Tranquilizern bzw. mittel- bis langwirksamen Hypnotika verbessert werden.

Psychotische Manie. Sie wird immer mit Neuroleptika, ggf. in Kombination mit einem Stimmungsstabilisator, behandelt. Dabei ist Valproat wirksamer als Lithium und stellt den Stimmungsstabilisator der Wahl in dieser Indikation dar.

> **Übersicht 7**
> **Indikationen zur Therapie der Manie mit Neuroleptika**
> - Psychotische Manie
> - Sonst sehr schwere Manie
> - Stimmungsstabilisator mit Wirklatenz (Lithium)
> - Ungenügendes Ansprechen auf Stimmungsstabilisator

Manisch-depressiver Mischzustand. Valproat hat sich hier als besonders effizient, auch im Vergleich zu Lithium, erwiesen.

Hypomanie. Grundsätzliche Unterschiede zur Behandlung der Manie bestehen nicht. Wegen der leichteren Symptomatik können hier Stimmungsstabilisatoren gut eingesetzt werden.

Behandlungsdauer. Wenn nicht eine Indikation zur Prophylaxe besteht, soll die Medikation nach Abklingen der manischen Symptomatik noch einige Monate fortgesetzt und dann progressiv abgesetzt werden.

Nichtmedikamentöse Therapie der Manie. Vordringlich ist es, die Patienten von der Notwendigkeit der Behandlung zu überzeugen. Dazu ist meist auch die Einbeziehung der Angehörigen nötig.

Man soll abklären, ob sich der Patient in finanzieller, sexueller oder sonstiger Hinsicht risikoreich verhält. Auch hier ist oft, mit dem nötigen Takt, die Einbeziehung der Angehörigen erforderlich. Entsprechende Verhaltensweisen sollen im Sinne der Schadensbegrenzung erörtert werden. Wenn der Patient in der Manie sehr viel Geld ausgibt, sind im Extremfall vormundschaftliche Maßnahmen in Betracht zu ziehen, sodass er keine rechtsgültigen Verträge mehr abschließen kann.

In der akuten Manie ist wegen des Schadens, den sich der Patient im sozialen Bereich zufügen kann, die psychiatrische Hospitalisation grundsätzlich erwägenswert und bei akuter Selbst- oder Fremdgefährdung unumgänglich. In der psychiatrischen Klinik sollte der Patient eine ruhige, nicht stimulierende Umgebung vorfinden.

Nach Abklingen der Manie kann es angezeigt sein, die entstandene Verunsicherung des Patienten über die in der akuten Erkrankung gezeigten Verhaltensweisen zu thematisieren und aufzuarbeiten.

Wirksame Ansätze einer spezifischen Psychotherapie der Manie gibt es kaum. Kognitive Strategien können bei Hypomanie eine leichte Symptomverminderung bewirken. Psychischen Belastungen einschließlich von Spannungen im sozialen Umfeld kann eine krankheitsauslösende Rolle zukommen. Der Effekt ihrer Beeinflussung in einer Psychotherapie auf den Krankheitsverlauf ist eher gering.

Therapie der bipolaren Depression

Allgemeines. Die Therapie bipolarer Depressionen ist wissenschaftlich schlecht untersucht. In fast allen modernen Antidepressivastudien wurden bipolare Depressionen, hauptsächlich wegen der Möglichkeit des Umschlags in die Manie, ausgeschlossen.

Nicht zuletzt auf Grund der heute vorliegenden großen klinischen Erfahrung darf festgestellt werden, dass bipolare Depressionen genau so gut auf Antidepressiva ansprechen wie unipolare, also rezidivierende Depressionen. Bipolare Depressionen bessern sich im Gegensatz zu rezidivierenden Depressionen z. T. auf Stimmungsstabilisatoren.

Problem des Umschlags in die Manie. Ca. 30% der bipolaren Depressionen kippen am Ende der Krankheitsphase spontan in eine Manie oder Hypomanie. Daneben können solche Nachschwankungen auch durch Antidepressiva ausgelöst werden. Verschiedene klinische Studien zeigen, dass der Anteil antidepressiva-induzierter Manien/Hypomanien relativ gering ist. Im Einzelfall bleibt der Zusammenhang offen.

Die Tendez zur pharmakogenen Induktion von Manien und Hypomanien ist je nach Antidepressivum etwas unterschiedlich. Aus nicht genau bekannten Gründen weisen Trizyklika diese Tendenz stärker als SSRI und MAO-Hemmer auf. Andere moderne Antidepressiva als SSRI sind kaum untersucht.

Der Umschlag der Depression in den gegenteiligen affektiven Pol ist zweifellos ein unerwünschter Effekt, wenngleich das Kippen in die Hypomanie im Vergleich zum Verharren in der Depression als das geringere Übel zu betrachten ist. In Europa empfiehlt man vielerorts, nicht zuletzt wegen des subjektiven Leidens und des Suizidrisikos, auch bei bipolarer Depression die Gabe von Antidepressiva, dies mit zusätzlicher Verabreichung von Stimmungsstabilisatoren zur Vermeidung des Switch in den gegenteiligen affektiven Pol. Die Stimmungsstabilisatoren bieten einen Schutz gegen manische Nachschwankungen, wobei das Ausmaß dieses protektiven Effekts nicht genau bekannt ist.

In den USA wird das Risiko des Umschlags in die Manie/Hypomanie in den therapeutischen Überlegungen stark berücksichtigt, mit Sicherheit auch wegen der dort häufig angestrengten Kunstfehlerprozesse. Man empfiehlt zur Behandlung bipolarer Depressionen primär Stimmungsstabilisatoren und nur bei schwerer Depression zusätzlich Antidepressiva.

Als neue und wichtige Entwicklung konnte kürzlich der antidepressive Effekt von Lamotrigin gezeigt werden. Somit steht nun eine echte Alternative zur Therapie mit Antidepressiva zur Verfügung. Für Carbamazepin und Valproat ist der antidepressive Effekt bei bipolaren Depressionen gering. Lithium wirkt mäßig antidepressiv.

Auslösen eines Rapid Cycling durch Antidepressiva. Neben dem Umschlag der Depression in die Manie wurde als weiteres Risiko der Antidepressivabehandlung bipolarer Depressionen über das Auslösen eines Rapid Cycling berichtet. Dieses Phänomen ist jedoch selten und darf bei der Frage des Einsatzes von Antidepressiva nicht überbewertet werden.

Praktisches Vorgehen. Es ergeben sich gute Argumente für die Behandlung bipolarer Depressionen mit Antidepressiva. Dabei soll man in der Regel zuerst SSRI verwenden. Paroxetin ist diesbezüglich am besten dokumentiert. Bei Nichtansprechen wird man zunächst andere moderne Antidepressiva und ggf. auch Trizyklika und klassische MAO-Hemmer versuchen.

Möglichst vermeiden sollte man Antidepressiva bei Rapid Cycling, wobei anhaltend depressive Zustände diese Medikamente trotzdem notwendig machen können.

Gleichzeitig mit dem Antidepressivum soll nach Möglichkeit ein Stimmungsstabilisator gegeben werden. Liegt eine klassische bipolare Erkrankung vor, kommt unter Berücksichtigung von Effizienzkriterien v. a. Lithium in Frage. Will man dieses wegen der Nebenwirkungen nicht einsetzen und steht die Beeinflussung der aktuellen Depression bzw. die Prophylaxe von rezidivierenden Depressionen im Langzeitverlauf im Vordergrund, stellt Lamotrigin die erste Wahl dar (S. 180). Als alleinige Therapie der bipolaren Depression ist, wie erwähnt, nun auch die antidepressive Monotherapie mit Lamotrigin gut dokumentiert. Vorteile sind das Fehlen des Risikos des pharmakogenen Umschlags in die Manie/Hypomanie und die zu erwartende Nebenwirkungsarmut der Monotherapie im Vergleich zu einer Kombinationsbehandlung.

Schätzt man im konkreten Fall das Risiko des Kippens in die Manie hoch ein bzw. handelt es sich um einen Langzeitverlauf mit vorwiegend manischen Phasen, ist neben Lithium v. a. Valproat in Betracht zu ziehen.

Carbamazepin ist eine Alternative in allen genannten Situationen, in denen ein Stimmungsstabilisator eingesetzt werden soll.

Übersicht 8
Therapie der ersten Wahl der bipolaren Depressionen
- Antidepressivum plus Stimmungsstabilisator
  - Lithium
  - Lamotrigin
  - Valproat
  - Carbamazepin
- Lamotriginmonotherapie

Einen Stimmungsstabilisator als ausschließliche Therapie wird man sonst nur in speziellen Fällen geben, z. B. bei mäßiger Depression und einer Anamnese von besonders schwerer Manie.

Wenngleich wünschenswert, so ist doch nicht immer ein Stimmungsstabilisator unerlässlich. Bei bipolaren Erkrankungen vom Typ II sind die Folgen eines Umschlags in die Hypomanie geringer, insbesondere wenn diese Phasen bisher milde verliefen. Zu berücksichtigen ist, dass viele bipolar depressive Patienten auch nach umfassender Aufklärung nicht eine initiale Kombinationstherapie mit potentiell vermehrten Nebenwirkungen akzeptieren wollen.

Bei psychotischer bipolarer Depression soll zusätzlich ein atypisches Neuroleptikum mit 5HT2-antagonistischer Komponente (Olanzapin, Risperidon, Qutiapin) gegeben werden.

Wegen der Möglichkeit des Kippens in die Manie/Hypomanie und der auftretenden Folgen sollten die Angehörigen vorsorglich in die Behandlung einbezogen werden.

Depression bei bereits verabreichtem Stimmungsstabilisator. Wie bei der Manie (s. oben) stellen sich auch hier zunächst Fragen der Compliance. Wenn die Plasmakonzentration des Stimmungsstabilisators im niedrigen oder mittleren Bereich liegt, kann bei guter Verträglichkeit die Dosis angehoben werden. Im Übrigen erfolgt die Behandlung in der Zugabe von Antidepressiva oder, falls nicht schon verabreicht, von Lamotrigin.

Behandlungsdauer. Unsicherheiten bestehen zur Frage, wie lange die antidepressive Therapie nach Abklingen der bipolaren Depression fortgesetzt werden soll. Dem Bestreben, eine wirksame antidepressive Rezidiv- und Rückfallprophylaxe durchzuführen, steht das Risiko des Auslösens einer Manie/Hypomanie oder eines Rapid Cycling entgegen. In der Regel wird man die Behandlung noch einige Monate fortsetzen. Es gibt Ausnahmen. Bei erfahrungsgemäß großem Risiko des Umschlags in die Manie/Hypomanie setzt man das Antidepressivum rascher ab. Andererseits können einzelne bipolare Patienten, v. a. solche vom Typ II von einem Stimmungsstabilisator, der sie vor Manien schützt, und einer gleichzeitigen antidepressiven Langzeittherapie profitieren. Zu diesem Vorgehen existieren nach Wissen des Autors keine Studien.

Prophylaxe bipolarer affektiver Krankheiten

Stimmungsstabilisatoren und ihre Effizienz: Allgemeines. Wenn ein Patient einmal eine Manie oder Hypomanie aufgewiesen hat und er also an einer bipolaren Erkrankung leidet, beträgt die Wahrscheinlichkeit weiterer Krankheitsphasen im späteren Leben >95%. Deshalb ist es berechtigt, sich die Frage einer Langzeitprophylaxe von der ersten Krankheitsphase an zu stellen. Tatsächlich ist dies die US-amerikanische Empfehlung. Allerdings wird diese so gut wie nie in die Praxis umgesetzt. Es gibt kaum einen Patienten, der bereit ist, nach der ersten manischen/hypomanischen Krankheitsphase lebenslang eine eingreifende medikamentöse Behandlung auf sich zu nehmen. Dies gelingt in der Regel erst aufgrund einer persönlichen Erfahrung, welche die Notwendigkeit der Maßnahme aufzeigt.

Es empfiehlt sich, denjenigen Patienten eine Prophylaxe zu verordnen, die in kürzerer Zeit mehrere manische/hypomanische oder depressive Phasen hatten. Man bezieht bei der Indikationsstellung auch die Schwere der Phasen ein.

> **Indikation zur Prophylaxe**
> 3 Krankheitsphasen in 3–5 Jahren

Befürworter einer sofortigen Prophylaxe von der ersten Krankheitsphase an haben argumentiert, dass wiederholte Krankheitsphasen die Rezidivneigung und die Gesamtschwere der Erkrankung verstärken könnten, in analoger Weise, wie dies für die Epilepsie beim Kindling bekannt ist. Die Annahme, dass bei bipolaren Erkrankungen Kindling-ähnliche Mechanismen vorkommen, ist jedoch spekulativ.

Die bipolare affektive Erkrankung mit ihren depressiven, insbesondere aber auch ihren manischen Phasen, stellt für das soziale Leben des Patienten, insbesondere auch seine Beziehungen und den Beruf, eine schwere Gefahr dar. Aus diesem Grunde ist die Durchführung einer Prophylaxe eine außerordentlich wichtige und im Übrigen eine oft sehr erfolgreiche Maßnahme. Viele Patienten bleiben damit auf Dauer frei von jeglicher Psychopathologie.

> **Konsequente Prophylaxe bei bipolarer affektiver Erkrankung**
> Für das Leben des Patienten extrem wichtig

Stimmungsstabilisatoren (Übersicht 9) sind Substanzen, die bei bipolarer Erkrankung das Wiederauftreten von depressiven oder manischen Krankheitsphasen verhindern. Ein älterer und synonymer Terminus ist der des Phasenprophylaktikums. Auf antimanische und leichtere antidepressive Effekte solcher Substanzen wurde bereits hingewiesen. Es scheint, dass wenigstens bei Lithium der prophylaktische Effekt als zusätzliche, über die Summe der beiden Wirkungskomponenten hinausgehende Wirkung zu betrachten ist. Einen bekannten gemeinsamen Wirkungsmechanismus der Stimmungsstabilisatoren gibt es nicht.

> **Übersicht 9**
> **Stimmungsstabilisatoren**
> - Lithium
> - Antikonvulsiva (etablierter Effekt)
>   - Lamotrigin
>   - Valproat
>   - Carbamazepin, Oxcarbazepin
> - Antikonvulsiva (unsicherer Effekt)
>   - Gabapentin
>   - Topiramat
> - Neuroleptika?

Lithium. Dieses ist die klassische Substanz zur Prophylaxe bipolarer affektiver Erkrankungen. Es bewirkt in etwa 30% der Fälle das völlige Verschwinden weiterer Krankheitsphasen, in ca. 50% eine Abschwächung mit leichteren, kürzeren und selteneren Episoden, und in ca. 20% ist es unwirksam.

Lithium verhindert das Auftreten von manischen und depressiven Phasen. In Einzelfällen, keineswegs aber im Regelfall, ist der depressionsunterdrückende Effekt schwächer.

Man nimmt an, dass bis zum Eintreten der vollen prophylaktischen Effizienz eine Latenz von 6 Monaten oder mehr verstreicht. Ein gewisser prophylaktischer Effekt tritt aber sofort ein.

Auf der Suche nach prädiktiven Kriterien der prophylaktischen Effizienz fand man, dass Lithium v. a. beim klassischen Bild der bipolaren affektiven Krankheit sehr gut wirkt (Übersicht 10). Allerdings ist die Assoziation nicht vollständig, d.h. es gibt Nonresponder bei nichtklassischer und Responder bei klassischer Form. Auch gibt es keinen vollen Konsens darüber, welche Kriterien zur Zuordnung als klassisch oder nicht klassisch erfüllt sein müssen. Definitiv als nicht klassisch gelten bipolare Verläufe vom Typ II, Rapid Cycling und schizoaffektive Erkrankungen.

> **Übersicht 10**
> **Klassische bipolare affektive Krankheit**
> - **Vorhanden**
>   - Reine, euphorische Manie
>   - Isolierte manische Phasen
>   - Oder Manie mit Umschlag in Depression
>   - Perioden der Vollremission
> - **Fehlend**
>   - Verlauf vom Typ Bipolar II
>   - Rapid Cycling
>   - Psychotische oder schizoaffektive Zustände
>   - Manisch-depressiver Mischzustand
>   - Depression mit Umschlag in Manie

Antisuizidaler Effekt von Lithium. Eine erfolgreiche Lithiumbehandlung vermindert das Suizidrisiko durch Unterdrückung depressiver Phasen. Darüberhinaus besitzt Lithium, wie verschiedene Studien nahe legen, einen speziellen antisuizidalen Effekt. Lithiumbehandelte Patienten, die weiterhin depressive Krankheitsphasen hatten, wiesen seltener Suizidversuche auf als statistisch erwartet.

Für andere Stimmungsstabilisatoren ist ein solcher antisuizidaler Effekt nicht bekannt. Als praktische Schlussfolgerung ergibt sich, dass man die Suizidalität bei der Indikationsstellung für eine Lithiumbehandlung berücksichtigen soll.

Einzigartig für Lithium
Antisuizidaler Effekt

Lamotrigin. Die Wirksamkeit der Substanz bei bipolaren Erkrankungen ist nun gut etabliert. Lamotrigin wurde neben der bipolaren Depression bei der Manie/Hypomanie und als Prophylaktikum klinisch geprüft. Es erwies sich als Prophylaktikum insbesondere bei Depressionen als wirksam. Dies ist insofern von besonderer Bedeutung, als in der klinischen Praxis die Therapie der bipolaren Depression oft viel größere Probleme bietet als die Behandlung der Manie. Auch bei Rapid Cycling mit bipolarem Verlauf vom Typ II war Lamotrigin effizient. Lediglich bei reinen Manien war der Effekt gering.

Übersicht 11
Prädiktive Kriterien der Lamotrigin-response[a]
— Bipolare Erkrankungen allgemein, bei besserer Effizienz gegen depressive Phasen
— Rapid Cycling

[a] Vergleich innerhalb der lamotriginbehandelten Patienten. Gegenüberstellungen zu anderen Stimmungsstabilisatoren sind heute nur begrenzt möglich

Ein besonderer Vorteil von Lamotrigin
Wirksamkeit gegen die depressive Komponente der bipolaren Erkrankung

Valproat. Dieses Antikonvulsivum wird in Frankreich schon seit langem als Stimmungsstabilisator eingesetzt. In einer großen Vergleichstudie von Valproat mit Lithium aus den 90er Jahren zeigte keine der beiden aktiven Stubstanzen eine klare Überlegenheit gegenüber Placebo. Trotzdem kann, u. a. auf Grund von Subanalysen, geschlossen werden, dass Valproat ein wirksames Prophylaktikum ist. Gemäß klinischer Erfahrung und in Einklang mit den Akutstudien bei Manie wirkt es v. a. gegen die manische Komponente der Erkrankung einschließlich von Mischzuständen. In der erwähnten Studie zeigte sich eher ein Effekt gegen die Depression – ein Resultat, dem die klinische Erfahrung entgegensteht.

Es ist davon auszugehen, dass Valproat bei der klassischen Form der bipolaren affektiven Erkrankung der Lithiumprophylaxe unterlegen ist. Bei nicht klassischer Form könnte es gleich gut oder besser wirksam sein.

Besser als Lithium wirkt Valproat bei Erkrankungen mit manisch-depressiven Mischzuständen und bei Rapid Cycling. Auch bei bipolarer Erkrankung mit organischer Genese scheint sich Valproat zu bewähren.

Übersicht 12
Prädiktive Kriterien der Valproat-response[a]
— Nichtklassische bipolare affektive Erkrankung?
— Manisch-depressiver Mischzustand
— Rapid Cycling
— Organische Genese?

[a] Vergleich zu Lithium

Carbamazepin. Die Kenntnisse über die prophylaktischen Effekte von Carbamazepin sind umfassender als die über Valproat (6 vs. 1 kontrollierte Studien, allerdings bei Carbamazepin kein Placebovergleich).

Aus Untersuchungen der 70er und 80er Jahre ist bekannt, dass Carbamazepin einen antimanischen, einen mäßigen antidepressiven und einen prophylaktischen Effekt aufweist. In einer ebenfalls in den 90er Jahren durchgeführten großen Vergleichsstudie mit Lithium schnitt Carbamazepin bei klassischer bipolarer Erkrankung von Typ I schlechter ab. Bei nicht klassischer Form war es gleichwertig und bei schizoaffektiver Erkrankung möglicherweise überlegen. Dabei wurde nichtklassisch definiert durch eine parathyme psychotische oder schizoaffektive Symptomatik, einen Verlauf vom Typ bipolar II oder durch komorbide psychische Erkrankungen. In anderen Studien wurde ein guter Effekt von Carbamazepin bei Rapid Cycling und bei organischer Genese der Erkrankung festgestellt.

> **Übersicht 13**
> **Prädiktive Kriterien der Carbamazepinresponse**[a]
> - Nicht klassische bipolare affektive Erkrankung, insbesondere
>   - schizoaffektive Erkrankung
>   - Rapid Cycling
> - Organische Genese
>
> [a] Vergleich zu Lithium

Andere Antikonvulsiva. Oxcarbazepin wirkt biochemisch und klinisch ähnlich wie Carbamazepin, dies bei geringeren Nebenwirkungen und Interaktionen. Die praktischen Erfahrungen mit der Substanz bei bipolaren Erkrankungen sind jedoch begrenzt.

Gabapentin hat wahrscheinlich gelegentlich als Zugabe zu anderen Stimmungsstabilisatoren einen die depressive Symptomatik günstig beeinflussenden Effekt.

Topiramat wirkt wahrscheinlich mäßig antimanisch, aber kaum antidepressiv. Die Substanz ist wegen ihrer gewichtssenkenden Eigenschaft von speziellem Interesse.

Neuroleptika. Schon vor Jahrzehnten wurden typische Neuroleptika als Stimmungsstabilisatoren eingesetzt, wobei die Effizienz gering war und in Studien nie gut belegt wurde. Auch war die Behandlung wegen des Risikos der Spätdyskinesie problematisch.

Von den atypischen Neuroleptika wurde bei Olanzapin, Risperidon und Clozapin ein antimanischer und ein mäßiger antidepressiver Effekt festgestellt, sodass die Substanzen als Prophylaktika diskutiert werden. Eigentliche Prophylaxestudien fehlen. Der Einsatz in dieser Indikation sollte nur in Ausnahmefällen erfolgen.

Auswahl des Stimmungsstabilisators. Lithium stellt, von der Effizienz her, bei klassischer bipolarer affektiver Erkrankung die Substanz der ersten Wahl dar. Gelegentlich führen Überlegungen zu den Nebenwirkungen dazu, schon primär ein Antikonvulsivum zu versuchen.

> **Übersicht 14**
> **Prophylaxe klassischer bipolarer Erkrankungen**
> - Lithium hinsichtlich Effizienz erste Wahl
> - Antikonvulsiva, wenn Lithium wegen Nebenwirkungen nicht in Frage kommt

Man kann eine klassische bipolare Erkrankung annehmen, wenn die Mehrzahl der positiven Kriterien erfüllt ist (Übersicht 10) und kein Verlauf vom Typ II, kein Rapid Cycling und keine schizoaffektive Erkrankung vorliegt.

Hinsichtlich Prophylaxe bei nicht klassischen bipolaren affektiven Erkrankungen gehen die Meinungen auseinander. In den USA wird in erster Linie Valproat verabreicht, in Europa Lithium. Die Position, Antikonvulsiva als Erstbehandlung zu verwenden, ist vertretbar. Argumente sind die Hinweise auf die mindestens gleichwertige Effizienz und die als kompliziert und nebenwirkungsreich betrachtete Lithiumbehandlung.

Im Lichte neuer Studien ist Lamotrigin dann als Stimmungsstabilisator erster Wahl zu empfehlen, wenn die depressiven Phasen dominieren und Valproat, wenn hauptsächlich manische/hypomanische Phasen vorliegen. Carbamazepin ist in beiden Fällen eine Alternative.

> **Übersicht 15**
> **Prophylaxe nichtklassischer bipolarer Erkrankungen**
> - Lithium
> - Antikonvulsiva
>   - Lamotrigin
>   - Valproat
>   - Carbamazepin

Nichtansprechen auf ersten Stimmungsstabilisator. Je nach Situation muss man unterschiedlich lange abwarten, um sich ein Urteil zur Effizienz des Stimmungsstabilisators zu bilden. Hatte der Patient bisher häufige Krankheitsphasen, ist eine Aussage rascher möglich als bei nur seltenen Phasen. Bei Lithium muss man wegen der Wirklatenz zumindest ein Jahr bis zur Einschätzung warten.

Spricht der Patient unzureichend oder gar nicht an, stellt sich die Frage, ob eine andere Monotherapie oder eine Kombination des ersten Stimmungsstabilisators mit einem anderen eingesetzt werden soll. Grundsätzlich weiß man, dass die Kombination, auch bei Nichtansprechen auf die erste Substanz, die größeren Chancen als eine zweite Monotherapie bietet. Nichtsdestoweniger wird man sich gelegentlich für eine zweite Monotherapie entscheiden, dies wegen der Wahrscheinlichkeit vermehrter Nebenwirkungen der Kombinationsbehandlung, was man insbesondere bei leichterer Erkrankung nicht gern in Kauf nimmt.

War der erste Stimmungsstabilisator Lithium, kommen als zweite Substanz je nach vorherrschender depressiver bzw. manischer/hypomanischer Symptomatik v. a. Lamotrigin und Valproat in Frage. Carbamazepin ist in beiden Fällen eine Option.

War der erste Stimmungsstabilisator ein Antikonvulsivum, soll man in der Regel die Kombination mit Lithium versuchen.

Die Kombination von zwei Antikonvulsiva ist möglich, v. a. die von Lamotrigin und Valproat und von Lamotrigin und Carbamazepin. Bei der Kombination von Lamotrigin und Valproat wird ersteres verzögert abgebaut. Die Kombination mit Carbamazepin führt zu einer Beschleunigung des Lamotriginmetabolismus. Die gleichzeitige Gabe von Carbamazepin und Valproat ist wegen wechselseitiger ungünstiger pharmakokinetischer Interaktionen nur bei besonderer Begründung angezeigt. Auch Dreierkombinationen können ausnahmsweise eingesetzt werden.

> **Übersicht 16**
> **Nichtansprechen auf ersten Stimmungsstabilisator**
> — Kombination zweier Stimmungsstabilisatoren aussichtsreicher als zweite Monotherapie
> — Alle Kombinationen von Stimmungsstabilisatoren möglich

Therapie des Rapid Cycling. Die obigen Feststellungen zur Therapie nicht klassischer bipolarer affektiver Erkrankungen gelten auch hier. Valproat und Carbamazepin sind am besten dokumentiert; Ersterem wird von vielen Autoren der Vorzug gegeben. Lithium ist erfahrungsgemäss weniger wirksam. Lamotrigin stellt eine Option bei bipolarem Verlauf von Typ II dar. Oft sind Kombinationen von Stimmungsstabilisatoren nötig. Hinsichtlich der Art der Kombination siehe den vorangegangenen Abschnitt. Bei Therapieresistenz kommen auch atypische Neuroleptika im Sinne der Stimmungsstabilisierung in Frage. Wegen des Risikos der Verstärkung und Beschleunigung des Rapid Cycling soll auf Antidepressiva nach Möglichkeit verzichtet werden.

Als Prophylaktika werden in der Literatur gelegentlich bei Rapid Cycling Thyroxin und Kalziumantagonisten wie Nifedipin erwähnt. Die Effizienz dieser Substanzen ist jedoch nur marginal dokumentiert, sodass sie nur bei Versagen aller anderen Mono- und Kombinationstherapien in Erwägung zu ziehen sind.

> **Übersicht 17**
> **Therapie des Rapid Cycling**
> — Valproat, Carbamazepin
> — Lamotrigin bei bipolarem Verlauf vom Typ II
> — Meistens Kombination von Stimmungsstabilisatoren erforderlich
> — Ggf. Neuroleptika
> — Möglichst keine Antidepressiva

**Nebenwirkungen von Stimmungsstabilisatoren:
Allgemeines.** Der Patient muss zu Beginn der mehrjährigen und oft lebenslangen Behandlung hinsichtlich der Chancen und Risiken der Therapie ausführlich informiert werden. Dies ist auch die optimale Voraussetzung für eine gute Compliance.

Im Folgenden wird neben der Erörterung der Nebenwirkungen auch die Bedeutung der Plasmaspiegelbestimmungen einbezogen.

Bei der Therapie mit den einzelnen Stimmungsstabilisatoren können sich spezielle Fragen ergeben; s. dazu Schöpf (1999); Greil et al. (1996); Grunze u. Walden (2000).

Lithium. Dieses ist, obwohl eine Reihe von Nebenwirkungen auftreten kann, bei Einhaltung der Vorsichtsmaßnahmen ein sicheres Medikament. Die Nebenwirkungen sind i. Allg. nicht gefährlich und subjektiv wenig beeinträchtigend. Insbesondere verursacht Lithium kaum je psychische Nebenwirkungen (s. Übersicht 18 und 19).

**Übersicht 18
Häufige, klinisch wichtige Lithiumnebenwirkungen**

- **Vorwiegend zu Behandlungsbeginn**
  - Subjektive Muskelschwäche (10%)
  - Leichte Übelkeit oder andere abdominelle Beschwerden (10%)
- **Im Laufe der Behandlung**
  - Gewichtszunahme (30%)
  - Polyurie/Polydipsie (30%)
  - Tremor (20%)
  - Diarrhö (10%)
  - Struma (< 10%), Hypothyreose (< 3%)

**Übersicht 19
Seltene oder klinisch wenig relevante Lithiumnebenwirkungen**

- **Gastronintestinales System**
  - Mundtrockenheit, Hypersalivation
- **Haut**
  - Psoriasis, Akne, Haarausfall, Nagelveränderungen
- **Herz**
  - Repolarisationsstörungen, QT-Verlängerung, Arrhythmien, sinoatrialer Block
- **Immunsystem**
  - Titererhöhung von Autoantikörpern verschiedener Art
- **Muskulatur**
  - Muskelschmerzen, Muskelkrämpfe
- **Nebenschilddrüse**
  - Hyperparathyreoidismus
- **Niere**
  - Nephropathie, verminderte Konzentrationsleistung, Diabetes insipidus, Proteinurie
- **Peripheres Nervensystem**
  - Polyneuropathie
- **Sinnesorgane**
  - Nystagmus, Beeinträchtigung der Hell/Dunkel-Adaptation
- **Wasser- und Elektrolythaushalt**
  - Ödeme
- **ZNS**
  - Epileptische Anfälle, neurotoxisch bedingte Konzentrationsstörungen, Beeinträchtigung der affektiven Schwingungsfähigkeit

---

Unter den Lithiumnebenwirkungen wurde der Frage einer Nephropathie zu Recht große Bedeutung zugemessen. Die Lithiumbehandlung kann nach Jahren morphologische Nierenveränderungen bewirken. Dies kann sich in einer gewissen Einschränkung der glomerulären Filtration manifestieren. Klinische Konsequenzen fehlen fast immer. Eine lithiuminduzierte Niereninsuffizienz ist extrem selten. Als hauptsächliche klinische Konsequenz ergibt sich eine Zurückhaltung der Indikationsstellung bei eingeschränkter Nierenfunktion.

Kontraindikationen der Lithiumbehandlung sind in Übersicht 20 angegeben.

Übersicht 20
Kontraindikationen der Lithiumbehandlung
- **Absolute**
  - Akutes Nierenversagen
  - Akuter Myokardinfarkt, ausgeprägte Herzinsuffizienz
  - Störungen des Wasser- und Elektrolythaushalts
  - Mangelnde Compliance
- **Relative**
  - Eingeschränkte Nierenfunktion
  - Sick-Sinus-Syndrom
  - Psoriasis
  - Myasthenia gravis
  - Erstes Trimenon der Schwangerschaft (Indikation sehr restriktiv)
- **Keine Kontraindikation, aber Therapie mit engmaschiger Kontrolle**
  - Diuretikamedikation (insbesondere Thiazide)
  - Organische Hirnschäden

Lithiumplasmaspiegel. Die therapeutische Wirkung von Lithium ist stark konzentrationsabhängig. Gleichzeitig besitzt Lithium eine geringe therapeutische Breite. Daher kommt der Bestimmung des Lithiumplasmaspiegels eine große Bedeutung zu.

Zur prophylaktischen Wirkung werden i. Allg. Spiegel von 0,6–0,8 mäqu/l benötigt. Bei Therapieresistenz soll man auch den Bereich von 0,8–1,0 mäqu/l versuchen. Unterhalb des Spiegels von 0,6 mäqu/l sinkt die Ansprechenswahrscheinlichkeit stark ab. Konzentrationen zwischen 0,4 und 0,6 mäqu/l soll man nur in besonderen Fällen, z. B. bei schlechter Verträglichkeit, insbesondere auch bei Alterspatienten, anstreben.

Übersicht 21
Lithiumspiegel bei Lithiumprophylaxe
- **Im Allgemeinen**
  0,6–0,8, bei Therapieresistenz 0,8–1,0
- **Alterspatienten**
  0,6–0,8, ggf. niedriger, höhere Konzentrationen mit Zurückhaltung

Lithiumintoxikation. Ab Konzentrationen von 2,0 mäqu/l treten die typischen Zeichen der Lithiumintoxikation (Übersicht 22) auf, und ab 3,5 mäqu/l besteht akute Lebensgefahr. Lithiumintoxikationen treten gelegentlich nach Einnahme in suizidaler Absicht auf, häufiger aber wegen Nichtbeachtung von Vorsichtsmaßnahmen einschließlich des Übersehens von pharmakokinetischen Interaktionen (Übersicht 23). Die Lithiumintoxikation erfordert eine intensivmedizinische Behandlung.

Als Folge der Lithiumintoxikation können Hirnschäden mit zerebellären Symptomen oder kognitiven Störungen zurückbleiben. Auch renale Schäden sind möglich.

Alle Patienten sind auf die möglichen Ursachen und die Symptome der Lithiumintoxikation hinzuweisen.

Übersicht 22
Hinweise auf Lithiumintoxikation
- **Neuauftreten von**
  - Verlangsamung, Schwerbesinnlichkeit, Benommenheit
- **Neuauftreten oder Verstärkung von**
  - Tremor, Dysarthrie, Nystagmus
  - Muskelschwäche, Muskelfaszikulationen
  - Diarrhö, Bauchkrämpfen

Hinsichtlich möglicher Ursachen einer Erhöhung des Lithiumspiegels s. Übersicht 23.

Übersicht 23
Ursachen einer Erhöhung des Lithiumspiegels
- Negative Natriumbilanz oder Dehydratation (Diäten, Diarrhö, Erbrechen, extremes Schwitzen, Polyurie, mangelndes Durstgefühl)
- Depression[a]
- Fieberhafte Erkrankungen
- Absinken der Lithiumclearance im Alter
- Interaktionen (Diuretika, nichtsteroidale Antirheumatika, ACE-Hemmer, SSRI[a], andere)
- Postpartum-Periode

[a] Effekt meist gering.

Ausgangs- und Kontrolluntersuchungen. Vor Beginn einer Lithiumbehandlung sollen die in Übersicht 24 angegebenen Ausgangsuntersuchungen durchgeführt werden. Bei Patienten, die somatisch offensichtlich gesund sind, kann die Laborabklärung restriktiver gehalten werden. Im Sinne eines Ausgangsbefunds absolut erforderlich sind jedoch Kreatinin und TSH. Der Verlauf des Cholesterinwerts kann später im Falle einer Verminderung der Schilddrüsenfunktion helfen, die optimale Entscheidung hinsichtlich der Substitution zu treffen. Auch ein EKG ist als Ausgangsbefund wichtig.

Übersicht 24
Ausgangsuntersuchungen bei Lithiumbehandlung
- Somatische Anamnese und Befund
- Routinelabor: Blutbild, Senkung, Urinstatus, Kreatinin, Elektrolyte (K, Na, Cl), Blutzucker, Cholesterin
- EKG
- TSH, FT_4
- Ausschluss einer Schwangerschaft
- Gewicht

Hinsichtlich Kontrolluntersuchungen s. Übersicht 25.

Übersicht 25
Kontrolluntersuchungen bei Lithiumbehandlung
- Lithiumspiegel zunächst wöchentlich, später alle 1–6 Monate
- TSH, FT_4, Kreatinin jährlich
- Gewicht
- Lithiumspiegel bei jeder neuen Krankheitsphase
- Lithiumspiegel bei jeder neuen Medikation in Erwägung ziehen (Interaktionen)

Wegen potenzieller Risiken der Behandlung ist der Patient über spezielle Sicherheitsaspekte der Behandlung aufzuklären (Übersicht 26).

Übersicht 26
Patienteninformationen bei Lithiumprophylaxe
- Neu konsultierte Ärzte über Lithiumbehandlung informieren
- Bei Durchführung einer Diät Absprache mit dem Arzt
- Auf ausreichende Flüssigkeitszufuhr achten
- Bei akut fieberhaften Erkrankungen und akuter Diarrhö Behandlung unterbrechen
- Keine eigenmächtige Dosisveränderung
- Keine eigenmächtige Einnahme anderer Medikamente
- Bei möglichen Symptomen im Sinne der Lithiumintoxikation Arzt aufsuchen

Behandlung von Lithiumnebenwirkungen. Immer ist zu überlegen, ob die Einstellung auf einen niedrigeren Lithiumspiegel möglich ist.

Lithiumtremor kann mit Betablockern ohne intrinsische Aktivität, z. B. Propranolol (ca.

60 mg tgl.) behandelt werden. Bei Therapie mit einem Standardpräparat kann die Umstellung auf ein Retardpräparat helfen. Eine unter Retardpräparaten auftretende Diarrhö bessert sich nicht selten nach Umstellung auf ein Standardpräparat. Zur Therapie und Prophylaxe der eher häufigen Gewichtszunahme sind frühzeitige Maßnahmen im Sinne der Ernährungsumstellung und vermehrter körperlicher Aktivität angezeigt. Lithiuminduzierte Strumen und Hypothyreosen werden mit T_4-Substitution behandelt.

Absetzen der Lithiumbehandlung. Ist das Absetzen der Behandlung angezeigt, soll dies in der Regel progressiv innerhalb etlicher Wochen erfolgen. Das abrupte Absetzen, obwohl hie und da nötig, ist mit dem Risiko der Auslösung einer erneuten Krankheitsphase im Sinne eines Rebound verbunden. Die Komplikation tritt etliche Tage bis einige Wochen nach dem Absetzen auf. Der rasche Wiederbeginn der Lithiumbehandlung kann bei so aufgetretenen Erkrankungen günstig wirken. Die Unterbrechung der Behandlung für wenige Tage, z. B. perioperativ, wird in der Regel problemlos toleriert.

Das Absetzen einer langjährigen erfolgreichen Lithiumbehandlung will gut überlegt sein. Die Wahrscheinlichkeit des baldigen Auftretens neuer Krankheitsphasen ist groß. Zudem sind in der Literatur Fälle beschrieben, bei denen die erneute Lithiumbehandlung keinen therapeutischen Effekt mehr hatte.

Lamotrigin. Die Therapie mit Lamotrigin ist wie die mit anderen Antikonvulsiva im Vergleich zur Lithiumbehandlung unkomlizierter. Lamotrigin wird von den meisten Patienten sehr gut toleriert. An vorwiegend leichten Nebenwirkungen können Kopfschmerz, Müdigkeit, Übelkeit, Schwindel, Schläfrigkeit oder Schlaflosigkeit auftreten.

Als einzige praktisch wichtige Nebenwirkung treten vereinzelt Exantheme auf, die in seltenen Fällen schwer sind und auch in ein Stevens-Johnson-Syndrom oder eine Lyell-Nekrose übergehen können. Das Zurückbleiben von Narben ist möglich.

Die Wahrscheinlichkeit von schweren Exanthemen kann durch langsame Dosissteigerung (s. 189) sehr niedrig gehalten werden.

Während Lithium und in etwas geringerem Maße Valproat zu einer wesentlichen Gewichtszunahme führen können, ist Lamotrigin praktisch frei von dieser Nebenwirkung. Man weiß heute, dass besonders Frauen mit atypischer Depression langfristig das Risiko einer wesentlichen Gewichtssteigerung aufweisen. Bipolare Depressionen vom Typ II sind nicht selten atypischer Symptomatik. Die Wahl eines Stimmungsstabilisators ohne gewichtssteigernden Effekt ist in diesen Fällen empfehlenswert.

> **Übersicht 27**
> **Wichtiges zu Nebenwirkungen und Verträglichkeit von Lamotrigin**
> — Hautreaktionen hauptsächlich relevante Nebenwirkung
> — Keine Gewichtszunahme
> — Keine Laborkontrollen

> **Übersicht 28**
> **Spezielles zur Therapie mit Lamotrigin**
> — Aufklärung über mögliche dermatologische Komplikationen
> — Patient soll bei Zeichen eines Exanthems oder bei anderen Hautveränderungen unverzüglich Arzt kontaktieren und die Medikamenteneinnahme unterbrechen
> — Bei Notwendigkeit des abrupten Absetzens nach langer Behandlung Diazepam als Schutz gegen Entzugsanfälle

Valproat. Bezüglich gelegentlich vorkommender harmloser Nebenwirkungen zu nennen sind Sedation, Tremor, Übelkeit und Magenbeschwerden. Gewichtszunahme kann zu einem relevanten Problem werden. Haarausfall tritt vereinzelt auf. Auch kann sich die Haarqualität kosmetisch störend verändern. Selten treten Thrombozytopenien oder andere Blutbildveränderungen auf. Eine Pankreatitis ist eine sehr ungewöhnliche Komplikation. Die vorwiegend bei Kindern beschriebene akute Leberinsuffizienz kommt beim Erwachsenen fast nie vor. Eine fragliche seltene Komplikation ist das Auftreten polyzystischer Ovarien.

> **Übersicht 29**
> **Wichtige Nebenwirkungen von Valproat**
> - Sedation
> - Übelkeit, Magenbeschwerden
> - Gewichtszunahme
> - Haarausfall, Veränderung der Haarqualität
> - Selten Thrombozytopenie
> - Sehr selten Pankreatitis
> - Extrem selten akute Leberinsuffizienz

> **Übersicht 30**
> **Spezielles zur Therapie mit Valproat**
> - Ausgangsbefund, Blutbild mit Thrombozyten, Leberfunktionsproben
> - 5 Tage nach stabiler Dosis Plasmaspiegelbestimmung (12 h nach letzter Dosis). Zielbereich 40–100 mg/l bzw. 278–694 mmol/l. Später Kontrolle 1-mal pro Jahr
> - Kontrolle der Leberfunktion nach 2 und 4 Wochen, dann bis zum 6. Monat monatlich
> - Kontrolle der Thrombozyten nach 3 und 6 Monaten
> - Bei Oberbauchbeschwerden, Übelkeit, Erbrechen sofort Kontrolle von Leber- und Pancreasfunktion
> - Bei Notwendigkeit des abrupten Absetzens nach langer Behandlung Diazepam als Schutz gegen Entzugsanfälle

Carbamazepin. Etwas häufiger als bei anderen Medikamenten kommen allergische Hautreaktionen vor. Carbamazepin verursacht nur extrem selten gefährliche Nebenwirkungen wie Leberfunktionsstörungen und Blutbildveränderungen. Beginnende Agranulozytosen müssen von den häufigen benignen Leukopenien abgegrenzt werden. Die Differenzierung entspricht dem in den offiziellen Fachinformationen festgelegten Vorgehen bei Leukopenien unter Clozapinbehandlung. Wegen der Möglichkeit kardialer Überleitungsstörungen sind bei Risikopatienten EKG-Kontrollen nötig.

> **Übersicht 31**
> **Wichtige Nebenwirkungen von Carbamazepin**
> - Schwindel, Ataxie, Doppelbilder
> - Müdigkeit
> - Übelkeit, Diarrhö, Obstipation
> - Allergische Hautreaktionen
> - Kardiale Überleitungsstörungen
> - Relativ häufig benigne Leukopenie, sehr selten Agranulozytose, aplastische Anämie, Thrombozytopenie
> - Erhöhung der Gamma-GT (belanglos), Erhöhung von Transaminasen und alkalischer Phosphatase

Carbamazepin ist ein starker Induktor des Enzyms CYP-450-3A4 und beschleunigt dadurch den Metabolismus sehr vieler Substanzen einschließlich der meisten Psychopharmaka.

Übersicht 32
Spezielles zur Therapie mit Carbamazepin
- Blutbildkontrollen (Erythrozyten, Leukozyten, Thrombozyten) im 1. Monat wöchentlich, dann bis zum 6. Monat monatlich, dann ca. 3-mal pro Jahr
- Ausgangs-EKG bei kardialen Risikopatienten
- Patienten aufklären über Möglichkeit von Agranulozytose (S. 124), Hautallergien, Leberfunktionsstörungen
- Nach 5 Tagen stabiler Dosis Plasmaspiegelbestimmung (12 h nach letzter Dosis). Zielbereich 4–10 µg/l bzw. 17–42 µmol/l
- Kontrolle des Plasmaspiegels nach 3 Wochen wegen Autoinduktion. Später Kontrolle 1-mal pro Jahr
- Interaktionen durch Enzyminduktion beachten
- Bei Notwendigkeit des abrupten Absetzens nach langer Behandlung Diazepam als Schutz gegen Entzugsanfälle

Oxcarbazepin. Die Substanz verursacht praktisch nie Leber- und Blutbildveränderungen, sodass keine Routinelaborkontrollen nötig sind. Auch bewirkt Oxcarbazepin eine geringere Induktion des CYP-450-3A4 als Carbamazepin.

Gabapentin. Gefährliche Nebenwirkungen treten praktisch nie auf. Auch bestehen kaum pharmakokinetische Interaktionen. Mögliche Nebenwirkungen sind Sedation, Schwindel und Ataxie.

Topiramat. Auch dieses Medikament ist weitgehend frei von gefährlichen Nebenwirkungen und störenden pharmakokinetischen Interaktionen. Neben Symptomen wie Schwindel, Ataxie und Sedation treten gelegentlich Beeinträchtigungen kognitiver Funktionen auf. Eine seltene Komplikation ist Nephrolithiasis. Solche Fälle sind in neuerer Zeit, wenn das Medikament langsam aufdosiert wurde und die Flüssigkeitszufuhr normal war, praktisch nicht mehr vorgekommen.

Stimmungsstabilisatoren bei Alterspatienten. Außer der allgemeinen Empfehlung zu vermehrter Vorsicht ergeben sich für diese Altersgruppe kaum besondere Schlussfolgerungen. Besonders bei Lithium sollte man, wie erwähnt, nach Möglichkeit höhere Plasmaspiegel vermeiden.

Dosierung von Stimmungsstabilisatoren

Lithium: Manie. Beginn mit voller Dosis von 2×11 mval (2×400 mg Lithiumkarbonat) tgl. vom 1. Tag an. Kontrolle des Lithiumspiegels erstmals nach 48 h, der ca. 2/3 des Fließgewichtes darstellt. Zielkonzentration 0,8–1,0 mäqu/l. Der 48-h-Wert sollte also zwischen 0,53 und 0,67 mäqu/l liegen. Erneute Spiegelkontrolle am Tag 5.

Prophylaxe, bipolare Depression. Üblicherweise progressive Dosisteigerung, z. B. 3 Tage 11 mval (400 mg Lithiumkarbonat), dann 3 Tage 22 mval (800 mg), dann Lithiumspiegel.

Valproat: Manie. Dosis am 1. Tag 2- bis 3-mal 500 mg, in etwa entsprechend der empfohlenen Dosis von 20 mg/kg. In der Folge Dosis in Abhängigkeit von therapeutischem Effekt, Nebenwirkungen und Plasmaspiegel.

Prophylaxe, bipolare Depression. Dosis am 1. Tag 300 mg tgl. Steigerung ca. alle 3 Tage auf 900–1500 mg tgl.

Carbamazepin: Manie. 1. Tag 2- bis 4-mal 200 mg. In der Folge in Abhängigkeit von therapeutischem Effekt, Nebenwirkungen und Plasmaspiegel. Maximaldosis 1600 mg tgl.

Prophylaxe, bipolare Depression. 1. Tag 100–200 mg tgl. Steigerung alle 3 Tage um 200 mg auf i. Allg. 600–800 mg tgl. Plasmaspiegelkontrolle nach 3 Wochen.

Oxcarbazepin: Manie. 1. Tag 600–1200 mg. In der Folge Dosis in Abhängigkeit von therapeutischem Effekt und Nebenwirkungen. Maximaldosis 2400 mg tgl. Keine Plasmaspiegelbestimmung erforderlich.

Prophylaxe, bipolare Depression. Initialdosis 150–300 mg tgl. Steigerung alle 2 Tage um 150 mg auf i. Allg. 900-1500 mg tgl.

Lamotrigin. 1. und 2. Woche 25 mg tgl., 3. und 4. Woche 50 mg tgl., dann jede Woche Steigerung um 50 mg. Dosis 100–200 mg tgl. Keine Plasmaspiegelbestimmung erforderlich.

Gabapentin. 1. Tag 300 mg, dann tägliche oder langsamere Steigerung um 300 mg. Übliche Tagesdosis 900–1200 mg tgl. Maximaldosis 3600 mg tgl. Keine Plasmaspiegelbestimmung erforderlich.

Topiramat. Initialdosis 25 mg. Wöchentliche Steigerung um 25 mg. Übliche Tagesdosis 200–400 mg tgl. Maximaldosis 800 mg tgl. Keine Plasmaspiegelbestimmung erforderlich.

F34   Anhaltende affektive Störungen

> **Diagnosen nach ICD-10**
> F34.0   Zyklothymie
> F34.1   Dysthymie

Zyklothymie

Klinik. Es besteht ein Muster von leichteren Stimmungsschwankungen in die depressive und in die hypomanische Richtung, mit Perioden der Remission zwischen den Phasen. Zur ICD-10-Diagnose muss der Zustand 2 Jahre bestehen (Übersicht 1). Dabei dürfen die Stimmungsschwankungen nie so ausgeprägt sein, dass die Kriterien einer mittelgradigen oder schweren depressiven Episode oder einer Manie erfüllt sind.

> **Übersicht 1**
> **Merkmale der Zyklothymie nach ICD-10**[a]
> — Wiederholte leichtere depressive Phasen und Hypomanien
>
> [a] Mindestdauer von 2 Jahren zur Diagnose.

Pathogenese, Ätiologie. Die Zyklothymie gilt als leichte Form einer bipolaren affektiven Erkrankung.

Therapie. Es sind die bei bipolaren Erkrankungen verwendeten Stimmungsstabilisatoren zu empfehlen.

Dysthymie

Klinik. Es handelt sich um langdauernde depressive Zustände leichterer Art, wobei höchstens kurze symptomfreie Phasen auftreten. Die Krankheit entspricht teilweise dem alten Konzept der neurotischen Depression. Die Dysthymie beginnt oft im jungen Erwachsenenalter. Der Verlauf ist oft chronisch.

In ICD-10 wird die Möglichkeit erwähnt, dass eine solche Entwicklung nach einer vollen depressiven Episode eintreten kann. Dies bedeutet, dass auch Zustände mit langdauernder depressiver Restsymptomatik zur Dysthymie gerechnet werden. Überhaupt weist die Mehrzahl der Patienten mit Dysthymie eine Komorbidität mit anderen depressiven oder sonstigen psychischen Krankheiten auf.

> **Übersicht 2**
> **Merkmale der Dysthymie nach ICD-10**[a]
> — Langdauernde depressive Symptomatik leichterer Art
> — Höchstens kurzdauernde symptomfreie Phasen
>
> [a] Mindestdauer von 2 Jahren zur Diagnose.

Therapie. Es gelten die gleichen Richtlinien wie für andere Depressionen. Psychotherapie und Antidepressiva sind indiziert. Die antidepressive Medikation muss u. U. über Jahre fortgesetzt werden.

Bei vielen Patienten wird trotz aller Therapien nur eine Besserung und keine Remission erzielt.

F38 Sonstige affektive Störungen

Rezidivierende kurze depressive Störung („recurrent brief depression")

Klinik. Die depressiven Zustände erfüllen die Symptomkriterien einer depressiven Episode, nicht aber das Zeitkriterium von 2 Wochen. Oft bestehen die Symptome nur 2–3 Tage. Die Depressionen müssen zur ICD-10-Diagnose während eines Jahres im Durchschnitt mindestens 1-mal pro Monat auftreten. Dieses Muster bleibt oft über Jahre bestehen.

Rezidivierende kurze Depressionen sind trotz der geringen Dauer der Symptomatik mit einer relativ hohen Frequenz an Suizidversuchen verbunden. Dies wurde mit der oft vorhandenen Impulsivität in Verbindung gebracht.

Es ist wenig bekannt, wie die einzelnen Phasen ausgelöst werden.

> **Übersicht 1**
> **Merkmale der rezidivierenden kurzen depressiven Störung nach ICD-10**
> – Depressives Syndrom, Dauer weniger als 2 Wochen
> – Auftreten mindestens 12-mal pro Jahr

Komorbidität. Ein Teil der Patienten leidet auch an typischen depressiven Episoden oder einer Dysthymie. Weiterhin besteht eine Komorbidität mit Angsterkrankungen, Suchtkrankheiten und der Borderline-Persönlichkeit.

Ätiologie. Dazu ist außer einer familiären Häufung von Depressionen wenig bekannt.

Differenzialdiagnose. Depressive Zustände im Zusammenhang mit dem Menstruationszyklus werden nicht zur rezidivierenden kurzen Depression gerechnet.

Therapie. Aufgrund ungenügender Kenntnisse können heute keine speziellen Empfehlungen gegeben werden. Ein Behandlungsversuch mit einem Antidepressivum erscheint sinnvoll, obwohl in einer kontrollierten Studie ein SSRI keinen Erfolg brachte. Auch KVT sollte eingesetzt werden.

Exkurs Suizid und Suizidversuch

Allgemeines. Der Anteil der Personen, die in Deutschland, Österreich und der Schweiz durch Suizid aus dem Leben scheiden, beträgt ca. 1–2%. Andere Länder, wie Italien und Spanien, weisen eine niedrigere Suizidhäufigkeit auf.

Bei fast allen Personen, die sich suizidieren, lässt sich eine klinisch fassbare Depression feststellen. Der Suizid des Nichtdepressiven aus nüchterner Bilanzierung ist selten.

Von erweitertem Suizid spricht man, wenn ein depressiver Mensch zuerst Familienmitglieder und dann sich selbst tötet, wobei er in der Überzeugung handelt, er müsse die Angehörigen von Leid befreien.

Suizidversuche kommen sehr viel häufiger als Suizide vor. Der Suizidversuch ist tendenziell ein anderes Phänomen als der Suizid, wobei die Unterschiede relativ sind. Bei den meisten Suizidversuchen wird der Tod nicht mit letzter Konsequenz gesucht. Jeder Suizidversuch weist jedoch auf eine schwere Lebenskrise hin und muss daher immer ernst genommen werden. Man sagt, dass ca. 10% derer, die einen Suizidversuch gemacht haben, sich später suizidieren.

Unter den Patienten, die sich suizidiert haben, finden sich im Vergleich zu Patienten mit

Exkurs Suizid und Suizidversuch

nichttödlichen Suizidversuchen mehr solche mit chronischen psychischen und physischen Erkrankungen. Die Suizidhandlung erfolgt geplant und mit einer sog. sicheren Methode, und die Wahrscheinlichkeit des rechtzeitigen Entdecktwerdens ist gering. An demographischen Charakteristika stellt man einen höheren Anteil von Männern und älteren, oft allein stehenden Personen fest. Patienten mit nichttödlichem Suizidversuch sind überwiegend jung und weiblichen Geschlechts. Oft führt ein akuter Beziehungskonflikt zur Handlung. Der Suizidversuch hat oft einen demonstrativen und manipulativen Charakter. Ein Teil der Patienten weist eine Persönlichkeitsstörung auf. Die Suizidhandlung erfolgt meist impulsiv, die Methode ist unsicher oder untauglich, und die Möglichkeit des rechtzeitig Entdecktwerdens ist gegeben oder eingeplant.

Klinische Aspekte. Eine im Rahmen der Suizidalität regelhaft auftretende Entwicklung wurde von Ringel (1953, 1992) als präsuizidales Syndrom bezeichnet. Nach dem Autor tritt eine Einengung des Erlebens auf eine als ausweglos erlebte Situation ein. Dies führt zu einem Verlust des Sinngefühls des eigenen Lebens und einem Rückzug von den Mitmenschen. Zunehmend stellen sich eine gegen die eigene Person gerichtete Aggressionen ein. Schließlich treten intensive Selbstmordphantasien bis zur definitiven Suizidabsicht auf. Patienten, die sich zum Suizid entschlossen haben, können auffallend ruhig wirken („Ruhe vor dem Sturm").

Abklärung des Suizidrisikos. Bei der Abklärung von suizidalen Patienten muss eine vollständige psychiatrische Untersuchung erfolgen. Das Thema Suizidalität soll offen besprochen werden, dies nicht nur wegen der Notwendigkeit einer soliden Exploration, sondern auch weil viele Patienten durch die Erörterung Erleichterung finden. Man kann im Zusammenhang mit bestehenden Leiden oder Lebensschwierigkeiten den Patienten fragen, ob er schon einmal daran gedacht hat, aus dem Leben zu scheiden. Bei stark depressiven Patienten kann man hinzufügen, dass in schwereren Depressionen Suizidideen die Regel sind. Gibt der Patient an, keine Suizidgedanken zu haben, kann man ihn, wenn das Leiden schwer ist, fragen warum. Der nicht stark Suizidale wird sagen, er hoffe auf Besserung, er würde es wegen seiner Familie nicht machen u. Ä. Der ernsthaft Gefährdete, der seine Absichten zunächst nicht preisgeben will, wird vielleicht verlegen werden und ausweichend antworten. Jedoch auch plausible Erklärungen sind keine Garantie für fehlende Suizidabsichten.

Einzelne Patienten können den Untersucher täuschen, was allerdings selten vorkommt. Bestätigt der Patient Suizidgedanken, soll exploriert werden, ob er sich konkrete Gedanken über

Übersicht 1
Suizid im Vergleich zum nichttödlichen Suizidversuch

	Suizid	Suizidversuch
Alter	Eher hoch	Eher niedrig
Geschlecht	Eher männlich	Eher weiblich
Diagnose	Depressionen verschiedener Art	Häufig Depressionen als Folge eines Beziehungskonflikts
Handlung	Geplant	Impulsiv
Methode	Sicher	Unsicher
Entdecktwerden	Unwahrscheinlich	Wahrscheinlich

die Ausführung des Suizids gemacht oder schon Vorbereitungen getroffen hat. Auch soll gefragt werden, wie häufig und wie intensiv die Suizidgedanken auftreten und wie stark sie heute sind. Sich aufdrängende intensive Suizidgedanken und Suizidimpulse bedeuten eine akute Gefahr. Bei schweren Depressionen müssen auch vage Suizidäußerungen sehr ernst genommen werden. Überhaupt kann man sich bei schwer depressiven Patienten nicht auf Zusicherungen verlassen. Bei leichteren Depressionen kann hingegen oft mit dem Patienten eine Vereinbarung getroffen werden, dass er beispielsweise die nächsten 24 h nichts unternimmt bzw. sich meldet, wenn es ihm schlecht geht. Die gelegentlich gehörte Äußerung, dass schwer Depressive zu gehemmt zur Durchführung des Akts seien, ist nicht zutreffend. Es ist davon auszugehen, dass die Suizidalität am Höhepunkt der Depression am schwersten ist, jedoch darf die Suizidalität auch nach teilweiser Besserung nicht vernachlässigt werden. Suizidgedanken bei Patienten mit Schizophrenie sind generell als gefährlich einzustufen. Hat ein schizophrener Patient Wahnideen, die ihn zum Suizid veranlassen oder Stimmen, die ihm dies auftragen, besteht akute Gefahr.

Suizidversuche von schwer autoaggressiver oder bizarrer Art (z. B. Stoßen eines Messers in den Bauch, Trinken von Säure) sind verdächtig auf eine Schizophrenie.

Im Gegensatz zu einer weitverbreiteten Annahme, dass Suizide nicht angekündigt werden, teilt die große Mehrheit derer, die Suizidhandlungen begehen, vorher ihre Absicht mit.

Frühere schwere Verlustereignisse einschließlich des Elternverlusts in der frühen Kindheit dürften risikoerhöhend für einen Suizid sein.

Bei der Beurteilung der Schwere der Suizidalität spielt auch eine Rolle, ob in der Familie Fälle von Suizid bekannt sind. Es gibt wahrscheinlich eine hereditäre Komponente zum Suizid.

Erstaunlicherweise kann ein Suizidversuch auch partiell als Imitationshandlung zustandekommen. In solchen Fällen spricht man auch vom Werther-Effekt. Die ersten Aufführungen der „Leiden des jungen Werthers" von Goethe lösten eine Häufung von Suiziden bei jungen Männern aus. Auch in der psychiatrischen Klinik kann von einem Suizid eine ansteckende Wirkung ausgehen.

Bei der Abklärung auf Suizidalität ist es generell angezeigt, ergänzende Auskünfte von Angehörigen und/oder dem Hausarzt einzuholen.

Übersicht 2
Abklärungen bei Suizidalität
- Psychiatrische Untersuchung
- Kontaktnahme mit Angehörigen und/oder behandelndem Arzt

Übersicht 3
Risikofaktoren bei Suizidalität
- **Psychopathologie**
  - Schwere Depression
  - Chronische Erkrankung
  - Impulsivität, Aggressivität
- **Merkmale zur Suizidalität**
  - Suizidversuch geplanter Art
  - Suizidversuch mit „sicherer Methode"
  - Fehlende Distanzierung von Suizidalität
  - Konkrete Vorstellungen über Durchführung
  - Kürzlicher Suizidversuch in der Umgebung
- **Lebenssituation**
  - Soziale Isolation
  - Fehlen eines Aufgabenbereichs und von Lebenszielen
  - Finanzielle oder berufliche Probleme
  - Chronische körperliche Krankheit
- **Anamnestisches**
  - Familienanamnese von Suiziden
  - Frühere eigene Suizidversuche

Therapie. Bei akuter schwerer Suizidalität ist die Hospitalisation, nötigenfalls auch gegen den Willen des Patienten, angezeigt. Bei mäßig schwerer Suizidalität kann es vertretbar sein, den Patienten zu Hause zu lassen, wenn er rund um die Uhr betreut wird. Bei leichter Suizidalität kann die engmaschige Betreuung mit der Möglichkeit eines telefonischen Kontakts ausreichend sein. Nach der Entlassung aus der Klinik soll möglichst nahtlos eine ambulante Behandlung eingeleitetet werden. Suizidmittel müssen aus der Reichweite des Patienten entfernt werden. Bei der Verschreibung von Medikamenten ist auf die Risiken bei Einnahme einer Überdosis zu achten, weshalb keine großen Mengen diesbezüglich gefährlicher Substanzen verschrieben werden sollen.

Bei Suizidalität und zusätzlicher Suchtkrankheit ist oft der Eintritt in eine psychiatrische Klinik zu empfehlen. Erneute suizidale Verstimmungen im Intoxikationszustand sind zu befürchten.

> **Übersicht 4**
> **Maßnahmen vor der Entlassung nach Suizidversuch**
> – Ambulante Nachbehandlung
> – Patient soll am folgenden Tag Rückmeldung geben, wie es ihm geht
> – Betreuung durch eine nahe stehende Personen für die nächsten Tage
> – Entfernung der Suizidmittel aus der Reichweite des Patienten
> – Verschreibung wenig toxischer Medikamente und einer geringen Menge

In den letzten Jahren sind **Organisationen zur Beihilfe zum Suizid** (z. B. Exit) entstanden, die ihren Mitgliedern Handlungsanweisungen zum Suizid geben und empfehlen, eine schriftliche Verfügung mit dem Verbot der Durchführung von Rettungsmaßnahmen zu hinterlassen. Derartige Anweisungen sind nicht rechtsgültig. Die ethische Rechtfertigung zum Eingreifen ergibt sich aus der Erfahrung, dass fast alle Patienten, die den Suizidversuch überleben, nachträglich über die Rettung froh sind.

Bei den aktuellen Diskussionen um die **aktive Sterbehilfe** stellt sich hinsichtlich der Frage, inwieweit beim Suizidwunsch eines Menschen eine Depression beteiligt sein könnte, ein grundlegendes und unlösbares Problem. Schon primär muss beim Wunsch, nicht mehr zu leben, eine Depression immer für möglich gehalten werden. Zudem lehrt die klinische Erfahrung, dass man gelegentlich erst rückblickend und nach eingetretener Besserung eine durch Todeswünsche gekennzeichnete Verfassung als depressionsbedingt richtig einordnen kann. Es ist also in jedem Fall möglich, dass man es mit depressionsbedingten Suizidabsichten zu tun hat. Dieser medizinische Tatbestand – und nicht ein grundlegendes Ablehnen der Freiheit des Menschen zum Suizid – ist der Grund, warum viele Psychiater die aktive Sterbehilfe nicht befürworten, sondern darauf hinweisen, dass Anstrengungen zur Verbesserung der Lebenslage der Betroffenen unternommen werden müssen.

Ein häufiger Grund für Suizidwilligkeit bei angeblich unheilbarer Krankheit ist, dass die Depressionsdiagnose verpasst wird. Dies gilt insbesondere bei zusätzlich bestehenden chronischen Schmerzen, die bei Einsatz der modernen Therapien ja immer unter Kontrolle gebracht werden können.

> **Häufiger Grund für Suizidwilligkeit bei „unheilbarer Krankheit"**
> Nichterkannte Depression, insbesondere mit Schmerzen kombiniert

F4 Neurotische, Belastungs- und somatoforme Störungen

Einteilung nach ICD-10

F40	Phobische Störungen
F41	Sonstige Angststörungen
F42	Zwangsstörung
F43	Reaktionen auf schwere Belastungen, Anpassungsstörungen
F44	Dissoziative Störungen
F45	Somatoforme Störungen
F48	Sonstige neurotische Störungen

F40–F41 Phobische Störungen, sonstige Angststörungen

Diagnosen nach ICD-10
F40.0 Agoraphobie
F40.1 Soziale Phobie
F40.2 Isolierte Phobie
F41.0 Panikstörung
F41.1 Generalisierte Angststörung
F41.2 Angst und depressive Störung, gemischt

Allgemeines. Die im ICD-10-Diagnosenschlüssel getrennt aufgeführten „phobischen Störungen" und „sonstigen Angststörungen" werden hier gemeinsam besprochen. Besonders die Agoraphobie und die Panikstörung kommen oft beim gleichen Patienten vor, und viele Autoren nehmen an, dass die beiden Syndrome verschiedene Manifestationen einer einzigen Krankheit sind.

Angst ist eine gefühlsmäßige Reaktion auf eine Gefahr. Bei **Furcht** ist das gefahrauslösende Moment genauer bekannt. Zwischen Angst und Furcht wird oft nicht scharf unterschieden.

Der alte, von S. Freud geprägte Begriff der **Angstneurose** umfasste im Wesentlichen die heutigen Konzepte der Panikstörung und der generalisierten Angststörung. Die Unterteilung in Panikstörung und generalisierte Angststörung geht auf D. Klein (1964) zurück, der ein unterschiedliches Ansprechen der beiden Syndrome auf Psychopharmaka annahm. Imipramin beeinflusste die Panikattacken, nicht aber die generalisierte Angst. Benzodiazepine besserten nur Letztere. Wie später ausgeführt wird, nimmt man heute einen so streng differenzierten Effekt dieser Psychopharmaka nicht mehr an.

Bei einer **Phobie** besteht eine übersteigerte Furcht vor einem Objekt oder einer Situation, wobei der Patient die Irrationalität seiner Reaktion zumindest teilweise erkennt. Das Objekt bzw. die Situation wird nach Möglichkeit gemieden. Ist dies unmöglich, tritt intensive Angst auf.

Die Anwendung des Terminus **Angsterkrankung** erfolgt in der Literatur nicht einheitlich. Hier ist er der Sammelbegriff für phobische Störungen und sonstige Angststörungen.

Panikstörung, Agoraphobie

Klinik der Panikstörung. Panik ist ein Zustand überwältigenden Bedrohtseins. Die Panikattacken, das zentrale Charakteristikum der Krankheit, sind durch eine unerwartete, aus heiterem Himmel auftretende Attacke schwerer Angst gekennzeichnet, die Minuten bis ca. 1 h anhält. Die Patienten sind überzeugt, etwas Katastrophales werde über sie hereinbrechen: Herzinfarkt, Hirnschlag, Erstickung o. Ä., und sie befürchten, zu sterben, verrückt zu werden oder einfach die Kontrolle über sich zu verlieren (Übersicht 1).

> **Übersicht 1**
> **Merkmale der Panikstörung nach ICD-10**
> – Wiederholte, spontan auftretende Attacken schwerer Angst mit der Befürchtung zu sterben, verrückt zu werden oder die Kontrolle über sich zu verlieren
> – Begleitsymptome wie Herzklopfen, unangenehme Empfindungen in der Herzgegend, Zittern, Schwitzen, Mundtrockenheit, Atembeschwerden, Übelkeit, Missempfindungen im Bauchbereich, Schwindel, Schwächegefühl, Benommenheit, heiße und kalte Schauer, Entfremdungserlebnisse, Parästhesien

Besonders die erste Panikattacke im Leben trifft die Patienten völlig überraschend. Das Ereignis ist so beeindruckend, dass sich die Patienten auch nach vielen Jahren noch an die Details erinnern. Meist verlassen sie fluchtartig den Ort, an dem die Attacke auftritt, und suchen notfallmäßig ärztliche Hilfe. Die Panikattacken wiederholen sich in der Folge.

Im Anschluss an die Panikattacken fühlen sich die Patienten erschöpft, nervös und innerlich angespannt. Sie leiden unter einer Art Erwartungsangst und befürchten das Auftreten einer neuen Panikattacke („Angst vor der Angst").

Bei Patienten mit vegetativer Dystonie kardiovaskulärer Art können Panikattacken durch körperliche Aktivität provoziert werden.

Die Patienten geben oft bisherige körperliche Aktivitäten auf wegen der Befürchtung, an einer Herzerkrankung oder einer anderen körperlichen Störung zu leiden und sich schonen zu müssen.

Panikattacken können auch nachts mit angsterfülltem Erwachen vorkommen.

Klinik der Agoraphobie. Beim überwiegenden Teil der Patienten mit Panikstörung tritt bald nach der ersten Panikattacke eine Agoraphobie auf.

Agoraphobie bedeutet im ursprünglichen Sinne die Furcht, sich auf große, belebte Plätze (gr. „agora", Marktplatz) zu begeben. Der Begriff bezieht sich in der heutigen Definition auf alle Situationen, in denen der Patient sich im Falle einer Angstattacke nicht rasch in Sicherheit begeben bzw. nicht sofort Hilfe zur Verfügung haben könnte. Solche Situationen sind z. B. öffentliche Plätze, Menschenansammlungen, das Reisen im Auto oder im Zug, das Überqueren einer Brücke oder auch der Besuch beim Friseur. Einige Patienten wagen es nicht mehr, ihre Wohnung zu verlassen, denn diese wird meist als sicherer Ort betrachtet. Außerhalb der Wohnung überlegen solche Patienten z. B., wo das nächste Krankenhaus ist, in dem man ihnen helfen könnte, und ihre innere Spannung variiert in Abhängigkeit von der jeweiligen Distanz. Die meisten Patienten sind weniger ängstlich, wenn sie sich in Begleitung einer vertrauten Person befinden.

Übersicht 2
Merkmale der Agoraphobie nach ICD-10
– Furcht, sich an Orte zu begeben, an denen es bei Auftreten von Angst oder Anspannung schwierig wäre, sich rasch in Sicherheit zu begeben
– Typische Situationen: Menschenmengen, öffentliche Plätze, allein Reisen u. Ä.
– Zumindest partielle Einsicht, dass die Furcht übertrieben ist
– Vermeidungsverhalten

Panikstörung und Agoraphobie. Bei den meisten Patienten mit Panikstörung besteht gleichzeitig eine Agoraphobie. Die reine Panikstörung kommt im klinischen Rahmen selten vor, ebenso die reine Agoraphobie. In epidemiologischen Studien hingegen war die reine Agoraphobie keine seltene Diagnose.

Es wurde erwähnt, dass die Agoraphobie im Allgemeinen nach den Panikattacken auftritt. Mit der Agoraphobie werden die Angstattacken bzw. wird die Furcht vor ihnen teilweise situationsgebunden. Ein Teil der Patienten verliert die spontanen Panikattacken und zeigt nur noch die Symptome der Agoraphobie.

Ratingskalen. Zur Quantifizierung der Panikkrankheit eignet sich die Panik-Agoraphobie-Skala (Bandelow 1997) oder ein Tagebuch, in welchem Häufigkeit, Schwere und Dauer der Panikattacken eingetragen werden (s. z. B. Marburger Angsttagebuch, Margraf u. Schneider 1990). Eine Fremdbeurteilungskala ist die „Panic Disorder Severity Scale" (Shear et al. 1997).

Verlauf. Dem Beginn der Panikstörung können belastende Ereignisse vorausgehen. Auch eine Auslösung durch körperliche Erkrankungen oder durch Drogenkonsum kommt vor. Die Panikstörung beginnt am häufigsten im 3. Lebensjahrzehnt. Sie verläuft oft chronisch.

Komorbidität. Eine solche besteht mit anderen Angsterkrankungen, der Zwangskrankheit, somatoformen Störungen und v. a. mit der Depression, zudem mit Suchterkrankungen (Alkohol, Tranquilizer, Hypnotika), wobei die psychotropen Substanzen oft im Sinne eines Selbstbehandlungsversuchs verwendet werden. Persönlichkeitsstörungen des ängstlichen Spektrums kommen vermehrt vor. Eine immer wieder vermutete erhöhte Koinzidenz von Paniksyndrom und Mitralklappenprolaps besteht nicht.

Gemäß klinischer Erfahrung besteht nicht selten eine Komorbidität mit der kardiovaskulären Form der vegetativen Dystonie (s. S. 226). Die zwar belanglosen, aber unangenehmen Symptome können Ausgangspunkt von Panikattacken sein.

Häufigkeit. Das Lebenszeitrisiko der Panikstörung liegt bei 2%. Frauen sind häufiger als Männer betroffen.

Pathogenese, Ätiologie. Die kognitive Theorie der Panikstörung geht davon aus, dass belanglose körperliche Empfindungen im Sinne ernster Krankheitszeichen fehlinterpretiert werden, was zu einer Spirale von Angst, verstärkten somatischen Symptomen und weiter zunehmender Angst führt.

S. Freund zählte die Angstneurose zu den sog. Aktualneurosen, bei der nicht ein infantiler, sondern ein aktueller Konflikt zur Verdrängung sexueller Triebimpulse führt. Die Psychoanalytikerin M. Klein setzte die pathologische Angst des Erwachsenenalters mit der Separationsangst des Kleinkindes in Beziehung.

Pathophysiologisch besteht gemäß der sog. Locus-coeruleus-Theorie der Panikstörung eine Tendenz zur Überaktivität der dort lokalisierten Noradrenalinzellen. Zudem sollen bei Patienten mit Panikstörung unter körperlicher Belastung erhöhte Laktatplasmaspiegel und damit eine azidotische Stoffwechsellage auftreten, was die zerebralen Noradrenalinzellen zusätzlich stimuliere.

Bei der Genese der Panikstörung spielen wahrscheinlich hereditäre Faktoren eine Rolle. Bis zu 20% der Verwandten 1. Grades haben eine Panikstörung oder eine andere Angstkrankheit.

Diagnose, Differenzialdiagnose der Angst. Angst kann eine normale Reaktion auf eine ernste körperliche Erkrankung wie einen Herzinfarkt sein.

Bei Hyperthyreose, Hyperparathyreoidismus, Hypoglykämie als Folge eines Insulinoms, bei Phäochromozytom und bei Epilepsie mit partiell-komplexer Symptomatik kann Angst im Sinne einer organischen Angststörung auftreten.

Angst tritt auch im Rahmen vieler Entzugssyndrome auf. Halluzinogene, Amphetamin, Kokain und hohe Dosen Koffein können Angstzustände hervorrufen.

Die Anpassungsstörung mit Angstsymptomatik ist durch den zeitlichen Zusammenhang mit einem einschneidenden Ereignis gekennzeichnet.

Bei der generalisierten Angststörung besteht eine dauernde Ängstlichkeit bezüglich verschiedener Bereiche des Alltags.

Bei der isolierten Phobie sind die Angstattacken an einzelne spezifische Objekte bzw. Situationen gebunden, während bei der Agoraphobie Furcht vor einer Vielzahl von Situationen vorliegt.

Bei der sozialen Phobie fürchtet der Patient, von anderen Menschen kritisch gemustert zu werden.

Besteht die Angstsymptomatik ausschließlich im Rahmen einer Depression, wird sie diagnostisch nicht berücksichtigt.

Angst kann auch im Rahmen von Zwangserkrankungen, der posttraumatischen Belastungsstörung und von somatoformen Störungen wie der Somatisierungsstörung, der somatoformen autonomen Funktionsstörung und der Hypochondrie auftreten. Ein Teil der Schizophrenien weist eine ängstliche Färbung auf (Übersicht 3).

Übersicht 3
Differenzialdiagnose der Angst
- Erkrankungen mit Angst als Hauptsymptom
  - Angst als physiologisches Phänomen
  - Organische Angststörung
  - Stimulanzien, Halluzinogene
  - Entzugssyndrome
  - Panikstörung
  - Generalisierte Angststörung
  - Agoraphobie
  - Soziale Phobie
  - Spezifische Phobie
  - Anpassungsstörung mit Angst
  - Ängstliche Persönlichkeit
- Erkrankungen mit Angst und anderen Symptomen
  - Depression
  - Zwangskrankheit
  - Posttraumatische Belastungsstörung
  - Somatisierungsstörung
  - Somatoforme autonome Funktionsstörung
  - Hypochondrie
  - Angstgetönte Schizophrenien

Bei Angstsymptomatik von der Art der Panikstörung ist eine somatische Abklärung indiziert (Übersicht 4).

Übersicht 4
Somatische Abklärungen bei Panikstörung
- Anamnese, Körperstatus, Routinelabor, EKG
- TSH, FT$_4$, ggf. Serumkalzium und -phosphat

Prinzipien der Therapie. Bei der Aufklärung über die Erkrankung (s. auch die Informationen für Patienten und Angehörige, S. 202 f.) können als Ergänzung Patientenratgeber empfohlen werden (s. z. B. Wittchen et al. 1995, Schmidt-Traub 2000). Bei Einsatz dieser Hilfsmittel kann in unkomplizierten Fällen die Behandlung ausschließlich in den Händen des Hausarztes bleiben. Psychotherapie der Wahl ist die KVT.

Immer wenn der Patient damit einverstanden ist, sollte man ihn primär nur psychotherapeutisch behandeln. Erforderlich ist eine initiale antidepressive Therapie bei anhaltend depressivem Syndrom. Die medikamentöse Therapie kann jedoch eine entscheidende Ergänzung darstellen.

Von Bedeutung ist, dass eine grundlegende Zustandsverbesserung und ein dauerhafter Erfolg nur mit Einbeziehung der Psychotherapie erzielt werden kann.

Übersicht 5
Prinzipien der Therapie der Panikstörung
- Aufklärung über die Erkrankung
- KVT, Patientenratgeber
- In unkomplizierten Fällen Therapie des Hausarztes
- Ggf. zusätzlich medikamentöse Therapie

Psychotherapie. Die Aufklärung über die Erkrankung ist besonders wichtig, da viele Patienten ihre Symptome für Zeichen einer gefährlichen körperlichen Krankheit halten. Dabei soll erklärt werden, dass es sich um ein bekanntes Zustandsbild handelt, von welchem keine Gefahr für den Organismus ausgeht und welches gut behandelt werden kann.

Hinsichtlich der Entstehung der Panikattacken kann dem Patienten der Circulus vitiosus, der mit belanglosen Symptomen beginnt und in der Angstattacke endet, erläutert werden. Das Wissen um die Harmlosigkeit der Symptome ist ein wichtiges Element, diesen Teufelskreis zu durchbrechen.

Zur Behandlung der Panikstörung kann es hilfreich sein, dass sich der Patient sog. interozeptiven Reizen aussetzt. Er soll Übungen durchführen, die Symptome herbeiführen,

F40–F41 Phobische Störungen, sonstige Angststörungen

wie sie der Panikerkrankung ähneln. Beispielsweise kann er 30 s lang bewusst hyperventilieren und dabei lernen, die auftretenden Symptome auszuhalten.

Wichtig ist, den Patienten zu ermuntern, körperliche Aktivitäten in normalem Umfang fortzuführen und sich nicht wegen vermeintlicher Krankheit übermäßig zu schonen.

Bei der Behandlung der Agoraphobie stehen Expositionsübungen im Vordergrund (Übersicht 6).

Übersicht 6
Prinzipien der KVT bei Panik und Agoraphobie
- Korrektur falscher Kognitionen
- Panikstörung: Provokation interozeptiver Reize
- Agoraphobie: Expositionsübungen

Pharmakotherapie. Antidepressiva stellen die Mittel der Wahl zur Pharmakotherapie der Panikstörung mit oder ohne Agoraphobie dar. Wahrscheinlich kann auch die reine Agoraphobie günstig beeinflusst werden. Unter ihnen sind es einige SSRI, deren Wirkung gut dokumentiert ist und die heute primär eingesetzt werden. Man kann erwarten, dass sie in ca. zwei Drittel der Fälle zu einer Besserung, gelegentlich auch zum Verschwinden der Panikattacken führen. Antidepressiva wirken auch, wenn keine depressive Symptomatik vorhanden ist. Die Therapie mit SSRI soll niedrigdosiert (Citalopram 10 mg tgl., Paroxetin 10 mg tgl., Sertralin 25 mg tgl.) begonnen werden, dies wegen der Empfindlichkeit von Angstpatienten auf Nebenwirkungen. Oft ist es günstig, initial zusätzlich einen Tranquilizer zu geben, z. B. 2-mal 15 mg Oxazepam tgl. Nach 1 Woche kann die Dosis des Antidepressivums verdoppelt und später ggf. bis zur Maximaldosis gesteigert werden.

Man empfiehlt, die antidepressive Behandlung ca. 6 Monate fortzuführen. Dann kann das Präparat versuchsweise ausgeschlichen werden. Ein Teil der Patienten benötigt jedoch eine Fortsetzung der Medikation für unbestimmte Dauer. Die immer zusätzlich durchzuführende KVT erhöht die Wahrscheinlichkeit, dass der Patient das Antidepressivum ohne Rückfall absetzen kann.

Hinsichtlich der Benzodiazepine als hauptsächlicher Pharmakotherapie s. unten.

Betablocker haben keinen direkten Effekt auf Panikattacken. Sie bessern allerdings kardiovaskuläre Symptome wie Herzklopfen und können in dieser limitierten Indikation eingesetzt werden. Die Behandlung wird niedrigdosiert begonnen, z. B. mit 2-mal 10 mg Propranolol tgl.

Übersicht 7
Pharmakotherapie der Panikstörung
- Mittel erster Wahl: SSRI
- Therapieresistenz: Alprazolam
- Kardiovaskuläre Symptome: Betablocker

Therapieresistenz. Hier sind sowohl die verschiedenen psychotherapeutischen als auch die pharmakotherapeutischen Möglichkeiten zu überprüfen und ggf. auszutesten. Wenn der Patient psychotherapeutisch erfolglos behandelt wurde, sind Antidepressiva indiziert. Auch gibt es Patienten, welche zur Bewältigung ihrer Symptome mehr Zeit brauchen als andere. So können aufgrund stark ängstlich-vermeidender Persönlichkeitszüge Schwierigkeiten, bei der Therapie gut mitzuarbeiten, auftreten. Dann muss die Bearbeitung der Persönlichkeitszüge in die Therapie miteinbezogen werden.

Für Alprazolam konnte in der hohen Dosierung von 2–8 mg tgl. ein therapeutischer Effekt nachgewiesen werden. Wegen des Risikos der physischen Abhängigkeit und der Schwierigkeit, diese hochdosierte Medikation wieder abzusetzen, soll diese Behandlung nur bei Therapieresistenz angewandt werden.

Bei Therapieresistenz können auch ältere Antidepressiva mit belegter Wirkung gegen

Panikstörung und Agoraphobie: Informationsblatt für Patienten und Angehörige

(J. Schöpf, Psychiatrie für die Praxis, Springer, 2003)

Allgemeines

Panikstörung. Bei dieser Erkrankung treten, wie aus heiterem Himmel, Attacken schwerer Angst auf, welche Minuten bis ca. 1 h andauern.

Begleitsymptome sind Herzklopfen, Schmerzen in der Herzgegend, Schwitzen, Zittern, Mundtrockenheit, Atembeschwerden, Schmerzen im Bereich des Brustkorbs, Übelkeit, Missempfindungen im Bauchbereich, Schwindel, Schwäche, Benommenheit, heiße und kalte Schauer, Kribbeln oder das Gefühl, nicht wirklich da zu sein oder die Umgebung erscheine unwirklich.

Die Patienten befürchten letztlich zu sterben, verrückt zu werden oder die Kontrolle über sich zu verlieren.

Nach abgeklungener Angstattacke bleibt zunächst ein Zustand von Erschöpfung und längerdauernd oft eine innere Anspannung zurück, zudem die Furcht vor erneuten Angstattacken. Tatsächlich wiederholen sich die Angstattacken bei vielen Patienten.

Die meisten Patienten machen sich Sorgen um ihre körperliche Gesundheit und lassen sich von einem Arzt untersuchen. Dabei ist die Regel, dass alle Befunde normal sind.

Agoraphobie. Bei vielen Patienten mit Panikstörung besteht auch eine Agoraphobie, d. h. eine übermäßige Furcht vor Menschenmengen, öffentlichen Plätzen, Alleinreisen, dem Verlassen der Wohnung u. Ä.

Es handelt sich im Grunde um Situationen, in denen der Patient sich im Falle des Auftretens von Angst und Anspannung nicht rasch in Sicherheit begeben bzw. nicht sofort Hilfe zu Verfügung haben könnte. Solche Situationen werden nach Möglichkeit gemieden.

Einige Patienten wagen es nicht mehr, ihre Wohnung zu verlassen, denn diese wird meist als sicherer Ort betrachtet.

Viele Patienten stellen fest, dass sie weniger ängstlich sind, wenn sie sich in Begleitung einer vertrauten Person befinden.

Verlauf. Die Erkrankung verläuft ohne Behandlung oft lang gezogen, wobei sich die Häufigkeit der Panikattacken in einem Teil der Fälle mit der Zeit abschwächt. Die Agoraphobie bleibt oft bestehen.

Ursachen. Diese sind weitgehend unbekannt. Man weiss, dass die Krankheit in bestimmten Familien vermehrt auftritt. Die Panikstörung wird nach heutigem Kenntnisstand nicht durch psychologische Probleme verursacht. Wohl aber können psychologische Belastungen sie mitausgelöst haben. Auch spielen bei der Entstehung eines Teufelskreises der Angst (s. unten) psychologische Faktoren eine wichtige Rolle.

Häufigkeit. Wahrscheinlich ca. 2% der Bevölkerung haben im Laufe des Lebens diese Erkrankung.

Psychotherapie, Medikation, Therapie. Die Panikkrankheit ist gut behandelbar. Eine leichte, wenig beeinträchtigende Restsymptomatik, z. B. in Form etwas erhöhter Nervosität, kann bestehen bleiben.

Der Schwerpunkt der Behandlung liegt bei der sog. kognitiven Verhaltenstherapie. Medikamente (v. a. Antidepressiva) können eine entscheidende zusätzliche Hilfe sein.

Die Patienten mit Panikerkrankung befürchten wegen der unangenehmen körperlichen Symptome, dass eine bedrohliche Krankheit vorliegt. Dies führt zu Angst, was wiederum die Symptome verstärkt und so einen Teufelskreis einleitet. Das Wissen um die Harmlosigkeit der Symptome ist ein wichtiges Element, diesen Teufelskreis zu durchbrechen.

> Patienten mit Agoraphobie sollen im Rahmen der Therapie versuchen, die angstmachenden Situationen auszuhalten, bis die Angst nach ca. 1/2–1 h von selbst wieder abklingt. Dazu wird ein Übungsprogramm von zuerst einfacheren und später zunehmend schweren Übungen erstellt. Es kann hilfreich sein, die ersten Schritte unterstützt durch eine vertraute Person zu unternehmen.
>
> Die Patienten sollen körperlich aktiv bleiben und sich nicht aus Sorge um die Gesundheit übermäßig schonen.
>
> **Patientenratgeber.** Diesbezüglich stehen ausgezeichnete Bücher zur Verfügung, denen weitere Informationen zu entnehmen sind.

die Panikstörung, nämlich Imipramin und Clomipramin, eingesetzt werden. Auch hier wird die Therapie niedrigdosiert (10 mg tgl.) begonnen und langsam gesteigert.

Generalisierte Angststörung

Klinik. Es liegt eine allgemeine, sich auf verschiedenste Alltagssituationen beziehende Ängstlichkeit und Besorgtheit vor, die von psychischen und somatischen Symptomen begleitet wird. Insbesondere psychische und muskuläre Anspannung sind zu nennen. Ausgelöst werden die Sorgen durch belanglose Ereignisse. Beispiele sind das Kind, das 10 min nach der erwarteten Zeit noch nicht von der Schule zurück ist, oder der Postbote, der einen vielleicht unangenehmen Brief bringt. Die Patienten weisen eine „frei flottierende Angst" auf. Die Angst siedelt sich sozusagen ab, wo es sich gerade anbietet: bei dem Wohlergehen der nächsten Angehörigen, den Finanzen, dem beruflichen Fortkommen u. a.

Während einfache Sorgen Teil des normalen Lebens sind, befürchten Patienten mit generalisierter Angststörung, von ihren Sorgen überschwemmt zu werden und sie nicht mehr kontrollieren zu können.

Die Symptome der generalisierten Angststörung lassen sich oft bis in die Kindheit und Adoleszenz zurückverfolgen. Nicht wenige Patienten geben an, seit jeher ängstlich und überbesorgt gewesen zu sein. Der Verlauf ist oft chronisch.

> **Übersicht 8**
> **Merkmale der generalisierten Angststörung nach ICD-10[a]**
> – Allgemeine, sich auf verschiedenste Alltagssituationen beziehende Ängstlichkeit und Besorgtheit
> – Befürchtung, dass die Sorgen unkontrollierbar sind
> – Psychische und somatische Begleitsymptome einschließlich erhöhter psychischer und muskulärer Anspannung
>
> [a] Mindestdauer der Symptomatik: 6 Monate.

Ratingskalen. Die am häufigsten verwendete Fremdbeurteilungsskala ist die Hamilton-Angst-Skala (Hamilton 1959). Sie bezieht sich allerdings stark auf phobische und vegetativ-autonome Symptome der Angst. An Selbstbeurteilungsbogen sind der „Anxious Thoughts Questionnaire" (Wells 1994) und der „Meta-Cognitions Questionnaire" (Cartwright-Hatton u. Wells 1997) zu erwähnen.

Komorbidität. Fast alle Patienten haben im Leben auch andere psychische Krankheiten, insbesondere Angsterkrankungen und Depressionen. Es besteht eine Häufung von Persönlichkeitsstörungen des ängstlichen Spektrums.

Häufigkeit. Die Lebenszeitprävalenz für behandlungsbedürftige Störungen beträgt einige Prozent. Frauen sind häufiger betroffen als Männer.

Pathogenese, Ätiologie. Zur Genese ist wenig bekannt, außer dass es eine familiäre Häufung der Erkrankung gibt.

Differenzialdiagnose. Die Diagnose wird nicht gestellt, wenn sich die Befürchtungen ausschließlich auf die Inhalte einer Panikkrankheit, einer phobischen Störung, einer Zwangskrankheit oder einer Hypochondrie beziehen. Auch wenn die Symptomatik nur im Rahmen einer Depression oder einer Schizophrenie auftritt, erfolgt keine Diagnosestellung einer generalisierten Angststörung. Auszuschließen sind ferner organische Angstkrankheiten und toxisch bedingte Angstkrankheiten als Folge einer Suchterkrankung.

Therapie. Therapie der Wahl ist heute die KVT. Gemäß einem theoretischen Ansatz von A. Wells (1997) befürchten die Patienten übermäßig, sie könnten ihre Sorgen nicht mehr kontrollieren und seien ihnen ausgeliefert. Sie sollen in der Therapie lernen, diese negativen Vorstellungen abzubauen und mit Sorgen adäquater umzugehen. Ergänzend können Entspannungsverfahren hilfreich sein.

Medikamentös kommen bei schweren oder auf Psychotherapie nicht ansprechenden Erkrankungen Buspiron, Benzodiazepine (in erster Linie intermittierend) und Antidepressiva in Frage. Gut dokumentiert ist die Wirkung von Venlafaxin und Paroxetin.

Übersicht 9
Therapie der generalisierten Angststörung
– KVT
– Buspiron, Benzodiazepine, Venlafaxin, Paroxetin

Soziale Phobie

Klinik. Die Patienten weisen übermäßige Befürchtungen im zwischenmenschlichen Kontakt einschließlich Leistungssituationen auf und erwarten, von anderen Menschen kritisch geprüft und dabei negativ beurteilt zu werden oder eine als peinlich empfundene Reaktion zu zeigen. Diese Befürchtungen können einzelne Situationen (isolierte Form der Sozialphobie) oder die meisten Lebensbereiche, in denen der Patient mit anderen Menschen Kontakt hat, betreffen (generalisierte Form). Wenn die Patienten in Situationen geraten, in denen sie sich beobachtet fühlen, treten starke Angst und Begleitsymptome auf. Sie trachten, solche angstmachenden Situationen zu vermeiden, und führen deshalb oft ein zurückgezogenes Leben (Übersicht 10).

Übersicht 10
Merkmale der Sozialphobie nach ICD-10
– Furcht, sich in Situationen zu begeben, in denen man von anderen kritisch beobachtet werden könnte
– Dies betrifft jede Art von zwischenmenschlichem Kontakt einschließlich Leistungssituationen unter Beobachtung: Besprechungen, Partys, Essen oder Trinken in der Öffentlichkeit, Sich-zu-Wort-Melden, Treffen von Autoritätspersonen, Schreiben oder Arbeiten vor anderen, Telefonieren
– Erwartung, dabei negativ beurteilt zu werden oder eine als peinlich empfundene Reaktion wie Zittern, Schwitzen, Erröten oder Erbrechen zu zeigen
– Massive Angst in solchen Situationen
– Vermeidungsverhalten

Die Konsequenzen der meist seit Jugend bestehenden Erkrankung für das Leben sind oft schwerwiegend. Vielen Patienten ist es wegen ihrer übermäßigen Zurückhaltung nicht gelungen, eine ihren Möglichkeiten angemessene Berufsausbildung zu absolvieren. Auch sind die Möglichkeiten, Freunde und einen Partner zu finden, krankheitsbedingt eingeschränkt. Die Patienten schämen sich ihrer Symptome und behalten diese für sich – oft auch in der medizinischen Konsultation. Die Sozialphobie bleibt unbehandelt im Allgemeinen bestehen.

Ratingskalen. Unter den Fremdbeurteilungsskalen ist die Liebowitz-Symptomskala für soziale Phobie (Liebowitz 1987) sehr bekannt. Diese Skala existiert auch in einer Selbstevaluationsform.

Komorbidität. Andere Angsterkrankungen kommen vermehrt vor. Viele Patienten leiden zeitweise an Depressionen. Suchterkrankungen (Alkohol, Tranquilizer) sind relativ häufig und stellen oft Versuche der Selbstbehandlung der Sozialphobie dar. Die Mehrzahl der Patienten mit schwerer generalisierter Sozialphobie erfüllt die Kriterien der ängstlichen Persönlichkeitsstörung (s. unten).

Häufigkeit. Ca. 3% der Bevölkerung leiden an einer klinisch relevanten Sozialphobie.

Pathogenese, Ätiologie. Man findet eine familiäre Häufung der Erkrankung. Zum Teil können traumatisierende, die Entwicklung der Selbstsicherheit beeinträchtigende Erlebnisse in der Kindheit nachgewiesen werden. Der ungenügende Erwerb sozialer Fähigkeiten ist bei einer Minderheit der Patienten ein relevanter Faktor. Die meisten Patienten mit Sozialphobie sind insgesamt sozial geschickt und im Verhalten unauffällig.

Diagnose, Differenzialdiagnose. Die Abgrenzung von der Depression ist wichtig. Beschränkt sich die sozialphobische Symptomatik auf Perioden der Depression, berücksichtigt man nur die Depressionsdiagnose. Hinsichtlich der Differenzialdiagnose zur Agoraphobie s. S. 199. Gelegentlich bieten zurückgezogene und scheue Patienten mit Schizophrenie aspektmäßig den Eindruck einer Sozialphobie, ohne die Kriterien wirklich zu erfüllen. Die Konzepte der Sozialphobie und der ängstlichen Persönlichkeitsstörung überschneiden sich stark, sodass eine Differenzialdiagnose oft unmöglich ist.

Nicht einer Sozialpobie entspricht es, wenn der Patient Symptome einer körperlichen Krankheit aufweist, die er anderen nicht offenbaren will, wie das Zittern bei M. Parkinson.

Ebenfalls abzugrenzen sind Zustände von rein vegetativer Übererregbarkeit, z. B. mit verstärktem Schwitzen, ohne dass die psychischen Symptome der Sozialphobie vorliegen.

Grundprinzipien der Therapie. Die Sozialphobie kann in den meisten Fällen erfolgreich behandelt werden. Die Behandlung kann jedoch anspruchsvoll sein. Das Schwergewicht liegt auf der Psychotherapie, wobei eine zusätzliche Psychopharmakotherapie nicht selten nötig ist. Eine grundlegende Zustandsverbesserung und ein dauerhafter Erfolg werden nur mit Einbeziehung der Psychotherapie erzielt.

Die Rolle des Hausarztes beschränkt sich in den meisten Fällen auf die Diagnosestellung und die Überweisung.

> **Übersicht 11**
> **Grundprinzipien der Therapie der Sozialphobie**
> – Schwergewicht auf Psychotherapie
> – Ggf. zusätzliche Pharmakotherapie

Psychotherapie. KVT ist die Methode der Wahl. Der Patient soll die Irrationalität seiner Befürchtungen erkennen lernen und Expositionsübungen durchführen. Eine Verbesserung sozialer Fähigkeiten ist bei Patienten mit entsprechenden Defiziten angezeigt. Für Patienten mit Sozialphobie konzipierte Gruppentherapien können besonders effizient sein.

> **Übersicht 12**
> **KVT der Sozialphobie**
> - Veränderung falscher Kognitionen
> - Exposition
> - Ggf. Verbesserung sozialer Fähigkeiten
> - Spezielle Gruppentherapien

Pharmakotherapie. SSRI – insbesondere Paroxetin und Sertralin sind gut untersucht – sowie Moclobemid sind bei Sozialphobie wirksam. Diese Antidepressiva sollen bei ungenügendem Erfolg der Psychotherapie eingesetzt werden. Hinsichtlich der Dosierung der SSRI s. bei der Panikstörung. Wegen des meist nur partiellen Ansprechens soll man grundsätzlich versuchen, auch den oberen Dosisbereich auszutesten. Moclobemid wird initial in der Dosis vom 300 mg tgl. gegeben und, genügende Toleranz vorausgesetzt, in wöchentlichen Abständen auf 450 bzw. 600 mg tgl. gesteigert. Klassische MAO-Hemmer (Phenelzin, Tranylcypromin) kommen bei Therapieresistenz in Frage.

Man empfiehlt, die medikamentöse Behandlung während ca. 6 Monaten fortzusetzen. Anschließend kann ein Absetzversuch unternommen werden. Zum Teil ist eine unbefristete Therapie nötig.

Auch Benzodiazepine sind in einem gewissen Ausmaß wirksam. Sie müssen jedoch hoch dosiert werden – in der Literatur angegeben wurden 1–8 mg Alprazolam oder 1–4 mg Clonazepam tgl. Therapeutisch kontraproduktiv ist es, wenn der Patient ein Benzodiazepin nur nimmt, um während der Expositionsübungen die bestehende und mit psychologischen Maßnahmen zu bewältigende Spannung zu vermindern.

Betablocker helfen bei isolierter Sozialphobie, wenn die Sorge mögliches Zittern betrifft. Auch bei einfachem Lampenfieber können sie nützlich sein. Unter anderem wird Atenolol (ca. 50 mg) empfohlen.

> **Übersicht 13**
> **Pharmakotherapie der Sozialphobie**
> - SSRI (insbesondere Paroxetin und Sertralin)
> - Moclobemid

Spezifische Phobien

Klinik. Synonym: isolierte Phobien. Hier besteht phobische Furcht vor Objekten oder Situationen, die andere spezifische Umstände betreffen (Übersicht 14). Die Patienten sind, abgesehen von den furchtmachenden Situationen, beschwerdefrei.

Die Blutphobie kann als einzige Phobie infolge einer vasovagalen Reaktion zur Ohnmacht führen.

> **Übersicht 14**
> **Merkmale der spezifischen Phobien nach ICD-10**
> - Furcht vor bestimmten Objekten oder Situationen
>   - Tiere wie Hunde, Spinnen, Vögel
>   - Naturereignisse wie Blitz und Donner, Stürme, Dunkelheit
>   - Anblick von Blut oder Verletzungen
>   - Spezielle Situationen wie große Höhe, geschlossene Räume (Klaustrophobie), Tunnels, Flugreisen
> - Mindestens partielle Einsicht, dass die Furcht übertrieben ist
> - Vermeidungsverhalten

Ein Teil der spezifischen Phobien entsteht in der Kindheit, nicht selten im Anschluss an ein traumatisierendes Ereignis, z. B. eine Hundephobie nach einem Hundebiss. Andere Phobien beginnen irgendwann im Leben. Spezifische Phobien persistieren unbehandelt meist Jahre und Jahrzehnte, zeigen aber keine Ausbreitungstendenz auf andere Situationen.

Komorbidität. Oft sind die Patienten frei von anderen psychischen Störungen. Eine leicht erhöhte Komorbidität besteht mit anderen Angstkrankheiten.

Häufigkeit. Spezifische Phobien sind häufig. Es wurden Lebenszeitprävalenzen von bis zu 25% angegeben. Es sind mehr Frauen als Männer betroffen.

Pathogenese, Ätiologie. Spezifische Phobien wurden zu angeborenen, in der Phylogenese erworbenen Furchtreaktionen in Beziehung gesetzt.

Bei Blutphobien besteht eine wesentliche familiäre Häufung mit Störungen gleicher Art, bei anderen Phobien weniger.

Diagnose, Differenzialdiagnose. Die Furcht vor spezifischen Erkrankungen wie Krebs, Herzkrankheit oder Geschlechtskrankheit wird nicht als Phobie betrachtet, es sei denn, sie bezieht sich auf eine spezielle Situation, in der die Krankheit erworben werden könnte. Hinsichtlich der Differenzialdiagnose der Agoraphobie s. dort. Die Sozialphobie ist durch spezielle Ängste im zwischenmenschlichen Kontakt gekennzeichnet. Bei der posttraumatischen Belastungsstörung besteht eine enge Beziehung zum traumatischen Erlebnis.

Therapie. Verfahren der Wahl ist die Expositionstherapie im Sinne der KVT. Mit ihr kann die Symptomatik innerhalb weniger Sitzungen zum Verschwinden gebracht werden. Eine Symptomverschiebung ist nicht zu befürchten.

Bei der Blutphobie werden die Patienten zudem instruiert, zur Vermeidung eines Blutdruckabfalls ihre Muskeln anzuspannen (Hinsichtlich Selbsthilfemanualen s. Marks 1993, Antony et al. 1997 bzw. Craske et al. 1997).

Angst und depressive Störung, gemischt

Diese in ICD-10 aufgenommene diagnostische Kategorie ist von der Depression nicht eindeutig abgrenzbar. Auch die Therapie ist identisch mit der Behandlung der Depression.

Exkurs   Medikamentöse anxiolytische Therapie

> **Übersicht 1**
> **Substanzgruppen**
> – Benzodiazpine
> – Buspiron
> – Antidepressiva
> – Betablocker
> – Neuroleptika?

Benzodiazepine

Wirkungsmechanismus. Alle Benzodiazepine wirken anxiolytisch, hypnotisch, muskelrelaxierend und antikonvulsiv. Die Effekte werden durch die Benzodiazepinrezeptoren vermittelt, deren Konformationsänderung die GABAerge Übertragung erleichtert (GABA Gammaaminobuttersäure). GABAerge Neuronen wirken hemmend auf andere Nervenzellen. Benzodiazepine werden z. T. als Anxiolytika, z. T. als Hypnotika eingesetzt, die Wirkungsunterschiede sind aber gering und wissenschaftlich wenig dokumentiert.

Therapeutische Effekte. Benzodiazepine wirken bei generalisierter Angst und Angst anderer Art, z. B. solcher im Rahmen einer Depression. Der anxiolytische Effekt setzt sofort ein und verstärkt sich unter fortgeführter Therapie.

Oft empfiehlt sich eine Behandlung während einiger Wochen. Eine Therapie während Monaten oder Jahren soll auf therapieresistente Fälle mit schwerer Symptomatik beschränkt bleiben. Oft ist es sinnvoll, das Benzodiazepin nur intermittierend einzusetzen.

Nebenwirkungen. Benzodiazepine haben relativ wenige unerwünschte Effekte (Übersicht 2). Dazu gehören, besonders zu Behandlungsbeginn, eine Sedation sowie eine Beeinträchtigung von Konzentration, Reaktionsgeschwindigkeit und motorischer Geschicklichkeit. Die Muskelrelaxation kann zu diesen Effekten beitragen. Kurzzeitgedächtnisstörungen können sich als die Folge ungenügender Konsolidierung der Gedächtnisinhalte einstellen. Anterograde Amnesien kommen gelegentlich vor. Selten treten Verwirrtheitszustände oder paradoxe Effekte im Sinne der Erregung auf. Bei längerem Gebrauch stellt sich häufig eine physische Abhängigkeit ein. Benzodiazepine weisen ein gewisses, wenngleich nicht besonders großes Suchtpotenzial auf.

Übersicht 2
Nebenwirkungen der Benzodiazepine
- Sedation
- Verminderung von Konzentration, Reaktionszeit und motorischer Geschicklichkeit
- Muskelrelaxation
- Gestörte Konsolidierung des Gedächtnisses
- Amnesien
- Verwirrtheitszustände
- Paradoxe Erregung
- Physische Abhängigkeit, Abhängigkeit im Sinne einer Suchtkrankheit

Physische Abhängigkeit als Behandlungskomplikation. Eine physische Abhängigkeit ist grundsätzlich mit Toleranzentwicklung verbunden, Toleranz kann jedoch in unterschiedlichem Tempo und Ausmaß bezüglich verschiedener Wirkungen auftreten, z. B. gegen den sedierenden Effekt bereits nach Tagen, gegen die anxiolytische und hypnotische Wirkung aber oft nur teilweise und erst nach Monaten. Es kommt also nicht zwangsläufig zum Verlust des therapeutischen Effekts.

Setzt man das Benzodiazepin ab, besteht die Möglichkeit des Wiederauftretens der Grundkrankheit. Es können sich aber auch Entzugssymptome einstellen. Von Rebound spricht man, wenn eine vorbestehende Symptomatik, z. B. Angst oder Schlaflosigkeit, vorübergehend über das Ausgangsniveau steigt. Der Rebound ist als Teil des Entzugssyndroms zu betrachten (Übersicht 3).

Übersicht 3
Mögliche Folgen des Absetzens von Benzodiazepinen
- Wiederkehren der Symptomatik der Grundkrankheit
- Rebound
- Entzugssyndrom

Klinisch relevante Entzugssymptome können nach einigen Wochen Behandlungsdauer auftreten, wenn die Medikation abrupt gestoppt wird. Bei progressivem Absetzen, z. B. innerhalb von ca. 2 Wochen, kommt dies nicht vor. Nach Einnahme während vieler Monate oder Jahre erlebt ein Teil der Patienten auch bei progressivem Absetzen ein Entzugssyndrom.

Das Entzugssyndrom ist gelegentlich erst nach Tagen offensichtlich, dies v. a. bei Substanzen mit langer Halbwertszeit. Die Symptome entsprechen z. T. denen des Barbituratentzugs (Übersicht 4). Besonders nach jahrelanger Einnahme können Symptome auftreten, die für den Benzodiazepinentzug besonders charakteristisch sind, nämlich Störungen der sensorischen Perzeption und Entfremdungserlebnisse. Diese Symptome können für die Differenzierung von den wiederkehrenden Symptomen der Grundkrankheit hilfreich sein. Entzugsanfälle und Entzugsdelirien sind selten und kommen praktisch nur bei abruptem Absetzen vor. Die Dauer des Entzugssyndroms beträgt meist einige Tage bis 2 Wochen. Nach mehrjähriger Einnahme kann in seltenen Fällen eine diskrete Entzugssymptomatik Wochen bis Monate anhalten. Die verschiedenen Benzodiazepine unterscheiden sich hinsichtlich ihres Abhängigkeitspotenzials nicht.

Übersicht 4
Benzodiazepinentzugssymptome[a]
- Unspezifische Entzugssymptome vom Barbiturattyp:
  - Dysphorie, Angst, Schlafstörungen
  - Muskelschmerzen, Muskelzuckungen, Zittern, Fahrigkeit
  - Nausea, Appetit- und Gewichtsverlust
  - Kopfweh, Schwitzen, verschwommenes Sehen
- Charakteristische Entzugssymptome für Benzodiazepine:
  - Perzeptionsveränderungen mit Überempfindlichkeit gegen Geräusche oder Licht
  - Taubheitsgefühl
  - Gefühl zu schwanken
  - Optische Veränderungen
  - Gefühl, dass Geräusche länger anhalten
  - Depersonalisations- und Derealisationsphänomene
- Entzugsanfälle und Entzugsdelirien:
  - Selten, bei allmählichem Absetzen extrem selten

[a] Nach Schöpf 1981, 1983.

Hinsichtlich des Vorgehens beim Absetzen s. Übersicht 5. Gelegentlich erweist es sich als realistisches Ziel, das Benzodiazepin nicht völlig abzusetzen, sondern nur zu reduzieren.

Übersicht 5
Absetzen von Benzodiazepinen
- Durchführung in 3–4 Etappen: 3/4, 1/2, 1/4 und ggf. 1/8 der bisherigen Dosis
- Absetzphase je nach Behandlungsdauer:
  - bis 8 Wochen: ca. 8 Tage
  - bis 1 Jahr: ca. 20 Tage
  - >1 Jahr: ca. 40 Tage

Alterspatienten. Bei ihnen sollen Benzodiazepine zurückhaltend und niedrigdosiert verabreicht werden. Wegen Muskelrelaxation und Koordinationsstörungen besteht ein erhöhtes Sturzrisiko. Auch Amnesien, Verwirrtheitszustände und paradoxe Erregung kommen vermehrt vor.

Dosierung. Es wird hier exemplarisch die Therapie mit Diazepam angegeben. Die Dosierung der anderen Substanzen kann mit der Äquivalenztabelle in Übersicht 6 errechnet werden. Die Behandlung wird mit ca. 2-mal 2 mg bis 2-mal 5 mg tgl. begonnen. Die durchschnittliche Erhaltungsdosis liegt bei 5–20 mg tgl.

Übersicht 6
Benzodiazepinanxiolytika

Substanz	Äquivalenzdosis (10 mg Diazepam)	Wirkungsdauer
Alprazolam	1	M
Bromazepam	4,5	M
Chlorazepat	15	L
Chlordiazepoxid	20	L
Clobazam	20	L
Ketazolam	30	L
Lorazepam	2	M
Nordiazepam	10	L
Oxazepam	30	M
Prazepam	20	L

Überwiegend nach Laux (1993). Angaben unter Berücksichtigung der Metaboliten.
M mittellang wirksam ($t_{1/2}$ 5–15 h), L langwirksam ($t_{1/2} > 15$ h).

Buspiron
Wirkungsmechanismus. Die Substanz hat keinen Effekt auf Benzodiazepinrezeptoren, sondern ist ein 5-HT1a-Agonist/Antagonist mit einer leichten antidopaminergen Komponente. Buspiron wirkt nicht sedierend, antikonvulsiv oder muskelrelaxierend.

Klinische Wirkung. Buspiron ist nur bei der generalisierten Angststörung wirksam. Die Effizienz ist möglicherweise schwächer als die der Benzodiazepine. Die Wirkung tritt verzögert nach 7–10 Tagen ein. Ein Abhängigkeitsrisiko besteht nicht. Es fehlt eine Kreuztoleranz mit Benzodiazepinen. Buspiron eignet sich zur anxiolytischen Therapie bei Patienten mit Suchtproblematik. Das Benzodiazepinentzugssyndrom kann mit Buspiron nicht behandelt werden.

Nebenwirkungen. Solche sind Schwindel, Kopfschmerzen, Nervosität, Benommenheit, Durchfälle, Erregung, Parästhesien und Schweißausbrüche. Die Toxizität bei Einnahme in Überdosierung ist gering.

Dosierung. Die Behandlung wird mit 3-mal 5 mg tgl. begonnen und bei Bedarf alle 2–3 Tage um 5 mg bis auf 3-mal 10 mg tgl. bzw. bis maximal 60 mg tgl. erhöht.

Antidepressiva. Wie besprochen, haben sich bestimmte Antidepressiva bei Panikstörung, Agoraphobie, generalisierter Angststörung, Sozialphobie und posttraumatischer Belastungsstörung als wirksam erwiesen.

Betablocker. Sie wirken, wie ebenfalls schon erwähnt, z. T. gegen die kardiovaskuläre Komponente der Angst und gegen das Zittern bei der isolierten Form der Sozialphobie.

Neuroleptika? Obwohl immer wieder eingesetzt, sind sie zur Therapie der Angst nicht indiziert.

F42 Zwangsstörung

Diagnosen nach ICD-10
F42.0 Vorwiegend Zwangsgedanken und Grübelzwang
F42.1 Vorwiegend Zwangshandlungen
F42.2 Zwangsgedanken und Zwangshandlungen gemischt

Allgemeines. ICD-10 sieht in Abweichung zur generellen klinischen Praxis eine Unterteilung in 3 Diagnosen vor.

Klinik. Die Erkrankung ist durch das Bestehen von Zwangsgedanken oder Zwangshandlungen gekennzeichnet. Bei den meisten Patienten kommen beide vor.

Zwangsgedanken sind wiederkehrende, sich aufdrängende, unangenehme und quälende Gedanken, Vorstellungen oder Bilder, die der Patient als nicht seiner Person entsprechend und unsinnig betrachtet und die er zu ignorieren oder zu unterdrücken versucht (Übersicht 1).

Übersicht 1
Zwangsgedanken
- Wiederkehrend, sich aufdrängend, unangenehm, quälend
- Nicht der Person entsprechend, unsinnig
- Versuch, sie zu ignorieren oder zu unterdrücken

Zwangshandlungen sind wiederholte Akte, welche als Reaktion auf Zwangsgedanken oder aus einem sonstigen inneren Drang heraus durchgeführt werden, um eine Befürchtung oder eine innere Spannung zu vermindern. Dem Patienten ist bewusst, dass die Handlung übertrieben oder unsinnig ist. Er versucht zunächst, dem Drang zur Zwangshandlung zu widerstehen, gibt schließlich jedoch nach. Dies führt zu vorübergehender Entlastung, bis sich der gleiche Drang wieder einstellt (Übersicht 2). Die

Zwangshandlungen sind für sich genommen nicht angenehm.

> **Übersicht 2**
> **Zwangshandlungen**
> - Reaktion auf Zwangsgedanken oder innere Spannung
> - Handlung übertrieben, unsinnig
> - Versuch, Widerstand zu leisten
> - Nachgeben, Entlastung, erneuter Drang

Die Patienten wissen, dass der Drang zu den Zwangshandlungen von ihnen selbst ausgeht. Wie erwähnt, erleben sie diesen Drang als unsinnig und nicht eigentlich ihrer Person entsprechend, d. h. als Ich-dyston. Allerdings stehen sie ihren Symptomen insofern zwiespältig gegenüber, als sie einen Teil ihrer Zwangshandlungen für berechtigt halten. Zur Diagnosestellung wird mindestens eine Handlung gefordert, von der sich der Patient klar distanziert.

Besonders nach langer Krankheitsdauer setzen viele Patienten den Zwangsimpulsen kaum mehr Widerstand entgegen.

> **Merkmale der Zwangsstörung nach ICD-10**
> Vorliegen von Zwangsgedanken und/oder Zwangshandlungen

Die Variationsbreite der Zwangssymptome ist groß. Häufige Zwangsgedanken sind Beschmutzungsängste wie die Befürchtung, sich an bestimmten Orten, z. B. auf einer öffentlichen Toilette, mit Krankheiten anzustecken und möglicherweise die Erkrankung an andere weiterzugeben. Es können Vorstellungen aggressiver Art vorkommen, z. B. andere zu würgen, mit einem Messer zu stechen, vor den Zug zu stoßen, oder auch das eigene Kind zu verletzen. Sich aufdrängende gotteslästernde Gedanken, begleitet von der Befürchtung, diese laut auszusprechen, sind eine andere Manifestation.

Auch können sich unangenehme sexuelle Zwangsvorstellungen einstellen, z. B. sich mit dem Partner einer nahe stehenden Person einzulassen. Pathologische Zweifel bestehen bei vielen Patienten, z. B. indem sie fortlaufend darüber nachdenken müssen, ob sie zu Hause den Kochherd ausgeschaltet, auf der Straße jemanden mit dem Auto überfahren oder womöglich ein Verbrechen begangen haben, von dem sie erfahren haben (Übersicht 3).

Die Zwangsgedanken sind in gewisser Beziehung konträr zur Persönlichkeit des Betroffenen. So weisen nur religiöse Menschen blasphemische Gedanken auf.

> **Übersicht 3**
> **Inhalte von Zwangsgedanken**
> - Beschmutzung
> - Aggression
> - Sex (sozial unangepasst)
> - Unsicherheit, Zweifel

Zwangshandlungen (Übersicht 4) stellen, wie erwähnt, meist Reaktionen auf Zwangsgedanken dar.

Motorische Zwangshandlungen beinhalten eine sichtbare körperliche Aktivität. Zu ihnen gehören Waschen und Reinigen. Eine andere Art besteht im Kontrollieren, z. B. ob die Haustür geschlossen oder der Gashahn abgedreht ist. Bestimmte Patienten verbringen viel Zeit mit dem Ordnen von Gegenständen, die in bestimmter Lage, z. B. parallel oder symmetrisch zu anderen Objekten, platziert sein müssen. Vereinzelt Patienten sammeln und horten Gegenstände, die sie eigentlich nicht benötigen. Sie sind von der Befürchtung gefangen, diese Gegenstände noch einmal zu brauchen. Bei der zwanghaften Langsamkeit versucht der Patient, Verrichtungen des täglichen Lebens möglichst perfekt auszuführen und verliert dabei viel Zeit.

Mentale Zwangshandlungen spielen sich rein gedanklich ab und sind Reaktionen auf Zwangsgedanken. Zählen, Beten und Wiederholen von Worten oder Sätzen sind Beispiele. Auch sie werden mit dem Ziel durchgeführt, Befürchtungen und innere Anspannung abzubauen. Dabei können magische Vorstellungen eine Rolle spielen, z. B. bis zu einer bestimmten Zahl zählen zu müssen, um ein Unglück zu verhindern. Bei Zwangsgedanken mit aggressivem oder sexuell anstößigem Inhalt werden diesen Vorstellungen neutralisierende, versöhnende Gedanken entgegengesetzt, womit die ursprünglichen Gedanken symbolisch zurückgenommen werden.

Übersicht 4
Arten der Zwangshandlungen
- Motorische
  - Waschen, Reinigen
  - Kontrollieren
  - Ordnen
  - Horten, Sammeln
- Mentale
  - Zählen
  - Beten
  - Wiederholen
  - Neutralisieren

Beim **Ablauf vieler Zwangssymptome** besteht ein regelhaftes Muster (Übersicht 5). Zunächst löst ein Stimulus den Zwangsgedanken aus, so z. B. die Nähe eines Krankenhauses den Gedanken, sich mit Aids anzustecken. Diesem folgt die Zwangshandlung wie langes Händewaschen nach der Berührung von Gegenständen in der Umgebung des Krankenhauses. In der Zukunft versucht der Patient, diesen Ort zu vermeiden.

Übersicht 5
Abfolge bei Zwangssymptomen
- Auslösender Stimulus
- Zwangsgedanke
- Zwangshandlung
- Vermeidung

Hinsichtlich des **Umgangs mit der Krankheit** ist festzustellen, dass die Patienten die Zwangssymptome häufig für sich behalten. So erfährt auch der Arzt oft nicht von der Erkrankung. Andererseits bezieht ein Teil der Patienten die Angehörigen in die Zwangshandlungen ein. So muss u. U. der Partner bestätigen, dass „alles in Ordnung" ist und die Zwangshandlung beendet werden kann. Bestimmte Patienten veranlassen die Angehörigen, die Wohnung nur nach speziellen Reinigungsritualen zu betreten. Bei Nichtbefolgen sind aggressive Reaktionen möglich. Das Horten von Gegenständen kann ein ganzes Haus unbewohnbar machen. Große Unordnung kann auch dadurch entstehen, dass der Patient das normale Putzen aus Furcht vor Zwängen vermeidet.

Die Zwangsstörung ist mit starkem subjektivem Leiden verbunden und kann invalidisierende Konsequenzen haben. So können sich Waschzwänge zu Ritualen ausdehnen, die stundenlang bis zur Erschöpfung ausgeführt werden.

Die Zwangsstörung beginnt oft im jungen Erwachsenenalter, gelegentlich schon im Kindesalter. Sie verläuft oft chronisch.

Ratingskalen. International die bekannteste Fremdbeurteilungsskala ist die „Yale-Brown Obsessive Compulsive Scale" (Goodman et al. 1989). Sie wird auch als Selbstbeurteilungsskala eingesetzt (s. z. B. Baer 1993). Zu erwähnen ist ebenfalls die Kurzform des Hamburger Zwangsinventars (Klepsch et al. 1993).

Komorbidität. In erhöhter Frequenz kommen Depressionen, Angsterkrankungen und die Hypochondrie vor. Es besteht eine gewisse Häufung von Suchtkrankheiten. Diese Erkrankungen treten im Allgemeinen erst nach der Erstmanifestation der Zwangsstörung auf. Eine zwanghafte Persönlichkeitsstörung oder andere Persönlichkeitsstörungen des ängstlichen Spektrums liegen gelegentlich vor. Eine Komorbidität besteht auch mit der Tourette-Störung.

F42 Zwangsstörung

Häufigkeit. Das Lebenszeitrisiko liegt bei ca. 2–3%. Zwangsstörungen kommen in allen Kulturen, wahrscheinlich ohne starke Inzidenzunterschiede, vor.

Pathogenese, Ätiologie. Gemäß der kognitiven Theorie bestehen bei der Zwangserkrankung verschiedene dysfunktionelle Denkmuster. Im Zusammenhang mit aufdringlichen Gedanken, wie viele Menschen sie gelegentlich haben, erfolgt eine übermäßige Konzentration auf damit zusammenhängende mögliche negative Aspekte bzw. Konsequenzen. Außerdem bestehen Schwierigkeiten, mit Themen wie Unsicherheit und Zweifel umzugehen. Auch eine Überschätzung der persönlichen Verantwortung und exzessive Ansprüche an die eigene Perfektion sind zu nennen.

Nach der psychoanalytischen Theorie bestehen bei Patienten mit Zwangsneurose aggressive und sexuelle Triebimpulse, die infolge übertriebener Sauberkeitserziehung als unzulässig erlebt werden und deshalb unbewusst bleiben. Es erfolgt eine Libidoregression auf die anale Stufe. Die aggressiven Affekte bleiben erhalten und werden auf neutrale Objekte verschoben und isoliert. Empirische Untersuchungen ergaben allerdings keine Hinweise für auffällige Bedingungen in der Erziehung von Patienten mit Zwangserkrankung.

Pathophysiologisch bestehen Beziehungen zwischen Zwangssymptomen und Läsionen im Bereich der Basalganglien. Beim postenzephalitischen Parkinsonismus können Zwangssymptome auftreten. Kinder mit rheumatischer Chorea erkranken später gehäuft an Zwangsstörung. In CT-Untersuchungen wurde bei Zwangsstörung eine Volumenverminderung des Nucleus caudatus festgestellt. PET-Studien ergaben eine metabolische Hyperaktivität im Bereich der Basalganglien und des präfrontalen Kortex. Es wurde eine Dysfunktion einer kortikostriatopallidothalamischen Schleife angenommen. Zwangsgedanken sollen mit der präfrontalen Dysfunktion, Zwangshandlungen hingegen mit der Generierung abnormer motorischer Programme in den Basalganglien zusammenhängen.

Man findet eine familiäre Häufung von Zwangsstörungen. Bei einer Minorität der Patienten besteht eine genetische Beziehung zur Tourette-Störung.

Diagnose, Differenzialdiagnose. Zwangssymptome sind in einem gewissen Ausmaß Normalphänomene. Viele Personen kontrollieren gelegentlich in unnötiger Weise, ob sie eine Tür abgeschlossen haben o. Ä.

Zwangssymptome, die nur im Rahmen von Depressionen, der Schizophrenie, des Tourette-Syndroms oder von organischen Hirnerkrankungen vorkommen, werden nach ICD-10 nicht als separate Krankheit berücksichtigt.

Zwangssymptome müssen von anderen Symptomen abgegrenzt werden. So machen sich viele Patienten mit Depression, Angsterkrankung oder Hypochondrie Sorgen um negative Aspekte des Lebens. Diese Gedanken sind jedoch Ich-synton. Bei der posttraumatischen Belastungsstörung können sich belastende Erinnerungen intrusiv aufdrängen.

Weist der Patient alle Merkmale der Zwangsstörung auf, ohne sich von ihrer Unsinnigkeit zu distanzieren, spricht man von überwertiger Idee.

Bei der zwanghaften Persönlichkeit werden Perfektionismus und andere Symptome als Ich-synton erlebt.

Bei Stereotypien erfolgt die repetitive Handlung automatisch und nicht durch zwanghafte Überlegungen geleitet.

Impulsive Verhaltensweisen bei Essstörungen, Suchterkrankungen, Störungen der Impulskontrolle und Störungen der Sexualpräferenz sind im Gegensatz zu Zwangshandlungen primär angenehm.

Wahnhafte Beeinflussungserlebnisse, im Rahmen derer sich der Patient gegen seinen Willen von außen gesteuert fühlt, und sich aufdrängende Halluzinationen gehören nicht zu den Zwangssymptomen (Übersicht 6).

Übersicht 6
Differenzialdiagnose der Zwangssymptome

- Zwangssymptome
  - Bei Zwangskrankheit
  - Beim Normalen
  - Bei Depressionen
  - Beim Tourette-Syndrom
  - Bei Schizophrenie
  - Bei organischen Hirnkrankheiten
- Andere Symptome
  - Grübeln bei Depression, Angsterkrankungen, Hypochondrie, Dysmorphophobie
  - Intrusive Gedanken bei posttraumatischer Belastungsstörung
  - Perfektionismus der zwanghaften Persönlichkeitsstörung
  - Stereotypien
  - Impulshandlungen bei Essstörungen, Suchterkrankungen, Impulsstörungen, Störungen der Sexualpräferenz
  - Überwertige Ideen
  - Wahnhafte Beeinflussungserlebnisse
  - Sich aufdrängende Halluzinationen

Prinzipien der Therapie. Die Behandlung der Zwangskrankheit erfordert spezifische Kenntnisse in KVT. Einzelnen Patienten mit leichter Symptomatik gelingt es, durch Verwendung eines Selbsthilfemanuals die Symptome abzulegen (z. B. Baer 1993, Schwartz 1996, Klepsch u. Wilken 1998). Die Funktion des Hausarztes liegt nach der Diagnosestellung im Allgemeinen darin, den Patienten zu überweisen. Immer ist eine KVT, nicht selten kombiniert mit Pharmakotherapie, notwendig. Die große Mehrheit der Erkrankungen kann günstig beeinflusst werden, wobei eine leichte bis mäßige Restsymptomatik bestehen bleiben kann.

Psychotherapie. Bei der Aufklärung über die Krankheit können Befürchtungen der Patienten zerstreut werden, dass eine progrediente Geisteskrankheit vorliegt oder dass sie aggressiven Impulsen nachgeben und gefährliche Handlungen ausführen könnten. Dabei kann aber die geforderte „absolute Sicherheit" nicht gegeben werden.

In der KVT erfolgen neben der Bearbeitung falscher Kognitionen auch Expositionsübungen (Übersicht 7).

Übersicht 7
KVT von Zwangshandlungen

- Bearbeitung falscher Kognitionen
- Expositionsübungen

Bei der Therapie der reinen Zwangsgedanken muss der Patient darauf hingewiesen werden, dass er seine Gedanken, im Gegensatz zu seinen Handlungen, nicht kontrollieren kann. Eine Verminderung der Zwangsgedanken auf direktem Wege zu erreichen, ist nicht möglich. Der Patient darf davon ausgehen, dass die beunruhigenden und peinlichen Inhalte nichts mit seiner Person zu tun haben, abgesehen davon, dass sich sozusagen die Krankheit solche Bereiche aussucht, die für den Patienten besonders belastend sind. Der Patient soll eine gleichmütige Einstellung zu den Zwangsgedanken erlangen. Dies kann mit verschiedenen Techniken erreicht werden, so mit der aktiven Symptomprovokation durch visuelle Imagination oder dem Abhören von selbst erstellten Endlosbändern, auf welchen belastende Gedankeninhalte gesprochen sind. Ziel dieser Übungen ist die Habituation. Wichtig ist, dass es der Patient bei der Übung vermeidet, neutralisierende mentale oder motorische Zwangshandlungen fortzusetzen. Dies führt zu einer Verminderung der Intensität und längerfristig auch zu einer Abnahme der Frequenz der Zwangsgedanken.

> **Übersicht 8**
> **KVT von Zwangsgedanken**
> - Distanzierung von negativer Bewertung
> - Symptomprovokation bei Vermeidung von neutralisierenden Handlungen

Die Angehörigen sollen den Patienten ermuntern, den Zwangsimpulsen zu widerstehen. Sie sollen vermeiden, für ihn Zwangshandlungen auszuführen.

Pharmakotherapie. Sie wird eingesetzt, wenn die Psychotherapie nicht ausreichend wirksam ist. Die SSRI, nicht aber rein noradrenerge Antidepressiva, bewirken bei ca. 2/3 der Patienten eine Abschwächung der Symptomatik. Die Wirkung tritt auch ein, wenn keine depressive Symptomatik vorliegt. Die Dosierung ist die gleiche wie bei der Depressionsbehandlung, der Wirkungseintritt erfolgt jedoch eher später. Man soll sich zur Effizienzbeurteilung etwa 12 Wochen Zeit geben und dabei auch den höheren Dosisbereich austesten. Ein Antidepressivum ist absolut indiziert, wenn ein persistierend depressives Syndrom vorliegt.

Ein guter Behandlungserfolg ist praktisch nie mit Pharmakotherapie allein, sondern nur mit gleichzeitiger KVT möglich. Die KVT erhöht auch die Chancen, dass der Therapieerfolg nach Absetzen des Antidepressivums anhält. Ein solcher Versuch kann nach ca. 6 Monaten erfolgreicher Therapie unternommen werden.

> **Pharmakotherapie von Zwangsstörungen**
> SSRI

Therapieresistenz. Bei Nichtansprechen auf die KVT ist ein SSRI indiziert. Auch müssen die eingesetzten psychotherapeutischen Strategien überdacht werden. Wenn ein SSRI in der Höchstdosis unwirksam blieb, sollen andere Substanzen versucht werden. Ein nicht seltener Grund für Nonresponse ist, dass der Patient entgegen den Anweisungen bei den Übungen insgeheim motorische oder mentale Zwangshandlungen fortsetzt.

In extrem seltenen Fällen von schwerer und völlig therapieresistenter Zwangserkrankung empfehlen einige Experten eine stereotaktische Cingulotomie. In diesem Hirnareal soll eine Integration von Gefühlen und Handlungen erfolgen. Der Eingriff ist schwerwiegend, das Ergebnis unsicher und die Möglichkeit einer organischen Persönlichkeitsveränderung gegeben.

F43 Reaktionen auf schwere Belastungen, Anpassungsstörungen

> **Diagnosen nach ICD-10**
> F43.0 Akute Belastungsreaktion
> F43.1 Posttraumatische Belastungsstörung
> F43.2 Anpassungsstörungen

Allgemeines. Bei den nachstehend beschriebenen Störungen wird einem belastenden Ereignis die hauptsächliche ursächliche Bedeutung zugeschrieben.

Akute Belastungsreaktion

Klinik. Sie stellt eine kurzdauernde Sofortreaktion auf ein außergewöhnlich schweres traumatisches Ereignis dar, bei welchem die Gefahr des Todes, einer schweren körperlichen Verletzung oder einer Verletzung der physischen Integrität bestand (Übersicht 1). Beispiele sind Naturkatastrophen, Unfälle, Kampfhandlungen, Vergewaltigung, Geiselnahme und andere Verbrechen. Auch das Miterleben, dass eine nahe stehende Person einem solchen Ereignis ausgesetzt ist, kann krankheitsverursachend sein.

Die Symptomatik ist variabel. Typisch sind verminderte Ansprechbarkeit, Desorientiertheit, subjektive Betäubtheit, Stupor, Umherirren, Davonlaufen, Angst, Verzweiflung, Wut und vegetative Symptome.

Die akute Belastungsreaktion beginnt innerhalb von Minuten nach dem Ereignis und klingt innerhalb von Stunden bis Tagen ab. Eine Amnesie für das Ereignis ist möglich. Später kann eine posttraumatische Belastungsstörung auftreten.

Übersicht 1
Merkmale der akuten Belastungsreaktion nach ICD-10
- Außerordentlich schweres traumatisches Ereignis
- Unmittelbar anschließend psychischer Ausnahmezustand mit
    - verminderter Ansprechbarkeit
    - Desorientiertheit
    - unangemessener Überaktivität wie Umherirren
    - Gefühl von Betäubtheit, Verzweiflung, Wut, Trauer
    - vegetativen Symptomen
- Abklingen innerhalb von Stunden bis Tagen

Diagnose, Differenzialdiagnose. Die Abgrenzung von dissoziativen Krankheiten erfolgt aufgrund des Vorliegens des schwer traumatischen Ereignisses. Auch organische psychische Krankheiten müssen ausgeschlossen werden.

Therapie. Eine intensive stützende Betreuung ist angezeigt. Sie stellt zugleich eine prophylaktische Maßnahme gegen das Auftreten einer posttraumatischen Belastungsstörung dar.

Das sog. „debriefing", d. h. der Versuch des Verarbeitens des Ereignisses in einer von Fachpersonen geleiteten Gruppe, hat sich nicht als wirksame Schutzmaßnahme vor dem Auftreten einer posttraumatischen Belastungsstörung erwiesen. Offenbar hat jeder Mensch seine individuelle Art und sein eigenes Tempo der Bewältigung solcher Ereignisse.

Posttraumatische Belastungsstörung

Allgemeines. Sie ist eine andere Folge eines traumatischen Ereignisses von außerordentlicher Schwere. Die Symptomatik kann rasch nach dem Ereignis oder verzögert mit einer symptomfreien Latenz von Monaten bis Jahren auftreten. Eine akute Belastungsreaktion kann unmittelbar nach den Ereignis bestanden haben oder nicht.

Erste Beschreibungen posttraumatischer psychischer Störungen erfolgten im Zusammenhang mit den sog. traumatischen Kriegsneurosen des Ersten Weltkriegs. Die mögliche Schwere und Chronizität solcher Störungen wurden auch bei Opfern der Konzentrationslagerhaft des Zweiten Weltkriegs deutlich.

Klinik. Zentrales Merkmal ist das sich aufdrängende Wiedererleben des traumatischen Ereignisses und der begleitenden Emotionen in Form von Nachhallerinnerungen (Flashbacks). Auslösend wirken z. T. Schlüsselreize belangloser Art, wie z. B. die damals herrschende Wetterlage. Die Patienten vermeiden alles, was sie an das Ereignis erinnert. Nachts können Albträume mit Bezug auf das Trauma auftreten. Eine Amnesie für das Ereignis ist möglich.

Als persistierende Symptome sind Schlafstörungen, Reizbarkeit, Konzentrationsstörungen und allgemeine Schreckhaftigkeit häufig. Im affektiven Bereich können sich verminderte emotionale Erlebnisfähigkeit, Gleichgültigkeit und Freudlosigkeit einstellen. Fehlende Anteilnahme am Leben anderer sowie ein Rückzug aus den sozialen Beziehungen sind mögliche Folgen. Eine depressive Komponente ist fast die Regel. Bei Patienten mit posttraumatischer Belastungsstörung kommt es gehäuft zum Suizid. Nicht selten treten gereizte Verstimmungen auf.

Überlebende von Katastrophen leiden z. T. an irrationalen Schuldgefühlen darüber, dass andere, nicht aber sie umgekommen sind.

> **Übersicht 2**
> **Merkmale der posttraumatischen Belastungsstörung nach ICD-10**
> - Außerordentlich schweres traumatisches Ereignis
> - Nachhallerinnerungen oder Albträume mit Bezug auf das Ereignis
> - Vermeidung von Stimuli, die Erinnerungen an das Trauma wachrufen
> - Begleiterscheinungen wie Schlafstörungen, Reizbarkeit, Konzentrationsstörungen, Hypervigilanz und erhöhte Schreckhaftigkeit, Amnesie für das Ereignis

Verlauf. Viele Personen entwickeln nach einem schweren traumatischen Ereignis die Zeichen einer posttraumatischen Belastungsstörung. Häufig klingen die Symptome innerhalb von Wochen bis Monaten ab, z. T. werden sie jedoch chronisch.

Ratingskalen. Eine bekannte Fremdbeurteilungsskala ist die „Clinician-Administered PDST-Scale" (CAPS) (Blake et al. 1990). Eine Selbstbeurteilungsskala als Hilfsmittel zur Diagnose ist die „Posttraumatic Stress Scale" (Foa 1995). Zur Selbstbeurteilung des Verlaufs ist die „Davidson Trauma Scale" (Davidson et al. 1997) geeignet.

Risikofaktoren des Auftretens einer posttraumatischen Belastungsstörung. Solche sind besonders schwere Traumata, lange Einwirkung, Zufügung des Traumas durch Menschen und vorbestehende psychische Krankheiten.

Komorbidität. Bei schwereren Erkrankungen sind Depressionen fast die Regel. Zudem kommen Angsterkrankungen, Suchterkrankungen sowie impulsive und aggressive Verhaltensweisen gehäuft vor.

Häufigkeit. Man nimmt an, dass Personen, die schwersten Traumen ausgesetzt waren, in ca. 50% eine langdauernde posttraumatische Belastungsstörung entwickeln. Insgesamt wurde eine Prävalenz von einigen Prozent in der Gesamtbevölkerung angegeben.

Diagnose, Differenzialdiagnose. Die Diagnose ergibt sich aus dem Ereignis und der nachfolgenden charakteristischen Symptomatik. Fälschlicherweise werden manchmal andere psychische Erkrankungen, z. B. Depressionen, die im Anschluss an ein traumatisches Ereignis auftreten, als posttraumatische Belastungsstörung klassifiziert.

Gemäß ICD-10 soll bei mehr als 2-jährigem Verlauf die Störung als andauernde Persönlichkeitsveränderung nach Extrembelastung klassifiziert werden.

Therapie. Die KVT bietet ein umfassendes Behandlungskonzept an. Im emotionalen Schutz der Therapie werden die Einzelheiten des Ereignisses nochmals genau durchgegangen und ggf. fehlerhafte Kognitionen korrigiert. Der Patient soll sich den belastenden Erinnerungen nochmals aussetzen und sich so an sie habituieren. Strategien des Angstmanagements können hilfreich sein. Schließlich soll dem Patienten geholfen werden, eine Neuorientierung im Leben zu finden.

Bei therapieresistenter Symptomatik gibt man auch Psychopharmaka. Der Effekt ist eher gering. Die SSRI Sertralin und Paroxetin sind in dieser Indikation zugelassen.

Wichtig ist es, eine depressive Symptomatik zu erkennen und zu behandeln.

> **Übersicht 3**
> **Therapie der posttraumatischen Belastungsstörung**
> - Psychotherapie
>   - Stützung
>   - Kognitive Neubewertung des Ereignisses
>   - Exposition, Habituierung an traumatische Erlebnisse
>   - Strategien der Angstbewältigung
>   - Neuorientierung im Leben
> - Pharmakotherapie
>   - SSRI

Anpassungsstörungen

Allgemeines. Auch bei ihnen trat im Vorfeld der Erkrankung ein belastendes Lebensereignis auf. Die Schwere war im Unterschied zu den beiden vorher beschriebenen Störungen nicht notwendigerweise extrem.

Es werden Störungen mit depressiver Symptomatik – sie stellen wohl die häufigste Form dar – und solche ängstlicher oder anderer Art, z. B. mit Verhaltensstörungen, unterschieden.

Depressive Anpassungsstörung

Klinik. Die Bezeichnungen „Reaktive Depression" und „Depressive Reaktion" sind weitgehend synonym. Typische vorausgehende Ereignisse sind der Tod einer nahe stehenden Person, ihr Verlust durch Trennung, ein Stellenverlust oder eine schwere körperliche Erkrankung. Die Symptomatik tritt meist sofort, spätestens aber innerhalb von Wochen auf und klingt nach Ende der Einwirkung bald wieder ab. ICD-10 unterscheidet eine „Kurze depressive Reaktion", bei der die Symptome maximal 1 Monat andauern, und eine „Längere depressive Reaktion" mit einer Maximaldauer von 2 Jahren. Die Schwere der Symptomatik darf höchstens einer leichten Depression entsprechen (Übersicht 4).

Nicht alle Personen, die einem belastendem Ereignis ausgesetzt sind, reagieren mit einer Anpassungsstörung. Zweifellos spielt eine individuelle Disposition eine Rolle, ebenso das Ausmaß, in welchem die Person Unterstützung im sozialen Umfeld erhält.

> **Übersicht 4**
> **Merkmale der depressiven Anpassungsstörung nach ICD-10**
> - Belastendes Lebensereignis als hauptsächlicher Kausalfaktor
> - Leichte depressive Symptome, die nach Ende der Einwirkung bald wieder abklingen

Trauer ist seelischer Schmerz nach einem Verlust, wobei im Allgemeinen der Tod eines nahen Angehörigen gemeint ist. Die Symptome von Trauer und Depression überschneiden sich. Bei der Trauer sind Schuldgefühle und Selbstvorwürfe wenig ausgeprägt, und psychomotorische Verlangsamung sowie Suizidalität fehlen weitgehend. Trauer ist primär ein normales Phänomen. Von pathologischer Trauer spricht man bei übermäßiger Schwere oder Dauer.

Beim normalen Trauerprozess lässt sich eine regelhafte Abfolge psychischer Prozesse feststellen. Zunächst besteht eine Stunden bis Tage dauernde Phase des Schocks mit psychischem Schmerz sowie einer Art Gefühlstaubheit. Diese Symptomatik ist besonders stark, wenn der Verlust unerwartet war. In der zweiten, meist einige Monate dauernden Phase zieht sich der Trauernde zurück und beschäftigt sich intensiv mit der verlorenen Person. Unter Umständen meint er immer wieder, ihr zu begegnen. Innerhalb etwa eines Jahres gelingt es ihm, sich zu lösen und sich im Leben neu auszurichten. Ein Wiederauftreten der Symptome am Jahrestag ist möglich. Die Trauerperiode ist mit einer erhöhten Frequenz an somatischen Erkrankungen einschließlich solcher kardiovaskulärer Art verbunden.

Diagnose, Differenzialdiagnose. Die Diagnose ergibt sich aus dem Ereignis, der unmittelbar nachfolgenden Symptomatik und deren begrenzter Zeitdauer.

Hinsichtlich des Ereignisses im Vorfeld der Erkrankung spezifiziert ICD-10, dass dieses den primären und ausschlaggebenden Kausalfaktor darstellen muss. Es ist also nicht vorgesehen, die Diagnose auf alle Depressionen auszudehnen, bei denen Lebensereignisse („life events") leichten Ausmaßes vor Beginn der Erkrankung bestanden.

Therapie. In der ersten Phase der Therapie von Anpassungsstörungen sind einfache Präsenz und empathisches Verhalten wichtig. Wenn der Patient sein inneres Gleichgewicht wiedergefunden hat, soll er sich mit dem erlittenen Verlust auseinander setzen und neue Perspektiven für sich erschließen.

Die meisten Trauernden kommen ohne professionelle Hilfe über den Verlust hinweg. Bei der pathologischen Trauer hängt die Therapie von der vorherrschenden Problematik ab. Wenn eine Trauerreaktion fehlt, sollte dem Patienten geholfen werden, die Trauer zuzulassen. Bei Vermeidungsverhalten ist Exposition und die damit verbundene Habituation sinnvoll. Gelegentlich liegt das Ziel der Therapie darin, den Patienten darin zu unterstützen, neue Lebensinhalte zu finden. Auch die Auseinandersetzung mit unverarbeiteten Schuldgefühlen kann wichtig sein.

Bei Therapieresistenz sollen auch Antidepressiva eingesetzt werden.

F44 Dissoziative Störungen (Konversionsstörungen)

Diagnosen nach ICD-10

F44.0 Dissoziative Amnesie
F44.1 Dissoziative Fugue
F44.2 Dissoziativer Stupor
F44.3 Trance und Besessenheitszustände
F44.4 Dissoziative Bewegungsstörungen
F44.5 Dissoziative Krampfanfälle
F44.6 Dissoziative Sensibilitäts- und Empfindungsstörungen
F44.8 Sonstige dissoziative Störungen

Allgemeines, Geschichtliches. Man versucht heute, die synonymen Termini „Hysterie" bzw. „hysterische Neurose" wegen ihrer abwertenden Komponente zu vermeiden. Der Name Hysterie stammt von Hippokrates, der annahm, fehlende sexuelle Aktivität führe zum Austrocknen der Gebärmutter (gr. „hysterion"), die auf der Suche nach Flüssigkeit durch den Körper wandere und je nach dem Ort, an dem sie sich niederlasse, verschiedene Symptome verursache. P. Charcot, der Pariser Neurologe des 19. Jahrhunderts, betrachtete die Hysterie als Hirnkrankheit. Sein Schüler P. Janet nahm eine pathologische seelische Dissoziation an, bei der vom Gesamtbewusstsein gewisse Teile, z. B. das Organbewusstsein einer Extremität, abgespalten seien. Mit den „Studien über Hysterie" gaben S. Freud und O. Breuer im Jahr 1895 eine psychoanalytische Interpretation der Hysterie als Folge verdrängter sexueller Konflikte. Beim Fall der Anna O. handelte es sich um eine 21-jährige Patientin, die während der Pflege des sterbenden Vaters Lähmungen, Anästhesien und andere Symptome entwickelte. Durch das kathartische Wiedererleben verdrängter Ereignisse in der Hypnose erreichte sie eine vorübergehende Symptomfreiheit.

Klinik. Bei dissoziativen Erkrankungen bestehen gemäß ICD-10 motorische oder sensorische Funktionsstörungen, Amnesien oder Bewusstseinsstörungen, für die keine körperliche Ursache angenommen werden kann. Psychologischen Belastungen, welche im Vorfeld der Erkrankung bestanden, wird eine entscheidende Rolle bei der Entstehung der Erkrankung zugeordnet.

Bei dissoziativen Symptomen ist neben dem erwähnten primären Krankheitsgewinn immer ein sekundärer Krankheitsgewinn in Form vermehrter Aufmerksamkeit, Schonung u. Ä. feststellbar.

> **Übersicht 1**
> **Merkmale dissoziativer Störungen nach ICD-10**
> - Störungen der Motorik, von sensorischen Funktionen, Amnesien oder Bewusstseinsstörungen, für die keine körperliche Ursache angenommen werden kann
> - Psychologische Belastungen im Vorfeld der Erkrankung als ätiologischer Faktor

> **Übersicht 2**
> **Andere Merkmale dissoziativer Störungen**
> - Symbolischer Ausdruck eines verdrängten Konflikts
> - La belle indifférence

In der älteren Literatur wurden Merkmale von dissoziativen Störungen beschrieben, deren Kenntnis zum Verständnis dieser Erkrankungen hilfreich ist, die jedoch nicht reliabel erfassbar sind. So ist nach psychoanalytischer Auffassung die dissoziative Störung symbolischer Ausdruck eines verdrängten Konflikts. Das psychische Phänomen wird in ein körperliches umgewandelt (Konversion). Zum Beispiel möchte der Patient mit dissoziativer Amnesie etwas „vergessen". Bei gewissen Störungen ist der Symbolwert gering, z. B. bei Patienten, die neben epileptischen auch dissoziative Anfälle haben. Hier spielt Nachahmung eine Rolle.

Die Darstellung der Beschwerden erfolgt z. T. in theatralischer Weise. Eindrücklich kann auch eine affektive Unbeteiligtheit bezüglich der körperlichen Symptome sein, indem z. B. ein Patient mit dissoziativer Halbseitenlähmung völlig unbekümmert wirkt. Dieses Phänomen, „la belle indifférence", ist nach psychoanalytischer Vorstellung dadurch bedingt, dass der angstmachende Konflikt verdrängt und die zugehörige Angst im Konversionssymptom gebunden worden ist.

Dissoziative Krankheiten beginnen plötzlich und klingen meist nach Tagen bis Wochen oder Monaten ab. Die multiple Persönlichkeitsstörung besteht Jahrzehnte.

Dissoziative Amnesie. Synonym: psychogene Amnesie. Es besteht eine Gedächtnislücke für einen bestimmten Zeitraum, im Extremfall das gesamte bisherige Leben (autobiographische Amnesie). Bei letzterer Symptomatik unternehmen die Patienten meist auch eine dissoziative Fugue. Wenn die Patienten aufgegriffen werden und ihre Identität nicht angeben können, erhalten sie in der Presse Bezeichnungen wie „Mann ohne Gedächtnis" u. Ä.

Differenzialdiagnostisch sind Amnesien organischer Genese, z. B. bei Commotio cerebri oder in einem postiktalen Zustand, auszuschließen. Im Gegensatz zur Demenz und dem amnestischen Syndrom sind Kurzzeitgedächtnis und Lernfähigkeit ungestört. Bei akuten nichtorganischen Psychosen und beim Delir besteht für den Höhepunkt der Erkrankung eine Amnesie. Amnesien kommen auch bei der akuten Belastungsstörung vor. Bei Patienten mit Schizophrenie stellt man gelegentlich Gedächtnislücken für belastende Ereignisse fest.

Dissoziative Fugue. Es handelt sich um Weglaufen als dissoziatives Phänomen. Die Handlung erfolgt partiell zielgerichtet. Der Patient kann z. B. eine Fahrkarte lösen und zu normaler Kommunikation mit anderen fähig sein. Später ist er mindestens partiell amnestisch für die Fugue.

Zum Teil geben sich die Patienten während der Fugue eine neue Identität. Hier bestehen Übergänge zur multiplen Persönlichkeitsstörung. Differenzialdiagnostisch kommen Fugues im Rahmen einer Epilepsie in Frage. Diese sind in ihrer Art jedoch weniger zielgerichtet und geordnet. Zudem besteht so gut wie immer ein bekanntes Anfallsleiden. Ebenso können nach Einnahme von Hypnotika schlafwandelartige Zustände auftreten, im Rahmen derer der Patient weitere Strecken zurücklegt.

Dissoziativer Stupor. Stupor oder Mutismus können neben ihrem Vorkommen bei Schizophrenie, Depressionen und organischen Psychosen als dissoziatives Phänomen auftreten.

Trance- und Besessenheitszustände. Sie kommen bei Angehörigen von fremden Kulturen vor, welche im Geisterglauben verhaftetet sind. Der Patient glaubt, von einer Gottheit, einem Dämon oder einer anderen Person beherrscht zu werden, und verhält sich nach deren vermeintlichen Anweisungen. Differenzialdiagnostisch sind v. a. Schizophrenien auszuschließen.

Dissoziative Bewegungsstörungen. Bei der dissoziativen Lähmung entspricht deren Ausbreitung nicht dem Versorgungsgebiet bestimmter Nerven bzw. der Funktion umschriebener zerebraler Zentren, sondern laienhaften Vorstellungen über die Funktion der Körpers, wie der Paralyse eines Arms oder Beins mit Grenze der Funktionsstörung am Übergang zum Rumpf. Reflexanomalien und Atrophien fehlen. Bei der dissoziativen Astasie-Abasie liegt eine Unfähigkeit zu stehen und zu gehen bei sonst ungestörter Funktion der Beinmuskulatur vor. Außer bei sehr seltenen Läsionen des Kleinhirnwurms oder im Frontalhirn ist dieses Störungsmuster immer psychogen. Der dissoziative Tremor ist meist mit anderen konversionsverdächtigen Symptomen verbunden, wie Überspringen auf einen anderen Körperteil bei Festhalten der betroffenen Extremität. Der Verlust oder sonstige Beeinträchtigungen der Sprache werden als dissoziative Aphonie bzw. Dysphonie bezeichnet.

Dissoziative Krampfanfälle. Der „große hysterische Anfall" hat eine oberflächliche Ähnlichkeit mit einer Grand-mal-Attacke. Er beginnt aber oft nicht schlagartig, sondern baut sich allmählich auf. Es fehlt die Sequenz von tonischer und klonischer Phase. Man kann motorische Phänomene beobachten, die bei epileptischen Anfällen kaum vorkommen, z. B. rhythmische, an den Sexualakt erinnernde Beckenbewegungen oder die bogenförmige Überstreckung des Rumpfs mit Hyperlordose („arc de cercle"). So gut wie immer fehlen Apnoe, Zyanose, Zungenbiss und Urinabgang. Die Intensität der Symptome kann in Abhängigkeit der dem Patienten gewidmeten Aufmerksamkeit schwanken. Der Patient ist im dissoziativen Krampfanfall zu gezielten Abwehrbewegungen fähig. Die Pupillenreaktion ist normal, der Babinski-Reflex fehlt. Im Gegensatz zur Maximaldauer des Grand-mal von 2 min. dauert der hysterische Anfall u. U. 15 min und mehr. Nach dem Anfall haben die Patienten oft eine teilweise Erinnerung, was ebenfalls mit einem Grand-mal-Anfall unvereinbar ist. Das EEG ist normal. Seltene diagnostische Problemfälle müssen mit kombinierter EEG-Telemetrie und Videoaufzeichnung abgeklärt werden. Der Prolaktinspiegel ist beim Grand-mal-Anfall infolge Ausbreitung der Entladungen in den Hypothalamus erhöht, nicht aber beim dissoziativen Krampfanfall.

Dissoziative Synkopen bzw. dissoziative Ohnmachtsanfälle müssen von Epilepsien und Synkopen anderer Genese abgegrenzt werden.

Dissoziative Sensibilitäts- und Empfindungsstörungen. Bei der dissoziativen Anästhesie fehlt wie bei der dissoziativen Lähmung die Vereinbarkeit mit neuroanatomischen Gegebenheiten. So verläuft bei dissoziativer Hemianästhesie die Grenze der Sensibilitätsstörung meist genau in der Mittellinie, während bei organisch bedingten Nervenläsionen wegen Übergreifen von Nerven der Gegenseite eine paramediane Zone ausgespart bleibt. Außerdem stellt man oft einen scharfen Übergang zwischen normaler und fehlender Sensibilität fest. Dieser ist bei organischen Erkrankungen allmählich, und es besteht eine Dissoziation für Tast-, Temperatur- und Schmerzsensationen.

Im Bereich des Gesichtssinns kann dissoziative Blindheit oder eine für dissoziative Störungen charakteristische „röhrenförmige Einengung des Gesichtsfelds" eintreten: Der vom Patienten gesehene Ausschnitt eines Bildes vergrößert sich bei Ansehen aus größerer Distanz, im Gegensatz zu organisch bedingten Störungen, nicht.

Die dissoziative Taubheit kann bei der klinischen Untersuchung diagnostische Probleme bieten, aber objektive Methoden (evozierte Potenziale) gestatten ihren Nachweis.

Multiple Persönlichkeitsstörung. Diese sehr seltene Krankheit ist durch das Vorliegen von 2 oder mehreren Persönlichkeiten innerhalb eines Individuums gekennzeichnet. Jede Persönlichkeit besitzt ihre eigenen Erinnerungen, Vorlieben und Verhaltensweisen. Es ist jeweils nur eine einzige Persönlichkeit nachweisbar, und der Wechsel von der einen zur anderen erfolgt abrupt. Der Patient lebt in den verschiedenen Persönlichkeiten unterschiedliche Seiten seiner selbst aus. Die eine Persönlichkeit ist für die andere oft ganz oder teilweise amnestisch. In jedem Falle bestehen wesentliche amnestische Lücken für die persönliche Lebensgeschichte.

Als ätiologisch bedeutsamer Faktor wurde bei multipler Persönlichkeit schwerer Missbrauch sexueller oder anderer Art in der Kindheit festgestellt. Differenzialdiagnostisch sind v. a. Identitätsstörungen bei Schizophrenie abzugrenzen.

> **Übersicht 3**
> **Merkmale der multiplen Persönlichkeitsstörung nach ICD-10**
> – Zwei oder mehrere unterschiedliche Persönlichkeiten innerhalb einer Person
> – Zu einem bestimmten Zeitpunkt ist jeweils nur eine nachweisbar
> – Amnesie für wichtige Teile der persönlichen Lebensgeschichte

Ganser-Syndrom. Bei diesem ebenfalls sehr seltenen Zustandsbild wird Verrücktheit, wie der Laie sie sich vorstellt, als dissoziatives Symptom dargestellt. Hervorstechendes Symptom ist das systematische Danebenreden auf gestellte Fragen. Aus der Art der Antwort kann man ableiten, dass die Frage korrekt verstanden wurde. Beispiel: „Welche Farbe hat der Himmel?" Antwort: „Grün". Zum Ganser-Syndrom wird z. T. auch die sog. hysterische Pseudodemenz gerechnet, bei der einfachste Aufgaben systematisch falsch gelöst werden, nach der Art: 2+2=5. Zum Teil liegen noch andere dissoziative Störungen vor. Die potenziellen Vorteile, für geisteskrank gehalten zu werden, sind offensichtlich, z. B. Hafterleichterung bei Gefangenen. Das Ganser-Syndrom ist eine kurzdauernde Störung. Die Differenzierung gegen nichtorganische Psychosen ergibt sich z. T. nur durch die Verlaufsbeobachtung. Organische Psychosen müssen ausgeschlossen werden. Die Abgrenzung zur Simulation kann schwierig sein.

Komorbidität. Es besteht eine gewisse, aber nicht sehr enge Beziehung zwischen dissoziativer Störung und histrionischer Persönlichkeit. Abhängige Persönlichkeitsstörungen und Borderline-Persönlichkeitsstörungen kommen bei dissoziativer Störung ebenfalls vermehrt vor. Zudem besteht eine Komorbidität mit der Depression und der Somatisierungsstörung.

In Einzelfällen tritt die dissoziative Störung begünstigt durch eine andere schwere psychische Störung auf, die die Verarbeitung von psychischen Belastungen beeinträchtigt, z. B. eine Schizophrenie oder eine beginnende Demenz. Organische Hirnschäden sind ein disponierender Faktor für dissoziative Erkrankungen.

Häufigkeit. Dissoziative Störungen sind in den Industrieländern heute selten. In Krisenzeiten traten sie epidemisch auf, wie das Beispiel der sog. Kriegszitterer in den Armeen des Ersten Weltkriegs zeigt. Dissoziative Störungen kommen im Allgemeinen bei Frauen häufiger als bei Männern vor.

Pathogenese, Ätiologie. Die Fähigkeit zu dissoziativen Reaktionen gehört zum Repertoire des Menschen. E. Kretschmer (1944) nahm an, dass hysterische Symptome dem Totstellreflex bzw. den wilden Abwehrbewegungen des sog. Bewegungssturms von Tieren in Gefahrensituationen entsprechen.

Dissoziative Erkrankungen gehören zu den ganz wenigen, bei denen gemäß den modernen Klassifikationssystemen psychologische Faktoren eine entscheidende ätiologische Rolle spielen. Begünstigt wird das Auftreten dadurch, dass die Patienten häufig einfache Charaktere sind und Schwierigkeiten haben, ihre Bedürfnisse zu verbalisieren. Wie erwähnt, findet man vermehrt Hirnschädigungen, was auf ein biologisches Entgegenkommen hindeutet. Interessanterweise konnten bei dissoziativen Störungen keine Hinweise auf genetische Faktoren gefunden werden (Shields 1982).

Differenzialdiagnose. Auf sie wurde z. T. schon eingegangen. Eine eingehende somatische Abklärung ist immer notwendig. Es ist an die Möglichkeit zu denken, dass gleichzeitig eine somatische und eine dissoziative Krankheit vorliegen, z. B. dissoziative Krampfanfälle und eine Epilepsie. Unter den psychiatrischen Differenzialdiagnosen ist die akute Belastungsreaktion zu nennen. Das Phänomen der Aggravation unterscheidet sich von der dissoziativen Störung, indem der Patient eine real bestehende Symptomatik bewusst oder unbewusst verstärkt. Die Differenzialdiagnose stellt sich auch zur Simulation (s. dort).

> **Übersicht 4**
> **Differenzialdiagnose von dissoziativen Störungen**
> - Körperliche Erkrankung
> - Körperliche plus dissoziative Erkrankung
> - Akute Belastungsreaktion
> - Aggravation
> - Simulation

Therapie. Meist werden die Patienten zuerst vom somatisch tätigen Arzt gesehen. Nach abgeschlossener Untersuchung teilt man dem Patienten das negative Untersuchungsergebnis mit und versichert ihm, dass man die Störungen als durchaus real betrachtet. Als Ursache der Erkrankung nimmt man psychische Spannungen an, die der Organismus nicht verkraften konnte.

In der Folge sollen mögliche Zusammenhänge zwischen psychischen Belastungsmomenten und der aufgetretenen Störung beleuchtet werden. Dies geschieht in der Regel durch einen Psychiater. In wiederholten Gesprächen kann es möglich werden, dem Patienten Ratschläge zur Verminderung von Lebensschwierigkeiten zu geben und dadurch psychische Konflikte zu vermindern. Im günstigen Fall wird der Patient lernen, unter welchen Bedingungen es ihm besser oder schlechter geht, was den Weg zu einer bewussten Lösung des Konflikts ebnen kann. Aber auch ohne völlige Einsicht verschwinden die Symptome oft.

Aktivierende Maßnahmen im Bereich der dissoziativ bedingten Behinderung sind wichtig, z. B. Bewegungstherapie bei dissoziativer Gangstörung.

Patienten mit dissoziativer Störung provozieren leicht negative Gefühle, welche nicht ausagiert werden sollen.

F45 Somatoforme Störungen

Diagnosen nach ICD-10
- F45.0 Somatisierungsstörung
- F45.1 Undifferenzierte Somatisierungsstörung
- F45.2 Hypochondrische Störung
- F45.3 Somatoforme autonome Funktionsstörung
- F45.4 Anhaltende somatoforme Schmerzstörung

Allgemeines. Alle Erkrankungen dieser Art sind gekennzeichnet durch Beschwerden im somatischen Bereich, kombiniert mit einem besonderen Krankheitsverhalten.

> **Übersicht 1**
> **Diagnose der Somatisierungsstörung nach ICD-10**[a]
> - Langdauernde, multiple und wechselnde körperliche Beschwerden ohne somatische Ursache
> - Betrifft Haut, gastrointestinales, kardiovaskuläres oder urogenitales System oder Schmerzen in Extremitäten bzw. Gelenken, Kribbeln, Taubheitsgefühl
> - Schwierigkeiten zu akzeptieren, dass keine bekannte körperliche Ursache vorliegt
>
> [a] Mindestdauer der Symptomatik: 2 Jahre.

Somatisierungsstörung

Geschichtliches. Vorläufer des aktuellen diagnostischen Konzepts war das von S. Guze (1967) beschriebene Briquet-Syndrom. Der Autor bezeichnete damit ein Zustandsbild mit multiplen und wechselnden somatischen Beschwerden einschließlich flüchtiger Konversions- oder dissoziativer Symptome. Diese Beschwerden werden vom Patienten als körperlichen Ursprungs betrachtet und oft in dramatischer Weise vorgebracht. Der Name Briquet-Syndrom wurde nach dem französischen Arzt gewählt, der 1859 ein Werk über Hysterie verfasste. Die Diagnose der Somatisierungsstörung erfuhr immer wieder Modifikationen, wobei die aktuellen Diagnosen von ICD-10 und DSM-IV wesentlich divergieren.

Klinik. Es bestehen langdauernde, multiple und variable Beschwerden. Hinsichtlich betroffener Bereiche s. Übersicht 1.

Die Patienten geben typischerweise an, während der überwiegenden Zeit des Lebens kränklich gewesen zu sein. Sie schildern eine komplizierte Krankengeschichte. Oft finden sich in der Anamnese häufige Arztbesuche, wiederholte Hospitalisationen und unnötige chirurgische Eingriffe.

Der Erkrankungsbeginn liegt oft im frühen Erwachsenenalter und ist in vielen Fällen chronisch.

Komorbidität. Eine solche besteht mit Depressionen, Angsterkrankungen, Suchterkrankungen und Persönlichkeitsstörungen vom dramatischen oder ängstlichen Spektrum.

Häufigkeit. Die Erkrankung ist bei Frauen wesentlich häufiger als bei Männern. Die Lebenszeitprävalenz wurde auf 0,4% geschätzt.

Ätiologie. Die Somatisierungsstörung häuft sich familiär, besonders unter den weiblichen Angehörigen. Unter den männlichen Verwandten findet man vermehrt Suchtkrankheiten und die dissoziale Persönlichkeitsstörung. Es liegt offenbar eine Krankheitsdisposition vor, die sich bei den beiden Geschlechtern verschieden manifestiert.

Diagnose, Differenzialdiagnose. Zur diagnostischen Beurteilung kann es hilfreich sein, die Unterlagen aus somatischen Krankenhäusern einzusehen. Differenzialdiagnostisch sind somatische und psychische Krankheiten auszuschließen, von letzteren v. a. mit somatischen Beschwerden einhergehende Depressionen und Angstkrankheiten.

Therapie. Sie besteht zunächst in der Aufklärung des Patienten über die Krankheit und den nichtprogredienten Krankheitsverlauf, in der Versicherung der Ungefährlichkeit der Beschwerden und der Beratung zur Vermeidung nichtindizierter Abklärungen und Behandlungen. Es handelt sich im Allgemeinen um eine Aufgabe des Hausarztes, zu welchem sich der Patient wegen der körperlichen Art der Beschwerden begibt. Die Patienten benötigen meist eine langfristige Stützung und Beratung. Es empfiehlt sich, den Partner in die Behandlung miteinzubeziehen.

Die Psychopharmakotherapie spielt bei der Somatisierungsstörung nur eine Rolle, wenn eine Depression oder Angststörung assoziiert ist.

Hypochondrie

Klinik. Der Terminus bedeutet angstbesetzte Beschäftigung mit der Möglichkeit, an einer schweren und fortschreitenden körperlichen Krankheit zu leiden. Der Patient schließt meist aufgrund belangloser Sensationen und anderer Wahrnehmungen an seinem Körper auf das Vorliegen der Krankheit. Er hat große Mühe, das negative Resultat der medizinischen Abklärung zu akzeptieren. Dementsprechend begeben sich die Patienten oft zu verschiedenen Ärzten zur Abklärung.

Praktisch jedes Organ kann Gegenstand hypochondrischer Befürchtungen sein. Der Verlauf ist oft langdauernd.

> **Übersicht 2**
> **Merkmale der hypochondrischen Störung nach ICD-10**
> – Befürchtung, an einer schweren körperlichen Krankheit zu leiden
> – Schwierigkeiten, das negative Ergebnis der medizinischen Abklärung zu akzeptieren

Komorbidität. Depressionen und Angsterkrankungen kommen vermehrt vor.

Pathogenese, Ätiologie. Psychodynamisch wurde Hypochondrie als Versuch betrachtet, durch die Beschäftigung mit dem eigenen Körper ein fragmentiertes Selbst zu reintegrieren. Wie bei anderen Störungen ist auch hier eine genetische Komponente wahrscheinlich. Patienten mit Hypochondrie scheinen im früheren Leben in erhöhter Frequenz körperliche Krankheiten durchgemacht zu haben.

Diagnose, Differenzialdiagnose. Körperliche Krankheiten müssen ausgeschlossen sein. Eine hypochondrische Symptomatik kann im Rahmen von Depressionen oder Schizophrenien auftreten und wird dann nicht separat diagnostiziert.

Differenzialdiagnostisch sind v. a. Depressionen, Angsterkrankungen und andere somatoforme Störungen auszuschließen.

Therapie. Der Patient, der sich ja nur für körperlich krank hält, muss im Laufe der Behandlung ein Verständnis für den psychischen Ursprung seiner Erkrankung finden. Beim ersten Kontakt ist es sinnvoll, sich ein genaues Bild von der Art der Beschwerden zu machen. Die durchgeführten Untersuchungen und die daraus gezogenen Schlussfolgerungen sollen gut erläutert werden. Dabei ist der Patient über die körperliche Unbedenklichkeit der Beschwerden aufzuklären. Es soll darauf hingewiesen werden, dass Ängste um die Gesundheit auch in der Zukunft wahrscheinlich sind. Viele Patienten können sich so der Meinung des Arztes anschließen und akzeptieren, dass es in der gegebenen Situation nicht sinnvoll ist, weitere Untersuchungen durchzuführen.

Es ist meist zweckmäßig, weitere Konsultationen im Sinne einer Stütztherapie zu vereinbaren. Somatische Kontrolluntersuchungen können in größeren Abständen durchgeführt werden, weitergehende Abklärungen sollen nur bei Auftreten neuer Symptome erfolgen.

Bei persistierender Hypochondrie ist ein Versuch mit SSRI oder anderen Antidepressiva indiziert.

Dysmorphophobie

Sie wird hier, wie auch im DSM-IV, wegen ihrer speziellen Symptomatik separat behandelt. Die Patienten beschäftigen sich kontinuierlich mit der Vorstellung, durch wirkliche oder vermeintliche Körperfehler negativ aufzufallen, z. B. eine zu große Nase, Hautflecken, Gesichtshaare u. a. Besteht eine reale Anomalie, wird sie klar überbewertet. Der Erkrankungsbeginn liegt oft in der Adoleszenz oder im jungen Erwachsenenalter. Der Verlauf ist meist chronisch. Die Ursache ist unbekannt. An komorbiden Störungen ist v. a. die Depression zu erwähnen. Es ist zu vermeiden, dass sich die Patienten unnötigen Operationen unterziehen. Die Zusammenarbeit von Chirurg und Psychiater ist wichtig. Bei real nachteiligem Aussehen kommt eine plastisch-chirurgische Intervention in Frage. Die Gefahr der Symptomverlagerung ist aber gegeben, sei es auf die Operationsnarbe oder auf andere vermeintliche Deformitäten. SSRI können einen günstigen Effekt haben. Bei anhaltend schwerer Symptomatik sollen sie unbedingt versucht werden.

Merkmal der Dysmorphophobie
Übermäßige Beschäftigung mit einem vermeintlichen Körperfehler

Somatoforme autonome Funktionsstörung

Klinik. Unter dieser Diagnose werden Zustände geführt, bei denen vegetative Funktionsstörungen verschiedener Art bestehen (Übersicht 3). Zudem sind die Patienten übermäßig mit der Möglichkeit einer Erkrankung im betreffenden Organbereich beschäftigt.

Übersicht 3
Merkmale somatoformer autonomer Funktionsstörungen nach ICD-10
- Bereiche:
    - Kardiovaskuläres System: vegetative Dystonie, z. B. mit Herzklopfen o. a. Herzsensationen
    - Gastrointestinaltrakt: Diarrhö, Obstipation
    - Respiratorisches System: Hyperventilation
    - Urogenitalsystem: Pollakisurie, Dysurie
    - Andere Organe: Haut: Schwitzen, Erröten
- Übermäßige Beschäftigung mit der Möglichkeit einer Organkrankheit

Komorbidität. Diesbezüglich gibt es kaum Daten. Gemäß klinischer Erfahrung kommen die Panikkrankheit bei kardiovaskulärer Symptomatik und beim Hyperventilationssyndrom häufig vor.

Diagnose, Differenzialdiagnose. Somatische Krankheiten sind auszuschließen. Gemäß ICD-10 werden vegetative Funktionsstörungen ohne ängstlich-besorgte psychische Verarbeitung wie z. B. eine einfache Hyperhidrosis als separate, somatisch einzuordnende Störungen betrachtet.

Vegetative Symptome, die nur im Rahmen von Panikattacken bestehen, werden ebenfalls nicht zu dieser Diagnose gezählt. Bei der Hypochondrie prägen die Gesundheitsbefürchtungen das Bild, während die vegetativ-somatischen Beschwerden gering sind. Bei der Somatisierungsstörung bestehen auch Beschwerden aus dem vegetativen Bereich, sie dauern aber nicht an und sind nicht auf ein Organsystem fixiert.

Therapie. Ein Teil der Behandlung kann somatisch symptombezogen erfolgen. Eine Aufgabe der Psychotherapie ist der Abbau der übermäßigen Befürchtungen um eine körperliche Krankheit. Entspannungstechniken werden nicht selten eingesetzt, über ihre Effizienz ist aber wenig bekannt.

Anhaltende somatoforme Schmerzstörung

Klinik. Es besteht chronischer Schmerz, der somatisch nicht adäquat erklärbar und im Übermaß Hauptfokus der Aufmerksamkeit des Patienten ist (Übersicht 4).

Das erste, in ICD-10 negativ definierte Kriterium ist insofern problematisch, als heute für viele chronische Schmerzzustände, die als körperlich bedingt eingestuft werden, adäquate somatische Erklärungen fehlen. Dies gilt z.B. für Rückenschmerzen oder die Fibromyalgie.

> **Übersicht 4**
> **Merkmale der anhaltenden somatoformen Schmerzstörung nach ICD-10[a]**
> – Anhaltender Schmerz, der nicht adäquat somatisch erklärt werden kann
> – Schmerz ist in übertriebener Weise Hauptfokus der Aufmerksamkeit des Patienten
>
> [a] Mindestdauer von 6 Monaten zur Diagnose.

Eine anhaltende somatoforme Schmerzstörung wird auch dann angenommen, wenn der Schmerz zwar partiell somatisch erklärbar ist, nicht jedoch sein Ausmaß bzw. die daraus resultierende Gesamtbeeinträchtigung.

Chronische Schmerzen stellen für den Betroffenen u. U. eine schwere Belastung dar. Die Patienten werden missmutig, gereizt, apathisch und depressiv. Sie sind körperlich vermindert aktiv, ziehen sich von den Mitmenschen zurück und neigen dazu, die zwischenmenschliche Kommunikation übermäßig auf Klagen um ihre Schmerzen einzuengen. Dies kann einen Teufelskreis von zunehmender Depressivität und noch weiterer Einengung auf das Schmerzerleben bewirken.

Komorbidität. Depressionen bestehen häufig, oft auch eine neurasthenische Symptomatik. Zudem sind Schmerzmittel-, Tranquilizer- und Hypnotikamissbrauch nicht selten.

Die Abklärung auf eine Depression ist von Bedeutung, nicht nur wegen der Gesamttherapie, sondern auch, um eine allfällige Suizidalität zu erfassen.

> **Wichtige diagnostische Maßnahme bei chronischem Schmerz**
> Abklärung auf eine Depression einschließlich Suizidalität

Pathogenese, Ätiologie. Theoretisch ist vorstellbar, dass Schmerz in einem gewissen Ausmaß auf rein psychologischer Basis zustande kommt.

Besonders für schwere chronische Zustände müssen aber biologische Mechanismen angenommen werden.

Bei der Überbewertung des Schmerzes spielen falsche Kognitionen und ungünstige Konditionierungen eine Rolle.

Diagnose, Differenzialdiagnose. In jedem Falle muss eine somatische Ursache des Schmerzes ausgeschlossen sein. Bei Schmerzformen mit identifizierbarer Ursache muss entschieden werden, ob eine nach ICD-10 definierte psychologische Komponente der Erkrankung vorliegt. Hinsichtlich psychiatrischer Differenzialdiagnosen ist zu betonen, dass Schmerzzustände ebenso bei anderen psychischen Krankheiten vorkommen können, so gelegentlich im Rahmen von Depressionen und selten einmal bei einer Schizophrenie. Die bei der Somatisierungsstörung auftretenden schmerzhaften Symptome sind variabel und nicht so stark, dass Schmerz das Hauptsymptom ist.

Therapie, Allgemeines. Da nicht nur Schmerzen, sondern auch ungünstige Veränderungen in verschiedenen Lebensbereichen bestehen, muss die Therapie auf verschiedenen Niveaus ansetzen.

Grundsätzlich ist festzustellen, dass in der Therapie chronischer Schmerzen oft nur partielle Erfolge erzielt werden.

Wesentliche Verbesserungen können sich hinsichtlich der Beeinflussung von ungünstigen Lebensveränderungen ergeben, die sich im Laufe der Schmerzkrankheit eingestellt haben.

Pharmakotherapie. Es sei erwähnt, dass die folgenden Feststellungen auch für die Pharmakotherapie chronischer Schmerzen ohne psychiatrische Diagnose gelten.

Zunächst ist zu vermerken, dass Analgetika, gleich welcher Art, oft nur begrenzt und z. T. gar nicht wirksam sind. Hingegen vermindern bestimmte Psychopharmaka und Antikonvulsiva die Symptomatik chronischer Schmerzen und stellen, vorbehaltlich spezifischer Therapien der jeweiligen Erkrankung, die Substanzen der ersten Wahl dar (s. Übersicht 5).

> **Übersicht 5**
> **Psychopharmaka und Antikonvulsiva bei chronischen Schmerzen**
> - Antidepressiva:[a]
>   - Gut belegt: Amitriptylin, Imipramin, Clomipramin, Doxepin
>   - Weniger gut belegt: Desipramin, Nortriptylin, Mianserin
>   - Versuch gerechtfertigt:[b] Venlafaxin, Mirtazapin
>   - Kaum belegt: SSRI
> - Antikonvulsiva:[a]
>   - Gut belegt: Gabapentin, Carbamazepin
>   - Weniger gut belegt: Valproat, Clonazepam, Phenytoin
> - Neuroleptika:
>   - Gut belegt: keines
>   - Wenig belegt: Haloperidol, Levomepromazin
>
> [a] Antidepressiva sind bei nichtneuropathischem und neuropathischem Schmerz wirksam, Antikonvulsiva nur beim neuropathischen Schmerz und stellen dort die Mittel der ersten Wahl dar.
> [b] Aufgrund von theoretischen Überlegungen: gleichzeitige Wirkung auf Noradrenalin- und Serotoninsystem.

Bei chronischem Schmerz haben sich trizyklische Antidepressiva mit Effekten auf Noradrenalin und Serotonin (Amitriptylin, Imipramin, Clomipramin, Doxepin) als wirksam erwiesen. Es wird angenommen, dass der Angriffspunkt im Rückenmark liegt, wo diese Überträgersubstanzen die Weiterleitung von Schmerzimpulsen beeinflussen (sog. „gate control").

Die noradrenerge Übertragung allein könnte für diesen Effekt ausreichen, denn nur auf Noradrenalin wirkende Substanzen wie Desipramin, Nortriptylin und Mianserin haben bei chronischem Schmerz günstige Effekte.

Ein Teil der Patienten ist gegen die Nebenwirkungen von Trizyklika stark empfindlich, weshalb mit niedrigen Dosen (25 mg Amitriptylin tgl., u. U. gar nur 10 mg tgl.) begonnen und die Therapie u. U. bei 75 mg tgl. belassen werden soll.

Über die Effizienz von modernen Antidepressiva liegen keine systematischen Erfahrungen vor. Es erscheint jedoch aus theoretischen Gründen gerechtfertigt, Substanzen mit dualem Wirkungsmechanismus (Venlafaxin, Mirtazapin) oder noradrenerger Wirkung (Reboxetin) einzusetzen. Kaum belegt ist ein positiver Effekt der SSRI.

Unter den Neuroleptika werden Haloperidol und Levomepromazin als potenziell wirksame Substanzen genannt. Auch hier werden niedrige Dosen verabreicht (z. B. 1 mg bzw. 25 mg), dies immer in Kombination mit Antidepressiva.

Während die bisher erwähnten Substanzen sowohl bei nichtneuropathischen als auch bei neuropathischen Schmerzen wirken, erweisen sich Antikonvulsiva, insbesondere Gabapentin und Carbamazepin, nur beim neuropathischen Schmerz als effizient und sind dort die Substanzen der Wahl. Die Dosierung ist die gleiche wie bei der Epilepsiebehandlung.

Psychotherapie. Ein Ziel der Behandlung ist es, eine veränderte Einstellung zum Schmerz zu erzielen. So können die Patienten im Sinne der Selbstevaluation Schwankungen ihrer Beschwerden registrieren und dabei erkennen, dass sie in Phasen mäßiger Schwere aktiver sein können, als sie angenommen hatten. Sie sollen dazu stimuliert werden, körperliche Aktivität und Kontakte zu anderen Menschen wieder aufzunehmen. Die zwischenmenschliche Kommunikation soll mehr auf positive Ereignisse und weniger auf Klagen über die Schmerzen zentriert werden, wozu spezielle Strategien der KVT beitragen können.

Physiotherapie ist eine wichtige Ergänzung beim chronischen Schmerz.

Pharmakotherapie bei chronischem Schmerz mit Depression. Die vorhin dargelegten Argumente zur besser dokumentierten Wirkung älterer Antidepressiva beziehen sich nur auf Schmerzzustände ohne eindeutige Depression. Kombinierte Schmerz- und Depressionszustände sprechen oft sehr gut auf moderne Antidepressiva an.

F48 Sonstige neurotische Störungen

Diagnosen nach ICD-10
F48.0 Neurasthenie
F48.1 Depersonalisations-/Derealisationssyndrom

Neurasthenie, Chronic Fatigue Syndrome (CFS)

Geschichtliches zur Neurasthenie. Das Neurastheniekonzept geht auf den im 19. Jahrhundert lebenden Amerikaner G. Beard zurück, der unter dieser Diagnose Zustände mit Müdigkeit und Ermüdbarkeit bei verlängerter Erholungsphase führte. Die Schriften von Beard gewannen große Popularität, und die Neurasthenie wurde mancherorts die häufigste psychiatrische Diagnose überhaupt. Problematisch am Neurastheniekonzept war, dass präzise Kriterien zur Abgrenzung von anderen Erkrankungen fehlten. Ins DSM-III und -IV wurde die Neurasthenie nicht aufgenommen. In ICD-10 blieb die Diagnose bestehen.

Geschichtliches zum CFS. Es zeigte sich besonders in den Ländern, in denen die Diagnose der Neurasthenie ausgeschieden wurde, dass für Zustände mit dem Hauptmerkmal Müdigkeit eine Diagnose klinisch notwendig ist. So wurde man auf Zustände chronischer Müdigkeit aufmerksam, die nach fieberhaften Erkrankungen, im Allgemeinen viraler Art, auftraten. Für sie wurde die Diagnose des CFS geschaffen. Ähnliche Zustände treten vereinzelt im Gefolge von anderen Krankheiten, Unfällen, psychischen Belastungen oder auch ohne jegliche erkennbare Ursache auf.

Als sog. „Golfkriegssyndrom" werden CFS-ähnliche Zustände bei Veteranen der alliierten Armeen bezeichnet, wobei Nervengifte, Antidote, Impfungen und psychischer Stress als ätiologische Faktoren angeschuldigt wurden.

Klinik der Neurasthenie. Diesbezüglich kann auf die von Beard gegebene Beschreibung verwiesen werden. Zudem sieht die ICD-10-Diagnose verschiedene Begleitsymptome vor (Übersicht 1). Ein relativ häufiges Merkmal ist die Symptomverschlechterung am späten Nachmittag und Abend.

> **Übersicht 1**
> **Merkmale der Neurasthenie nach ICD-10**
> - Übermäßige Ermüdung/Erschöpfung nach geringer physischer oder psychischer Anstrengung
> - Verlängerte Erholungsphase
> - Begleitsymptome wie Muskelschmerzen, Benommenheit, Spannungskopfschmerz, Schlafstörungen, Unfähigkeit sich zu entspannen, Reizbarkeit

Klinik des CFS. Von den verschiedenen diagnostischen Konzepten ist das von Fukuda et al. (1994) wohl das bekannteste (Übersicht 2). Die Unterschiede zur Neurastheniediagnose sind relativ. Während bei dieser das Hauptkriterium Ermüdbarkeit ist, stellt beim CFS die konstante Müdigkeit das zentrale Merkmal dar. Die CFS-Kriterien enthalten im Unterschied zur Neurasthenie Halsschmerzen sowie Schmerzen der Hals- und Achsellymphknoten. Andererseits werden Zustände, bei denen psychische Erkrankungen vorbestanden, ausgeschlossen. Dies geschah im Bestreben, sich auf Formen mit vermuteter somatischer Genese zu beschränken.

> **Übersicht 2**
> **Diagnostische Kriterien des CFS nach Fukuda et al. (1994)**
> - **Hauptkriterien**
>   - Chronische Müdigkeit
>   - Nicht Folge einer anhaltenden Belastung
>   - Bessert sich durch Ruhe nicht wesentlich
>   - Verminderung der Leistungsfähigkeit
> - **Nebenkriterien**
>   - Störungen von Konzentration und Kurzzeitgedächtnis
>   - Halsschmerzen, schmerzhafte Hals- oder Achsellymphknoten
>   - Muskelschmerzen, Schmerzen in mehreren Gelenken
>   - Neu aufgetretene Kopfschmerzen, verlängerte Müdigkeit nach Anstrengungen
> - **Diagnosestellung**
>   - Es müssen die vier Hauptkriterien und mindestens ein Nebenkriterium erfüllt sein
> - **Psychiatrische Ausschlusskriterien**
>   - Jemals depressive Phase mit psychotischen oder melancholischen Zügen, bipolare Störung, Schizophrenie, Wahnkrankheit, Demenz, Anorexia nervosa, Bulimie, Alkoholmissbrauch oder Substanzmissbrauch in den 2 Jahren vor Symptombeginn

Verlauf der Neurasthenie. Die Erkrankung beginnt gelegentlich im Anschluss an eine Depression, eine Angsterkrankung, eine andere psychische Krankheit, eine somatische Krankheit oder auch ohne Vorkrankheit. Der Verlauf ist oft chronisch.

Verlauf des CFS. Als typisch gilt das Auftreten nach einer grippeähnlichen fieberhaften Erkrankung. Vor allem Infektionen mit dem Epstein-Barr-Virus (EBV) wurden genannt, in der Regel bleibt der Erreger jedoch unbekannt. Wie schon erwähnt, gibt es auch Patienten, die nach anderen Noxen oder ohne Vorereignis erkranken. Auch ein Auftreten im Wochenbett ist bekannt.

Der Verlauf des CFS ist oft chronisch. Formen, die mit einer grippeähnlichen Symptomatik akut begonnen hatten, können sich nach Jahren bessern.

Die Auswirkungen im täglichem Leben sind, wie auch die der Neurasthenie, variabel, in Einzelfällen jedoch schwerwiegend.

Viele Patienten haben die Erfahrung gemacht, dass körperliche Aktivität ihren Zustand nachhaltig, d.h. während etwa 1–3 Tagen verschlechtern kann. Dies kann Ausgangspunkt einer phobischen Vermeidung jeglicher körperlicher Aktivität werden.

Komorbidität bei Neurasthenie und CFS. Bei bereits bestehender Neurasthenie können v. a. Depressionen und Angstkrankheiten auftreten.

Beim CFS findet man – bedingt durch die Ausschlusskriterien – seltener komorbide psychische Krankheiten.

Ein Teil der Patienten mit Fibromyalgie erfüllen die Kriterien von Neurasthenie und CFS.

Häufigkeit von Neurasthenie und CFS. Die Lebenszeitprävalenz der Neurasthenie dürfte einige Prozent betragen. Ausgeprägte Formen des CFS sind selten und dürften bei 1–2‰ liegen.

Pathogenese, Ätiologie von Neurasthenie und CFS. Moderne Untersuchungen zur Genese der Neurasthenie existieren nicht. Es bestehen Beziehungen zu anderen psychischen Krankheiten wie Depressionen und Angstkrankheiten und deren Residualsymptomen.

Hinsichtlich des CFS wurde postuliert, dass die akute Infektion eine subtile Schädigung von Hirnzentren bewirkt, die für das Erleben von Erholtsein bedeutsam sind. Näheres ist nicht bekannt.

Beziehung zwischen Neurasthenie und CFS. Beide Konzepte überschneiden sich hinsichtlich ihrer Symptomatik. Praktisch alle Fälle von CFS erfüllen die Neurastheniekriterien, und man kann CFS als Unterform der Neurasthenie bezeichnen.

Differenzialdiagnosen von Neurasthenie und CFS. Für eindeutig somatisch bedingte postvirale Müdigkeitszustände ist in ICD-10 die Diagnose G93.3 vorgesehen. Im Übrigen müssen verschiedene somatische Krankheiten, die mit Müdigkeit einhergehen, ausgeschlossen werden. Dies ist Aufgabe einer internistischen Untersuchung. Schwere chronische Zustände von Müdigkeit kommen weiterhin bei multipler Sklerose vor und können Teil des Postpoliosyndroms sein.

An psychiatrischen Differenzialdiagnosen sind Depressionen, schizophrene Residualzustände und organische psychische Krankheiten zu berücksichtigen.

Die Abgrenzung zur Depression, besonders atypischen Formen, kann schwierig sein (Übersicht 3). Bei der Depression tritt normalerweise keine starke Ermüdung oder Symptomverschlechterung nach Anstrengungen auf. Bei der Neurasthenie findet man im Gegensatz zur Depression Bereiche, in denen den Patienten Freude und Wohlbefinden möglich sind, solange keine Anstrengung nötig ist.

Übersicht 3. Neurasthenie und CFS: Unterschiede zur Depression
- Disproportionale Ermüdbarkeit
- Symptomverschlechterung nach Anstrengungen
- Freude und Wohlbefinden, wenn keine Anstrengung nötig ist

Therapie von Neurasthenie und CFS. Die Erläuterung der durchgeführten Abklärungen und eine Darlegung des heutigen Wissensstands über die Neurasthenie bzw. das CFS ist angezeigt. Gegebenenfalls sollen Fehlmeinungen über die

Entstehung und die Behandlung der Erkrankung angesprochen werden.

Wichtig ist die Erörterung des Themas der körperlichen Aktivität. Kontrollierte Studien belegen, dass ein vorsichtiges und stufenweises Training die Müdigkeit vermindert und das Gesamtbefinden verbessert, ohne dass allerdings eine Heilung eintritt. Der Patient soll zu progressiv höherer körperlicher Aktivität stimuliert werden, selbst um den Preis einer gewissen Symptomverschlechterung unmittelbar nach den Übungen.

Andererseits muss der Arzt anerkennen, dass die Müdigkeit zu Einschränkungen im täglichen Leben mit entsprechenden Konsequenzen führt. Im Extremfall kann die Berentung nötig sein.

Eine effiziente Pharmakotherapie der Müdigkeit existiert heute nicht. Bei den meisten Patienten werden im Laufe der Zeit Antidepressiva versucht. Diese bewirken in Einzelfällen eine leichte Zustandsverbesserung, meist sind sie wirkungslos. Üblicherweise versucht man zuerst nichtsedierende Substanzen. Die Patienten reagieren oft überempfindlich auf die Nebenwirkungen.

Depersonalisations-/Derealisationssyndrom

Klinik. Zentrales Merkmal sind Entfremdungserlebnisse, z. T. mit Vertrautheits- oder Fremdheitsgefühlen wie déjà vu oder jamais vu. Die Erkrankung in reiner Form ist sehr selten, und es existiert kein systematisches Wissen über diese. Sie soll oft im jungen Erwachsenenalter beginnen und eine Tendenz zu chronischem Verlauf haben.

Diagnose, Differenzialdiagnose. Die Diagnose erfolgt, wenn die Entfremdungserlebnisse nicht nur Teil einer anderen psychischen Krankheit sind, wozu organische psychische Krankheiten, substanzinduzierte Krankheiten, die Schizophrenie, affektive Krankheiten und Angstkrankheiten gehören. Bei Epilepsie mit partiell komplexer Symptomatik können Entfremdungserlebnisse als iktales Phänomen vorkommen, wobei diese im Unterschied zu den zeitlich wenig festlegbaren Symptomen bei psychiatrischen Störungen eine definierte Dauer haben.

Therapie. Die Behandlung gilt als unbefriedigend. Gelegentlich wurden SSRI und Anxiolytika erfolgreich eingesetzt. Auch Psychotherapie mit dem Ziel, abgespaltene schmerzhafte Affekte zu integrieren, wurde empfohlen.

F5 Verhaltensauffälligkeiten in Verbindung mit körperlichen Störungen und Faktoren

Einteilung nach ICD-10

F50	Essstörungen
F51	Nichtorganische Schlafstörungen
F52	Nichtorganische sexuelle Funktionsstörungen
F54	Ehemals psychosomatische Krankheiten
F55	Missbrauch von nicht abhängigkeitserzeugenden Substanzen

F50 Essstörungen

> **Diagnosen nach ICD-10**
> F50.0 Anorexia nervosa
> F50.2 Bulimia nervosa
> F50.8 Essattacken ohne Bulimie

Anorexia nervosa

Klinik. Die Erkrankung tritt fast nur bei Frauen auf. Die Patientinnen sind trotz ihres starken Untergewichts (BMI < 17,5; zur Definition s. S. 257) auf die Vorstellung fixiert, zu dick zu sein. Diese Überzeugung mag früher, als sie z. T. übergewichtig waren, zugetroffen haben. Die Patientinnen halten sich jedoch selbst noch im kachektischen Zustand für zu dick und haben eine panische Angst vor Gewichtszunahme. Sie schränken die Nahrungszufuhr ein und vermeiden kalorienreiche Nahrung. Das Hungergefühl verringert sich oft, z. T. kommt es jedoch intermittierend zu bulimischen Verhaltensweisen. Charakteristisch ist auch die Amenorrhö. Wegen der Fehlperzeption der eigenen Figur spricht man von einer Störung des Körperschemas. Besonders schwer kranke Patientinnen weisen kaum eine Krankheitseinsicht auf und widersetzen sich z. T. trickreich den therapeutischen Bemühungen.

Somatische Folgen der Erkrankung sind Obstipation, Kälteunverträglichkeit, Bradykardie, Hypothermie, Hypotonie, lanugohaarartige Behaarung oder Hirsutismus, Parotisvergrößerung, Anämie, Leukopenie, Eiweißmangel, Osteoporose, Elektrolytstörungen, Vitaminmangel und lebensgefährliche Unterernährung.

Der Erkrankungsbeginn liegt meist in der Adoleszenz. Nicht selten hatte das Mädchen Übergewicht und begann, Diät zu machen. Eine Situation, in der vermehrte Autonomie gefordert wird, z. B. bei einem Sprachaufenthalt in fremder Umgebung, gilt als typischer Auslöser.

Der Spontanverlauf ist bei schwereren Formen in nicht wenigen Fällen chronisch. Hinsichtlich des Verlaufs unter Therapie s. unten. Zu beachten ist, dass bei jungen Mädchen flüchtige anorektische Zustände von kürzerer Dauer, welche spontan abklingen, relativ häufig sind.

> **Übersicht 1**
> **Merkmale der Anorexia nervosa nach ICD-10**
> – Selbstinduziertes Untergewicht bei Überzeugung, zu dick zu sein
> – Amenorrhö

Komorbidität. Eine solche besteht häufig mit bulimischen Zügen, wobei nach ICD-10 dann nur die Diagnose der Bulimie gestellt wird. Zum Teil tritt ein Übergang der Anorexie in die Bulimie ein. Eine Entwicklung in der gegenteiligen Richtung ist selten. Depressionen sind häufig. Zudem besteht eine Komorbidität mit der Zwangsstörung.

Zur Persönlichkeit der Patientinnen wurden Attribute wie leistungsbezogen, asketisch, perfektionistisch und kühl im zwischenmenschlichen Kontakt genannt.

Häufigkeit. Die Anorexia nervosa ist eine Krankheit wohlhabender Länder. Sie kommt in sozial höheren Schichten etwas gehäuft vor. Etwa 1% der Mädchen sind irgendwann im Leben betroffen. Bei Knaben ist die Störung extrem selten. Unter Tänzern und Läufern beiderlei Geschlechts soll die Anorexia nervosa gehäuft vorkommen.

Pathogenese, Ätiologie. Gemäß Psychoanalyse weigern sich die Patientinnen unbewusst, eine erwachsene Frau zu werden. Das Abmagern sei ein Versuch, völlige Autonomie und Autarkie zu gewinnen. Es bestehe ein forciertes Autonomiebestreben bei verleugneten Abhängigkeitswünschen.

Als typische familiäre Muster wurden das Fehlen von offenen Auseinandersetzungen, übertriebene Enge, mangelnde gegenseitige Abgrenzung und Konfliktverleugnung genannt. Oft soll eine überenge Vater-Tochter-Beziehung bestehen. Es gibt jedoch keine spezifischen familiären Konstellationen. Die Familienverhältnisse sind meist äußerlich geordnet. Krankheitsauslösend kann auch Geschwisterrivalität sein.

Ein biologisches Entgegenkommen bei der Entstehung der Erkrankung ist anzunehmen. Seine Art ist jedoch unklar. In den Familien findet man vermehrt Anorexien und Depressionen.

Differenzialdiagnose. Auf die Abgrenzung von Anorexie und Bulimie gemäß ICD-10 wurde hingewiesen. Im Übrigen ist ungenügende Nahrungszufuhr bei Schizophrenien, Depressionen und anderen psychischen Krankheiten abzugrenzen. Die Differenzialdiagnose zu körperlichen Erkrankungen, z. B. dem Panhypopituitarismus (Sheehan-Syndrom), ist wegen der typischen Symptome der Anorexia nervosa meist einfach. Die Anorexiesymptome können jedoch von der Patientin verheimlicht werden. In solchen Fällen schafft die endokrinologische Untersuchung Klarheit. Zudem bleiben bei Anorexia nervosa im Gegensatz zum Sheehan-Syndrom die Scham- und Achselhaare erhalten, und die Brüste werden nicht extrem atrophisch.

Therapie. Die Wiederherstellung eines normalen Gewichts und normaler Essgewohnheiten ist vorrangig, da der Zustand der Unterernährung an sich die Aufrechterhaltung bestimmter Krankheitssymptome begünstigt. Bei Kachexie ist eine Klinikeinweisung unumgänglich. Gegebenenfalls muss eine Sondenernährung durchgeführt werden. Wegen der Tendenz der Patientinnen zu Täuschungsmanövern ist eine Überwachung hinsichtlich Essen, Erbrechen und der Gewichtszunahme erforderlich.

Im Rahmen der KVT sollen die Patientinnen ein normales Essverhalten wiedererlernen und die daraus entstehenden inneren Konflikte und Spannungen kognitiv aufarbeiten.

Es ist wichtig, die Eltern in die Behandlung einzubeziehen und über den oft langwierigen Krankheits- und Therapieverlauf aufzuklären. Die Ursache der Erkrankung soll nicht einfach bei ihnen gesucht werden. Die Eltern haben in vielen Fällen aus Besorgtheit mit allerlei Kompromissen versucht, die Patientin zu vermehrtem Essen zu motivieren. Sie sollen den Patientinnen keine Spezialkost und auch sonst keine spezielle Schonung gewähren.

Medikamentöse Therapien haben einen geringen Stellenwert in der Behandlung der Anorexie. Persistierende Depressionen müssen behandelt werden.

Die Langzeitprognose ist aufgrund der modernen Therapien bei mehr als der Hälfte der Patientinnen günstig, d. h. sie werden vollständig oder weitgehend geheilt. Allerdings sind dazu oft wiederholte Therapieversuche nötig. Etwa 5% der Patientinnen sterben an somatischen Folgen der Erkrankung oder durch Suizid bei assoziierter Depression.

Bulimie

Klinik. Die sich von den altgriechischen Wörtern „bous" (Rinderkopf) und „limos" (Hunger) ableitende Bezeichnung bedeutet in etwa „Hunger eines Rindes". Der Bulimie wird erst seit den 1980er Jahren Aufmerksamkeit geschenkt.

Die Erkrankung ist durch Essattacken gekennzeichnet, bei denen die Patientinnen – auch hier handelt es sich meist um Frauen – in sehr kurzer Zeit eine übermäßige Nahrungsmenge zu sich nehmen und also einen Kontrollverlust über das Essen erleiden. Anschließend unternehmen sie unangemessene Versuche, der drohenden Gewichtszunahme entgegenzuwirken (Übersicht 2).

Die Patientinnen sind sehr linienbewusst und beschäftigen sich im Übermaß mit der Möglichkeit, dick zu werden. Starke Gewichtsschwankungen sind häufig. Die Mehrzahl der

Patientinnen ist normalgewichtig. Die bulimischen Verhaltensweisen bzw. die Maßnahmen zur Gewichtskontrolle können einen wesentlichen Teil des Tages ausfüllen und viel Geld kosten. Meist haben die Patientinnen Schuldgefühle wegen der Essexzesse. Der Ablauf der Symptome entspricht dem der Impulsstörungen.

Mögliche somatische Komplikationen sind Magendehnungen einschließlich des Risikos der Ruptur, Zahnschmelzschäden durch den sauren Magensaft, Elektrolytstörungen und eine Hypertrophie der Speicheldrüsen, insbesondere auch der Parotis.

Die Erkrankung beginnt im Allgemeinen in der Adoleszenz oder im jungen Erwachsenenalter. Im typischen Fall macht die Patientin eine Abmagerungskur, welche sich bis zur Anorexie fortsetzt. Dann treten Essattacken auf, im Anschluss an welche selbstinduziertes Erbrechen, Laxanzienabusus u. a. Handlungen mit dem Ziel der Vermeidung einer Gewichtszunahme erfolgen. Auch eine Bulimie mit Entstehung von Übergewicht kommt vor. Unbehandelt ist die Erkrankung häufig längerdauernd. Der Langzeitverlauf ist ungenügend bekannt.

> **Übersicht 2**
> **Merkmale der Bulimie nach ICD-10**
> - Essattacken, bei denen in kurzer Zeit große Nahrungsmengen konsumiert werden
> - Andauernde Beschäftigung mit dem Essen, Gefühl des Kontrollverlusts
> - Versuche, der drohenden Gewichtszunahme entgegenzuwirken: selbstinduziertes Erbrechen, Missbrauch von vermeintlich gewichtsreduzierenden Medikamenten wie Laxanzien, Hungern, exzessive körperliche Aktivität
> - Selbstwahrnehmung, zu dick zu sein

Komorbidität. Depressionen und Suchterkrankungen sind relativ häufig, ebenso Störungen der Impulskontrolle wie die Kleptomanie von Nahrungsmitteln, zudem Persönlichkeitsstörungen, insbesondere vom Borderline-Typ. Auf die Beziehung zur Anorexia nervosa wurde hingewiesen. Im Vergleich zum Durchschnitt der Gleichaltrigen ist ein etwas erhöhter Anteil der Patientinnen übergewichtig.

Häufigkeit. Die Bulimie kommt bei jungen Frauen in einer Häufigkeit von 1–3% vor. Männer sind viel seltener betroffen. Auch die Bulimie ist eine Störung der wohlhabenden Länder.

Pathogenese, Ätiologie. Ablösungs- und Abgrenzungskonflikte wurden als psychodynamisch bedeutsame Bedingungen betrachtet.

Diagnose, Differenzialdiagnose. Nicht selten wird die Erkrankung verheimlicht. Differenzialdiagnostische Schwierigkeiten gibt es kaum.

Therapie. Bei der Aufklärung über die Erkrankung ist wichtig darauf hinzuweisen, dass durch die Einnahme von Laxanzien, Diuretika und anderen Medikamenten keine eigentliche Gewichtsabnahme möglich ist.

KVT ist die Behandlung der Wahl. Wichtige Ratschläge sind in Übersicht 3 zusammengefasst. Normales Essen ohne stärkeres Fasten ist zentral. Patientinnen mit leichter Symptomatik können die Verhaltensweisen innerhalb kurzer Zeit aufgeben.

Als Ergänzung zur Psychotherapie können SSRI die Bulimie günstig beeinflussen, auch wenn keine Depression vorhanden ist. Diesbezüglich umfassend untersucht ist Fluoxetin. Die Substanz muss bei dieser Indikation in der Regel in höherer Dosierung (bis zu 60 mg tgl.) gegeben werden.

Übersicht 3

Essensprinzipien bei Bulimie (verändert nach Freeman 1991; wiedergegeben mit freundlicher Genehmigung durch Elsevier Science)

- Nehmen Sie sich jeden Tag Zeit, um zu überdenken, wie Sie mit dem Essverhalten zurechtkommen. Einige Ihrer Strategien werden wirksam sein, andere nicht.
- Planen Sie den Tagesablauf im Voraus. Vermeiden Sie lange Perioden von unstrukturierter Zeit oder ein übervolles Programm.
- Verwenden Sie ein Tagebuch, um Ihr Essverhalten aufzuzeichnen.
- Versuchen Sie, in Gesellschaft und nicht allein zu essen.
- Machen Sie, während Sie essen, nichts anderes, ggf. abgesehen von Gesprächen mit anderen. Sie sollten also nicht gleichzeitig fernsehen oder lesen. Im Allgemeinen ist nichts dagegen einzuwenden, wenn Sie Musik oder Radio hören; Sie sollten jedoch versuchen, sich auf die genussvolle Einnahme der Mahlzeit zu konzentrieren.
- Sehen Sie 3 Hauptmahlzeiten und 2 Zwischenmahlzeiten pro Tag vor. Nehmen Sie diese zu vorbestimmten Zeitpunkten ein. Planen Sie Ihre Mahlzeiten genau voraus, sodass Sie wissen, was Sie wann essen werden.
- Lagern Sie nur Lebensmittel zu Hause, welche Sie brauchen. Wenn Sie leicht zu viel einkaufen, nehmen Sie wenig Geld mit.
- Finden Sie heraus, ob es Zeiten gibt, zu denen Sie besonders zu Fressattacken neigen. Planen Sie für diesen Zeitpunkt Aktivitäten, die mit Essen nicht vereinbar sind, z. B. körperliche Betätigung oder ein Bad.
- Vermeiden Sie es, sich an Orten aufzuhalten, an denen sich Lebensmittel befinden. Halten Sie sich zwischen den Mahlzeiten von der Küche fern.
- Planen Sie im Voraus, was Sie am Ende jeder Mahlzeit machen.
- Wiegen Sie sich nur einmal pro Woche. Versuchen Sie nicht abzunehmen, solange Sie lernen, sich normale Essgewohnheiten anzueignen. Wenn sie dieses Ziel erreicht haben, können Sie abnehmen, indem Sie die Menge jeder Mahlzeit reduzieren, nicht aber, indem Sie Mahlzeiten auslassen.
- Betätigen Sie sich körperlich. Dies steigert die Verbrennung und trägt zur Unterdrückung von Hunger bei, insbesondere der Lust auf Kohlenhydrate.
- Achten Sie besonders in den Tagen vor der Menstruation auf sich, denn viele Frauen erleben in dieser Periode eine erhöhte Esslust.
- Meiden Sie Alkohol. Er kann verstärkte Esslust hervorrufen und vermindert die Fähigkeit der Selbstkontrolle.
- Setzen Sie sich begrenzte und realistische Ziele. Arbeiten Sie an sich eher Stunde für Stunde als Tag für Tag. Ein einzelner Misserfolg bedeutet noch nicht eine Serie von Misserfolgen. Schreiben Sie Ihre Erfolge, wenngleich mit der nötigen Bescheidenheit, in Ihren Tagebuchaufzeichnungen auf. Immer wenn Sie die Zeit mit normalem Essen verbringen, verstärken Sie Ihre neuen, gesunden Essgewohnheiten.

Essattacken ohne Bulimie („binge eating")

Die Erkrankung figuriert in ICD-10 nicht und muss dementsprechend unter „Sonstigen Essstörungen" (F50.8) kodiert werden.

Essattacken ohne Bulimie kommen bei 25–30% der Adipösen vor und sind deshalb eine wesentliche Ursache des Übergewichts. Ein Teil der Patienten ist normalgewichtig.

Die Therapie besteht in einem der Bulimie ähnlichem Ansatz der KVT. Ein empfehlenswertes Buch zur Selbstbehandlung wurde von C.G. Fairburn (1995) verfasst. Bei Therapieresistenz ist ein Versuch mit SSRI erwägenswert.

Adipöse mit Essattacken müssen zu einer erfolgreichen Gewichtsabnahme diese psychischen Symptome in den Griff bekommen.

Übersicht 4
Essattacken („binge eating")[a]
- Essattacken
- Keine Versuche, der Gewichtszunahme mit unangemessenen Maßnahmen entgegenzuwirken

[a] In Anlehnung an DSM-IV.

F51 Nichtorganische Schlafstörungen

Diagnosen nach ICD-10
F51.0 Nichtorganische Insomnie
F51.1 Nichtorganische Hypersomnie
F51.2 Nichtorganische Störungen des Schlaf-Wach-Rhythmus
F51.3 Schlafwandeln (Somnambulismus)
F51.4 Pavor nocturnus
F51.5 Albträume (Angstträume)

Allgemeines über den Schlaf. Der Schlaf ist ein aktiver zerebraler Zustand. Man unterscheidet den klassischen Schlaf bzw. Non-REM-Schlaf mit den Stadien 1–4 (Leichtschlaf – Tiefstschlaf) vom paradoxen bzw. REM-Schlaf (REM „rapid eye movements"). Der klassische Schlaf ist im EEG durch langsame hochgespannte Wellen gekennzeichnet, der REM-Schlaf durch eine schnelle niedriggespannte Aktivität. Neben raschen Augenbewegungen sind weitere REM-Schlafmerkmale: Muskelhypotonie, Schwankungen von Puls, Blutdruck und Atmung sowie beim Mann Erektionen. Die Traumtätigkeit findet überwiegend im REM-Schlaf statt. Der REM-Anteil am Gesamtschlaf beträgt beim Erwachsenen ca. 20–25%. Die erste REM-Phase beginnt ungefähr 70–110 min nach dem Einschlafen. Pro Nacht finden etwa 5 Schlafzyklen statt.

Der Erwachsene benötigt individuell verschieden 5–9 h Schlaf täglich. Einer ungewöhnlichen Schlafdauer kommt nur Krankheitswert zu, wenn sie mit Beschwerden verbunden ist. Im Alter verschlechtert sich die Schlafqualität. Die Wachperioden werden häufiger und länger, und die Gesamtschlafdauer verkürzt sich. Der Anteil des Tiefschlafs nimmt stark, der der REM-Aktivität mäßig ab.

Schlafentzug wird nur relativ kurze Zeit ertragen. Nach Wachbleiben während mehr als 48 h treten neben extremer Schläfrigkeit depressive Zustände, Apathie, Gereiztheit und Stimmungslabilität, später auch delirante Zustände auf. Längerdauernder isolierter REM-Schlafentzug bewirkt entgegen einer oft gehörten Meinung keine nennenswerten psychischen Störungen.

Allgemeines über Schlafstörungen. Von nichtorganischer Schlafstörung spricht man, wenn sie die prinzipielle Symptomatik darstellt und nicht Folge einer organischen Erkrankung oder Teil einer anderen psychischen Krankheit ist. Man unterscheidet die Dyssomnien und die Parasomnien.

Dyssomnien sind Störungen von Dauer, Qualität oder Zeitpunkt des Schlafs. Man unterscheidet 3 Arten. Insomnien sind Zustände von verminderter Schlafdauer, welche mit Beschwerden einhergehen, oder sonstige Zustände von unerholsamem Schlaf. Bei Hypersomnien liegt eine abnorme Einschlaftendenz am Tage, häufig kombiniert mit einer verlängerten Gesamtschlafdauer, und/oder eine verlängerte Übergangszeit bis zum völligen Wachsein (Schlaftrunkenheit) vor. Störungen des Schlaf-Wach-Rhythmus stellen eine Beeinträchtigung der Fähigkeit dar, zur üblichen Nachtzeit zu schlafen, dies bei normaler Schlaffähigkeit zu anderen Tageszeiten.

Parasomnien, d. h. abnorme psychische Phänomene während des Schlafs, sind Schlafwandeln, Pavor nocturnus und Albträume.

Nichtorganische Insomnie

Klinik. Die Patienten klagen über Einschlafstörungen, Durchschlafstörungen mit wiederholtem Erwachen oder langen Wachperioden, Schlaflosigkeit am frühen Morgen, oberflächlichen Schlaf oder unerholsamen Schlaf. Zum Teil werden Unausgeschlafenheit, Konzentrationsstörungen oder sonst mangelndes Wohlbefinden tagsüber angegeben. Chronische Insomnien können eine erhebliche Belastung sein. Ungünstige Auswirkungen im interpersonellen, sozialen und beruflichen Bereich sind möglich.

Das Schlaf-EEG bestätigt meist die Beeinträchtigung des Schlafs. Typischerweise sind mehrere Parameter gestört: Einschlaflatenz, Schlafdauer, Anzahl und Dauer der Wachperioden und Schlafeffizienz (Verhältnis von Schlafzeit zu im Bett verbrachter Zeit). Die Schlafarchitektur, d. h. die Verteilung der einzelnen Schlafstadien, zeigt unspezifische Veränderungen. In vielen Fällen besteht eine Diskrepanz zwischen subjektiven Beschwerden und objektivem Befund. Die meisten Patienten mit Insomnie schlafen länger, als sie glauben.

Nicht selten geben Patienten mit Insomnie an, schon immer einen leichten Schlaf gehabt zu haben. Dem Beginn der Störung können belastende Ereignisse vorausgehen. Insomnien sind von wechselnder Dauer. Ein Teil persistiert auf Dauer

Komorbidität. Patienten mit chronischer Insomnie leiden tagsüber häufig an Müdigkeit, Ermüdbarkeit und anderen Symptomen im Sinne der Neurasthenie. Zudem besteht eine erhöhte Komorbidität mit vielen anderen psychischen Krankheiten, insbesondere Depressionen, Angststörungen und Suchtkrankungen.

Häufigkeit. Die meisten Menschen haben irgendwann im Leben Schlafstörungen. Die Prävalenz von Insomnien in der Allgemeinbevölkerung dürfte 25% betragen. Wie viele Betroffene eine nichtorganische Insomnie nach ICD-10 aufweisen, ist nicht bekannt. Besonders ältere Menschen und mehr Frauen als Männer leiden an Insomnie. Bei jungen Menschen überwiegen Einschlafstörungen, bei älteren Durchschlafstörungen und frühes Erwachen am Morgen.

Pathogenese, Ätiologie. Auf das Vorkommen von Stressfaktoren im Vorfeld von Insomnien wurde hingewiesen. Bei einem Teil der chronischen Insomnien dürften biologische Veränderungen heute unbekannter Art beteiligt sein. Konditionierungseffekte spielen weniger bei der Entstehung als bei der Verstärkung und dem Persistieren von Schlafstörungen eine Rolle, z. B. indem die negative Erwartung das Einschlafen erschwert. Das Vorliegen unbewusster Konflikte erscheint nur bei einer Minderheit der Patienten plausibel.

Diagnose, Differenzialdiagnose. Nach ICD-10 soll die Insomnie diagnostisch verschlüsselt werden, wenn die Schlafstörung das Bild dominiert und als eigenständige Störung betrachtet wird. Schlaflosigkeit kommt bei Depressionen sehr häufig vor. Die Manie ist durch eine Verminderung der Schlafdauer gekennzeichnet. Bei Schizophrenien besteht z. T. eine Insomnie. Alkoholkonsum bewirkt oft eine Fragmentierung des Schlafs. Bei Alkohol-, Tranquilizer- oder Hypnotikaabhängigkeit kann trotz Sedation eine mehr oder minder ausgeprägte Insomnie bestehen.

Differenzialdiagnostisch sind ferner Hypersomnien, Störungen des Schlaf-Wach-Rhythmus und Parasomnien, bei denen auch eine Insomnie bestehen kann, zu berücksichtigen.

Unter den organischen Formen der Insomnie ist das Schlafapnoe-Syndrom zu erwähnen. Der Patient erleidet im Schlaf zahlreiche Atemstillstände. Er merkt am Morgen nur, dass er einen schlechten, unerfrischenden Schlaf hatte. Zum Teil besteht starkes morgendliches Kopfweh. Der Bettpartner berichtet meist von starkem Schnarchen mit Schnarchpausen. Oft besteht Tagessomnolenz. Hypertonie und Polyglobulie sind mögliche Folgen. Viele Patienten mit Schlafapnoe-Syndrom sind übergewichtig. Patienten mit Schlafstörungen, starkem Schnarchen und Tagessomnolenz sollen mit dem Schlaf-EEG auf das Schlafapnoe-Syndrom untersucht werden.

Restless Legs sind ein überwiegend bei älteren Personen auftretender Zustand von innerer Unruhe in den Beinen, der besonders beim Zu-Bett-Gehen unangenehm empfunden wird. Dies kann zu Schlafschwierigkeiten führen. Der Zustand kommt bei Polyneuropathien und idiopathisch vor.

Den nächtlichen Myoklonus findet man häufig gemeinsam mit Restless Legs, er kann aber auch unabhängig davon auftreten. Er besteht in repetitiven kurzen Muskelzuckungen v. a. der Beinmuskulatur. Dies führt zu kurzen Weckreaktionen. Die Patienten nehmen die Muskelzuckungen meist nicht wahr. Sie können subjektiv an Insomnie und/oder verstärkter Tagessomnolenz leiden. Der Bettpartner klagt u. U., dass er in der Nacht vom Patienten „getreten" wird. Die Störung ist von den häufigen Einschlafmyoklonien des Normalen zu unterscheiden.

Schlafstörungen, u. U. schwerer Art, können auch als Folge zerebraler Erkrankungen oder eines Schädel-Hirn-Traumas auftreten.

Schließlich können somatische Störungen wie Herzkrankheiten oder schmerzhafte Erkrankungen verschiedener Art zur Insomnie führen.

Übersicht 1
Formen der Insomnie
- Nichtorganische Insomnie
- Bei Hypersomnien, Störungen des Schlaf-Wach-Rhythmus, Parasomnien
- Bei anderen psychischen Störungen (Depression, Manie, Schizophrenie, Sucht u.a.)
- Organisch bedingte Insomnie (Schlafapnoe, Restless Legs, nächtlicher Myoklonus, posttraumatisch, Demenz)
- Begleitinsomnie bei somatischen Erkrankungen (koronare Herzkrankheit, Schmerz u.a.)

Abklärungen bei Insomnie. Diesbezüglich sollen die in Übersicht 2 angegebenen Punkte berücksichtigt werden. Zur präzisen Erfassung von Schlafstörungen kann ein Schlaftagebuch wertvoll sein. Bei schweren Insomnien, die sich unter der üblichen Behandlung nicht bessern, ist ein Schlaf-EEG bzw. eine Polysomnographie in Betracht zu ziehen.

Übersicht 2
Abklärungen bei Insomnie
- Schlafgewohnheiten: Moment des Zu-Bett-Gehens, des Aufstehens, Tagesschlaf, Befolgen der Regeln der Schlafhygiene
- Einschlafstörungen, Durchschlafstörungen, frühes Erwachen, unerholsamer Schlaf
- Abnorme Schlafphänomene: Angstträume, angsterfülltes Erwachen, Schlafwandeln, Bettnässen
- Befinden tagsüber: Müdigkeit, Schläfrigkeit, Konzentrationsstörungen, Reizbarkeit, morgendliche Kopfschmerzen
- Psychiatrische Anamnese einschließlich Medikamenten
- Aktuelle psychische Belastungen
- Somatische Untersuchung
- Befragen des Bettpartners nach starkem Schnarchen, Pausen der Atmung, Ausschlagen mit den Beinen
- Schlaf-EEG bei Insomnien, welche sich auf die konventionelle Therapie nicht bessern, bei Hinweisen auf Schlafapnoe

Therapie

Allgemeines, Psychotherapie. Die Behandlung akuter, erwartungsgemäß kurzdauernder Insomnien im Zusammenhang mit äußeren Belastungen ist meist einfach. Sie besteht in Stützung und ggf. der Verschreibung eines Hypnotikums für kurze Zeit.

Im Gegensatz dazu können chronische Insomnien erhebliche therapeutische Probleme bereiten. An erster Stelle steht die Aufklärung über die Störung. Es kann hilfreich sein, dem Patienten mitzuteilen, dass die Schlafdauer individuell variiert, nächtliche Wachperioden nicht an sich pathologisch sind, die Schlafqualität im Alter generell abnimmt, kein starker Zusammenhang zwischen Schlafqualität und Wohlbefinden am Tage besteht und Schlaflosigkeit somatisch nicht mit besonderen Risiken verbunden ist. Auch kann erwähnt werden, dass man meist keine spezifischen Ursachen der Insomnie findet und man deshalb auch keine spezifische Therapie durchführen kann. Zudem ist auf die fast generell bestehende Diskrepanz zwischen vermeintlicher und wahrer Schlafdauer hinzuweisen, was durch das Ergebnis des Schlaf-EEG belegt werden kann.

Wichtig ist die Behandlung assoziierter Störungen, die ihrerseits mit Insomnie verbunden sind, wie von Depressionen und Suchtkrankheiten.

Immer soll man versuchen, die Insomnie mit den sog. Maßnahmen der Schlafhygiene zu verbessern (Übersicht 3).

Übersicht 3
Maßnahmen der Schlafhygiene
- Man soll so viel schlafen, wie man individuell benötigt.
- Es empfiehlt sich, jeden Tag in etwa zur gleichen Zeit schlafen zu gehen. Dabei sollte man eine gewisse Müdigkeit verspüren.
- Man sollte zu einer festen Zeit aufstehen und langes Im-Bett-Bleiben am Vormittag vermeiden.
- Feste Gewohnheiten vor dem Einschlafen im Sinne eines „Schlafrituals", z. B. Lektüre oder ein Bad, können das Einschlafen erleichtern.
- Ein üppiges Abendessen oder Hunger am Abend beeinträchtigen den Schlaf. Bei Trinken größerer Mengen Flüssigkeit kann der Schlaf durch den Gang zur Toilette unterbrochen werden.
- Alkohol erleichtert das Einschlafen, führt aber oft zu fragmentiertem Schlaf.
- Ab dem späten Nachmittag und am Abend sollen keine koffeinhaltigen Getränke genommen werden.
- Stärkere körperliche oder psychische Anstrengung in den letzten 4 h vor dem Zu-Bett-Gehen können zu Einschlafschwierigkeiten führen und sollen daher vermieden werden.
- Bei längeren Wachperioden in der Nacht kann es sinnvoll sein, aufzustehen und sich abzulenken, bis man wieder müde wird.
- Ein ruhiges und kühles Schlafzimmer ist für einen guten Schlaf wichtig.
- Regelmäßige körperliche Aktivität am Tage fördert den Schlaf.
- Personen mit nächtlicher Schlaflosigkeit sollen keinen Mittagsschlaf vorsehen und auch sonst während des Tages nicht schlafen.

Zudem steht eine Reihe von Psychotherapien der Insomnie zur Verfügung. Sie müssen für den Patienten individuell ausgewählt werden. Bei schwereren Insomnien erweisen sie sich oft nur als mäßig wirksam.

Entspannungstechniken wie autogenes Training, progressive Muskelrelaxation und Biofeedback können zu einer gewissen Verbesserung von Schlafschwierigkeiten führen.

Bei der Stimuluskontrolle wird dem Patienten aufgetragen, das Bett nur zum Schlafen zu verwenden (abgesehen vom Sex). Es wird davon ausgegangen, dass im Laufe der Insomnie im Bett Handlungen begonnen wurden, die den Schlaf im Sinne einer Konditionierung behindern.

Die Schlafrestriktion beruht darauf, dass der Patient nur so lange im Bett verbringen soll, wie er nach seiner Aussage effektiv schläft. Er darf erst die entsprechende Anzahl Stunden vor der üblichen Aufstehzeit zu Bett gehen. Dies führt zu einer Schlafdeprivation mit erhöhtem Schlafdruck und als Folge davon zu einer erhöhten Schlafeffizienz. Wenn der Patient einige Nächte lang 85% der im Bett verbrachten Zeit geschlafen hat, wird das Regime halbstundenweise gelockert, bis die individuell optimale Schlafdauer erreicht ist.

Paradoxe Anweisungen können bei Patienten hilfreich sein, die den Schlaf herbeizwingen wollen. Sie sollen beispielsweise versuchen, die Augen offen zu halten und wach zu bleiben, bis sie dann von selbst einschlafen.

Bei der kognitiven Fokussierung wird die Aufmerksamkeit auf angenehme und beruhigende Gedanken gelenkt. Zur Unterdrückung unangenehmer Gedanken wurde der Gedankenstopp empfohlen.

Hypnotische Therapie: Allgemeines. Hypnotika kommen bei Versagen anderer Maßnahmen in Frage. Sie führen in vielen Fällen zu einer subjektiven und objektiven Verbesserung der Insomnie. Bei akuten Schlafstörungen kann man mit der Indikationsstellung großzügig sein.

Zur Verabreichung bei chronischer Insomnie soll die Störung einen gewissen Schweregrad haben. Wenn eine chronische Insomnie relativ geringfügig ist, stellt es für viele Patienten auf Dauer die beste Lösung dar, eine etwas reduzierte Schlafqualität zu akzeptieren und mit ihr zu leben. Allenfalls kann sporadisch, d. h. maximal 2-mal pro Woche, ein Hypnotikum verwendet werden.

> **Übersicht 4**
> **Milde chronische Insomnie**
> ▬ Störung in Kauf nehmen
> ▬ Sporadisch Hypnotikum

Die modernen Hypnotika werden in Nichtbenzodiazepine und Benzodiazepine eingeteilt. Alle diese Substanzen weisen im Vergleich zu älteren Hypnotika wie den Barbituraten wichtige Vorzüge auf. Sie beeinflussen die Schlafarchitektur wenig, vermindern den REM-Schlaf kaum, führen nur langsam und meist nur partiell zu Toleranzentwicklung und physischer Abhängigkeit, weisen ein relativ geringes Suchtpotenzial auf, sind relativ sicher bei Einnahme in Überdosierung und bewirken kaum pharmakokinetische Interaktionen.

Substanzen erster Wahl sind heute in vielen Fällen die modernen Nichtbenzodiazepine (Übersicht 5). Sie binden sich nicht an alle, sondern nur an Subgruppen von Benzodiazepinrezeptoren (Zaleplon, Zolpidem) bzw. an Bindungsstellen, die sich in der Nähe des Benzodiazepinrezeptors befinden (Zopiclon). Dies ist im Vergleich zu den Benzodiazepinhypnotika mit Vorteilen hinsichtlich der Nebenwirkungen verbunden (Übersicht 6).

Benzodiazepinhypnotika binden sich an alle Benzodiazepinrezeptoren. Die einzelnen Substanzen differieren hinsichtlich der Wirkungsdauer. Auch Benzodiazepintranquilizer (z. B. Oxazepam oder Lorazepam) können als Hypnotika eingesetzt werden. Diesbezüglich ist darauf hinzuweisen, dass es nicht möglich ist, außer Besonderheiten der Pharmakokinetik deutliche pharmakologische Unterschiede zwischen ih-

Übersicht 5
Moderne Hypnotika

Substanz	Initiale Dosis [mg][a]	Halbwertszeit [h][b]
Nichtbenzodiazepine		
Zaleplon	10	UK
Zolpidem	10	K
Zopiclon	7,5	K/M
Benzodiazepine		
Flunitrazepam	1	L
Flurazepam	15	L
Midazolam	7,5	K
Nitrazepam	5	L
Temazepam	20	M
Triazolam	0,125	K

[a] Bei Alterspatienten ist die halbe Initialdosis zu erwägen.
[b] Angaben unter Berücksichtigung der Metaboliten.
UK Ultrakurz wirksam ($t_{1/2}$ 1 h), K kurz wirksam ($t_{1/2} < 5$ h), M mittellang wirksam ($t_{1/2}$ 5–15 h), L lang wirksam ($t_{1/2} > 15$ h).

Übersicht 6
Unerwünschte Effekte moderner Hypnotika

Nebenwirkung	Benzodiazepine	Nichtbenzodiazepine
Muskelrelaxation, Koordinationsstörungen	+	±
Amnesien, andere Gedächtnisstörungen	+	±
Tagessedation mit Einbußen in Leistungstests	±[a]	–
Automatische Handlungen im Schlaf	±[b]	±[b]
Angstzustände am Morgen	±[c]	–
Verminderung der Respiration bei Schlafapnoe-Syndrom (Kontraindikation)	+	+
Toleranz, physische Abhängigkeit, Sucht	+	+[d]

[a] In Abhängigkeit von $t_{1/2}$.
[b] Bei allen Substanzen mit kurzer $t_{1/2}$ möglich.
[c] Triazolam.
[d] Aber schwächer als bei Benzodiazepinhypnotika.

nen und den als Hypnotika eingesetzten Benzodiazepinen anzugeben.

Hinsichtlich der unerwünschten Effekte der modernen Hypnotika s. Übersicht 6. Nichtbenzodiazepine und Benzodiazepine unterscheiden sich in einigen Punkten etwas. Andere Unterschiede betreffen kurzwirksame im Vergleich zu längerwirksamen Substanzen.

Ältere Hypnotika. Chloralhydrat wirkt nicht über den Benzodiazepinrezeptor. Es wird im Organismus zu Trichloräthanol, der eigentlichen Wirksubstanz, umgewandelt. Diese wird zu Trichloressigsäure abgebaut. Bei wiederholter Einnahme von Chloral akkumuliert diese Substanz. Die übliche Einzeldosis ist 0,5–1,0 g. Die therapeutische Breite ist gering. Chloral soll an ambulante Patienten mit Zurückhaltung verschrieben werden.

Die Barbiturate sind heute als Hypnotika obsolet, ebenso Gluthetimid, Methylpyrrolon und Methaqualon.

Andere schlaffördernde Substanzen. Baldrian hat eine leichte, in kontrollierten Studien nachgewiesene schlaffördernde Wirkung mit unbekanntem Mechanismus. Ebenfalls weiß man nicht, welcher der vielen Inhaltsstoffe für diesen Effekt verantwortlich ist.

Tryptophan und 5-Hydroxytryptophan weisen keinen eigentlichen hypnotischen Effekt, sondern eine geringe und nur bei einer Minderheit der Patienten zu beobachtende schlaffördernde Wirkung anderer Art auf.

Melatonin hat in höherer Dosis von ca. 2 mg einen geringfügigen schlaffördernden Effekt. Es beeinflusst in erster Linie zirkadiane Rhythmen und wird daher als Chronobiologikum bezeichnet. Die Substanz ist in europäischen Ländern nicht zugelassen und hinsichtlich ihrer Toxikologie ungenügend untersucht.

Praktisches Vorgehen bei der Hypnotikatherapie. Der Einsatz eines Hypnotikums während einiger Wochen ist bei Insomnie gerechtfertigt, um so einen Circulus vitiosus zu unterbrechen, der infolge von Angst vor dem Nicht-schlafen-Können wieder Schlaflosigkeit erzeugt. Oft ist es jedoch vorzuziehen, wenn der Patient seinen Schlaf mit Hilfe der Schlafhygiene verbessert und nur sporadisch ein Schlafmittel nimmt.

Eine Langzeit- bzw. Dauermedikation soll möglichst vermieden werden. Ausnahmsweise kann eine solche gerechtfertigt sein, wenn die Störung schwer ist und die Schlafqualität nach Absetzversuchen permanent schlecht blieb.

Bei der Wahl der Substanz werden wegen geringerer Nebenwirkungen die Nichtbenzodiazepine bevorzugt. Das zweite Auswahlkriterium ist die Halbwertszeit. Besteht neben der Insomnie behandlungsbedürftige Angst am Tage, wie dies bei den meisten Depressionen der Fall ist, kann ein langwirksames Benzodiazepin gegeben werden.

Man soll generell mit der in Übersicht 5 angegebenen niedrigen Initialdosis beginnen, welche bei mangelnder Wirksamkeit nach 2–3 Tagen erhöht werden kann.

Der Therapieversuch mit einem sedierenden Nichthypnotikum (Übersicht 7) ist gerechtfertigt, wenn Hypnotika wegen Suchtgefahr kontraindiziert sind, wegen der Schwere der Insomnie eine kontinuierliche Medikation nötig ist oder bei ungenügender Wirkung eigentlicher Hypnotika. Die schlaffördernde Effizienz dieser Substanzen ist eher mäßig und, mit Ausnahme von Trimipramin, wissenschaftlich schlecht abgesichert. Die Nebenwirkungen müssen bei der Indikationsstellung beachtet werden. Bei schwerer Insomnie kann neben dieser Langzeitmedikation zusätzlich sporadisch ein Hypnotikum gegeben werden. Das Nichthypnotikum soll 1 h und das Hypnotikum unmittelbar vor dem Zu-Bett-Gehen genommen werden (Übersicht 8).

Die Notwendigkeit einer bestehenden hypnotischen Therapie sollte periodisch überprüft werden, wobei dies nicht bei allen Patienten erreicht werden kann. Bei längerer Einnahme kommt es zu einer physischen Abhängigkeit und zu Entzugssymptomen beim Absetzen (S. 208 f.). Die Rebound- bzw. Entzugssymptomatik

---

Übersicht 7

Nichthypnotika als schlafanstoßende Mittel

- **Antidepressiva**
    - Trimipramin 25–50 mg
    - Mianserin 15–30 mg
    - Trazodon 50–100 mg
    - Amitriptylin 25–50 mg
- **Antihistaminika**
    - Diphenhydramin 50 mg
- **Neuroleptika**
    - Promazin 25–50 mg
    - Pipamperon 40 mg

dauert u. U. 1–3 Wochen. Das Absetzen soll progressiv erfolgen (S. 209, Übersicht 5).

Hypnotische Therapie bei Alterspatienten. Besonders bei ihnen sollen Hypnotika ohne muskelrelaxierende Wirkung und mit kurzer Halbwertszeit gegeben werden.

Therapie organischer Insomnien. Es gelten die gleichen Prinzipien wie für die nichtorganischen Insomnien. Nicht selten sind die Schlafstörungen schwer, sodass eine Dauermedikation nötig ist.

> **Übersicht 8**
> **Therapie mit Hypnotika**
> — Einschlafstörung:
>   – Erste Wahl: Zaleplon, Zolpidem
>   – Reserve: Triazolam, Midazolam
> — Ein- und Durchschlafstörung:
>   – Erste Wahl: Zolpidem, Zopiclon
>   – Reserve: Triazolam, Midazolam
> — Durchschlafstörung, verkürzte Schlafdauer:
>   – Erste Wahl: Zopiclon
>   – Reserve: Lormetazepam, Temazepam
> — Insomnie und Angst am Tag:
>   – Ggf. Flurazepam, Nitrazepam, Flunitrazepam
> — Schwere chronische Schlafstörung:
>   – Sedierendes Nichthypnotikum als Basismedikation plus sporadisch Hypnotikum

Nichtorganische Hypersomnie

Sie ist durch Tagessomnolenz, meist eine verlängerte Gesamtschlafdauer und z. T. einem verlängerten Übergang vom Aufwachen am Morgen bis zum völligen Wachsein (Schlaftrunkenheit) gekennzeichnet. Die verstärkte Einschlaftendenz am Tage kann mit dem „Multiple Sleep Latency Test" objektiviert werden, bei dem tagsüber 5-mal die Einschlaflatenz gemessen wird. In hypovigilen Phasen bei Hypersomnie können Verwirrtheitszustände mit automatischen Handlungen auftreten. Nichtorganische Hypersomnien sind selten. Eine Form, das Kleine-Levin-Syndrom, ist eine periodisch auftretende Hypersomnie. Die Störung ist ätiologisch ungeklärt, tritt vorwiegend bei jungen Männern auf und ist in den Krankheitsperioden zusätzlich durch Hyperphagie und Hypersexualität gekennzeichnet.

Differenzialdiagnostisch ist zu beachten, dass Tagessomnolenz Ausdruck einer Intoxikation bei Suchtkrankheit sein kann. Hypersomnie kommt gelegentlich bei atypischen Depressionen vor. Im Kokain- und Amphetaminentzug kann eine Periode der Hypersomnie auftreten. Patienten mit Schizophrenie verbringen z. T. viel Zeit im Bett, ohne eine Hypersomnie zu haben. Imperativer Schlafdrang am Tag ist ein Charakteristikum der Narkolepsie. Eine häufigere Ursache von Hypersomnie ist das Schlafapnoe-Syndrom. Restless Legs mit nächtlichen Myoklonien können zu Hypersomnie führen. Hypersomnien können Folge von Läsionen des Hirnstamms sein. Eine neu auftretende Schläfrigkeit unklarer Genese ist ein mögliches Hirndruckzeichen und akut abklärungsbedürftig.

Nichtorganische Störungen des Schlaf-Wach-Rhythmus

Exogene Faktoren. Der Zeitzonenwechsel bei Flugreisen führt zu vorübergehenden Störungen des Schlaf-Wach-Rhythmus („jet lag"). Die Anpassung kann erleichtert werden durch die Beeinflussung zirkadianer Rhythmen mit Licht und/oder Melatonin. Diese beiden Faktoren haben zu verschiedenen Zeitpunkten des Tages unterschiedliche Effekte (Übersicht 9). Für Melatonin geben verschiedene Autoren unterschiedliche Empfehlungen zu Einnahmezeitpunkt und Dosierung.

> **Übersicht 9**
> **Beeinflussung zirkadianer Rhythmen mit Licht und Melatonin**
> - Vorverlagerung: Licht am Morgen, Melatonin am Abend
> - Verzögerung: Melatonin am Morgen, Licht am Abend

Viele Menschen, die Schichtarbeit leisten, haben Schwierigkeiten, sich dem geforderten Rhythmus anzupassen. Müdigkeit, Konzentrationsstörungen, Fehler bei der Arbeit, erhöhte Unfallgefahr, Reizbarkeit und depressive Tendenzen sind mögliche Folgen. Die Fähigkeit, sich auf nächtliche Tätigkeit einzustellen, verringert sich mit zunehmendem Alter. Unter Umständen ist ein Wechsel der Arbeit nötig.

Endogene Faktoren. Störungen des Schlaf-Wach-Rhythmus als Folge einer zerebralen Fehlregulation sollen durch eine Funktionsstörung des zirkadianen Oszillators bedingt sein.

Beim **vorverlagerten Typ** liegt eine Einschlaftendenz am frühen Abend mit Schlafende am frühen Morgen vor. Eine leichte Vorverlagerung der Schlafzeit ist eine normale Altersveränderung. Zur Therapiemöglichkeit s. Übersicht 10.

> **Übersicht 10**
> **Therapie beim vorverlagerten Typ**
> - Vermeidung von intensivem Licht am Morgen
> - Allenfalls Melatonin (0,5 mg) am Morgen
> - Lichtexposition am Abend

Der **verzögerte Typ** ist durch Einschlafbereitschaft erst zu vorgerückter Nacht mit Schlafen bis in die Mittagszeit gekennzeichnet. Er ist gehäuft mit anderen psychischen Störungen assoziiert. Therapiemöglichkeiten sind in Übersicht 11 angegeben. Zudem wurde ein schrittweises Rückverlagern der Zubettgeh- und Aufstehzeit um 2–3 h tgl. durchgeführt, bis die gewünschte Schlafzeit erreicht wurde. Anschließend mussten sich die Patienten strikt an diese Zeiten halten, was beim eher unkonventionellen Lebensstil vieler dieser Patienten kein einfaches Ziel darstellt.

> **Übersicht 11**
> **Therapie beim verzögerten Typ**
> - Lichtexposition am Morgen
> - Vermeidung von intensivem Licht am Abend
> - Allenfalls Melatonin am Abend

Beim **desorganisierten Typ** treten mehrere kürzere Schlafphasen ohne Hauptschlafzeit auf.

Viele der völlig blinden Personen weisen einen verlangsamten, von exogenen Zeitgebern unabhängigen sog. **frei laufenden zirkadianen Rhythmus** von ca. 24,5 h auf. Sie leiden in Abständen von etlichen Wochen, wenn endogener und normaler 24-h-Rhythmus auseinander klaffen, unter Insomnie in der Nacht und Schläfrigkeit tagsüber. Mit Melatonin, gemäß bisherigen Untersuchungen 10 mg tgl., wahrscheinlich aber auch in Dosen von 0,5–1 mg tgl., kann der normale 24-h-Rhythmus wiederhergestellt werden.

Schlafwandeln

Synonym: Somnambulismus. Es handelt sich um einen aus dem Schlaf heraus auftretenden Zustand von partiellem Erwachen mit Bewusstseinsverminderung und -einengung. Der Patient steht auf, geht mit starrem, leerem Blick umher und führt z. T. komplexe Handlungen (z. B. Essen) aus, bevor er sich wieder ins Bett begibt. Der Schlafwandelnde reagiert auf die Umwelt teilweise.

Schlafwandeln tritt im ersten Drittel der Nacht aus dem Stadium 3 oder 4 heraus auf. Am nächsten Morgen besteht Amnesie für die Episode. Meist beginnt Schlafwandeln in der Präpubertät und verschwindet im Erwachsenenalter. Zur Ursache ist bekannt, dass es eine familiäre Häufung gibt. Bei Kindern mit Somnambulismus findet man kaum vermehrt psychische Krankheiten. Psychische Spannungen dürften aber das Auftreten begünstigen. Schlafwandeln bei Erwachsenen ist öfters mit anderen psychischen Krankheiten assoziiert.

Differenzialdiagnostisch kommen Epilepsien mit partiell komplexer Symptomatik in Frage. Epileptische Anfälle treten oft auch im Wachzustand auf, und im Gegensatz zum Schlafwandeln können sie nicht durch äußere Reize unterbrochen werden. Hypnotika mit kurzer Halbwertszeit können schlafwandelartige Zustände hervorrufen. Hypovigile Verwirrtheitszustände bei Schlafapnoe-Syndrom können somnambulischen Zuständen ähneln. Dissoziative Fugues sind eine weitere Differenzialdiagnose.

Schlafwandeln kann zu Unfällen führen, z. B. wenn der Patient aus dem Fenster steigen will. Es kann sinnvoll sein, Schutzvorrichtungen zu erstellen, die das Verlassen des Schlafzimmers erschweren. Trifft man den Patienten schlafwandelnd an, ist es am besten, ihn sanft zum Bett zu geleiten, wenn er nicht von selbst dorthin zurückkehrt. Durch Wachrütteln kann Verwirrtheit und Angst ausgelöst werden.

Beim Schlafwandeln des Erwachsenen ist eine Abklärung auf assoziierte psychische Störungen angezeigt.

Als therapeutische Maßnahmen bei häufigem Schlafwandeln wurden verschiedene Strategien eingesetzt: Benzodiazepine; antizipatorisches Wecken 10–15 min vor dem Schlafwandeln, wenn das Phänomen regelmäßig zu einer bestimmten Uhrzeit auftritt; Vermeidung von Übermüdung, da diese zu einem erhöhten Anteil von Tiefschlaf führt; Hypnose. Von den Benzodiazepinen wurde besonders Clonazepam (initial 0,5 mg) genannt, wobei ein potenzieller Nachteil der Substanz deren lange Halbwertszeit ist.

Pavor nocturnus

Synonym: Terror nocturnus. Eine deutsche Bezeichnung existiert nicht. Der Patient erwacht mit angsterfülltem Blick, stößt einen Angstschrei aus und verlässt panikartig das Bett. Es bestehen vegetative Zeichen wie Mydriasis, Schwitzen und Tachykardie. Der Patient ist erst nach Minuten ansprechbar. Er kann dann angeben, schwere Angstgefühle gehabt zu haben, erinnert sich aber nicht an Trauminhalte. Allenfalls werden Traumfragmente angegeben. Am nächsten Morgen besteht Amnesie für das Ereignis. Wie der Somnambulismus tritt der Pavor nocturnus im ersten Drittel der Nacht aus dem Stadium 3 oder 4 heraus auf. Das häufigste Erkrankungsalter liegt zwischen 5 und 7 Jahren. Die Störung verschwindet meist in der Adoleszenz. Pavor nocturnus kann erst im Erwachsenenalter beginnen.

Die Störung hat Beziehungen zum Schlafwandeln und ist wahrscheinlich die seltenere Variante der gleichen Krankheit. Ein Teil der Patienten leidet gleichzeitig oder sukzessiv an beiden Störungen, wobei der Pavor nocturnus meist zuerst beginnt. Auch besteht eine familiäre Häufung für beide Störungen. Es wurde postuliert, dass Schlafwandler eine Tendenz zum Externalisieren, Personen mit Pavor nocturnus hingegen eine solche zum Internalisieren von Spannungen aufweisen. Differenzialdiagnostisch ist eine Epilepsie auszuschließen.

Wie beim Somnambulismus ist darauf zu achten, dass assoziierte psychische Störungen behandelt werden. Pharmakotherapeutisch können Benzodiazepine (besonders Clonazepam wurde verwendet, s. oben) günstig wirken, wobei als Wirkungsmechanismus die Reduktion des Anteils des Stadiums 4 angenommen wird. Auch Imipramin soll positive Effekte haben.

Albträume

Synonym: Angsttraum. Es handelt sich um angsterfüllte Träume des REM-Schlafs, die zum Erwachen führen können. Dabei erlangt der Patient rasch das volle Bewusstsein und erinnert sich auch am nächsten Morgen detailliert an den Inhalt. Albträume treten überwiegend in der 2. Hälfte der Nacht auf. Albträume sind vielen Menschen bekannt. Sie stellen in der Kindheit ein relativ häufiges Phänomen dar und verschwinden meist im Erwachsenenalter. Ein Krankheitswert kommt nur chronischen Formen zu. Psychologische Belastungen spielen eine verursachende Rolle. So wurden die Albträume der Kindheit als Ausdruck der zunehmenden Auseinandersetzung mit den Realitäten des Lebens interpretiert.

Differenzialdiagnostisch ist zu beachten, dass angsterfüllte Träume bei Depressionen, der posttraumatischen Belastungsstörung und anderen psychischen Störungen auftreten können. Träume mit angstbetontem Inhalt können sich auch im Alkohol- oder Barbituratentzug manifestieren. Eine Reihe von Medikamenten, z. B. L-Dopa, Betablocker und andere Antihypertensiva können zum Auftreten von Albträumen führen. Nächtliche Panikattacken werden vom Patienten als Zustände erkannt, die den tagsüber auftretenden Panikattacken entsprechen.

Bei chronisch auftretenden Albträumen im Erwachsenenalter ist auf Diagnose und Behandlung zusätzlicher psychischer Störungen zu achten.

An spezifisch psychotherapeutischen Maßnahmen wurde die imaginäre Konfrontation mit den Inhalten und ihre emotionale Umdeutung und Neubewertung empfohlen.

Biochemisch bestehen bei Albträumen Hinweise auf eine dopaminerge Aktivierung. Eine Nachtmedikation mit niedrigdosierten typischen Neuroleptika soll z. T. wirksam sein. Als andere Strategie wurde die Gabe von Antidepressiva, z. B. Imipramin 50 mg abends empfohlen, dies mit dem Ziel der REM-Schlafunterdrückung. Benzodiazepine können helfen, gelegentlich verstärken sie jedoch die Symptomatik.

Andere Parasomnien

Die REM-Schlaf-Parasomnie (Synonym: REM-Schlaf-Verhaltensstörung) ist eine seltene Erkrankung, bei der der Patient das im Schlaf Erlebte motorisch ausagiert. Die vornehmlich bei älteren Menschen auftretende Störung resultiert aus Läsionen der Bahnen des Hirnstamms, die normalerweise die motorische Beteiligung am Traumgeschehen unterdrücken.

Die Schlaflähmung ist eine beim Einschlafen oder Erwachen auftretende Unmöglichkeit, sich zu bewegen, und führt oft zu starker Angst. Sie ist meist Teil einer Narkolepsie.

F52 Nichtorganische sexuelle Funktionsstörungen

> **Diagnosen nach ICD-10[a]**
> - **Störungen des sexuellen Verlangens**
>   F52.0 Mangel an sexuellem Verlangen
>   F52.1 Sexuelle Aversion
> - **Störungen der genitalen sexuellen Erregung**
>   F52.2 Erektionsstörungen, sexuelle Erregungsstörung der Frau
> - **Orgasmusstörungen**
>   F52.3 Verzögerte Ejakulation, Orgasmusstörung der Frau
>   F52.4 Ejaculatio praecox
> - **Schmerzhafte sexuelle Funktionsstörungen**
>   F52.5 Vaginismus
>   F52.6 Dyspareunie
>
> [a] In ICD-10 nicht vorgesehene Unterteilung.

Allgemeines. Man kann die nichtorganischen sexuellen Funktionsstörungen einteilen in primäre (seit jeher bestehende) vs. sekundäre (nach normaler Funktion aufgetretene), und in situationsbezogene vs. generalisierte.

Zur Ätiologie bestehen psychoanalytische, behavioristische und systemische Erklärungsmodelle.

Viele Patienten haben Hemmungen, von sich aus über Sexualität zu sprechen. Aus diesem Grunde soll der Arzt bei der Untersuchung diesen Bereich ggf. selbst thematisieren. Dies kann mit der allgemeinen Frage: „Sind Sie sexuell aktiv?" oder „Haben Sie irgendwelche Probleme mit der Sexualfunktion?" geschehen.

Eine organische Genese der sexuellen Funktionsstörung muss ausgeschlossen werden. Dazu gehört ggf. die fachärztliche Untersuchung. Zur Differenzierung hilft oft auch die Anamnese. So sind situations- bzw. partnerbezogene Störungen wahrscheinlich psychisch bedingt.

Bei der Behandlung nehmen verhaltenstherapeutisch orientierte Sexualtherapien, z. B. nach Masters u. Johnson (s. auch Arentewicz u. Schmidt 1993), einen zentralen Stellenwert ein. Diese Verfahren sind insgesamt sehr erfolgreich.

Mangel an sexuellem Verlangen

Klagen über vermindertes sexuelles Verlangen kommen bei beiden Geschlechtern vor. Die Ursachen sind vielfältig. Zum Verlust des sexuellen Verlangens in der Perimenopause s. S. 270.

Sexuelle Aversion

Sie besteht in einer starken Abneigung gegen sexuelle Aktivität und in deren Vermeidung. Sexueller Missbrauch in der Kindheit, eine rigide Erziehung und Beziehungsschwierigkeiten sind mögliche Ursachen.

Erektionsstörungen

Synonym: Potenzstörung. Es besteht eine Schwierigkeit, die normale Erektion zu erlangen oder aufrechtzuerhalten.

Hinsichtlich der somatischen Differenzialdiagnose s. Übersicht 1. Hinweis für eine psychisch bedingte Störung ist, wenn die Erektionsstörung nur situativ vorhanden ist, bei der Masturbation nicht auftritt und die normalen nächtlichen Erektionen bestehen.

Übersicht 1
Somatische Ursachen von Erektionsstörungen

- Diabetes, Störungen der Hypophysen-Gonaden-Achse, Hyperprolaktinämie, andere Endokrinopathien
- Arteriosklerose (Leriche-Syndrom)
- Multiple Sklerose, andere neurologische Erkrankungen
- Psychopharmaka, Antihypertensiva, andere Medikamente
- Suchtmittel

Bezüglich somatischer Untersuchungen s. Übersicht 2. Aus der Bestimmung des Testosteronplasmaspiegels können nur therapeutische Schlussfolgerungen gezogen werden, wenn der Wert klar erniedrigt ist. Der Testosteronspiegel sinkt ab dem Alter von 40 Jahren progressiv ab. Die Gabe von Testosteron bewirkt im Allgemeinen weder eine Steigerung der Libido noch der Potenz. Eine Indikation zur Testosteronsubstitution besteht nur bei eindeutigem Hypogonadismus.

> **Übersicht 2**
> **Somatische Abklärungen bei Erektionsstörungen**
> - Somatische Anamnese einschließlich Medikamentenanamnese
> - Somatische Untersuchung
> - Routinelabor einschließlich Blutzucker
> - Blutspiegel von Testosteron, FSH, LH, Prolaktin

Therapeutisch kommt, insbesondere bei Männern höheren Alters, bei denen keine Anhaltspunkte für eine psychologisch bedingte Störung gefunden werden, Sildenafil in Frage. Die Substanz wirkt peripher und verstärkt die bei der normalen Erektion auftretenden Gefäßreaktionen im Penis. Neuerdings wird auch Apomorphin, 2 mg sublingual, eingesetzt. Dieses ist ein D2-Agonist mit zentralem Angriffspunkt.

Sexuelle Erregungsstörung der Frau

Es fehlt die normale vaginale Lubrikation. Ursachen können fehlendes sexuelles Interesse, ungenügendes Vorspiel oder Ängste bezüglich des Geschlechtsverkehrs sein.

Verzögerte Ejakulation

Die Ejakulation kann verzögert auftreten, sodass der Mann nur nach langer Dauer des Sexualverkehrs oder gar nicht zum Orgasmus kommt.

Orgasmusstörung der Frau

Eine solche besteht, wenn die Patientin nie oder selten den Höhepunkt erreicht. Die Abgrenzung gegen Normalphänomene ist wichtig. Ein Teil der Frauen kommt beim Geschlechtsverkehr nur zum Orgasmus, wenn die Klitoris manuell stimuliert wird.

Ejaculatio praecox

Bei der vorzeitigen Ejakulation erfolgt der Samenerguss ungewollt so rasch, dass kein befriedigender Geschlechtsverkehr möglich ist. Unter Umständen tritt die Ejakulation bereits vor Einführen des Gliedes auf. Die Störung kommt gehäuft bei jungen Männern vor.

Methode der Wahl ist Sexualtherapie. Die Ejakulation kann medikamentös mit SSRI verzögert werden, was eine Methode der Reserve bei Therapieresistenz darstellt.

Vaginismus

Es handelt sich um eine Verkrampfung im Bereich des distalen Teils der Vagina beim Versuch, den Penis einzuführen. Auch bei der gynäkologischen Untersuchung tritt dieser Spasmus auf. Die Patientinnen sind trotz der Unmöglichkeit eines regulären Geschlechtsverkehrs oft sexuell aktiv und orgasmusfähig. Nicht selten kommen Paare erst nach jahrelangem Bestehen der Störung zum Arzt.

Dyspareunie

Dies ist die Bezeichnung für Schmerzen beim Geschlechtsverkehr. Neben somatischen Ursachen ist auch ein psychisch bedingtes Auftreten möglich. Als psychologische Ursachen wurden Angst vor dem Geschlechtsverkehr oder seine Ablehnung genannt.

Differenzialdiagnostisch sind organische Erkrankungen auszuschließen, so beim Mann die Peyronie-Erkrankung (Induratio penis plastica), bei der Frau Entzündungen und Missbildungen im Genitalbereich.

F54 Ehemals psychosomatische Krankheiten

Geschichtliches, Allgemeines. Das Konzept der Psychosomatik geht auf die 1930er Jahre zurück. Der Psychoanalytiker F. Alexander nahm bei einer Reihe von Krankheiten mit körperlicher Symptomatik unbewusste psychische Konflikte mit spezifischen psychodynamischen Konstellationen als Ursache an. Seiner Meinung nach bewirken psychische Konflikte pathologische Veränderungen vegetativer, der willentlichen Beeinflussung entzogener Funktionen, die dann zu den Krankheitssymptomem führen. Im Gegensatz zu den Konversionsstörungen seien die psychosomatischen Symptome nicht symbolischer Ausdruck des Konflikts.

Gemäß ICD-10 wird die Diagnose F54 (ohne 4. Zahl des Codes) in Anspruch genommen, wenn psychische Störungen und Verhaltenseinflüsse bei Entstehung und Verlauf einer körperlichen Krankheit eine wesentliche Rolle spielen. Es werden genannt: Asthma, Dermatitis und Ekzem, Magenulkus, Colitis mucosa, Colitis ulcerosa und Urtikaria. Für eine diesbezügliche Beteiligung psychologischer Faktoren liegen, von Ausnahmen abgesehen, nur geringe Hinweise vor.

Denkbar ist, dass psychische Faktoren gelegentlich eine auslösende bzw. mitverursachende Rolle gespielt haben. Nach Ergebnissen der Lifeevent-Forschung treten im Vorfeld von verschiedensten physischen Erkrankungen, von der banalen Erkältung bis zur Appendizitis, gehäuft belastende Lebensereignisse auf.

Dass der Verlauf der genannten Krankheiten durch psychische Belastungen gelegentlich ungünstig beeinflusst wird, ist wissenschaftlich schwer zu belegen, erscheint aber plausibel.

Konsequenzen für die Psychotherapie. Die psychosomatische Medizin versteht sich heute als diejenige Richtung, welche sich mit der Gesamtheit aller wechselseitigen Beeinflussungen von psychischen und körperlichen Funktionen befasst. Es ist eine Errungenschaft der modernen Medizin, dass bei der Behandlung von somatischen Krankheiten die relevanten psychologischen Faktoren berücksichtigt werden.

Aus obigen Ausführungen geht hervor, dass die heutige Bedeutung einer Psychotherapie psychosomatischer Krankheiten im Sinne einer Kausalbehandlung begrenzt ist.

Im Zusammenhang mit der Therapie sog. psychosomatischer Krankheiten wird immer wieder auf das Konzept der sog. **Alexithymie** Bezug genommen. Nach einer Version bedeutet der Terminus eine „Lesestörung für Gefühle", nach einer anderen eine „Gefühlsabwehr". Es wurde gesagt, dass psychosomatisch kranke Patienten eine Unfähigkeit aufweisen, ihre Gefühle wahrzunehmen. Stattdessen würden sie ihre Konflikte somatisieren. Dies zeige sich auch im beharrlichen Betonen ihrer körperlichen Beschwerden und der Weigerung, sich mit ihren psychologischen Problemen auseinander zu setzen. Zweifellos ist ein mangelnder Zugang zu den eigenen Gefühlen ein wichtiger, in jeder Psychotherapie zu berücksichtigender Punkt. Allerdings konnte keine spezielle Beziehung dieser Schwäche zu den sog. psychosomatischen Krankheiten gezeigt werden.

F55 Missbrauch von nicht abhängigkeitserzeugenden Substanzen

Diagnosen nach ICD-10
F55.0 Antidepressiva
F55.1 Laxanzien
F55.2 Nichtpsychotrope Analgetika
F55.3 Antazida
F55.4 Vitamine
F55.5 Steroide oder Hormone
F55.6 Pflanzliche oder Naturheilmittel

Allgemeines. Außer den im Abschnitt F1 besprochenen psychotropen Substanzen gibt es eine große Zahl von Medikamenten, die ohne medizinische Verschreibung, in höherer als der verordneten Dosis oder länger als verschrieben eingenommen werden. Viele Menschen nehmen nichtrezeptpflichtige Medikamente. Dies stellt oft ein Verhalten ohne rationale Basis dar, kann jedoch nicht an sich als krankhaft bezeichnet werden. Dazu müssen die allgemeinen Kriterien einer Störung nach ICD-10 (Belastung und Beeinträchtigung von Funktionen) erfüllt sein. Mögliche Folgen sind körperliche Schädigung, unnötige Geldausgaben und überflüssige Arztbesuche.

Klinik. Von den in ICD-10 angegebenen Substanzen ist der Abusus von Antidepressiva zweifellos selten.

Laxanzienmissbrauch erfolgt bei Obstipation, ohne dass andere Möglichkeiten der Therapie ausgeschöpft sind, sowie bei Anorexia nervosa, Bulimie und Adipositas zur vermeintlichen Gewichtsabnahme.

Analgetikamissbrauch kann u. a. bei körperlichen Erkrankungen mit Schmerzsymptomatik und bei somatoformen Störungen vorkommen. Chronischer Analgetikagebrauch kann zu einer besonderen Art der körperlichen Abhängigkeit führen, sodass z. T. ein Abhängigkeitssyndrom nach ICD-10 vorliegt. So können Patienten mit Kopfschmerzen nach jahrelangem Analgetikagebrauch bei Unterbrechung der Einnahme eine Symptomverstärkung erfahren, welche sich nach einiger Zeit wieder bessert.

Anabole Steroide werden von Athleten zur Leistungssteigerung und von Body-Buildern zum Erreichen des gewünschten Aussehens eingenommen.

Therapie. Diese besteht zunächst in der Aufklärung über den sinnvollen Gebrauch und die Wirkungen der Substanz. Besteht eine Krankheit, soll diese adäquat behandelt werden. Missbräuchliche Einnahme von Medikamenten kann Ausdruck eines therapiebedürftigen psychologischen Problems sein.

Exkurs Grenzbereiche und Überschneidungen von Psychiatrie und Somatik

Im folgenden Abschnitt werden spezielle Themen besprochen, die einem der folgenden Bereiche entsprechen: (1) Krankheiten somatischer Art, für die eine psychische Genese postuliert wurde (z. B. Asthma), (2) somatische Krankheiten, bei denen sich differenzialdiagnostische Überlegungen zu psychischen Krankheiten ergeben (z. B. Schreibkrampf), (3) somatische Krankheiten, zu deren Behandlung spezielle psychotherapeutische oder psychopharmakologische Kenntnisse erforderlich sind (z. B. Tinnitus) und (4) somatische Krankheiten, bei denen psychiatrische Komplikationen häufig vorkommen (z. B. M. Parkinson).

Bereiche mit Überschneidungen von Psychiatrie und Somatik
- Kardiovaskuläres System
- Respirationstrakt
- Gastrointestinaltrakt
- Rheumatologie
- Stoffwechselkrankheiten, andere internmedizinische Krankheiten
- Chirurgie
- Neurologie
- Otorhinolaryngologie
- Ophthalmologie
- Zahnmedizin
- Dermatologie
- Gynäkologie

Kardiovaskuläres System

Diagnosen
- Koronare Herzkrankheit, Herzinfarkt
- Hypertonie
- Kardiovaskuläre Labilität (s. S. 226)

Koronare Herzkrankheit, Herzinfarkt

Es wurde postuliert, dass bestimmte Persönlichkeitsmerkmale disponierend für koronare Herzkrankheit und Angina pectoris seien. Das sog. Typ-A-Verhalten, welches in diesem Zusammenhang immer wieder genannt wurde, ist durch wettbewerbsorientierte, aggressive und ungeduldige Züge gekennzeichnet.

Praktische Konsequenzen ergeben sich in dem Sinne, dass Patienten mit unausgewogenem Lebensstil sich diesbezüglich umstellen sollten, was Gegenstand einer Psychotherapie sein kann.

Etwa 20–40% der Herzinfarkte geht ein psychisch belastendes Ereignis voraus.

Hinsichtlich der Beziehungen von koronarer Herzkrankheit und Depression s. S. 143.

Hypertonie

Gemäß Laienvorstellungen ist die Hypertonie oft Folge von übermäßigem Stress. Dies kann bei einzelnen Patienten und auch dann nur in begrenztem Maße zutreffen. Eine regelmäßige Beteiligung psychologischer Faktoren bei der Entstehung der Hypertonie ist nicht anzunehmen. Es gibt Hinweise auf eine erhöhte familiäre Stressreagibilität bei Hypertonikern (Noll et al. 1996), dies neben anderen genetischen Faktoren bei der Krankheitsentstehung.

Jede Hypertonie muss nach den heutigen Richtlinien der inneren Medizin behandelt werden, unabhängig von möglichen psychologischen Mitursachen. Weist der Patient eine zu hektische Lebensweise auf, kann diese parallel dazu modifiziert werden.

Respirationstrakt

Diagnosen
— Asthma bronchiale
— Chronisch obstruktive Lungenerkrankung
— Hyperventilation

Asthma bronchiale

Dieses ist durch reversible Obstruktion, Entzündungszeichen und eine erhöhte Reaktion auf verschiedene externe Stimuli der oberen Luftwege charakterisiert.

Aus moderner Sicht ergeben sich keine Hinweise auf die regelmäßige Beteiligung psychologischer Faktoren bei der Entstehung von Asthma. Allerdings wird gelegentlich der Verlauf durch Stress ungünstig beeinflusst. Ganz selten verschwindet ein Asthma nach Auflösung psychischer Konflikte. Asthmaanfälle sind naturgemäß angsterregend. In Einzelfällen können neben den Asthmaanfällen auch Panikattacken bestehen, die nur bei genauer Exploration als solche erkennbar sind. Eine unangemessene Verwendung von Asthmamedikamenten ist eine mögliche Begleiterscheinung oder Teilursache solcher Panikattacken.

Psychotherapie kann sinnvoll sein, um den Patienten bei der Krankheitsverarbeitung zu unterstützen, mögliche krankheitsauslösende oder -verstärkende Stressoren zu identifizieren und mit ihnen besser umzugehen sowie ggf. längerdauernde psychologische Belastungen zu verarbeiten. Angsterkrankungen werden entsprechend den allgemeinen Richtlinien für diese Störungen behandelt.

Chronisch obstruktive Lungenerkrankung

Diese kann zu Angst- und depressiven Reaktionen führen, welche eine entsprechende Stützung erfordern. Bei übermäßigen Tendenzen, körperliche Aktivitäten zu vermeiden, soll der Patient ermuntert werden, sich wieder mehr zuzumuten.

Infolge mangelnder Sauerstoffsättigung des Gehirns sind Konzentrations- und Gedächtnisstörungen möglich.

Bei Patienten, die trotz der Erkrankung weiterhin rauchen, sollen energische Versuche des Rauchentzugs unternommen werden.

Hyperventilation

Sie besteht in attackenartigen Zuständen von Hyperpnoe mit der Befürchtung, nicht genügend Luft zu bekommen. Die resultierende Alkalose führt zu Missempfindungen wie Benommenheit und Kribbeln, was die Angst weiter verstärkt und so zu einem Circulus vitiosus führt.

Die Diagnose ergibt sich nach Ausschluss somatischer Ursachen einschließlich eines Hypoparathyreoidismus.

Die Hyperventilation kommt für sich allein oder im Rahmen einer Panikstörung vor.

Therapeutisch hilft im akuten Anfall die Zusicherung, dass keine Gefahr besteht. Gegebenenfalls kann der Patient für kurze Zeit in einen Plastiksack ein- und ausatmen, was durch Erhöhung des CO_2-Gehalts der Alkalose entgegenwirkt. Später kann der Patient lernen, durch Atemübungen die Hyperventilation unter Kontrolle zu bringen. Zudem wird ggf. die zugrunde liegende Panikkrankheit behandelt.

Gastrointestinaltrakt

Diagnosen
- Colitis ulcerosa
- Colon irritabile
- M. Crohn
- Ulkuskrankheit

Colitis ulcerosa

Bei ihr gibt es aus heutiger Sicht keine Hinweise auf eine Psychogenese. Der Verlauf könnte in Einzelfällen durch psychische Belastungen ungünstig beeinflusst werden. Psychiatrisch behandlungsbedürftig können v. a. Anpassungsschwierigkeiten an die Erkrankung sowie andere psychologische Belastungen sein.

Colon irritabile (Reizdarm)

Es handelt sich um eine chronisch rezidivierende funktionelle Darmerkrankung oft leichterer Art. Die Patienten leiden unter Bauchschmerzen und anderen Bauchbeschwerden wie dem Gefühl, gebläht zu sein. Es besteht eine Veränderung der Stuhlgangsfrequenz mit Obstipation, Diarrhö oder dem Wechsel beider. Häufig liegt eine Veränderung der Stuhlkonsistenz mit harten oder wässrigen Stühlen und z. T. mit Schleimabsonderung vor. Die Bauchbeschwerden bessern sich in der Regel mit der Defäkation. Bestimmte Nahrungsmittel und psychischer Stress können die Beschwerden verstärken.

Das Colon irritabile ist mit einer Prävalenz von ca. 10 % eine häufige Erkrankung. Nur eine Minderheit der Betroffenen nimmt ärztliche Hilfe in Anspruch. Besonders bei schweren Formen findet man eine übermäßige ängstliche Besorgtheit, sei es um die Ursachen der Veränderungen, sei es um die mögliche Beeinträchtigung des Wohlbefindens als Folge der Symptome. Es besteht eine Komorbidität mit Angstkrankheiten und Depressionen. Ängstliche Tendenzen erschweren die adäquate Auseinandersetzung mit der somatischen Krankheit. Depressionen können zu einer Verstärkung des Schmerzerlebens führen.

Pathophysiologisch wurde eine erhöhte Empfindlichkeit des Gastrointestinaltrakts auf Schmerz- und Dehnungsreize festgestellt. Die Ursache der Erkrankung ist unbekannt. Sexueller Missbrauch in der Kindheit wurde als ätiologischer Faktor angeschuldigt, ohne dass solide diesbezügliche Befunde vorgelegt werden konnten. Gelegentlich tritt die Erkrankung im Anschluss an eine Gastroenteritis auf.

Die Behandlung besteht primär in der Aufklärung über die Erkrankung, insbesondere deren Harmlosigkeit, zudem der Vermeidung von symptomverstärkenden blähenden Nahrungsmitteln und psychischen Belastungen. Gegebenenfalls erfolgt eine symptombezogene medikamentöse Therapie. Eine Psychotherapie ist nur bei speziellen Voraussetzungen indiziert. Ansatzpunkte sind die Identifizierung von psychischen Stressoren und der bessere Umgang mit ihnen oder die Bearbeitung übermäßiger Ängste bezüglich der körperlichen Symptome. KVT und psychodynamische Therapien wurden mit Erfolg eingesetzt. Eine günstige Beeinflussung der Bauchschmerzen konnte mit niedrigdosierten Antidepressiva, z. B. Amitriptylin, bei den Patienten erzielt werden, die nicht an Obstipation litten. Der Stellenwert moderner, nicht obstipierend wirkender Antidepressiva ist nicht bekannt.

Morbus Crohn (Ileitis terminalis)

Es gelten die gleichen Feststellungen wie für die Colitis ulcerosa.

Ulkuskrankheit

Sie wird, wie man heute weiß, meist durch Helicobacter pylori verursacht. Eine wichtige Rolle psychologischer Faktoren wird nicht mehr angenommen, wenngleich Stress im Einzelfall ein mitverursachender Faktor sein kann. Der Gebrauch von nichtsteroidalen Antirheumatika kann zur Ulkusentstehung führen.

Eine Psychotherapie kann bei therapieresistenter Erkrankung eine Hilfe sein, angemessene Lebensgewohnheiten zu finden.

Rheumatologie

Diagnosen
- Fibromyalgie
- Rückenschmerzen
- Rheumatische Arthritis

Fibromyalgie

Mit einer Prävalenz von ca. 1,5% handelt es sich um eine der häufigsten rheumatologischen Erkrankungen. Neben den typischen Schmerzsymptomen im Bereich von Muskeln und Sehnenansatzstellen bestehen häufig Schlafstörungen, Konzentrations- und Gedächtnisstörungen sowie Müdigkeit und Ermüdbarkeit. Diese nichtmuskulären Symptome deuten darauf hin, dass die Erkrankung eine als psychiatrisch zu bezeichnende Komponente besitzt. Viele Patienten mit starken Krankheitssymptomen erfüllen die Kriterien der Neurasthenie bzw. des CFS. Weiterhin bestehen z. T. Depressionen.

Eine effiziente rheumatologische oder psychiatrische Therapie der Fibromyalgie gibt es nicht. Wichtig ist die Aufklärung über die zwar nicht gefährliche, aber belastende und einschränkende Krankheit. Auch benötigen die Patienten Beratung und Unterstützung, um einen adäquaten Lebensstil mit genügender körperlicher Aktivität aufrecht zu erhalten. Mit Antidepressiva – am besten untersucht ist Amitriptylin (s. auch S. 228) – kann z. T. eine mäßige Zustandsverbesserung einschließlich einer Verminderung der Schlafstörungen erzielt werden.

Rückenschmerzen

Bekanntlich weisen viele Patienten mit Rückenschmerzen keine pathologischen Befunde im Röntgen oder CT auf, und umgekehrt haben viele Patienten mit pathologischen Befunden keine Schmerzen.

Stress wurde als verursachender Faktor von Rückenschmerzen angeschuldigt. Zweifellos ist ein solcher nicht generell von Bedeutung.

Bei der somatischen Therapie nehmen heute Programme zur Rückenstärkung einen hohen Stellenwert ein.

Antidepressiva (hinsichtlich ihrer Auswahl s. S. 228) haben im Allgemeinen einen geringen Effekt. Eine Psychotherapie kann dem Patienten helfen, sich besser an die Beschwerden anzupassen oder Stress abzubauen.

Rheumatische Arthritis

Aus heutiger Sicht fehlen Hinweise auf eine wesentliche Beeinflussung von Entstehung und Verlauf der Erkrankung durch psychische Faktoren.

Stoffwechselkrankheiten, andere internmedizinische Krankheiten

Diagnosen
- Adipositas
- „Immunmangel" bei psychischem Stress?
- Karzinome
- Hypothyreose, Hyperthyreose
- Hyperkortisolismus, Hypokortisolismus
- Diabetes
- Hyperprolaktinämie
- CFS (S. 229 ff.)

Adipositas

Allgemeines. Adipositas wird definiert mit dem „body mass index" (BMI), der nach der Formel kg/m^2 errechnet wird (Übersicht 1).

Übersicht 1
Übergewicht und Adipositas nach BMI

20–24,9	Normalgewicht
25–29,9	Übergewicht
30–39,9	Adipositas
>40	extreme Adipositas

Übergewicht und Adipositas betreffen ca. 30% der Bevölkerung. Besonders die schwereren Formen der Adipositas wurden in den letzten Jahrzehnten häufiger. Eine der Ursachen ist die Verminderung der körperlichen Aktivität in der modernen Gesellschaft.

Beziehung zu psychischen Krankheiten. Die Adipositas stellt nicht grundsätzlich eine psychische Erkrankung dar. Allerdings können psychologische Aspekte bei ihrer Entstehung und Aufrechterhaltung eine Rolle spielen.

Essattacken (S. 238) können ein wichtiger ätiologischer Faktor der Adipositas sein. Bei ca. 25% der Adipösen besteht diese Problematik, welche spezielle therapeutische Maßnahmen erfordert. Auf S. 193 wurde erwähnt, dass atypische Depressionen, insbesondere bei Frauen, einen Risikofaktor für eine progressive Gewichtszunahme darstellen. Im Übrigen dürften viele Patienten mit psychischer Erkrankung aufgrund von körperlicher Inaktivität, verminderter Energie und von herabgesetztem Durchhaltevermögen zu Adipositas disponiert sein. Antidepressiva, Stimmungsstabilisatoren und Neuroleptika können zur Gewichtszunahme führen.

Die gelegentlich gehörte Auffassung, dass Adipositas Folge von Kummer und Frustration sei, stimmt nur gelegentlich. Insbesondere tritt nach dem Verschwinden von derartigen Problemen nicht automatisch eine Gewichtsabnahme ein. Offensichtlich ist, dass Adipositas neben den somatischen Risiken zu Belastungen im beruflichen und sozialen Bereich führen kann.

Therapie. Eine reduzierte Kalorienzufuhr mit Einschränkung des Fettanteils und Verzicht auf Alkohol sind zentrale Aspekte der Behandlung. In der Regel ist eine Ernährungsberatung angebracht. Auf genügende körperliche Aktivität muss geachtet werden. Zu einer erfolgreichen Therapie ist eine langfristige Umstellung der Lebensgewohnheiten nötig. Therapien, die auf eine rasche Gewichtsabnahme abzielen, bringen auf die Dauer wenig.

Wenn es dem Patienten nicht gelingt, seine Diät einzuhalten, ist ergänzend ein verhaltenstherapeutischer Zugang indiziert. Zunächst soll der Patient seine Essgewohnheiten im Sinne der Selbstbeobachtung erfassen. Ausgehend davon werden Selbstkontrolltechniken u. a. Strategien eingesetzt.

Zur Unterstützung der Gewichtsabnahme stehen heute 2 Medikamente zur Verfügung. Orlistat ist ein Hemmstoff der Pankreaslipase und blockiert die Spaltung der Nahrungsfette, sodass ein Teil des gegessenen Fetts nicht resorbiert werden kann. Die Substanz hat keine zentralen Effekte. Sibutramin, biochemisch ein SNRI, wirkt durch eine Verminderung des Hungergefühls und eine Steigerung des Energieverbrauchs.

Bei extremer und therapieresistenter Adipositas (BMI >40%) kommen chirurgische Eingriffe in Frage.

„Immunmangel" bei psychischem Stress?

Besonders in der Laienpresse wird angenommen, dass psychischer Stress durch Schädigung des Immunsystems zu Infektionen, Autoimmunerkrankungen und Karzinomen (s. unten) führen könne.

Tatsache ist, dass bei Stress und Überarbeitung banale Virusinfektionen oder auch schwerere Infektionen etwas gehäuft auftreten. Auch scheinen vereinzelt Karzinome und Autoimmunerkrankungen unter dem Einfluss psychischer Belastungen ausgelöst zu werden oder einen ungünstigen Verlauf zu nehmen. Keineswegs kann man jedoch von regelhaften Vorgängen sprechen.

Mit der Erforschung der Beziehungen von Psyche, Gehirn und Immunfunktionen befasst sich die **Psychoneuroimmunologie**. So sehr der Ansatz interessant erscheint, so begrenzt sind die aktuellen praktischen Schlussfolgerungen: Es ist für die Gesundheit optimal, in einem stressarmen Klima zu leben.

Die Beziehung zwischen der Depression und diskreten immunologischen Veränderungen erscheint durch den bei dieser Erkrankung z. T. bestehenden Hyperkortisolismus erklärbar.

Karzinome

Es wird hier nur auf wenige Aspekte der Psychoonkologie eingegangen. Verschiedene Autoren postulierten ursächliche Beziehungen zwischen psychischen Faktoren, v. a. im Sinne von Stress, und der Krebsentstehung. Nach den heute vorliegenden Untersuchungen sind wesentliche diesbezügliche Zusammenhänge jedoch nicht anzunehmen. Allerdings sind gewisse Assoziationen möglich, wie man sie beim Auftreten eines Karzinoms im Anschluss an ein schweres Verlustereignis vermuten kann.

Evident ist, dass psychologische Faktoren in indirekter Weise das Karzinomrisiko erhöhen können. Zu nennen sind das Rauchen, übermäßiger Alkoholkonsum, Adipositas und das Nichteinhalten sinnvoller Vorsorgeuntersuchungen.

Bei bestehender Krebskrankheit bewirkt Psychotherapie keine Verbesserung des Krankheitsverlaufs, wobei auch hier günstige Effekte beim individuellen Patienten nicht ausgeschlossen sind. Bei karzinomkranken Tieren wurde eine raschere Progression unter schwerem Stress festgestellt.

Psychotherapien können zu einer verbesserten Lebensqualität beitragen, sei es durch Hilfe zur Anpassung an die gegebene Situation oder auch bei der Auseinandersetzung mit wichtigen Lebensfragen. Keinesfalls dürfen Psychotherapien unter Erweckung falscher Hoffnungen auf Heilung der Krebskrankheit empfohlen werden.

Es gibt keine allgemein gültigen Regeln zur optimalen Krankheitsbewältigung. Die Anpassung muss individuell gesucht werden. Dies gilt ebenso für die Frage, wie weit sich der Patient mit seiner Erkrankung und deren Konsequenzen auseinandersetzen will.

Depressionen sind bei Karzinomkranken nicht selten und sollen ggf. auch medikamentös behandelt werden.

Hypothyreose

Depressionen sind eine gelegentlich vorkommende Begleiterscheinungen der Hypothyreose. Eine Verschlechterung von Konzentration und Gedächtnis sind v. a. bei älteren Patienten möglich. Auch andere psychiatrische Syndrome können vorkommen.

Bei Hypothyreose können Antidepressiva ihre therapeutische bzw. kann Lithium seine prophylaktische Wirkung verlieren.

Die Therapie psychiatrischer Syndrome erfolgt neben der Behandlung der Grundkrankheit symptomatisch.

Zur Anomalie des TRH-Tests bei Depressionen s. S. 144.

Hyperthyreose

Relativ häufige Begleiterscheinungen der Hypothyreose sind Nervosität, Müdigkeit, Schlaflosigkeit und Stimmungslabilität. Bei schwerer Hyperthyreose können delirante Zustände auftreten.

Die Therapie besteht in erster Linie in der Behandlung der endokrinen Störung. Psychiatrische Syndrome werden symptomatisch therapiert.

Hyperkortisolismus

Depressive Symptome sind eine häufige Komplikation des Hyperkortisolismus. Auch Angst, Stimmungslabilität und Reizbarkeit werden beobachtet. Vereinzelt treten akute psychotische Zustände, z. T. mit manischer Komponente, auf. Dies ist auch bei Kortisonbehandlung, v. a. zu Beginn der Therapie, möglich. Der Steroidentzug kann Depressionen und andere psychiatrische Symptome verursachen.

Die Beziehung zwischen Steroiden und psychischen Funktionen hat in den letzten Jahren besonderes Interesse erlangt, nachdem Hinweise dafür gefunden wurden, dass längerdauernde exogene oder endogene Steroidexposition zu einer Volumenverminderung des Hippocampus führen kann. Auch die bei posttraumatischer Belastungsstörung gelegentlich gefundene Verminderung des Volumens des Hippocampus wurde mit einer stressbedingten Kortisolexposition in Verbindung gebracht. Klare klinische Konsequenzen aus diesen vorläufigen Befunden ergeben sich derzeit nicht.

Die Therapie der psychiatrischen Syndrome ist zunächst ursächlich somatisch und erfolgt im Übrigen nach dem psychiatrischen Bild. Ob eine begonnene Kortisontherapie bei Auftreten eines psychiatrischen Syndroms fortgesetzt werden soll, muss unter Abwägung aller Faktoren entschieden werden.

Zur Regulationsstörung der Hypophysen-Nebennierenrinden-Achse bei Depressionen s. S. 144.

Hypokortisolismus

Bei Unterfunktion der Nebennierenrinde gelten Müdigkeit und Adynamie bzw. neurasthenische Zustände als charakteristisch. Auch andere Symptome können auftreten.

Diabetes

Psychologische Faktoren können via Adipositas zur Entstehung eines Typ-II-Diabetes beitragen. In seltenen Fällen kann ein schlecht einstellbarer Diabetes durch psychologischen Stress mitbedingt sein.

Ob die modernen atypischen Neuroleptika in Einzelfällen einen Diabetes auslösen können, ist derzeit Gegenstand der Diskussion.

Bei Hypoglykämie treten in der präkomatösen Phase Zustände von Verwirrtheit auf.

Hyperprolaktinämie

Ein erhöhter Prolaktinspiegel kommt wegen eines Prolaktinoms vor. Typische und gelegentlich auch atypische Neuroleptika erhöhen den Prolaktinspiegel. Auch andere Psychopharmaka können vereinzelt zur Hyperprolaktinämie führen. Physiologischerweise ist der Prolaktinspiegel gegen Ende der Schwangerschaft und in der Stillzeit erhöht.

Eine Hyperprolaktinämie kann beim Mann durch Beeinflussung der Hypophysen-Gonaden-Achse u. a. sexuelle Funktionsstörungen verursachen. Bei der Frau sind zudem Galaktorrhö und Zyklusstörungen möglich. Inwieweit Prolaktin psychotrope Eigeneffekte besitzt, ist heute noch nicht entschieden.

Chirurgie

Plastisch-chirurgische Interventionen

Eingriffe im Sinne kosmetischer Chirurgie werden von den meisten Patienten psychisch gut toleriert. Insbesondere wenn eine körperliche Entstellung beseitigt werden konnte, ist die Befriedigung hoch.

Im Rahmen der Abklärung durch den Chirurgen ist darauf zu achten, ob der Patient unrealistische Erwartungen an das Operationsergebnis hat. Erweist es sich, dass der Patient an einer Dysmorphophobie leidet, soll vorrangig diese behandelt werden.

Herzoperationen

Nach Operationen am offenen Herzen treten relativ häufig delirante Zustände auf. Kognitive Störungen und andere neuropsychologische Defizite sind eine nicht seltene längerfristige Folge. Auch Depressionen, insbesondere bei koronarer Herzkrankheit, können auftreten. Ihre Behandlung ist für eine gute somatische Rehabilitation wichtig.

Neurologie

> **Diagnosen**
> — Chronische Spannungskopfschmerzen
> — Migräne
> — Morbus Parkinson
> — Chorea Huntington
> — Morbus Wilson
> — Blepharospasmus, Schreibkrampf, Torsionsdystonie
> — Zerebrovaskuläre Insulte
> — HIV-Infektion
> — Multiple Sklerose
> — Epilepsie
> — Schwindel
> — Neuropathische Schmerzen (s. S. 228)

Chronische Spannungskopfschmerzen

Wenngleich häufig angenommen wird, dass chronische Spannungskopfschmerzen Folge von psychischen Spannungen sind, bleibt dies bei den meisten Patienten eine unsichere Annahme. Nur bei einem Teil der Patienten stellt sich eine Besserung ein, nachdem eine langdauernde psychische Belastungssituation aufgelöst wurde. Aus diesem Grunde kann Psychotherapie sinnvoll sein. Biofeedback ist eine andere Option. Physiotherapeutische Maßnahmen haben einen festen Platz in der Therapie chronischer Spannungskopfschmerzen.

Bei starken Beschwerden können, wie bei anderen chronischen Schmerzzuständen, Antidepressiva eingesetzt werden. Am besten dokumentiert ist die Wirkung von Amitriptylin, aber auch andere ältere Substanzen erwiesen sich als effizient (S. 228). Die SSRI waren in den meisten Studien unwirksam, und die anderen modernen Antidepressiva sind kaum untersucht.

Chronische Spannungskopfschmerzen kommen häufig gemeinsam mit Depressionen vor, welche dann nach den allgemeinen Regeln der Therapie behandelt werden sollen.

Migräne

Auch hier tritt gelegentlich eine Besserung nach der Lösung einer unbefriedigenden Lebenssituation ein. Eine Indikation zur Psychotherapie kann sich daher in Einzelfällen ergeben.

Patienten mit Migräne leiden etwas gehäuft auch an Depressionen. Hinsichtlich der Therapie ergeben sich keine Besonderheiten, außer dass Interaktionen mit Migränemitteln beachtet werden müssen.

Hinsichtlich Migräneprophylaxe wurden neben den üblichen Therapien mit Betablockern, Valproat und Kalziumantagonisten auch mit Amitriptylin, Fluoxetin und anderen SSRI positive Resultate erzielt.

Andererseits können SSRI und andere Antidepressiva eine Migräne verstärken.

Morbus Parkinson

Interessanterweise zeigen Patienten mit M. Parkinson gehäuft prämorbide Persönlichkeitsmerkmale im Sinne der Zwanghaftigkeit. Dies deutet auf eine seit jeher bestehende konstitutionelle zerebrale Funktionsschwäche hin, die sich auch in Charakterzügen manifestiert. Nach aufgetretener Krankheit können diese Eigenschaften dazu beitragen, dass der Patient übermäßige Schwierigkeiten hat, Aufgaben, die er nicht mehr bewältigen kann, abzugeben.

Depressionen treten bei bis zu 50% der Patienten im Laufe der Erkrankung auf. Gelegentlich manifestieren sie sich schon vor der neurologischen Symptomatik. Sie bessern sich durch die Anti-Parkinson-Therapie nicht. Zur Therapie eignen sich alle modernen Antidepressiva. Die Sorge, dass SSRI und andere Antidepressiva, die serotoninerge Funktionen verstärken, die Parkinson-Symptomatik ungünstig beeinflussen könnten, erwiesen sich insgesamt als unberechtigt. In seltenen Fällen tritt jedoch eine Zunahme von Tremor oder Rigor ein. Zur Depressionsbehandlung wurde auch das Trizyklikum Nortriptylin empfohlen, weil es einerseits anticholinerg wirkt, was sich auf die Parkinsonsymptomatik günstig auswirken kann, und andererseits im Vergleich zu Imipramin leicht verminderte adrenolytische Effekte ausweist. Bei Depressionen mit vorwiegender Apathie wurde Methylphenidat, allein oder in Kombination mit einem Antidepressivum, mit Erfolg gegeben. Auch Bupropion wurde eingesetzt. Die Interaktionen mit Antiparkinsonmitteln sind zu beachten.

Bei den eher seltenen paranoid-halluzinatorischen Psychosen soll man atypische Neuroleptika einsetzen. Diese Störungen stehen wahrscheinlich überwiegend mit der Anti-Parkinson-Therapie in Zusammenhang, weshalb sich insbesondere die Frage der Reduktion D2-agonistischer Medikamente stellt. Wenn eine delirante Komponente besteht, steht die Reduktion anticholinerger und D2-agonistischer Medikamente an erster Stelle.

Bei gleichzeitigem Bestehen von M. Parkinson und Demenz hat die Anti-Parkinson-Therapie keinen speziellen Effekt auf die kognitiven Defizite. Man empfiehlt Cholinesterasehemmer.

Sexuelle Funktionsstörungen sind häufig. Sie können mit Sildenafil behandelt werden.

Hypersexualität kann Folge einer D2-agonistischen Medikation sein. Sie bessert sich auf Dosisreduktion oder Absetzen des Medikaments.

Chorea Huntington

Die subkortikale Demenz ist integraler Teil der Erkrankung. Cholinesterasehemmer wie Donepezil scheinen einen günstigen Effekt zu haben.

Eine häufige Komplikation der Erkrankung ist eine starke Reizbarkeit und Verstimmbarkeit. Hier wurden verschiedene Substanzen eingesetzt, im Einzelfall mit guten Erfolg: Carbamazepin, Valproat, Lithium, Clonazepam, atypische Neuroleptika und SSRI.

Depressionen kommen häufig vor, auch hier gelegentlich schon vor der neurologischen Symptomatik. In seltenen Fällen treten bipolare Störungen, meist vom Typ II, auf. Bezüglich der Depressionsbehandlung ergeben sich außer der Empfehlung zur Vermeidung anticholinerger Substanzen keine speziellen Empfehlungen. Bipolare affektive Störungen behandelt man wegen der organischen Natur der Erkrankung prophylaktisch eher mit Carbamazepin oder Valproat. Wenn die hypomanische Komponente leicht ist, kann man sich auf die Therapie der depressiven Phasen mit einem Antidepressivum beschränken.

Paranoid-halluzinatorische Zustände treten vereinzelt auf. Sie können sich ebenfalls schon Jahre vor Beginn der neurologischen Symptomatik manifestieren. Die Therapie soll mit atypischen Neuroleptika erfolgen. Typische Neuroleptika könnten den bei der Erkrankung oft vorhandenen Rigor verstärken.

Hier und da auftretende Zwangssyndrome werden mit SSRI behandelt.

Zustände von Hypersexualität können erhebliche Probleme bereiten. Die Therapie erfolgt ggf. mit Antiandrogen oder GNRH-Antagonisten.

Morbus Wilson

Die Erkrankung, welche im Frühstadium mit psychiatrischen Syndromen einhergehen kann, wird oft zu spät diagnostiziert. Somatische Hinweise sind eine Erhöhung der Leberenzyme und ungeklärte neurologische Symptome. Der Kaiser-Fleischer-Kornealring ist nur selten vorhanden.

Relativ häufig stellen sich Persönlichkeitsveränderungen mit Zeichen von Enthemmung und Aggressivität ein. Depressionen sind nicht selten.

Die Therapie erfolgt symptomatisch unter Berücksichtigung der gestörten Leberfunktion.

Blepharospasmus, Schreibkrampf, Torsionsdystonie

Diese dystonischen Krankheiten betrachtete man früher als psychogen. Aus heutiger Sicht handelt es sich um neurologische Erkrankungen mit Beteiligung der Basalganglien. Eine Beziehung zu psychischen Störungen besteht insofern, als man bei Basalganglienerkrankungen gehäuft Depressionen u. a. psychiatrische Syndrome findet.

Dystone Krankheiten werden gelegentlich als Konversionsstörungen verkannt. Dies ist durch den Umstand mitbedingt, dass sich extrapyramidale Störungen unter Stress verstärken, was den Eindruck des Demonstrativen erwecken kann.

Zerebrovaskuläre Insulte

Nach Hirninfarkten treten, wie man heute weiß, Depressionen relativ oft auf – es werden 30–50% angegeben. Es gibt interessante Beziehungen zwischen Lokalisation und Depressionsrisiko. Infarkte der dominanten Hemisphäre führen gehäuft zu Depressionen, unabhängig davon, ob das Sprachzentrum betroffen ist oder nicht. Je näher die Läsion beim Frontalpol liegt, desto höher ist die Erkrankungswahrscheinlichkeit. Diese lokalisatorische Besonderheit gilt für die ersten Wochen bis Monate nach dem Insult.

In kontrollierten Studien erwiesen sich Nortriptylin und der SSRI Citalopram als wirksam. Letztere Substanz sowie andere moderne Antidepressiva sind die Mittel der Wahl. Bei vorwiegender Apathie ist ein Versuch mit Methylphenidat sinnvoll. Persistierende Depressionen sind aus unbekannten Gründen mit einer erhöhten Mortalität assoziiert.

Nach Insulten der nichtdominanten Hemisphäre im frontotemporobasalen Bereich treten, wie auf S. 56 erwähnt, gehäuft Manien auf. Hinsichtlich Therapie siehe dort.

Stammhirninfarkte ziehen nicht selten eine pathologische Stimmungslabilität nach sich. SSRI scheinen gelegentlich wirksam zu sein.

Hinsichtlich der vaskulären Demenz s. S. 39.

HIV-Infektion

Leichte kognitive Störungen bzw. eine subkortikale Demenz sind eine häufige Komplikation v. a. in der Spätphase der Erkrankung. Insbesondere das Virostatikum Zidovudin kann eine Zustandsverbesserung bewirken. Die Interaktionen der HIV-Medikamente sind zu beachten.

Depressionen kommen oft vor. Anticholinerge Antidepressiva sollen vermieden werden. Bei Apathie kann Methylphenidat, als Zugabe zu einem Antidepressivum oder allein, hilfreich sein.

Auch paranoid-halluzinatorische Psychosen können auftreten. Diese sollen mit atypischen Neuroleptika behandelt werden. Auf typische Neuroleptika reagieren die Patienten z. T. überempfindlich.

Delirien sind eine weitere mögliche Komplikation. Hier wirkte in einer Studie Haloperidol, welches ja das Mittel der Wahl beim Delir ist, in der niedrigen Dosis von durchschnittlich 2,5 mg gut. Höhere Dosen können nötig sein.

Multiple Sklerose

Leichte kognitive Störungen bzw. eine subkortikale Demenz sind bei fortgeschrittener Krankheit häufig. Gemäß vorläufigen Resultaten bewirkt Donepezil eine Verbesserung dieser Symptome.

Auch Depressionen kommen oft vor. Hinsichtlich ihrer Therapie ergeben sich außer der Empfehlung der Vermeidung anticholinerger Substanzen keine Besonderheiten. Bipolare Erkrankungen, meist vom Typ II, werden gelegentlich beobachtet. Carbamazepin und Valproat sind die Substanzen der Wahl.

Paranoid-halluzinatorische Psychosen sind selten. Sie werden mit atypischen Neuroleptika behandelt.

Eine häufige Komplikation ist Müdigkeit, z. T. extremer Art. Mit einem gewissen Erfolg wird Modafinil eingesetzt. Eine Zustandsverbesserung lässt sich z. T. durch ein stufenweises körperliches Training erreichen.

Sexuelle Funktionsstörungen kommen häufig vor. Sildenafil ist hier das Mittel der Wahl.

Neu aufgetretene psychiatrische Zustandsbilder bei multipler Sklerose könnten Zeichen einer Aktivierung des neurologischen Krankheitsgeschehens sein, weshalb diesbezügliche Kontrollen erwägenswert sind.

Epilepsie

Depressionen sind bei Epilepsie häufig. Die Ursachen sind vielfältig, z. T. psychologisch, z. T. organisch, z. T. auch pharmakogen. Bei der antidepressiven Therapie soll die Initialdosis niedrig gewählt werden, und Dosisveränderungen sollen langsam erfolgen. Die modernen Antidepressiva weisen außer Bupropion alle eine sehr geringe epileptogene Wirkung auf. Bei den Trizyklika ist diese etwas höher. Einen deutlichen epileptogenen Effekt besitzt Maprotilin. Während der antidepressiven Therapie sind die Plasmaspiegel der Antiepileptika zu kontrollieren.

Paranoid-halluzinatorische Psychosen stellen eine seltenere Komplikation dar, wobei verschiedene Arten der Beziehung bestehen können (S. 55). Auch hier gilt der Grundsatz einer vorsichtigen psychopharmakologischen Behandlung. Die modernen atypischen Neuroleptika sind weitgehend frei von epileptogenen Effekten. Clozapin besitzt eine höhere epileptogene Wirkung.

Hinsichtlich der sog. epileptischen Wesensveränderung s. S. 58.

Das Vorkommen von dissoziativen Erkrankungen bei Epilepsie wurde erwähnt (S. 223).

Schwindel

Er kann als ein Symptom der Panikstörung, als Nebenwirkung einer Psychopharmakotherapie oder als Teil eines Entzugssyndroms, z. B. von Benzodiazepinen oder Antidepressiva, auftreten. Bei einem erheblichen Teil der Patienten, die wegen Schwindel medizinisch abgeklärt werden, findet man weder eine organische Ursache, noch kann man die Erkrankung einem psychiatrischen Bild zuordnen.

In der Neurologie ist der Begriff des „phobischen Schwankschwindels" entstanden. Patienten mit Schwindel können ausgehend von ihren Beschwerden phobische Vermeidungshaltungen entwickeln. Die Behandlung dieser phobischen Komponente erfolgt mit KVT. Eine Problematik des Terminus des phobischen Schwankschwindels liegt darin, dass keine Abgrenzung von der Panikstörung vorgenommen wurde und offensichtlich eine Überlappung besteht. Sind die Kriterien dieser psychischen Krankheit erfüllt, erfolgt auch die Therapie entsprechend den vorgesehenen Richtlinien. Ein anderer Problempunkt des Konzepts ist durch den Umstand gegeben, dass viele Patienten mit dieser Diagnose nur Schwindel, aber keine phobischen Symptome aufweisen.

Otorhinolaryngologie

Diagnosen
- Globus hystericus
- Taubheit
- Tinnitus

Globus hystericus

Das Symptom besteht in dem unangenehmen Gefühl, so etwas wie einen Klumpen im Hals zu haben. Die Symptomatik tritt z. T. im Rahmen der Panikerkrankung auf. Die Therapie ist die der Grundkrankheit.

Taubheit

Erworbene Schwerhörigkeit oder Taubheit stellen einen gewissen Risikofaktor für das Auftreten von Wahnerkrankungen dar.

Tinnitus

Es besteht ein dauerndes Ohrgeräusch ohne externe Ursache. Tinnitus kann subjektiv sehr beeinträchtigend sein und zu Konzentrationsschwierigkeiten, Reizbarkeit, Schlafstörungen und depressiven Zuständen führen. Umgekehrt kann im Rahmen von Depressionen ein Ohrensausen auftreten, das an Intensität jedoch schwächer ist.

Therapeutisch steht neben medikamentösen und technischen Maßnahmen die Aufklärung über die Erkrankung im Vordergrund. Zudem muss dem Patienten geholfen werden, das Ohrgeräusch besser zu ertragen. Dazu stehen spezielle verhaltenstherapeutisch orientierte Programme wie die sog. Tinnitus-Retraining-Therapie zur Verfügung.

Ophthalmologie

Charles-Bonnet-Syndrom

Es handelt sich um eine seltene Erkrankung von Patienten mit stark reduziertem Visus, bei der lebhafte visuelle Halluzinationen szenischer Art bestehen. Der Trugcharakter der Sinnestäuschung ist den Patienten bewusst.

Psychische Krankheiten bei Blindheit

Eine seit Geburt bestehende Blindheit führt relativ selten zu psychischen Störungen. Bei erworbener Blindheit treten häufig schwere Anpassungsprobleme einschließlich depressiver Zustände auf.

Bei vielen völlig blinden Patienten bestehen periodische Schlafstörungen als Folge von Störungen des zirkadianen Rhythmus, welche mit Melatonin behandelbar sind (S. 247).

Zahnmedizin

Bruxismus

Synonym: Zähneknirschen. Das v. a. im Schlaf auftretende Mahlen der Zähne kann zu Kieferschmerzen und Schäden der Zahnkronen führen. Oft soll psychische Anspannung ein Faktor bei der Entstehung sein. Der Bruxismus kann eigenständig, im Rahmen einer Depression oder als Nebenwirkung von SSRI oder anderen Antidepressiva auftreten.

Pharmakotherapeutisch kann man Tranquilizer versuchen. Buspiron soll z. T. einen günstigen Effekt gegen SSRI-bedingten Bruxismus haben. Bei anhaltendem Bruxismus ist die Anfertigung einer Zahnschiene angezeigt. Diese schützt die Zähne und unterbricht den Reflex des Zähnemahlens, was oft zum Verschwinden der Symptomatik führt.

Dermatologie

Diagnosen
- Atopische Dermatitis
- Psoriasis
- Hyperhidrosis
- Dermatitis artefacta
- Neurotische Exkoriationen
- Chronische Urtikaria
- Alopecia areata
- Trichotillomanie (s. S. 286)
- Dermatozoenwahn (s. S. 135)
- Dysmorphophobie (s. S. 226)

Atopische Dermatitis

Für die früher postulierte Psychogenese existieren keine substanziellen Hinweise. Zutreffend ist lediglich, dass im Einzelfall der Verlauf durch Stress oder andere psychologische Belastungen beeinflusst werden kann. Auch kann die dermatologische Erkrankung mit psychischen Belastungen einhergehen. Beides kann Ansatz zu einer Psychotherapie sein.

Psoriasis

Hinweise auf eine Psychogenese fehlen. Siehe im Übrigen die Schlussfolgerungen bei der atopischen Dermatitis.

Hyperhidrosis

Es besteht übermäßiges Schwitzen im Bereich der Hände, der Füße, der Achseln oder des Gesichts, wobei sich die Symptomatik unter Stress verstärkt. Den Patienten ist das Schwitzen einfach lästig, ohne dass sie sich damit psychisch übermäßig belasten. Die Behandlung erfolgt dermatologisch.

Dermatitis artefacta

Es liegen ausgedehnte Hautläsionen an Körperstellen vor, die mit den Händen erreichbar sind. Typischerweise leugnen die Patienten, die Läsionen selbst verursacht zu haben. Die Dermatitis artefacta entspricht einer artifiziellen psychischen Störung, wird aber in ICD-10 als dermatologische Affektion verschlüsselt.

Die Patienten weisen nicht selten eine Persönlichkeitsstörung, oft vom Borderline-Typ und/oder mit abhängigen Zügen, auf und benötigen meist eine stützende und begleitende Behandlung. Medikamentös können SSRI hilfreich sein.

Neurotische Exkoriationen

Die Patienten fügen sich Schürfungen der Haut zu. Das Kratzen kann durch Jucken oder den Drang, harmlose Hautveränderungen zu entfernen, ausgelöst werden. Es besteht eine Beziehung zur Zwangskrankheit und zu den Impulsstörungen. Das psychotherapeutische Vorgehen entspricht dem bei der Trichotillomanie. Medikamentös kommen SSRI in Frage.

Chronische Urtikaria

Substanzielle Hinweise auf eine Psychogenese fehlen. Es gibt allerdings die seltene Form der adrenergen Urtikaria, welche stressinduziert auftreten kann.

Alopecia areata

Substanzielle Hinweise auf eine Psychogenese fehlen.

Gynäkologie

Diagnosen
- Psychische Postpartum-Erkrankungen
- Prämenstruelle dysphorische Störung
- Menopause und psychische Störungen
- Hormonelle Antikonzeptiva und psychische Störungen
- Infertilität
- Schwangerschaftsabbruch (s. S. 371)
- Psychische Störungen nach Abortus (s. S. 371)
- Sexuelle Funktionsstörungen (s. S. 249 ff.)

Psychische Postpartum-Erkrankungen

Allgemeines. Sie sind durch ihren zeitlichen Zusammenhang zur Entbindung definiert. Psychische Postpartum-Erkrankungen stellen keine nosologisch eigenständige Gruppe dar und können, abgesehen von seltenen Ausnahmen, bei den anderen ICD-10-Diagnosen untergebracht werden. Die Postpartum-Periode für psychiatrische Erkrankungen wurde je nach Autor unterschiedlich festgelegt. Am häufigsten betrug die Spanne 6 Wochen bis 3 Monate nach der Niederkunft.

Die Postpartum-Periode ist mit einer wesentlichen Inzidenzerhöhung psychischer Krankheiten verbunden. Man unterscheidet hauptsächlich 3 Arten von psychischen Krankheiten bzw. psychischen Phänomenen ohne Krankheitswert (Übersicht 2).

Übersicht 2
Psychopathologische Veränderungen in der Postpartum-Periode
- „Baby blues", „maternity blues"   >50%
- Postpartum-Depression   10%
- Postpartum-Psychose   1–2‰

„Baby blues"

Synonym: Heultag. Mehr als die Hälfte der Wöchnerinnen macht zwischen dem 3. und 5. Tag nach der Entbindung eine kurze Phase von beeinträchtigtem psychischem Wohlbefinden mit Stimmungslabilität, Reizbarkeit und anderen Symptomen durch. Dieser „baby blues", der eine vorübergehende Unpässlichkeit ohne Krankheitswert darstellt, dürfte durch die starken hormonalen Veränderungen der Postpartum-Periode bedingt sein. Außer Aufklärung und Rücksichtnahme ist keine Therapie nötig. Der „baby blues" kommt ähnlich häufig in allen Kulturen vor.

Postpartum-Depression

Klinik. Sie unterscheidet sich hinsichtlich Symptomatik wenig von anderen Depressionen. Die Patientinnen leiden oft darunter, dass sie sich am Kind nicht so freuen können, wie sie es erwartet hatten, und haben deswegen Schuldgefühle. Die meisten Postpartum-Depressionen klingen innerhalb von Wochen bis Monaten ab.

Häufigkeit. Bis zu 10% der Wöchnerinnen erkranken in den Wochen nach der Entbindung an Depressionen unterschiedlichen Schweregrads.

Ätiologie. Die Ursachen sind heterogen. Biologische Faktoren in Form einer familiären Disposition zu Depressionen spielen eine wichtige Rolle. Psychologische Faktoren können beteiligt sein, so z. B. durch Schwierigkeiten, sich auf die Rolle als Mutter einzustellen. Den hormonellen Veränderungen des Wochenbetts kommt eine auslösende Rolle zu.

Therapie. Die Patientinnen sollen darüber aufgeklärt werden, dass sie an einer Depression leiden, denn nicht wenige unter ihnen interpretieren die eingetretenen Veränderungen falsch. Sie sind von Aufgaben zu entlasten, welche sie überfordern. Auch im Übrigen gelten die allgemeinen Richtlinien der Depressionsbehandlung. So ist ggf. eine antidepressive Medikation angezeigt. Wegen des Übertritts der Antidepressiva in die Milch ist meist das Abstillen zu empfehlen (s. auch S. 274).

In einer placebokontrollierten Studie mit begrenzter Fallzahl wurde ein antidepressiver Effekt von Östrogenen bei Postpartum-Depressionen festgestellt. Dieser wissenschaftlich interessante, hinsichtlich seiner praktischen Bedeutung jedoch unklare Befund hat Gynäkologen dazu verleitet, Postpartum-Depressionen nicht mehr mit Antidepressiva zu behandeln, was ein Fehler ist.

Langzeitprognose. Die Wahrscheinlichkeit einer Depression nach einer weiteren Entbindung liegt zwischen 20% und 30%. Auch die Wahrscheinlichkeit von Depressionen unabhängig vom Wochenbett ist gegeben. Sie dürfte, für die gesamte Lebensspanne gerechnet, bei 50% liegen. Wenn schon früher Depressionen auftraten oder bei familiärer Belastung mit Depression ist dieses Risiko höher. Schließlich besteht eine erhöhte Wahrscheinlichkeit des Auftretens einer prämenstruellen dysphorischen Störung.

Eine Möglichkeit der Prophylaxe von Postpartum-Depressionen besteht nicht.

Übersicht 3
Langzeitprognose bei Postpartum-Depressionen
- Insgesamt günstig, jedoch erhöhtes Risiko
  - weiterer Postpartum-Depressionen
  - weiterer Depressionen ohne Beziehung zum Wochenbett
  - eines prämenstruellen Syndroms

Postpartum-Psychosen

Allgemeines. Synonym: Puerperalpsychose. Der Terminus „Psychose" wird auch hier für Erkrankungen mit Wahn, Halluzinationen oder Verwirrtheit verwendet.

Klinik. Die Mehrzahl der Postpartum-Psychosen beginnt akut innerhalb von 2 Wochen nach der Entbindung. Ein affektives Syndrom besteht in der Mehrheit der Fälle. Die Symptomatik (Übersicht 4) ist häufig depressiv, gelegentlich auch manisch. Der Anteil akuter vorübergehender psychotischer Störungen mit polymorpher Symptomatik ist auffallend hoch, während typische Schizophrenien nur ausnahmsweise vorkommen. Die meisten Postpartum-Psychosen klingen nach Wochen bis Monaten ab. Hinsichtlich der Nosologie der Postpartum-Psychosen s. Schöpf 1994.

Übersicht 4
Psychopathologie von Postpartum-Psychosen
- Depression (55%)
- Manie (10%)
- Depressiv-schizophrenes Bild (5%)
- Manisch-schizophrenes Bild (5%)
- Akute vorübergehende psychotische Störung, meist polymorphe Symptomatik (20%)
- Schizophrenie (5%)

Häufigkeit. Postpartum-Psychosen treten nach 1–2‰ der Entbindungen auf. In den ersten 4 Wochen post partum ist die Psychoseinzidenz im Vergleich zur generellen Erkrankungshäufigkeit von Frauen im geburtsfähigen Alter um das 20- bis 35fache erhöht. Die Entbindung ist der stärkste bekannte psychoseauslösende Faktor überhaupt (Kendell et al. 1987).

Pathogenese, Ätiologie. Postpartum-Psychosen sind fast nie organische Psychosen. Leichtere somatische Komplikationen des Wochenbetts kommen jedoch gelegentlich vor. Auch fehlen Hinweise für endokrine Pathologien bei Postpartum-Psychosen. Es besteht ferner keine relevante Häufung psychosozialer Belastungen, dies mit Ausnahme der psychotischen Depressionen, bei denen diesbezüglich eine mäßig erhöhte Frequenz vorliegt.

Als einzigen ätiologischen Faktor stellt man eine familiäre Häufung von Depressionen, bipolaren affektiven Erkrankungen, schizoaffektiven Erkrankungen und akuten vorübergehenden psychotischen Störungen fest. Ein Teil der Patientinnen hatte bereits Krankheitsphasen vor der Postpartum-Erkrankung.

Therapie. Es ist abzuklären, ob die psychiatrische Hospitalisation nötig ist. Bei depressiven Zuständen ist die Suizidalität einschließlich der Möglichkeit eines erweiterten Suizids zu berücksichtigen. Eine Gefahr für das Kind kann auch durch Aggressionshandlungen aus paranoid-psychotischen Gründen oder durch unsachgemäße Pflege und Betreuung infolge Verwirrtheit bestehen. Eine ambulante Behandlung kommt nur bei kontinuierlicher Betreuung der Patientin in Frage (Übersicht 5). Das Kind soll vorübergehend in die Obhut einer anderen Person gegeben werden. Später kann die Patientin seine Pflege und Betreuung, zunächst unter Aufsicht, wieder übernehmen. Verschiedene psychiatrische Zentren ermöglichen die gemeinsame Hospitalisation von Mutter und Kind („mother and baby units").

Die Pharmakotherapie richtet sich nach der Symptomatik. Sind Neuroleptika indiziert, sollen solche verwendet werden, die den Prolaktinspiegel nicht oder kaum anheben (Quetiapin, Olanzapin, Clozapin). Dies gilt ganz besonders, wenn eine Mastitis vorliegt. Die meisten Patientinnen weisen wesentliche Schlafstörungen auf. Sie sollen ggf. zusätzlich ein Hypnotikum erhalten. In der Regel soll abgestillt werden (s. auch S. 273 f.). Das Abstillen durch Laktationshemmer mit dopaminerger Wirkung muss unter engmaschiger Kontrolle durchgeführt werden, da diese Substanzen potenziell psychosefördernd sind.

Auch wenn die Symptomatik sehr rasch abklingt, soll die medikamentöse Behandlung mindestens bis zum Wiederbeginn der Menstruation fortgesetzt werden, da zu diesem Zeitpunkt Exazerbationen nicht selten sind und ihnen so vorgebeugt werden kann.

Übersicht 5
Therapie von Postpartum-Psychosen
- Psychiatrische Hospitalisation in Erwägung ziehen
- Ggf. Hospitalisation von Mutter und Kind
- Ambulante Behandlung nur bei 24-h-Betreuung
- Kind vorübergehend in die Obhut anderer Person geben. Später der Patientin die Betreuung im Rahmen des Möglichen übertragen
- Pharmakotherapie nach vorliegendem Syndrom. Abstillen
- Auf genügenden Schlaf achten
- Partner in Behandlung einbeziehen
- Auch bei sehr rascher Remission Pharmakotherapie mindestens bis zu erster Menstruation fortsetzen

---

Langzeitprognose. Die Wahrscheinlichkeit weiterer Krankheitsphasen ohne Beziehung zu einer Entbindung im späteren Leben ist 60–70%. Das Risiko weiterer Krankheitsphasen unabhängig vom Wochenbett ist höher, wenn eine familiäre Belastung mit Erkrankungen der unten erwähnten Art besteht oder wenn bereits früher Krankheitsphasen auftraten. Der Langzeitverlauf entspricht meist rezidivierenden Depressionen, bipolaren affektiven Erkrankungen, schizoaffektiven Erkrankungen und akuten vorübergehenden psychotischen Störungen. Die Langzeitprognose ist, auch für die jeweilige diagnostische Subgruppe, tendenziell günstig.

Die Häufigkeit einer Postpartum-Psychose nach weiteren Entbindungen liegt bei 30–50%. Die diesbezügliche Aufklärung der Patientinnen ist wichtig.

Bei einer Postpartum-Psychose mit manischem Syndrom in der Vorgeschichte ist eine spezielle Art der Prophylaxe möglich. Man kann noch am Tag der Entbindung Lithium in voller Dosis (s. S. 157) geben und diese Medikation einige Monate lang fortsetzen. Neuerdings wird auch Valproat in dieser Indikation versucht.

Potenzielle Frühsymptome sollen energisch behandelt werden. Bei Schlafstörungen ist im Bedarfsfall ein Hypnotikum zu geben.

Postpartum-Psychose bei vorbestehender psychischer Krankheit. Patientinnen, die noch nie eine Postpartum-Psychose, jedoch schwere rezidivierend-depressive, bipolar-affektive oder schizoaffektive Erkrankungen oder akute vorübergehende psychotische Störungen hatten, weisen ein Risiko einer puerperalen Krankheitsphase von ca. 30% auf. Typische Schizophrenien exazerbieren kaum.

Prämenstruelle dysphorische Störung

Allgemeines. Das ungenau definierte prämenstruelle Syndrom umfasst psychische und somatische Symptome. Im neueren Konzept der prämenstruellen dysphorischen Störung nach DSM-IV stehen psychische Symptome im Zentrum (Übersicht 6). In ICD-10 figuriert die Diagnose nicht.

Klinik. Bei der prämenstruellen dysphorischen Störung treten in den letzten 7 Tagen der Lutealphase bedrückte Stimmung, Angst, Stimmungslabilität, Ärger oder Reizbarkeit auf. Weitere Symptome sind Interessenverlust, Konzentrationsstörungen, Müdigkeit, Appetitveränderungen, Schlafstörungen, Gefühl drohenden Kontrollverlusts sowie körperliche Beschwerden wie Schmerzen oder Schwellung der Brüste, Kopfschmerzen, Gelenk- oder Muskelschmerzen, Aufgedunsenheit und Gewichtszunahme. Die Beschwerden verschwinden mit Beginn der Menstruation.

Für die betroffenen Frauen kann die prämenstruelle dysphorische Störung eine starke Beeinträchtigung darstellen.

Die prämenstruelle dysphorische Störung beginnt oft zwischen 25 und 30 Jahren, hat eine Tendenz zu persistieren und verschwindet mit der Menopause.

> **Übersicht 6**
> **Prämenstruelle dysphorische Störung (nach DSM-IV)**
> – Beginn in den letzten 7 Tagen der Lutealphase, Abklingen mit der Menstruation
> – Depressive Stimmung, Angst, Stimmungslabilität, Ärger, Reizbarkeit
> – Zusatzsymptome

Häufigkeit. Viele Frauen haben gewisse prämenstruelle Beschwerden. Bei ca. 3–4% sind die Kriterien der prämenstruellen dysphorischen Störung erfüllt.

Komorbidität. Eine solche besteht mit Depressionen und in geringerem Maße auch mit Angsterkrankungen. Frauen, welche Postpartum-Depressionen hatten, leiden gehäuft an einer prämenstruellen dysphorischen Störung. Umgekehrt ist die prämenstruelle dysphorische Störung ein Risikofaktor für Postpartum-Depressionen.

Pathogenese, Ätiologie. Es sind keine relevanten Normabweichungen endokrinologischer Parameter festgestellt worden. Die Erkrankung steht mit den normalen zyklischen hormonellen Veränderungen im Zusammenhang. Eine psychologische Komponente ist insofern möglich, als die Beschwerden psychisch überlagert sein können.

Diagnose, Differenzialdiagnose. Auf die Abgrenzung von prämenstruellen somatischen Beschwerden ist zu achten, da sich die Therapie unterscheidet. Differenzialdiagnostisch ist an prämenstruelle Exazerbationen anderer psychischer Störungen zu denken, z. B. Depressionen oder Manien. Nicht zu verwechseln ist die prämenstruelle dysphorische Störung mit der Dysmenorrhö, bei der Schmerzen unmittelbar vor und während der Menstruation auftreten.

Therapie. Die Aufklärung darüber, dass eine Störung von Krankheitswert vorliegt, ist wichtig. Die Patientinnen sollen Schuldgefühle ablegen und versuchen, in dieser Phase von übermäßigen Verpflichtungen abzusehen. Auch der Partner soll ggf. aufgeklärt werden.

Bei starker Symptomatik ist eine medikamentöse Behandlung indiziert. Bei der prämenstruellen dysphorischen Störung ist ein starker Placeboeffekt möglich, der allerdings nicht anhält. Viele Behandlungen prämenstrueller Störungen wurden irrtümlicherweise als effizient betrachtet.

Mittel erster Wahl sind die SSRI, die z. T. einen sehr guten Effekt aufweisen. Insbesondere Fluoxetin (in der Regel 20 mg tgl.) wurde untersucht. Unsicherheit besteht über die optimale Behandlungsdauer. Ein Absetzversuch nach einigen Monaten ist gerechtfertigt. Es bestehen erfolgversprechende Erfahrungen mit einer intermittierenden Behandlung mit Sertralin (50 mg tgl.) und Fluoxetin (20 mg tgl.) in den letzten 14 Tagen vor der Menstruation.

Sexualhormone wirken bei der prämenstruellen dysphorischen Störung nicht eindeutig, ebenso wenig Vitamine, Diätmaßnahmen u. Ä. Die hormonelle Unterdrückung des Zyklus ist eine extreme Maßnahme, die nur ganz selten in Frage kommt.

Perimenopause und psychische Störungen

Nach einer weit verbreiteten Ansicht nimmt die Inzidenz psychischer Störungen in der Perimenopause zu. Epidemiologische Untersuchungen haben diesbezüglich allerdings kaum bestätigende Befunde erbracht.

Im Klimakterium treten die typischen Beschwerden mit Wallungen, erhöhter Schwitzneigung, allgemeiner vasomotorischer Instabilität und anderen Symptomen auf. Nur gelegentlich sind dabei auch die Kriterien einer psychischen Störung erfüllt, z. B. einer Angsterkrankung, einer Insomnie oder einer leichten Depression. In solchen Situationen ist es sinnvoll, zunächst eine Substitutionstherapie mit Östrogenen zu versuchen. Persistiert die psychische Störung, soll sie entsprechend den auch sonst geltenden Prinzipien therapiert werden.

Ist das psychiatrische Syndrom schwer, soll die Erkrankung schon primär nach den üblichen Richtlinien der Psychiatrie behandelt werden. Die alleinige Hormonbehandlung ist nach aller Erfahrung wirkungslos. Ob eine Hormonbehandlung als Adjuvans hinzugegeben werden soll, ist unsicher. Bei Therapieresistenz ist der Versuch gerechtfertigt.

Bei einem sonst nicht erklärbaren Verlust an sexuellem Interesse in der Perimenopause können sehr niedrigdosierte Androgene wirksam sein.

Übersicht 7
Behandlung von psychischen Störungen in der Perimenopause
- Klimakterische Beschwerden und leichte psychische Störung:
  - Behandlungsversuch mit Östrogenen gerechtfertigt
- Schwere psychische Störung:
  - Behandlung nach den üblichen Richtlinien der Psychiatrie

Hormonelle Antikonzeptiva und psychische Störungen

In prospektiven Studien wurden keine wesentlichen Hinweise auf eine depressionsfördernde Wirkung von Antikonzeptiva gefunden. Trotzdem zeigt die Erfahrung, dass nach begonnener hormoneller Antikonzeption eine depressive Verfassung ausgelöst werden kann. Fast immer handelt es sich um leichte depressive Zustände. Als Konsequenz ergibt sich, dass bei depressiver Symptomatik kurz nach Beginn einer hormonellen Antikonzeption ein Wechsel des Präparats oder der antikonzeptionellen Maßnahme in Betracht zu ziehen ist.

Infertilität

Sie kann eine psychologische Komponente haben. In Einzelfällen erfüllte sich der Kinderwunsch, nachdem das Paar dazu eine gleichmütigere Einstellung gewinnen konnte.

Kinderlosigkeit kann ein schweres, u. U. behandlungsbedürftiges psychologisches Problem sein.

Exkurs Psychopharmaka in Schwangerschaft und Stillzeit

Schwangerschaft

Bei Einnahme von Psychopharmaka in der Schwangerschaft sind dreierlei Risiken zu unterscheiden: teratogene Schäden im üblichen Sinn, sog. verhaltensteratologische Effekte und eine perinatale Toxizität für das Neugeborene.

Teratogene Schäden sind, was die gebräuchlichen Psychopharmaka betrifft, für Carbamazepin und Valproat belegt und für Lithium wahrscheinlich. Für Antidepressiva, Neuroleptika und Tranquilizer/Hypnotika sind sie unwahrscheinlich, aber nicht völlig ausgeschlossen. Aus diesem Grund soll die Verordnung von Psychopharmaka in der Schwangerschaft nur bei strenger Indikation erfolgen. Das teratogene Risiko besteht in der Periode der Organogenese, d. h. v. a. in den ersten 12 Wochen der Schwangerschaft.

Als verhaltensteratologische Effekte wurden Pharmakawirkungen bezeichnet, die im Tierversuch zu diskreten, nicht eindeutig abnormen postnatalen Verhaltensveränderungen führten. Ihr Vorkommen und ihre potenzielle Bedeutung beim Menschen sind unsicher. Wegen der theoretischen Möglichkeit ungünstiger Effekte ergibt sich ein zusätzlicher Grund zur Zurückhaltung bei der Medikamentenverordnung.

Eine perinatale Toxizität kann durch direkte Substanzeffekte auf das Neugeborene oder durch Entzugssymptome entstehen.

Der Kenntnisstand über die Risiken der Einnahme von Psychopharmaka in der Schwangerschaft ist für alle Substanzen unbefriedigend. Übersicht 1 gibt Hinweise zur Minimierung der Risiken. Das Wissen ist über solche Substanzen besser, die seit langem breit eingesetzt werden. Man wird sich bei der Verschreibung auf sie konzentrieren. Neben der offiziellen Fachinformation stellt die Rücksprache mit der Herstellerfirma bezüglich neuester Erkenntnisse eine

Hilfe zur Risikoeinschätzung dar. Die Dosis des Medikaments soll niedrig gewählt werden, und die Verabreichung soll zur Vermeidung von Spitzenkonzentrationen auf mehrere Tagesdosen verteilt werden. Zur Identifizierung von Patienten, die trotz durchschnittlicher Dosis hohe Plasmaspiegel aufweisen, kann eine entsprechende Untersuchung hilfreich sein. Wenn möglich, soll das Medikament gegen Ende der Schwangerschaft abgesetzt oder seine Dosis reduziert werden, um das Risiko perinataler Toxizität niedrig zu halten. Die Patientin muss über die Risiken der Medikamenteneinnahme aufgeklärt werden.

Übersicht 1
Psychopharmaka in der Schwangerschaft

- Nur bei strenger Indikation, besonders in der Periode der Organogenese. Kontraindikationen beachten
- Substanzen mit breiter Erfahrung bevorzugen
- Fachinformation, ggf. Rücksprache mit Herstellerfirma
- Möglichst niedrige Dosis, mehrere Tagesdosen
- Ggf. Plasmaspiegelkontrolle
- Vor Geburtstermin möglichst Dosisserniedrigung oder Absetzen
- Aufklärung der Frau über Risiken

Antidepressiva. Hinweise auf teratogene Effekte fehlen weitgehend. Insbesondere die Trizyklika Imipramin und Amitriptylin gelten als sicher. Allerdings wurden infolge anticholinerger Effekte postnatale Blasenentleerungsstörungen beschrieben. Von den modernen Antidepressiva liegen relativ umfassende Untersuchungen über Fluoxetin, aber auch andere SSRI vor. Es ergaben sich keine Hinweise auf Teratogenität. Fluoxetin ist das Antidepressivum, dessen Sicherheit in der Schwangerschaft am besten belegt ist.

MAO-Hemmer sind in der Schwangerschaft kontraindiziert, dies wegen der mit der Behandlung verbundenen allgemeinen Risiken. Über Moclobemid und andere moderne Antidepressiva liegen keine systematischen Erfahrungen vor.

Neuroleptika. Teratogene Effekte älterer, typischer Neuroleptika sind, was die häufig eingesetzten Substanzen betrifft, unwahrscheinlich. Haloperidol gilt als sicher. Über die neuen atypischen Neuroleptika existieren kaum Erfahrungen, weshalb sie möglichst vermieden werden sollen. Typische Neuroleptika können beim Neugeborenen EPS bewirken.

Anticholinerge Antiparkinsonmittel. Diesbezüglich sind die Kenntnisse sehr gering, es wird aber nicht angenommen, dass sie teratogen sind. Wegen der anticholinergen Effekte sind diese Substanzen für das Kind unerwünscht.

Benzodiazepine. Obwohl für sie vereinzelt teratogene Effekte vermutet wurden, so z. B. eine Erhöhung der Häufigkeit von Gesichtsspalten durch Diazepam, werden heute die Risiken als inexistent betrachtet. Definitiv keine teratogenen Effekte nimmt man für Lorazepam an.

Lithium. Dieses ist im 1. Trimenon der Schwangerschaft fast absolut kontraindiziert. Bei Neugeborenen, deren Mütter Lithium nahmen, fand man Missbildungen in 11%, im Vergleich zu 3% bei Neugeborenen im Allgemeinen. Unter den Missbildungen überwogen kardiale Formen. In neuen Studien konnte die teratogene Wirkung von Lithium nicht eindeutig nachgewiesen werden. Eine Lithiumprophylaxe im 1. Trimenon kann bei Frauen erwogen werden, bei denen aufgrund des früheren Krankheitsverlaufs anzunehmen ist, dass ohne Lithium schwere manische oder depressive, das Kind gefährdende Dekompensationen auftreten.

Die Einnahme von Lithium im 2. und 3. Trimenon führt nicht mehr zu Missbildungen. Lithium kann dann bei wichtiger Indikation verordnet werden. Der Spiegel soll niedrig gehalten und hohe Spitzenkonzentrationen sollen durch Verwendung von Retardpräparaten und eine 2-mal tägliche Verabreichung vermieden werden. Die Schilddrüsenfunktion soll kontrolliert werden. Da im Laufe der Schwangerschaft die glomeruläre Filtration und damit die Lithiumclearance zunimmt, ist bei gleich bleibender Dosierung ein Absinken des Lithiumspiegels möglich und ggf. eine Dosisanpassung erforderlich. Die glomeruläre Filtration nimmt kurz vor der Entbindung wieder ab. Es ist ratsam, die Lithiumbehandlung in den letzten Tagen der Schwangerschaft abzusetzen und unmittelbar nach der Entbindung wieder aufzunehmen. Beim Neugeborenen muss die Schilddrüsenfunktion kontrolliert werden.

Carbamazepin, Valproat. Bei ihrer Einnahme in der Schwangerschaft besteht ein erhöhtes Risiko einer Spina bifida und anderer Missbildungen, sodass sich die Verschreibung nur bei vitaler Indikation rechtfertigt.

Stillzeit

Alle Psychopharmaka treten in die Milch und damit in den kindlichen Organismus über. Dort ist die Konzentration des Medikaments im Allgemeinen sehr viel niedriger als im mütterlichen, vereinzelt und nicht vorhersehbar jedoch gleich oder sogar höher. Die heutigen Kenntnisse sind sehr lückenhaft, ebenso wie das Wissen über Effekte von Psychopharmaka auf den Säugling. Diese Unsicherheit und der Umstand, dass das Stillen nicht eine Notwendigkeit ist, stellt einen Grund dar, bei Psychopharmakabehandlung der Mutter zum Abstillen zu raten. Trotzdem lässt sich das Stillen bei bestimmten Voraussetzungen rechtfertigen.

Bei der Frage einer Psychopharmakabehandlung in der Stillzeit müssen ähnliche Fragen erörtert werden wie in der Schwangerschaft (Übersicht 3). Das Kind muss gesund und darf nicht ein Frühgeborenes sein. Es soll periodisch ärztlich untersucht werden.

Übersicht 2
Psychopharmaka in der Schwangerschaft
- Teratogen:
  - Carbamazepin, Valproat
  - Lithium wahrscheinlich
- Sonst kontraindiziert:
  - Klassische MAO-Hemmer
- Wahrscheinlich nicht teratogen:
  - Antidepressiva, Neuroleptika, Benzodiazepine
- Besondere Unsicherheit:
  - Alle neu eingeführten Substanzen
- Besondere Sicherheit:
  - Tranquilizer: Lorazepam
  - Ältere Antidepressiva: Imipramin, Amitriptylin
  - Moderne Antidepressiva: Fluoxetin
  - Typische Neuroleptika: Haloperidol

Übersicht 3
Psychopharmaka in der Stillperiode
- Eher Abstillen zu empfehlen. Kontraindikationen beachten
- Substanzen mit breiter Erfahrung bevorzugen
- Fachinformation, ggf. Rücksprache mit Herstellerfirma
- Möglichst niedrige Dosis, mehrere Tagesdosen
- Substanzen mit kurzer $t_{1/2}$ unmittelbar nach Stillen einnehmen
- Ggf. Plasmaspiegelkontrolle
- Aufklärung der Frau über Risiken
- Kind muss gesund sein, kein Frühgeborenenstatus
- Somatische Kontrolle des Kindes mindestens 1-mal/Monat

Antidepressiva. Es bestehen sehr begrenzte Erfahrungen mit Trizyklika. Wesentliche Risiken für das Kind ergeben sich im Allgemeinen nicht, außer dass die anticholinergen Effekte ungünstig sein können. Von den modernen Antidepressiva liegen einzelne Berichte mit geringer Fallzahl über Fluoxetin, Sertralin und Paroxetin vor, wobei kaum je negative Folgen auftraten.

Neuroleptika. Auch hier sind die Risiken insgesamt als gering zu veranschlagen. Das Auftreten von EPS ist bei Gabe typischer Neuroleptika möglich, ebenso anticholinerge Effekte bei Substanzen mit dieser Wirkung. Bei Clozapinbehandlung wird das Stillen nicht empfohlen, da die Substanz in relativ hoher Konzentration in die Milch übertritt. Auch muss von einem Agranulozytoserisiko für das Kind ausgegangen werden. Die neuen atypischen Neuroleptika sind nicht untersucht und sollen deshalb vermieden werden.

Antiparkinsonmittel. Diesbezüglich sind die Kenntnisse besonders gering. Wegen der anticholinergen Effekte, auf die das Kind sensibel reagieren kann, ist Vorsicht angezeigt.

Benzodiazepine. Hier sind die Risiken äußerst gering. Empfohlen werden v. a. Oxazepam und Lorazepam, welche keine aktiven Metaboliten besitzen und nicht durch das noch unreife CYP-450-System metabolisiert, sondern nur glukuronisiert werden. Allerdings kann wegen des ebenfalls noch nicht voll funktionstüchtigen Phase-II-Metabolismus auch der Abbau dieser Substanzen verlangsamt sein.

Lithium. Gemäß praktisch einhelliger Meinung sollen Patientinnen unter Lithiumbehandlung nicht stillen. Zwar erreicht unter unkomplizierten Bedingungen die Lithiumkonzentration beim Kind nicht den toxischen Bereich, dies kann jedoch bei Störungen des Wasser- und Elektrolythaushalts, z. B. einer Diarrhö, eintreten. Der Lithiumspiegel des Kindes müsste in jedem Fall kontrolliert werden. Zudem könnte beim Kind eine Hypothyreose auftreten. Durch die Beeinflussung des Kalzium- und Parathormonspiegels könnten sich ungünstige Effekte auf das Knochenwachstum ergeben. Ferner ist denkbar, dass Lithium ungünstige Wirkungen auf die funktionell noch unreife Niere hat.

Carbamazepin. Gemäß vorliegenden Befunden können Patientinnen, die Carbamazepin nehmen, das Kind stillen. Die für die Substanz üblichen hämatologischen und Leberfunktionskontrollen sind erforderlich.

Valproat. Wegen der möglichen Hepatotoxizität bei Kleinkindern ist bei Valproatbehandlung vom Stillen eher abzuraten. Die Leberfunktion des Kindes muss kontrolliert werden.

F6 Persönlichkeits- und Verhaltensstörungen

Einteilung nach ICD-10

F60	Spezifische Persönlichkeitsstörungen
F62	Andauernde (nichtorganische) Persönlichkeitsveränderungen
F63	Abnorme Gewohnheiten und Störungen der Impulskontrolle
F64	Störungen der Geschlechtsidentität
F65	Störungen der Sexualpräferenz
F68	Sonstige Persönlichkeits- und Verhaltensstörungen

F60 Spezifische Persönlichkeitsstörungen

Diagnosen von Persönlichkeitsstörungen nach ICD-10
- Exzentrische[a]
  - F60.0 Paranoide
  - F60.1 Schizoide
- Dramatische[a]
  - F60.2 Dissoziale
  - F60.30 Emotional instabile, impulsiver Typ
  - F60.31 Emotional instabile, Borderline-Typ
  - F60.4 Histrionische
  - F60.8 Narzisstische
- Ängstliche[a]
  - F60.5 Zwanghafte
  - F60.6 Vermeidende
  - F60.7 Abhängige

[a] In ICD-10 nicht vorgesehene, aber in der Literatur vorkommende Unterteilung.

Allgemeines. Der Begriff der Persönlichkeit bezieht sich auf beständige, meist das ganze Leben vorhandene Merkmale. Charakter und Persönlichkeit sind weitgehend synonym. Versuche, Persönlichkeitstypen zu beschreiben, reichen bis ins Altertum zurück. Hippokrates unterschied den sanguinischen, cholerischen, melancholischen und phlegmatischen Typ. In der modernen Zeit entwickelte die Psychoanalyse ein Modell der Persönlichkeit. Daneben sind die behavioristische und die empirisch-statistische Persönlichkeitsforschung zu erwähnen. Ein Ergebnis der Letzteren sind die sog. Persönlichkeitsfragebögen. Sie enthalten Fragen über Einstellungen und Eigenschaften, welche in Dimensionen gruppiert werden.

Der „Eysenk Personality Inventory" (EPI) enthält die Dimensionen Extraversion/Introversion, emotionale Stabilität/Labilität (Synonym: Neurotizismus) und Psychotizismus, wobei dieser hier nicht dem klinischen Psychosebegriff entspricht. Der „Minnesota Multiphasic Personality Inventory" (MMPI) und das im deutschen Sprachraum gebräuchliche „Freiburger Persönlichkeitsinventar" (FPI) weisen eine größere Anzahl von Dimensionen auf. Persönlichkeitsfragebogen eignen sich zur Erfassung von normalpsychologischen Eigenschaften, nicht aber von Persönlichkeitsstörungen. Bei diesen findet man jedoch Abweichungen von den Normwerten in einzelnen Dimensionen.

Über Konzepte abnormer Persönlichkeiten liest man bereits bei Pinel (1801), der eine „manie sans délire", d.h. irrationales aggressives Verhalten bei sonst erhaltenem Verstand beschrieb. Pritchard (1837) sprach von „moral insanity" bei Personen, welche die sozialen Normen missachteten, ohne geisteskrank zu sein. Auf Koch (1891) geht das heute verlassene Psychopathiekonzept zurück, welches von erblich bedingten Defekten der Persönlichkeit ausging. Nach K. Schneider (1923, 1950) sind „Psychopathen abnorme Persönlichkeiten, die an ihrer Abnormität leiden oder unter deren Abnormität die Gesellschaft leidet". E. Kretschmer (1921) postulierte eine Beziehung zwischen Körperbau, Charakter und endogenen Psychosen. Der leptosome Typ sei durch schizothyme und der pyknische Typ durch zyklothyme Charakterzüge gekennzeichnet. Leptosome seien zur Schizophrenie, pyknische zum manisch-depressiven Irresein disponiert. Die Kretschmersche Konstitutionslehre konnte nicht aufrechterhalten werden.

Die Psychoanalyse interpretiert abnorme Persönlichkeitszüge im Sinne von Charakterneurosen. Der heute verwendete Begriff der Persönlichkeitsstörung ist hinsichtlich ihrer Ätiologie neutral. Die ICD-10-bezogene Beschreibung der einzelnen Störungen nach operationalisierten Kriterien stellt einen Fortschritt der Nosologie dar, sie ist jedoch klar ein Provisorium.

Akzentuierte Persönlichkeitszüge gemäß ICD-10 liegen vor, wenn auffällige Charaktermerkmale bestehen, die noch nicht das Ausmaß einer Krankheit erreichen.

Klinik. Bei Persönlichkeitsstörungen bestehen unflexible, unangepasste Verhaltensweisen in weiten Lebensbereichen, welche seit der Adoleszenz oder dem frühen Erwachsenenalter vorhanden sind (s. Übersicht 1). Diese Verhaltensweisen führen zu Problemen im Kontakt zu den Mitmenschen und oft auch zu Schwierigkeiten bei der Arbeit. Für die Patienten selbst ist die Störung eine Belastung, weil ihnen als Konsequenz wichtige Befriedigungen im Leben unmöglich sind. Wegen chronischer Reibungen mit der Umgebung tritt im Laufe der Jahre nicht selten eine Art psychischer Erschöpfung ein. Ein Teil der Patienten mit Persönlichkeitsstörungen wird Frührentner.

Man sagt, dass Persönlichkeitsstörungen das ganze Leben bestehen. Davon gibt es Ausnahmen. So soll die paranoide Persönlichkeitsstörung etwas später beginnen, und bei der dissozialen Persönlichkeitsstörung verschwinden soziopathische Verhaltensweisen ab dem mittleren Lebensalter z. T. spontan.

> **Übersicht 1**
> **Allgemeine Merkmale von Persönlichkeitsstörungen nach ICD-10**
> - Unangepasste und unflexible Verhaltensweisen und Einstellungen in weiten Lebensbereichen, resultierend aus Normabweichungen
>   - im kognitiven Bereich, d.h. bezüglich Wahrnehmung und Interpretation der Umwelt oder von sich selbst
>   - der Affektivität (Breite, Intensität, Labilität, Ansprechbarkeit der Emotionen)
>   - der Impulskontrolle bzw. der Bedürfnisbefriedigung in den zwischenmenschlichen Beziehungen
> - Bestehen seit Adoleszenz oder frühem Erwachsenenalter

Komorbidität. Viele Patienten mit einer Persönlichkeitsstörung erfüllen die Kriterien weiterer solcher Störungen. Die Überlappung besteht v. a. innerhalb der auf S. 277 angegebenen Untergruppen.

Persönlichkeitsstörungen weisen auch eine erhöhte Komorbidität mit anderen psychischen Krankheiten auf. Dies gilt v. a. für Depressionen. Besonders bei Persönlichkeitsstörungen des dramatischen Spektrums kommen gehäuft Suchtkrankheiten vor.

Häufigkeit. Mehr als 5% der Bevölkerung dürften eine Persönlichkeitsstörung aufweisen. Die dissoziale Persönlichkeitsstörung ist bei Männern, die histrionische bei Frauen viel häufiger.

Pathogenese, Ätiologie. Grundsätzlich sind psychologische und biologische (genetische und andere) Faktoren sowie ihre Wechselwirkung als Ursachen zu betrachten. Man kann sich den Circulus vitiosus einer Verstärkung von ungünstigen Verhaltensweisen und resultierenden negativen Reaktionen der Umgebung in der Kindheit und Jugend vorstellen, der schließlich zur Persönlichkeitsstörung führt.

Diagnose, Differenzialdiagnose. Die Abklärung auf Persönlichkeitsstörungen ist zeitaufwändig und sollte auch Fremdauskünfte beinhalten. Fast immer ist zur Beurteilung mehr als ein Gespräch notwendig.

Persönlichkeitsstörungen müssen von erworbenen nichtorganischen und organischen Persönlichkeitsveränderungen abgegrenzt werden. Bei zusätzlicher psychischer Krankheit, z. B. einer Depression, besteht das Risiko, dass ein Teil der aktuellen Symptomatik als Charakterzug fehlinterpretiert wird.

Therapie. Diese ist schwierig. Die Patienten erleben ihre Fehlhaltungen als Ich-synton, weshalb sie die Notwendigkeit einer Veränderung nicht unmittelbar einsehen. Zudem bestehen häufig eine geringe Frustrationstoleranz, eine schlechte Impulskontrolle und Schwierigkeiten einer Beziehungskonstanz, was die Durchführung der Behandlung erschwert.

Als Therapie käme, jedenfalls vom Anspruch her, die Psychoanalyse in Betracht, welche ja die Veränderung der Persönlichkeit anstrebt. Persönlichkeitsstörungen werden jedoch nur selten mit einer Psychoanalyse behandelt. Viele Patienten erfüllen die allgemeinen Voraussetzungen zur Anwendung des Verfahrens nicht. Zudem wird die Psychoanalyse der meist bestehenden Notwendigkeit nach rascher Lösung aktueller Probleme nicht gerecht. Besser erfolgt die Behandlung mit einer psychoanalytisch orientierten Therapie oder einer allgemeinen Psychotherapie im Sinne von Beratung, Stützung und Begleitung. So können die aktuellen Lebensprobleme erörtert werden. Auch kann es wichtig sein, den Patienten dabei zu beraten, eine seinen Eigenarten entsprechende optimale Lebensanpassung im beruflichen und zwischenmenschlichen Bereich zu finden.

Wichtige Fortschritte zur Behandlung von Persönlichkeitsstörungen wurden durch die Weiterentwicklung der kognitiven Therapie erzielt (Beck u. Freeman 1990).

Bei Patienten, die sich in sozialtherapeutischen Institutionen befinden, bieten sich als Ergänzung zur Einzeltherapie Gruppentherapien an, was u. a. gestattet, ihnen auch Ich-syntone Symptome nahe zu bringen. Die paranoide und die schizoide Persönlichkeitsstörung gelten jedoch als wenig geeignet für Gruppentherapien. Das zurückgezogene Leben ist hier eine nötige Anpassung an wenig veränderbare Charakterstrukturen, bei deren Ignorierung eine Symptomverstärkung auftreten kann.

Bei jungen Patienten mit Persönlichkeitsstörung soll eine Familientherapie in Betracht gezogen werden. Unter Umständen können in kurzer Zeit wichtige relevante Themen, die der Patient sonst vermeidet, erörtert werden. Die Angehörigen profitieren, indem sie den Verhaltensstörungen des Patienten weniger hilflos ausgeliefert sind.

Weil in vielen Fällen von Persönlichkeitsstörungen eine längerfristige Therapie nicht möglich ist, muss man sich oft auf die punktuelle Behandlung aktueller Probleme bzw. komorbider psychischer Erkrankungen beschränken.

Die medikamentöse Therapie der Persönlichkeitsstörungen spielt nur eine begrenzte Rolle. Ängstlich vermeidende Persönlichkeitsstörungen können wie Sozialphobien mit SSRI oder MAO-Hemmern behandelt werden. Starke Impulsivität mit Reizbarkeit wird gelegentlich mit SSRI, Lithium, Carbamazepin, Valproat oder Neuroleptika günstig beeinflusst.

Paranoide Persönlichkeit

Klinik. Die Patienten sind misstrauisch und argwöhnisch. Sie beziehen belanglose Ereignisse auf sich und interpretieren sie negativ, sind leicht verletzbar und fühlen sich rasch angegriffen. Weiterhin verhalten sie sich streitbar und beharren starr auf ihrer Meinung. Es besteht eine Tendenz zu nachtragendem Verhalten. Gegen vermeintliche Widersacher können sie geplante Aggressionsakte begehen. Als charakteristischer Abwehrmechanismus bei dieser Persönlichkeitsstörung gilt die Projektion.

In enger Beziehung zur so definierten Störung stehen ältere Konzepte spezieller Formen paranoider Persönlichkeiten. Bei der sensitiv-paranoiden Persönlichkeit kombinieren sich Selbstunsicherheit und Ängstlichkeit mit paranoiden Zügen. Die querulatorische Persönlichkeit kämpft inadäquat gegen reales oder vermeintliches Unrecht an. Fanatische Persönlichkeiten kämpfen in expansiver Weise um eine überwertige Idee.

> **Übersicht 2**
> **Merkmale der paranoiden Persönlichkeit nach ICD-10**
> - Übertriebenes Misstrauen anderen gegenüber
> - Überempfindlichkeit
> - nachtragendes Verhalten
> - Streitsucht

Pathogenese, Ätiologie. Aus psychoanalytischer Sicht wurden abgewehrte Konflikte über Abhängigkeit und Passivität angenommen. Es besteht eine familiäre Häufung von paranoiden Persönlichkeiten und wahrscheinlich eine genetische Beziehung zu den Wahnkrankheiten.

Differenzialdiagnose. Die Abgrenzung von der Schizophrenie ergibt sich durch das Fehlen eines entsprechenden Syndroms. Im Gegensatz zu den wahnhaften Störungen besteht kein Wahn.

Therapie. In der individuellen Therapie soll, soweit möglich, eine vertrauensvolle und spannungsfreie Beziehung hergestellt werden. Der Tendenz zu Misstrauen kann durch maximale Transparenz begegnet werden.

Schizoide Persönlichkeit

Allgemeines. Das Konzept der schizoiden Persönlichkeit geht auf E. Bleuler zurück, der prämorbide Charakterauffälligkeiten von Patienten mit Schizophrenie als schizoid bezeichnete. In ICD-10 wurde ein Teil der Störungen, die bis dahin zur schizoiden Persönlichkeit gerechnet wurden, der schizotypen Störung zugeordnet.

Klinik. Die Patienten sind einzelgängerisch aufgrund eines geringen Bedürfnisses nach näherem Kontakt zu Mitmenschen. Viele von ihnen haben außerhalb der Ursprungsfamilie keine nahen Beziehungen. Sie beschäftigen sich wenig mit der äußeren Umwelt, sondern mehr mit dem eigenen Innenleben und der Phantasie. Emotional wirken sie distanziert und gefühlsarm. Sie haben Schwierigkeiten, die üblichen Regeln der Gesellschaft zu erkennen, und weisen deshalb oft exzentrische Verhaltensweisen auf (Übersicht 3). Als Folge ihres einzelgängerischen Lebensstils haben sie oft wenig Übung in zwischenmenschlichen Beziehungen.

Obwohl die Patienten ein von anderen Menschen distanziertes Leben suchen, leiden sie gleichzeitig unter dieser Isolation.

> **Übersicht 3**
> **Merkmale der schizoiden Persönlichkeit nach ICD-10**
> - Einzelgängerisches Verhalten bei geringem Bedürfnis nach näherem Kontakt zu Mitmenschen
> - Emotionale Kühle
> - Geringe Berücksichtigung sozialer Normen

Pathogenese, Ätiologie. Zur Ursache der Störung weiß man wenig. Es besteht keine deutliche genetische Beziehung zur Schizophrenie, wie dies für die schizotype Störung zutrifft.

Differenzialdiagnose. Die Abgrenzung ergibt sich gegen die schizotype Störung und gegen die ängstliche Persönlichkeitsstörung, die aber durch ein Suchen nach Beziehungen gekennzeichnet ist.

Therapie. Die Zurückhaltung der Patienten, sich in eine Beziehung einzulassen, erschwert jegliche Psychotherapie. So ist es oft nur möglich, assoziierte Störungen wie Depressionen zu behandeln.

Dissoziale Persönlichkeit

Allgemeines. Synonyme: soziopathische Persönlichkeit, antisoziale Persönlichkeit. Pinel und Pritchard beschrieben, wie erwähnt, als Erste Störungen dieser Art. In den 1960er Jahren entstand in den USA das Konzept der antisozialen Persönlichkeit, deren Definition stark auf dem Vorliegen sozial unangepasster bzw. krimineller Handlungen basierte. Es handelte sich also um eine eher soziologische bzw. kriminologische Definition. Die ICD-10-Definition bezieht auch krankhafte Funktionsstörungen mit ein.

Klinik. Personen mit dieser Persönlichkeitsstörung sind rücksichtslos und missachten die elementare physische und psychische Integrität der Mitmenschen (Übersicht 4). Sie wirken den Menschen gegenüber, denen sie Leid zufügen, emotional unbeteiligt und entwickeln, wenigstens vordergründig, kaum Schuldgefühle. Vielmehr neigen sie dazu, die Umgebung für die eigenen Schwierigkeiten verantwortlich zu machen. Sie weisen eine geringe Frustrationstoleranz auf und reagieren rasch mit Aggression. Inkonstanz in engen Beziehungen und im Beruf sind die Regel. Auffallend ist die geringe Fähigkeit, aus Erfahrungen zu lernen.

Die Zeichen der dissozialen Persönlichkeitsstörung beginnen meist schon mit disziplinären Schwierigkeiten in der Schulzeit. Die Verhaltensstörungen ziehen sich „wie ein roter Faden" durch das ganze Leben. Als Erwachsene weisen die Betroffenen Instabilität und Unverlässlichkeit im Beruf, Nichterfüllen der Pflichten als Eltern und in der Partnerschaft, kriminelle Akte und körperliche Aggressionen gegen andere auf. Auch Prostitution steht z. T. in Beziehung zu dissozialen Verhaltensweisen. Vom mittleren Lebensalter an bessern sich die dissozialen Züge nicht selten. Pro Jahr sollen 2% der Betroffenen die dissozialen Verhaltensweisen verlieren.

> **Übersicht 4**
> **Merkmale der dissozialen Persönlichkeit nach ICD-10**
> − Rücksichtsloses Verhalten mit Missachtung der elementaren Integrität anderer
> − Emotionale Unbeteiligtheit
> − Geringe Frustrationstoleranz
> − Unfähigkeit zur Aufrechterhaltung von Vertrauensbeziehungen

Pathogenese, Ätiologie. Als häufigste Konstellation nimmt man eine Wechselwirkung von genetischer Disposition mit gestörten Familienverhältnissen in der Kindheit an. Diskrete Hirnschäden, z. B. perinataler Genese, dürften ein Kofaktor sein. Psychisch traumatisierte Beziehungen zu den Eltern, z. T. mit Erleiden offener Aggression, finden sich häufig. Psychoanalytisch wurde eine defiziente Über-Ich-Entwicklung auf dem Boden narzisstischer Störungen angenommen, wobei das Über-Ich wie die Erziehung inkonsistent, d. h. z. T. fehlend, z. T. aber auch rigide und massiv strafend ist.

Es wurde an anderer Stelle darauf hingewiesen, dass in bestimmten Familien eine Beziehung zwischen Depressionen bei Frauen und Dissozialität bei Männern besteht (S. 144).

Komorbidität. Relativ viele Patienten weisen bereits in der Kindheit Störungen des Sozialverhaltens auf. Auch ein hyperkinetisches Syndrom kommt gehäuft vor. Etwa 25% der Patienten leiden im Erwachsenenalter an Suchtkrankheiten.

Diagnose, Differenzialdiagnose. Die Diagnose erfolgt v. a. anhand der Anamnese oder der Angaben von Drittpersonen. Im Gespräch können die Patienten relativ unauffällig erscheinen. Allenfalls wirken sie wenig fassbar und versuchen, sich ins bestmögliche Licht zu setzen.

Differenzialdiagnostisch sind Manien, Hypomanien, Schizophrenien und organische Persönlichkeitsveränderungen abzugrenzen. Die Beziehung von Soziopathie und Kriminalität ist eng, aber beide kommen auch unabhängig voneinander vor. Drogenkriminalität bleibt oft auf Perioden des Suchtmittelkonsums beschränkt, was dann nicht den Kriterien der Persönlichkeitsstörung entspricht.

Therapie. Personen mit dissozialer Persönlichkeit kommen, was psychische Krankheiten betrifft, fast nur wegen assoziierter Krankheiten mit dem Arzt in Kontakt, und meist sind nur diese Krankheiten behandelbar. Für eine längerfristige Therapie sind die Patienten zu unzuverlässig.

Wenn solche Patienten sich wegen somatischer Probleme in medizinische Behandlung begeben, reagieren sie möglicherweise fordernd, drohend oder sonst unangepasst. Dann kann es notwendig sein, ihnen darzulegen, welche Rahmenbedingungen zur Durchführung der Behandlung nötig sind. Die Erklärung soll ruhig und nicht provokant, aber trotzdem unmissverständlich sein. Bei Patienten, die unter Alkohol- oder Drogeneinfluss stehen, soll man solche Klarstellungen auf später verschieben.

Bei dissozialen Straffälligen haben milieutherapeutische Ansätze in sozialtherapeutischen Anstalten z. T. gute Ergebnisse gebracht.

Emotional instabile Persönlichkeit, impulsiver Typ

Synonym: reizbare Persönlichkeit, explosible Persönlichkeit. Diese in der Literatur wenig berücksichtigte Persönlichkeitsstörung ist durch Impulsivität, Unberechenbarkeit und Reizbarkeit mit Tendenz zu Wutausbrüchen bei geringer Frustrationstoleranz gekennzeichnet (Übersicht 5). Relativ viele Patienten mit Alkoholabhängigkeit sollen reizbare Persönlichkeiten sein.

> **Übersicht 5**
> **Merkmale der emotional instabilen Persönlichkeit, impulsiver Typ, nach ICD-10**
> - Impulsivität und Unberechenbarkeit, z. T. mit Wutausbrüchen
> - Geringe Frustrationstoleranz

Emotional instabile Persönlichkeit, Borderline-Typ

Allgemeines. Die Diagnose wurde ursprünglich für Störungen verwendet, die eine Mischung von neurotischen und leichteren psychotischen Symptomen aufweisen, die also in deskriptiver Hinsicht Grenzzustände zwischen Neurose und Psychose sind. Später wurde Borderline eine Strukturdiagnose der Psychoanalyse. Die ICD-10-Diagnose ist wieder deskriptiv (Übersicht 6).

Klinik. Die heutige Diagnose leitet sich von 2 Konzepten ab. Nach O. Kernberg (1978) haben Borderline-Patienten das Merkmal der sog. Identitätsdiffusion, was bedeutet, dass sie in extremer Weise unklare und widersprüchliche Vorstellungen über sich selbst haben. Beispiel wäre eine Patientin, die mit ihren elementarsten Aufgaben nicht zurechtkommt, gleichzeitig aber die unrealistische Vorstellung hat, eine anspruchsvolle Stellung auszufüllen. Zudem bestehen Abwehrmechanismen in Form des Spaltens, einer Art von Schwarz-weiß-Denken. So werden Personen der Umgebung entweder idealisiert oder entwertet und meist beides abwechselnd.

Die Tendenz zur Spaltung kann bei stationären Behandlungen zu Problemen führen. So kann der Patient gegenüber einem Teil der Betreuenden seine Hilfe suchenden und kooperativen Seiten, gegenüber anderen hingegen die ablehnenden und aggressiven Züge zeigen. Die an der Behandlung Beteiligten müssen in guter gegenseitiger Kommunikation stehen, um Meinungsverschiedenheiten hinsichtlich der Einschätzung des Patienten zu vermeiden.

Bei dem von J. Gunderson (1984) entwickelten Borderline-Konzept wird bei der Diagnosestellung stärker auf einzelne Symptome und Verhaltensweisen abgestellt. Solche sind instabile und intensive Beziehungen, Schwierigkeiten, allein zu sein, Impulsivität, Wut und selbstschädigende Handlungen.

Komorbidität. Häufig kommen Depressionen, oft mit suizidalen Verstimmungen, und Suchtkrankheiten vor.

Nach der älteren Literatur machen viele Borderline-Patienten flüchtige psychotische Episoden durch. Dies trifft auf die nach heutigen Kriterien diagnostizierten Erkrankungen nicht zu.

Diagnose, Differenzialdiagnose. Zeitlich begrenzte psychische Erkrankungen mit ähnlichen Symptomen, wie man sie bei der permanent bestehenden Borderline-Persönlichkeitsstörung findet, sollen die entsprechende Diagnose erhalten. Nicht selten werden leichtere Formen von Schizophrenie oder bipolarer Erkrankung fälschlicherweise als Borderlinestörung diagnostiziert.

Therapie. Diesbezüglich gibt es eine extensive psychoanalytische Literatur. Eine psychoanalytische Therapie ist in vielen Fällen empfehlenswert. Wiederholt wurde auf Behandlungsschwierigkeiten bei dieser Störung aufmerksam gemacht. So können die Wünsche des Patienten nach Hilfe und Stützung in Wut und Enttäuschung umschlagen. Auch autodestruktive Handlungen oder andere Formen des Agierens einschließlich des Abbruchs der Therapie sind möglich. Kürzlich wurden kognitiv-therapeutische Verfahren entwickelt, die v. a. autodestruktive Tendenzen vermindern helfen.

Übersicht 6
Merkmale der emotional instabilen Persönlichkeit, Borderline-Typ, nach ICD-10[a]
- Extreme Widersprüchlichkeit und Wechselhaftigkeit in Bezug auf eigene oder fremde Eigenschaften
- Tendenz, intensive Beziehungen einzugehen, die aufgrund obiger Eigenschaft krisenhaft verlaufen
- Selbstbeschädigende Verhaltensweisen
- Gefühle von Leere

[a] Gemäß ICD-10 müssen auch die Kriterien des impulsiven Typus erfüllt sein.

Histrionische Persönlichkeit

Allgemeines. Synonym: Hysterische Persönlichkeit. Der Terminus „histrionisch" wurde geschaffen, um die Diagnose der hysterischen Persönlichkeit mit ihrem pejorativen Charakter zu ersetzen.

Klinik. Die Patienten zeigen theatralische und übertriebene Verhaltensweisen, mit der Absicht, sich ins Zentrum der Aufmerksamkeit zu setzen. Sie weisen oberflächliche und labile Affekte auf und sind leicht beeinflussbar. Bei Frauen kann man von einer Karikierung des weiblichen Stereotyps sprechen, bei Männern von femininem Verhalten (Übersicht 7).

Der Denkstil der Patienten gilt als impressionistisch, d. h. sie urteilen aufgrund unpräziser Wahrnehmungen und ohne ihre Gedanken zu Ende zu führen.

Komorbidität. Bereits an anderer Stelle wurde erwähnt, dass diese Patienten nur selten eine dissoziative Störung aufweisen. Depressionen sind häufig.

Pathogenese, Ätiologie. Die histrionischen Verhaltensweisen sind nach psychoanalytischer Auffassung meist durch Bedürfnisse zur Aufrechterhaltung des Selbstgefühls, also Störungen im Bereich des Narzissmus, und nicht so sehr durch Verdrängung sexueller Impulse bei ödipalen Konflikten bedingt.

Therapie. Man empfiehlt psychoanalytische und neuerdings auch kognitive Therapien.

Übersicht 7
Merkmale der histrionischen Persönlichkeit nach ICD-10
- Theatralische, übertriebene Verhaltensweisen mit der Absicht, sich ins Zentrum der Aufmerksamkeit zu setzen
- Oberflächliche, labile Affekte, leichte Beeinflussbarkeit

Narzisstische Persönlichkeit

Allgemeines. Narzisstische Störungen wurden psychoanalytisch als Folge eines Stillstands des normalen Narzissmus (H. Kohut 1973) oder seiner pathologisch starken Ausprägung interpretiert (O. Kernberg 1978). Die deskriptiven ICD-10-Kriterien nehmen ihren Ausgang von Kernberg und Kohut (Übersicht 8).

Klinik. Charakteristisch sind eine übertrieben hohe Selbsteinschätzung mit real nicht begründetem Glauben an die persönliche Größe und Bedeutsamkeit, die Erwartung, von anderen bewundert zu werden, eine Tendenz, andere auszunutzen und ein Mangel an empathischem Einfühlungsvermögen.

Komorbidität. Depressive Zustände können besonders dann auftreten, wenn die äußeren Lebensumstände mit den Ansprüchen nach Bewunderung immer weniger vereinbar werden. Dies trifft oft für Personen ab dem mittleren Lebensalter zu. Sucht kommt gehäuft vor.

Therapie. Diese Störungen wurden z. T. mit psychoanalytischer Therapie und Psychoanalyse behandelt. Auch kognitive Therapie wurde empfohlen.

> **Übersicht 8**
> **Merkmale der narzisstischen Persönlichkeit nach ICD-10**
> - Übertriebene Größenvorstellungen in Bezug auf die eigene Person
> - Erwartung, von anderen bewundert zu werden
> - Anspruchshaltung, Arroganz
> - Ausnutzung zwischenmenschlicher Beziehungen
> - Mangelnde Empathie
> - Neid oder Überzeugung, beneidet zu werden

Zwanghafte Persönlichkeit

Klinik. Synonym: anankastische Persönlichkeit. Die Patienten zeigen einen übertriebenen Perfektionismus mit Haften an Details, in einem Ausmaß, dass wichtige Aufgaben unerledigt bleiben. Unentschlossenheit, Rigidität und Eigensinn sind weitere Symptome (Übersicht 9). Die Fähigkeit zu spontaner affektiver Äußerung ist ungenügend.

> **Übersicht 9**
> **Merkmale der zwanghaften Persönlichkeit nach ICD-10**
> - Perfektionismus und Haften an Details in einem Ausmaß, dass Wichtiges unerledigt bleibt
> - Unentschlossenheit, Rigidität, Eigensinn
> - Übermäßiges Festhalten an eigenen Gewohnheiten

Komorbidität. Nur ein geringer Teil der Patienten weist auch eine Zwangsstörung auf. Es besteht eine Komorbidität mit Depressionen und Angstkrankheiten.

Ätiologie, Pathogenese. Gemäß psychoanalytischer Theorie spielt bei der Genese anale Erotik eine Rolle. In den Familien der Patienten kommen vermehrt zwanghafte Charakterzüge vor, was auf eine genetische Komponente hindeutet.

Therapie. Man empfiehlt psychoanalytische und neuerdings auch kognitive Therapien.

Ängstliche (vermeidende) Persönlichkeit

Das klinische Bild entspricht weitgehend den schweren Formen der generalisierten Sozialphobie, sodass hier auf eine separate Erörterung verzichtet wird.

Abhängige Persönlichkeit

Klinik. Die Patienten ordnen eigene Ansprüche den Wünschen anderer Personen unter, fühlen sich übermäßig von deren Unterstützung abhängig, fürchten sich vor dem Alleinsein, klammern sich an andere und übernehmen ungenügend Selbstverantwortung (Übersicht 10).

> **Übersicht 10**
> **Merkmale der abhängigen Persönlichkeit nach ICD-10**
> - Unterordnung eigener Bedürfnisse unter die anderer
> - Mangelnde Durchsetzungsfähigkeit gegenüber anderen
> - Übertriebene Sorge, verlassen zu werden, auf sich allein gestellt zu sein und für sich selbst sorgen zu müssen
> - Übermäßiges Suchen nach Hilfe bei Alltagsentscheidungen

Komorbidität. Die abhängige Persönlichkeitsstörung tritt gehäuft mit Depressionen und Angstkrankheiten auf.

Pathogenese, Ätiologie. Über die Ursache der Störung ist wenig bekannt. Nach psychoanalytischer Vorstellung wurde übermäßige Verwöhnung und/oder emotionale Vernachlässigung angenommen.

Diagnose, Differenzialdiagnose. Schwierigkeiten mit dem Alleinsein sind auch ein Merkmal der Patienten mit Borderline-Störung. Borderline-Patienten suchen jedoch keine Beziehung, in der sie vom Partner dominiert werden.

Therapie. Man empfiehlt psychoanalytische und neuerdings auch kognitive Therapien. Der Therapiebeginn ist oft unkompliziert. Schwierigkeiten ergeben sich in der Phase, in der vom Patienten vermehrte Eigenaktivität verlangt wird.

F62 Andauernde (nichtorganische) Persönlichkeitsveränderungen

> **Diagnosen nach ICD-10**
> F62.0 Nach Extrembelastung
> F62.1 Nach psychischer Erkrankung

Zu ersterer Kategorie werden nach ICD-10 Veränderungen der Persönlichkeit nach extremer psychischer Belastung gerechnet, die mehr als 2 Jahre andauern. In den meisten Fällen handelt es sich um den chronischen Zustand einer posttraumatischen Belastungsstörung.

Letztere Kategorie ist hinsichtlich ihres Ansatzes interessant, es fehlen jedoch Kriterien zur Abgrenzung gegen andere psychische Krankheiten, z. B. gegen Residualsymptome einer Depression.

F63 Abnorme Gewohnheiten und Störungen der Impulskontrolle

> **Diagnosen nach ICD-10**
> F63.0 Pathologisches Glücksspiel
> F63.1 Pathologische Brandstiftung (Pyromanie)
> F63.2 Pathologisches Stehlen (Kleptomanie)
> F63.3 Trichotillomanie

Allgemeines. Bei diesen Krankheiten besteht als gemeinsamer Mechanismus ein progressiv zunehmender Drang, eine bestimmte Handlung auszuführen, die schädlich für die eigene Person oder für andere ist. Diesem Drang wird schließlich nachgegeben. Die Handlung ist mit Genuss verbunden, sie ist also Ich-synton. Anschließend können Reuegefühle und Selbstvorwürfe auftreten.

Die Impulserkrankungen haben Ähnlichkeiten mit anderen psychischen Störungen, bei denen ebenfalls der Ablauf von steigender innerer Spannung, Durchführung der Handlung, vorübergehender Entspannung und nachfolgenden negativen Gefühlen besteht. Dazu gehören die Bulimie, die Suchtkrankheiten und die Störungen der Sexualpräferenz.

oft persönlichkeitsgestört und grenzwertig oder vermindert intelligent. Pyromanie kann auch auf der Grundlage von Psychosen, v. a. Schizophrenien, vorkommen.

Pathologisches Glücksspiel

Synonym: Spielsucht. Die Krankheit besteht in gewohnheitsmäßigem Glücksspiel, welches die Patienten ständig auch in Gedanken beschäftigt, durch Willensanstrengung schlecht kontrolliert werden kann und zu finanziellen oder anderen Problemen im Leben führt.

Abzugrenzen ist das nichtkrankhafte Spielen, bei welchem der Betroffene nach Verlusten diese Aktivität einstellt. Riskantes und unüberlegtes Spielen kommt auch bei Manie vor. Geistig Behinderte können zu unsinnigen Geldausgaben beim Spielen verleitet werden.

Therapeutisch kann die Aufklärung bereits einen Effekt haben. So wissen nicht alle Leute, dass man beim Glücksspiel letztendlich nur verlieren kann. Zur eigentlichen Behandlung wird v. a. KVT eingesetzt.

Pathologisches Stehlen

Synonym: Kleptomanie. Die betroffene Person kann Impulsen nicht widerstehen, Dinge zu stehlen, die nicht dem persönlichen Gebrauch oder der Bereicherung dienen. Das Stehlen erfolgt ohne sorgfältige Planung. Die Gegenstände werden weggeworfen, weggegeben oder gehortet. Auch bei kleptomanen Handlungen wurden sexuelle Motive vermutet, was nur ausnahmsweise zutrifft.

Etwa 5% der Ladendiebstähle dürften im Rahmen einer Kleptomanie erfolgen. Kleptomanie ist bei Frauen häufiger als bei Männern.

Kleptomane Akte können auch auf dem Hintergrund einer Manie, einer Schizophrenie oder einer organischen psychischen Störung erfolgen. Vereinzelt besteht eine Komorbidität mit einer Depression.

Zur Behandlung wird v. a. KVT empfohlen.

Pathologische Brandstiftung

Synonym: Pyromanie. Hier liegt wiederholte Brandstiftung ohne normalpsychologisch erklärbares Motiv vor. Personen, die solche Handlungen begehen, sind meist auch von der Vorstellung des Feuerlegens, des Beobachtens des Feuers und des Alarmierens der Feuerwehr fasziniert. Nicht selten helfen sie beim Löschen. Pyromane Akte wurden mit sexueller Erregung in Verbindung gebracht. Dies kommt sicher nur selten vor.

Pyromanie ist abzugrenzen gegen Brandstiftung aus normalpsychologisch erklärbaren Gründen wie Versicherungsbetrug oder Rache, was die Mehrheit der Brandstiftungen ausmacht. Wiederholte Brandstiftungen geschehen meist aus krankhaften Motiven. Die Täter sind

Trichotillomanie

Hier liegt impulsives Ausreißen der Kopfhaare, seltener auch anderer Haare vor. Dies führt zu unscharf begrenzten Arealen mit Alopezie. Ein Teil der Patienten klärt den Arzt nicht über das Zustandekommen des Haarverlusts auf.

Die Erkrankung tritt am häufigsten in Pubertät und Adoleszenz auf. Es besteht eine Komorbidität mit Depressionen, Angsterkrankungen und der Zwangserkrankung.

Therapeutisch wird v. a. KVT, z. T. in Kombination mit SSRI, eingesetzt (hinsichtlich Details der Behandlung s. Baer 1993).

F64 Störungen der Geschlechtsidentität

Diagnosen nach ICD-10
F64.0 Transsexualismus
F64.1 Transvestitismus unter Beibehaltung beider Geschlechtsrollen

Transsexualismus

Die Patienten fühlen sich psychisch dem gegenteiligen Geschlecht zugehörig, sozusagen durch einen Irrtum der Natur in den falschen Körper geboren. Sie haben meist schon als Kind die Spiele und die Rolle des gegenteiligen Geschlechts bevorzugt. Viele Patienten kommen in der Adoleszenz zur Erkenntnis, transsexuell zu sein, andere erst nach Versuchen eines Lebens in der ursprünglichen Geschlechtsrolle, z. T. mit Verheiratung und Familiengründung. Depressionen kommen bei Transsexuellen häufig vor, ebenso Persönlichkeitsstörungen. Die Ursache des Transsexualismus ist unbekannt.

Vom Transsexualismus ist der fetischistische Transvestitismus (S. 288) zu differenzieren. Es bestehen jedoch Beziehungen zwischen den beiden, indem eine Phase des fetischistischen Transvestitismus dem Transsexualismus vorausgehen kann. Auch kennt man Zustände, bei denen nur zeitweilig die Rolle des gegenteiligen Geschlechts gesucht wird (F64.1, s. oben). Vom Transsexualismus müssen auch Wünsche nach weiblichem Aussehen bei Homosexuellen abgegrenzt werden, ebenso Zustände von wahnhafter Identitätsstörung bei Schizophrenie, bei denen der Patient glaubt, sich ins andere Geschlecht zu verwandeln.

Die Therapie besteht im Allgemeinen in der schrittweisen hormonalen und operativen Geschlechtsumwandlung bei begleitender Psychotherapie. Die Prognose hinsichtlich Lebensanpassung und Zufriedenheit ist bei sorgfältiger Indikationsstellung günstig.

F65 Störungen der Sexualpräferenz

Diagnosen nach ICD-10
F65.0 Fetischismus
F65.1 Fetischistischer Transvestitismus
F65.2 Exhibitionismus
F65.3 Voyeurismus
F65.4 Pädophilie
F65.5 Sadomasochismus

Allgemeines. Synonym: Paraphilie, sexuelle Deviation, Perversion. Es liegt eine Veränderung des Triebziels vor. Sexuelle Stimulation erfolgt vorwiegend oder ausschließlich durch ungewöhnliche, z. T. gesellschaftlich inakzeptable Handlungen. Zudem beschäftigt sich die Person stark in Phantasien mit diesen Handlungen. Wie bei den Impulserkrankungen ist der stereotype Ablauf von zunehmendem Drang, Spannungsabfuhr und anschließender Leere festzustellen. Zum Teil beinhalten die Handlungen eine aggressive Komponente gegenüber der am sexuellen Akt beteiligten Person. Alle diese Störungen gelten als relativ persistierend. Sie können sich bei psychischer Belastung intensivieren.

Komorbidität. Diesbezüglich ist wenig bekannt. Bei Störungen mit aggressiver Komponente dürften dissoziale Persönlichkeitszüge häufig sein.

Häufigkeit. Störungen der Sexualpräferenz sind bei Männern wesentlich häufiger als bei Frauen.

Pathogenese, Ätiologie. Auch darüber weiß man wenig. Aus psychoanalytischer Sicht handelt es sich um Störungen des Narzissmus.

Diagnose, Differenzialdiagnose. Es ist wichtig, zusätzliche psychische Störungen zu erfassen. Sie können zum Auftreten von Störungen der Sexualpräferenz insofern beitragen, als sie das Ausleben der normalen Sexualität erschweren und mit einer verminderten Selbstkontrolle verbunden sind. Insbesondere ist an Schizophrenien, Suchtkrankheiten, die Intelligenzminderung und Demenzen zu denken.

Therapie. Viele Betroffene haben primär keinen Wunsch zur Veränderung. Oft ist Druck von außen, z. B. vonseiten der Justiz, ein Motiv der Konsultation. Eine psychoanalytische Therapie kommt in Frage (s. z. B. Schorsch et al. 1985). Auch KVT wurde erfolgreich eingesetzt. Die früher angewandten Aversionstechniken bringen kaum Erfolg.

Bei sexuellen Deviationen mit Gefahr für andere kommt die Behandlung mit dem Antiandrogen Cyproteronacetat in Betracht. Die Substanz kann per os oder i.m. als Depotpräparat gegeben werden. Cyproteronacetat bewirkt innerhalb von 1–3 Wochen eine Verminderung der Libido sowie der Erektions- und Ejakulationsfähigkeit. Die Triebrichtung bleibt unbeeinflusst. Nebenwirkungen sind außer der oft einschränkend erlebten Reduktion des Sexualtriebs Müdigkeit, depressive Verstimmungen, Gynäkomastie und schmerzhafte Mamillen. Die Therapie mit Cyproteronacetat ist immer mit einer Psychotherapie zu kombinieren.

Da die Abläufe bei Störungen der Sexualpräferenz Ähnlichkeiten mit denen der Impulserkrankungen aufweisen, wurden auch hier SSRI eingesetzt, in Einzelfällen mit gutem Erfolg.

Gelegentlich geht es auch um die Frage, inwieweit der Patient die Deviation annehmen und mit ihr leben will, was natürlich nur bei Formen diskutabel ist, die keine Gefahr für andere darstellen.

Fetischismus, fetischistischer Transvestitismus

Es erfolgt der Gebrauch lebloser Ersatzobjekte zur sexuellen Stimulation.

Beim fetischistischen Transvestitismus trägt der Betroffene Kleider des gegenteiligen Geschlechts mit dem Ziel sexueller Erregung und ohne den Wunsch, dauernd die Rolle des gegenteiligen Geschlechts zu übernehmen.

Exhibitionismus

Der Betreffende entblößt seine Genitalien, wenn Frauen ihn sehen können. Es kommt zur sexuellen Erregung, oft mit Ejakulation. Ein näherer Kontakt wird nicht gesucht. Der Exhibitionismus ist im Allgemeinen eine relativ harmlose, nicht in Richtung aggressiverer Akte fortschreitende Störung.

Pädophilie

Damit bezeichnet man die habituelle Tendenz zu sexuellen Handlungen mit Kindern. Meist besteht eine fixierte Präferenz für Kinder eines Geschlechts im Alter der Präpubertät oder der frühen Pubertät. Ein Teil pädophiler Akte kommt zustande, weil der Täter keine erwachsenen Sexualpartner finden konnte. Bei Tätern, die Gewalttaten gegen Kinder begehen, liegt nicht selten eine Schizophrenie oder eine Intelligenzminderung und wohl in den meisten anderen Fällen eine Persönlichkeitsstörung vor.

Die Pädophilie ist wegen der Gefahr für die psychische Gesundheit der Kinder relevant. Der Pädophile trägt das Risiko der strafrechtlichen Verfolgung. Ernste psychische Schäden des Kindes sind bei wiederholten Akten und bei Anwendung von Gewalt zu befürchten. Bei isolierten einfachen Akten ist diese Wahrscheinlichkeit relativ gering.

Pädophile kommen meist via Justiz in psychiatrische Behandlung. Als Therapie kommen Cyproteronacetat, KVT und psychoanalytisch orientierte Therapie in Betracht.

Weitere Störungen der Sexualpräferenz

Voyeurismus ist das Beobachten sexueller Aktivitäten anderer. Beim Sadismus fügt die Person anderen, beim Masochismus sich selbst Schmerz zu. Sadomasochismus ist die Kombination beider Störungen. Sodomie ist Geschlechtsverkehr mit Tieren.

Exkurs Homosexualität

Die Homosexualität wird als besondere Spielart der Sexualität ohne Krankheitswert betrachtet und figuriert nicht unter den ICD-10-Diagnosen.

Homosexuelle Männer fühlen sich in ihrer sexuellen Identität als Mann und suchen den Mann als Sexualpartner. Analoges gilt für homosexuelle Frauen. Die Homosexualität bei Männern beläuft sich auf ungefähr 3 %, bei Frauen auf etwa die Hälfte. Die Erkennung der eigenen Homosexualität erfolgt im Allgemeinen bis zum Ende der Pubertät. Reicht die Homosexualität über die Adoleszenz hinaus, bleibt sie meist während des ganzen Lebens bestehen. Besonders junge homosexuelle Männer wechseln häufig den Partner.

Homosexuelle Handlungen kommen als vorübergehendes Phänomen bei Pubertierenden vor. In Extremsituationen wie der Haft können Personen homosexuell aktiv werden, die es weder vorher waren noch nachher sind.

Nach psychoanalytischer Auffassung fand bei Homosexualität keine gelungene Identifikation mit dem gleichgeschlichen Elternteil statt (negativer Ausgang des Ödipuskomplexes). Wie Zwillingsstudien nahe legen, gibt es auch eine genetische Disposition. Verführung spielt als Ursache der Homosexualität keine wesentliche Rolle.

Eine Therapie der Homosexualität kann angezeigt sein, wenn die Triebrichtung konflikthaft verarbeitet wird (Ich-dystone Sexualorientierung nach ICD-10).

F68 Sonstige Persönlichkeits- und Verhaltensstörungen

Diagnosen nach ICD-10
F68.0 Entwicklung körperlicher Symptome aus psychischen Gründen
F68.1 Artifizielle Störung

Entwicklung körperlicher Symptome aus psychischen Gründen

Definition, Klinik. Das zentrale Symptom, die Aggravation, bedeutet Verstärkung real bestehender Krankheitssymptome. Es kann sich um eine unbewusste oder eine bewusste Verstärkung handeln, immer bei sekundärem Krankheitsgewinn.

Die ältere Bezeichnung der sog. Rentenneurose wird gelegentlich bei Patienten angewendet, die eine reale Erkrankung, gleichzeitig aber auch eine Begehrenshaltung aufweisen. Ursache ist eine tiefgreifende Verunsicherung über die möglichen Folgen der Erkrankung. Auch nach Zuerkennung der Rente tritt meist keine wesentliche Zustandsverbesserung ein.

Übersicht 1
Merkmale der Entwicklung körperlicher Symptome aus psychischen Gründen nach ICD-10
- Aggravation
- Tiefgreifende Verunsicherung als Hintergrund

Artifizielle Störung

Klinik. Die Krankheit wird in ICD-10 auch als „absichtliches Erzeugen oder Vortäuschen von körperlichen oder psychischen Symptomen oder Behinderungen" bezeichnet (Übersicht 2). Ein Beispiel ersterer Art ist das Herbeiführen von Ödemen einer Extremität durch Abbinden, ein solches letzterer das Angeben nicht vorhandener Bauchschmerzen. Die Täuschung erfolgt bewusst, jedoch aus krankhaften, normalpsychologisch nicht erklärbaren Motiven. Dazu gehört der Wunsch, die Rolle des Kranken einzunehmen, gepflegt zu werden u. Ä. Von Münchhausen-Syndrom spricht man, wenn das habituelle Vortäuschen zu wiederholten Klinikeinweisungen bis hin zu Operationen führt.

Übersicht 2
Merkmale der artifiziellen Störung nach ICD-10
– Absichtliches Erzeugen oder Vortäuschen von Krankheitssymptomen
– Krankhafte, normalpsychologisch nicht erklärbare Motive

Diagnose, Differenzialdiagnose. Siehe dazu auch Übersicht 4. Die Dermatitis artefacta und die Trichotillomanie weisen Züge der artifiziellen Störung auf, werden aber anderswo kodiert.

Therapie. Wird die Täuschung entdeckt, soll der Patient damit konfrontiert werden. Dies soll in nichtvorwurfsvollem Ton geschehen. Ein Teil der Patienten streitet den Sachverhalt ab, ein Teil flüchtet – besonders solche mit Münchhausen-Syndrom – und ein Teil lässt sich in das Gespräch ein, was Ausgangspunkt einer Psychotherapie sein kann.

Simulation

Übersicht 3
Simulation
– Bewusste Täuschung
– Normalpsychologisch erklärbare Motive

Simulation ist keine Krankheit und figuriert deshalb auch nicht unter den ICD-10-Diagnosen. Sie ist das bewusste Vortäuschen von Krankheiten mit dem normalpsychologisch erklärbaren Ziel, persönliche Vorteile zu erzielen, z. B. ungerechtfertigte Versicherungsleistungen, Befreiung vom Militärdienst oder Verschonung vom Gefängnis.

Simulanten versuchen im Allgemeinen, konventionelle Krankheiten nachzuahmen. Die angegebenen Symptome sind oft vage und schlecht überprüfbar. Typischerweise besteht eine Diskrepanz zwischen präsentierten Beschwerden und objektiven Befunden. Simulanten verhalten sich abweisend und lassen sich nur ungern untersuchen. Die Symptome verschwinden, wenn sich der Simulant unbeobachtet fühlt.

Übersicht 4
Differenzialdiagnose von Simulation, artifiziellen Störungen und dissoziativen Störungen

	Simulation	Artifizielle Störung	Dissoziative Störung
– Vorkommen hauptsächlich im medizinischen Bereich	nein	ja	ja
– Vorkommen hauptsächlich in Forensik, Militär, Versicherungswesen	ja	nein	nein
– Krankheitsgewinn	direkt	indirekt	indirekt
– Typische Symptomatik	trivial	ungewöhnlich	variabel
– Verschwinden der Symptome in unbeachteten Augenblicken	ja	variabel	nein (höchstens Verminderung)

F7 Intelligenzminderung

Einteilung der Intelligenzminderung nach ICD-10[1]

F70 Leicht
F71 Mittelgradig
F72 Schwer
F73 Schwerst

[1] Im Allgemeinen erfolgt keine Kodierung der 4. Stelle; mit dieser können Verhaltensstörungen (Fehlen: F7x.0, Vorhandensein: F7x.1) klassifiziert werden.

Allgemeines. Bei der Intelligenzminderung (Synonym: geistige Behinderung) ist der Mangel an intellektuellen Fähigkeiten angeboren oder durch Hirnschäden der ersten Lebensjahre bedingt. Die Diagnose wird gestellt, wenn die Intelligenz, gemessen mit dem Intelligenzquotienten (IQ), mehr als 2 Standardabweichungen unter dem Bevölkerungsdurchschnitt liegt (IQ < 70) und wenn zugleich Schwierigkeiten im beruflichen und sozialen Bereich auftreten. Vereinzelte Personen mit erniedrigter Intelligenz weisen keine wesentliche Behinderung im Leben auf und erfüllen demzufolge nicht die Kriterien einer psychischen Störung nach ICD-10. Die untere Grenze einer noch normalen Intelligenz wurde aber sehr tief angesetzt. Wesentliche Probleme im täglichen Leben treten oft schon bei einem IQ von 70–80 auf.

Intelligenz kommt vom mittellateinischen Wort „intelligentia" (Verstand). Die moderne Intelligenzforschung geht auf Binet und Simon zurück, die 1905 ein Verfahren zur Vorhersage des Schulerfolgs entwickelten. Die Intelligenz wurde je nach Autor verschieden definiert und in mehrere Einzelfunktionen aufgeteilt. Ein häufig zitiertes Konzept stammt von Thurstone (s. Thurstone u. Thurstone 1941), wonach Intelligenz aus 7 Primäreigenschaften besteht: Sprachbeherrschung, Wortgewandtheit, Rechenfähigkeit, räumliches Vorstellungsvermögen, Auffassungsgeschwindigkeit, Gedächtnisleistung und Fähigkeit zu schlussfolgerndem Denken. Cattell (1963) unterschied eine „flüssige" und eine „kristalline" Intelligenz. Erstere repräsentiert die biologisch angelegte Intelligenz, Letztere die Summe der erworbenen intellektuellen Fähigkeiten.

Unter den heute verwendeten Intelligenztests ist der Hamburg-Wechsler-Intelligenztest (HAWIE-R 1991) der bekannteste. Er besteht aus einem Verbalteil und einem Handlungsteil. Ein sprachfreier Intelligenztest, wie er zur Beurteilung von Personen mit ungenügender Schulbildung benötigt wird, ist der progressive Matrizentest nach Raven.

Der IQ drückt, wie erwähnt, die Leistung im Vergleich zum Bevölkerungsdurchschnitt aus. Die IQ-Werte sind auf einen Durchschnitt von 100 und eine Standardabweichung von 15 normiert. Somit weisen 67 % der Bevölkerung einen IQ zwischen 85 und 115 und 95 % einen solchen zwischen 70 und 130 auf. Der Anteil von Personen mit einem Wert < 70 beträgt 2,5 %.

Es wurde behauptet, dass junge Menschen heute höhere IQ-Werte aufweisen als ältere Generationen. Resultate über höhere Werte dürften v. a. durch die Auswahl von Testverfahren bedingt sein, die den Denkgewohnheiten junger Leute entgegenkommen. Ein geringer realer Anstieg des durchschnittlichen IQ ist möglich.

Klinik

Leichte Intelligenzminderung (IQ 50–69). Synonyme: Debilität, leichte geistige Behinderung. An psychopathologischen Merkmalen weisen diese Patienten oft ein mäßiges bis schlechtes Gedächtnis auf, wobei das Kurz- im Vergleich zum Langzeitgedächtnis nicht speziell betroffen ist. Die Lernfähigkeit ist vermindert. Ganz selten findet man geistig Behinderte mit extrem guten mnestischen oder rechnerischen Teilleistungen („l'idiot savant"). Das formale Denken ist arm an Begriffen. Die Auffassung und das Denkvermögen sind, in Abhängigkeit von der Komplexität des Themas, beeinträchtigt. Das Erfassen von Sinnzusammenhängen ist erschwert. Die Patienten bleiben infolge ungenügender Abstraktionsfähigkeit am Konkreten haften. Die Affektsteuerung ist, u. a. wegen mangelnder Übersicht, vermindert. Die überwiegende Zahl der Patienten ist hinsichtlich Motorik und äußerer Erscheinung unauffällig.

Die frühkindliche psychomotorische Entwicklung ist etwas verlangsamt. Die intellektuelle Beeinträchtigung wird z. T. erst in der Schule offenkundig. Die Kinder benötigen meist eine Spezialschule oder müssen in der Normalschule mehrmals Klassen wiederholen. Kinder mit leichter Intelligenzminderung lernen lesen und schreiben und können einfache Rechenaufgaben lösen. Sie bleiben auf dem Intelligenzalter von 9- bis 12-Jährigen stehen.

Viele Patienten sind sozial angepasst, am normalen Arbeitsmarkt tätig und, wenn nicht ungünstige Persönlichkeitszüge dazu kommen, zu einer stabilen Partnerschaft sowie, mit ausreichender Unterstützung, dem Erziehen von Kindern in der Lage.

Mittelgradige Intelligenzminderung (IQ 35–49). Synonym: Imbezillität. Es liegt eine Akzentuierung der oben beschriebenen Merkmale vor. Sprache, Mimik und Feinmotorik sind vergröbert, sodass die Patienten bereits aspektmäßig auffallen.

Generell findet man Entwicklungsstörungen in der frühen Kindheit. Die Patienten können sich nur elementarste Schulkenntnisse wie das Lesen und Schreiben einfacher Sätze aneignen. Das Intelligenzalter bleibt bei 6–9 Jahren stehen. Im Erwachsenenalter ist ein selbstständiges Leben nicht möglich. Die Patienten können unter Anleitung einfache Arbeiten ausführen. Oft leben sie in betreuten Wohngruppen.

Schwere Intelligenzminderung (IQ 20–34). Synonym: schwere geistige Behinderung. Diese Patienten zeigen eine geringe bis fehlende Sprachfähigkeit, können sich höchstens elementare Fertigkeiten aneignen und sind stark hilfsbedürftig. Das Intelligenzalter liegt zwischen 3 und 6 Jahren. Motorische und andere neurologische Störungen sind meist deutlich.

Schwerste Intelligenzminderung (IQ unter 20). Synonym: Idiotie, schwerste geistige Behinderung. Die Patienten sind nur zu rudimentärer Kommunikation auf nonverbaler Ebene fähig. Sie können nicht für ihre Grundbedürfnisse sorgen und benötigen dauernde Betreuung. Das Intelligenzalter liegt unter 3 Jahren.

Komorbidität. Personen mit Intelligenzminderung weisen häufiger psychische Störungen auf als die Allgemeinbevölkerung. Dies betrifft u. a. Stereotypien, Hyperaktivität und Impulsivität. Wenn sie eine belastende Situation intellektuell nicht mehr zu überblicken vermögen, können Anpassungsstörungen, z. B. Erregungszustände, auftreten. Wohl die Mehrzahl der notfallmäßigen psychiatrischen Hospitalisationen geistig Behinderter erfolgt deswegen.

Bei Kindern mit Intelligenzminderung besteht das Risiko der Überforderung. Fehlentwicklungen bzw. psychische Störungen im Erwachsenenalter sind mögliche Folgen.

Beim Down-Syndrom und wahrscheinlich auch bei anderen Formen der Intelligenzminderung tritt ab dem 4. Lebensjahrzehnt vermehrt eine Demenz auf.

Häufigkeit. Die Inzidenz der Intelligenzminderung ist heute niedriger, als es der Erwartung von 2,5% gemäß der Gauss-Kurve entspricht. Dies resultiert aus der verbesserten medizinischen Versorgung der Frauen in der Schwangerschaft und bei der Entbindung und wahrscheinlich auch daraus, dass intelligenzschwache Kinder effizient gefördert werden. Die Prävalenz ist wegen der nun höheren Lebenserwartung geistig Behinderter in etwa gleich geblieben. Mehr Männer als Frauen sind von einer Intelligenzminderung betroffen.

80% aller geistig Behinderten weisen eine leichte Form auf. Die leichte Intelligenzminderung kommt gehäuft in unteren Sozialschichten vor, die schwereren Formen sind relativ gleichmäßig über alle Klassen verteilt.

Pathogenese, Ätiologie. Bei Minderintelligenz findet man z. T. eindeutige somatische Ursachen. Dabei kann es sich um bekannte Erbkrankheiten oder nichtgenetische Krankheiten handeln. Ein anderer Teil der Patienten weist eine familiäre Tendenz zur Intelligenzminderung ohne klares Vererbungsmuster auf. Bei ca. der Hälfte der Patienten liegt keiner der genannten ätiologischen Faktoren vor.

Die leichte Minderintelligenz ist typischerweise durch eine diesbezügliche familiäre Tendenz oder ein Fehlen von bekannten ursächlichen Faktoren gekennzeichnet. Bei den schwereren Formen der Intelligenzminderung ist die Ursache häufiger feststellbar.

Grundsätzlich wird die Intelligenz durch polygen vererbte Faktoren wesentlich bestimmt. Während die Wahrscheinlichkeit, ein Kind mit Intelligenzminderung zu haben, in der Gesamtbevölkerung ca. 1% ist, beträgt das Risiko bei einem geistig behinderten Elternteil ca. 10%. Man muss annehmen, dass die Intelligenzminderung durch seltene, je nach Sippe verschieden häufige, ungünstige Konstellationen zerebraler Funktionen zustandekommt. Hier ist das Gesetz der Regression zur Mitte bei polygen vererbten Merkmalen von Bedeutung. Bei Patienten mit Extremausprägung eines klinischen Merkmals weisen die Blutsverwandten im Durchschnitt eine Ausprägung auf, die näher beim Durchschnitt liegt. Personen mit Intelligenzminderung dürfen also mit der Wahrscheinlichkeit rechnen, dass ihre Kinder etwas intelligenter als sie selbst sind, während bei Personen mit extrem hoher Intelligenz das Gegenteil der Fall ist.

Auch Umweltkomponenten psychologischer und sozialer Art sind Faktoren bei der Entstehung der Intelligenzminderung; ihr Einfluss ist jedoch begrenzt. Adoptierte Kinder ähneln hinsichtlich ihrer Intelligenz mehr den biologischen als den Adoptiveltern. Die meisten in der Kindheit schwer vernachlässigten Kinder haben eine normale Intelligenz.

Zeitpunkt der Schädigung. Die Ursachen der Intelligenzminderung kann man in prä-, peri- und postnatale einteilen. Zu den pränatalen Formen werden die Chromosomenanomalien gerechnet, von denen das Down-Syndrom die häufigste ist. (Hinsichtlich des klinischen Bildes s. Lehrbücher der Pädiatrie.) Beim männlichen Geschlecht ist die zweithäufigste bekannte Ursache von Intelligenzminderung das Syndrom des fragilen X-Chromosoms (Mikrozephalie, große abstehende Ohren, Prognathie, Makroorchie). Zu den pränatalen Formen gehören auch Erbkrankheiten wie die Phenylketonurie, ferner Missbildungen des Gehirns, Gehirnschäden als Folge intrauteriner Infektionen und das fetale Alkoholsyndrom (Mikrozephalie, Mikrognathie, verstrichene Philtren, Blepharophimose).

Unter den perinatalen Ursachen sind die mit Komplikationen verbundenen Frühgeburten und die verschiedenen Geburtskomplikationen zu erwähnen.

Postnatale Ursachen sind v. a. Infektionen und Unfälle des Kleinkindesalters. Unterernährung ist in Entwicklungsländern ein Faktor bei gestörter Intelligenzentwicklung.

Diagnose, Differenzialdiagnose. Die Bestimmung der Intelligenz erfolgt mit der IQ-Testung; eine grobe Einschätzung lässt sich jedoch bereits im klinischen Gespräch durchführen. Anamnestisch findet man Schulschwierigkeiten und die Unfähigkeit, einen qualifizierten Beruf zu erlernen. Im Gespräch zeigen sich Schwierigkeiten der Auffassung und des Verständnisses einfacherer Zusammenhänge. Die Intelligenz kann kursorisch geprüft werden, indem man einige Fragen zu Sprachbeherrschung, Denkvermögen, Rechenfähigkeit und allgemeinem Wissen stellt. Der Patient soll einen Begriff, ein Sprichwort und eine Unterschiedsfrage erklären, einfache Rechenaufgaben lösen und die umliegenden Länder angeben. Bei Letzterem achtet man neben dem allgemeinen Wissen auch auf Kategorienverwechslungen, z. B. Erwähnung einer Stadt anstelle eines Landes.

Fragen der Differenzialdiagnose können sich bei einer Schizophrenie mit Negativsymptomatik stellen. Hier ist auf die prämorbiden Leistungen abzustellen. Vereinzelt erwecken Personen mit Persönlichkeitsstörungen den Eindruck einer Intelligenzminderung, die sich beim Testen nicht bestätigt. Bei organischen Hirnschäden ist die Noxe und der nachfolgende Knick intellektueller Leistungen nachweisbar. Anfängern in der Psychiatrie bereitet gelegentlich der Unterschied von Intelligenzminderung und Demenz Verständnisschwierigkeiten (Übersicht 1).

Die leichte Intelligenzminderung wird nicht selten übersehen. Ein Grund dafür ist, dass die

> **Übersicht 1**
> **Unterschiede von Minderintelligenz und Demenz**
>
> **Minderintelligenz**
> - Lebenslang
> - Orientierung nur bei schweren Formen gestört
> - Gedächtnis mäßig oder normal
>
> **Demenz**
> - Erworben
> - Orientierung typischerweise gestört
> - Gedächtnisstörungen obligatorisch

Betroffenen ihre Schwächen z. T. geschickt überspielen.

Therapie, Prophylaxe. Kinder mit Intelligenzminderung sollen optimal gefördert werden, z. B. in Spezialklassen unter Beibehaltung der sozialen Integration. Geistig schwerer Behinderte werden meist in betreuten Wohngruppen untergebracht. Das Erlernen von elementaren Fähigkeiten wie von selbstständigem Essen kann durch verhaltenstherapeutische Maßnahmen, z. B. mit operantem Konditionieren, gefördert werden.

Es ist wichtig, die geistige Behinderung zu erkennen, um die Patienten angemessen unterstützen zu können. Viele Patienten benötigen einen Betreuer (Vormund). Bei geistig behinderten Frauen besteht das Risiko einer ungewollten Schwangerschaft, weshalb antikonzeptionelle Maßnahmen erwogen werden sollen.

Juristischer Teil:
Rechtsfragen in der Psychiatrie

J1 Forensisch-psychiatrische Grundlagen in Deutschland

N. Nedopil

1 Forensische Psychiatrie – 301
1.1 Vorbemerkungen – 301

2 Zivilrecht – 303
2.1 Geschäftsunfähigkeit – 303
2.2 Prozessunfähigkeit – 304
2.3 Testierunfähigkeit – 304
2.4 Betreuungsrecht – 305
2.4.1 Betreuung und Vollmacht – 305
2.4.2 Einwilligungsvorbehalt bei Betreuten – 307
2.4.3 Genehmigung durch das Vormundschaftsgericht – 308
2.4.4 Gutachten – 308
2.5 Rechtliche Bedingungen der ärztlichen (psychiatrischen) Behandlung – 309
2.5.1 Einwilligungsfähigkeit – 309
2.5.2 Ersatzeinwilligung – 310
2.6 Unterbringung – 310
2.6.1 Gesetzliche Grundlagen – 310
2.6.2 Ärztliches Zeugnis – 312

3 Sozialrechtliche Aspekte und Fragestellungen – 313
3.1 Minderung der Erwerbsfähigkeit (MdE) – 314
3.2 Grad der Behinderung (GdB) – 314
3.3 Erwerbsminderung – 315
3.4 Zusammenhangsfragen – 315

4 Strafrecht – 315
4.1 Schuldfähigkeit – 316
4.1.1 Eingangsmerkmale (1. Stufe der Beurteilung) – 316
4.1.1.1 Krankhafte seelische Störung – 316
4.1.1.2 Tiefgreifende Bewusstseinsstörung – 316
4.1.1.3 Schwachsinn – 316
4.1.1.4 Schwere andere seelische Abartigkeit – 316

4.1.2	Funktionsbeeinträchtigungen (2. Stufe der Beurteilung)	– 317
4.1.2.1	Einsichtsunfähigkeit	– 317
4.1.2.2	Steuerungsunfähigkeit	– 317
4.1.3	Voraussetzungen für verminderte Schuldfähigkeit	– 317
4.2	Jugendrecht	– 318
4.3	Prognosebegutachtung	– 319
4.3.1	Unterbringung im psychiatrischen Krankenhaus	– 319
4.3.2	Unterbringung in einer Entziehungsanstalt	– 319
4.3.3	Entlassung aus der Unterbringung	– 319
4.4	Kriminalprognose	– 321
5	**Praktische Hinweise zur Durchführung von Gutachten**	**– 323**
5.1	Aktenstudium	– 323
5.2	Exploration und Untersuchung	– 323
5.3	Abfassen des schriftlichen Gutachtens	– 324
	Literatur	– 325
	Abkürzungsverzeichnis	– 325

1 Forensische Psychiatrie

1.1 Vorbemerkungen

Forensische Psychiatrie im engeren Sinne befasst sich mit den Fragen, die von Gerichten und Behörden an Psychiater gestellt werden. In einem weiteren Sinne deckt das Fach jenen breiten Überlappungsbereich zwischen Recht und Psychiatrie ab, der sich sowohl aus den rechtlichen Problemen im Umgang mit psychisch Kranken und Gestörten für Ärzte, Gerichte und Behörden ergibt, als auch aus den medizinischen und psychologischen Problemen dieser Menschen hinsichtlich ihrer Fähigkeit zu rechtsrelevantem Handeln.

Die sachlichen Notwendigkeiten für den Überlappungsbereich von Recht und Psychiatrie ergeben sich zum einen aus einer am Individuum orientierten Rechtsprechung, zum anderen aus der Forderung, Rechte des Individuums auch dort zu respektieren, wo dieses seine Rechte nicht mehr selbst wahrnehmen kann oder aufgrund einer Krankheit zu seinem eigenen Schaden auf vermeintlichen Rechten besteht. Unabhängig von philosophischen Erwägungen und wissenschaftlichen Hypothesen gehen Gesetze und Rechtsprechung davon aus, dass der erwachsene rechtsmündige Mensch weitgehend frei über seinen Willen verfügen und die Verantwortung für sein eigenes Handeln übernehmen kann. Dabei ist sich die Rechtswissenschaft durchaus der Relativität der Aussage bewusst, wenn sie behauptet, dass der Mensch gemäß einer freien Willensbestimmung handeln kann.

Psychische Krankheiten können jedoch die kognitiven und voluntativen Fähigkeiten von Menschen beeinträchtigen, sodass ihnen vernünftige Willensäußerungen nicht mehr möglich sind. Normkonformes Verhalten kann durch eine psychiatrische Erkrankung beeinträchtigt oder verhindert werden. Die Aufhebung einer eigenen vernünftigen Willensentscheidung kann sich auch auf die Ablehnung oder Zustimmung zu einer medizinischen Behandlung beziehen. Auf der einen Seite wirken sich somit psychische Störungen auf viele Bereiche rechtsrelevanten Handelns aus; auf der anderen Seite beeinflussen rechtliche Vorschriften die Behandlung in der Psychiatrie weit häufiger als in anderen Bereichen der Medizin.

Aus systematischen Gründen werden in diesem Buch die zivilrechtlichen, sozialrechtlichen und strafrechtlichen Themen nacheinander behandelt, weil diese Reihenfolge der Häufigkeit der Fragestellungen an die meisten Psychiater entspricht. Zuvor sollen aber einige grundlegende Regeln im Umgang mit Rechtsfragen erläutert werden, weil die Beherrschung dieser Regeln die Sicherheit bei der Abgabe von gutachterlichen Äußerungen sehr verbessern kann.

Beschränkung auf medizinisch-psychologische Aussagen. Aufgabe des Psychiaters ist nie die Feststellung einer rechtlichen Norm oder der Abweichung von ihr, sondern der psychischen Beeinträchtigungen, die verhindern, dass ein Mensch die jeweils in Frage stehenden Normen erfüllen kann. Die psychischen Voraussetzungen, um Normen zu erfüllen, werden als Fähigkeiten bezeichnet, also als Schuldfähigkeit, Geschäftsfähigkeit, Ehefähigkeit usw. Diese Fähigkeiten werden in den Gesetzen weder definiert, noch werden die Voraussetzungen, die für ihre Erfüllung erforderlich sind, beschrieben. Gesetze und Rechtsprechung in Deutschland geben aber an, welche Bedingungen vorliegen müssen, um diese Fähigkeiten zu verlieren. Definiert sind somit Geschäftsunfähigkeit, Berufsunfähigkeit oder Schuldunfähigkeit. Der Psychiater hat die Aufgabe, die psychopathologischen Voraussetzungen für diese „Unfähigkeiten" zu erkennen und zu benennen.

Zweistufigkeit gesetzlicher Regelungen. Nahezu alle Gesetze, zu denen der Psychiater gehört wird, fordern die Antworten auf zwei nacheinander zu stellende Fragen. Weder eine Krankheit allein noch eine psychopathologische Funktionseinschränkung noch eine besondere Auffälligkeit allein reichen aus, um rechtliche Folgerungen ableiten zu können. Vielmehr muss zuerst geklärt werden, ob das Ausmaß einer durch eine klinische Diagnose beschriebenen Störung ausreicht, um den je nach anzuwendendem Gesetz geforderten juristischen Krankheitsbegriff zu erfüllen. Der juristische Krankheitsbegriff unterscheidet sich grundsätzlich vom medizinischen Krankheitsbegriff, obwohl der Gesetzgeber wiederholt versucht hat, sich der medizinischen Terminologie anzunähern. Beim juristischen Krankheitsbegriff geht es unabhängig von der Ursache und der Therapierbarkeit einer Störung vorwiegend um die Ausprägung. Krankheit ist somit im juristischen Sinne v. a. abhängig vom **Überschreiten einer bestimmten, u. U. sogar normativ gesetzten Schwelle**. Liegt keine Krankheit im juristischen Sinne vor, erübrigt sich jede weitere Frage.

Nur wenn die Antwort auf die erste Frage positiv ausfällt, kann die zweite Frage beantwortet werden. Sie lautet: „Welche durch Gesetz oder Rechtsprechung bestimmte Funktionsbeeinträchtigung wird oder wurde durch die Störung bedingt?" Auch diese Funktionsbeeinträchtigung wird je nach Gesetzestext unterschiedlich benannt: Sie heißt im § 20 StGB „Unfähigkeit, das Unrecht des Handelns einzusehen oder nach dieser Einsicht zu handeln", im § 104 BGB, der die Geschäftsunfähigkeit regelt, heißt sie „Ausschluss der freien Willensbestimmung".

Hypothetischer Charakter der gutachterlichen Schlussfolgerung. Bei sehr vielen gutachterlichen Problemfällen kommt es nicht oder nicht nur auf die augenblicklich zu beobachtende Symptomatik an. Entscheidend ist vielmehr die Psychopathologie zur Tatzeit, zum Zeitpunkt des Geschäftsabschlusses oder ein in der Zukunft angenommener Zustand an. Somit müssen häufig Befunde aus zurückliegenden Zeiträumen in Erfahrung gebracht und beurteilt werden, oder es ist ein künftig erwarteter psychischer Befund für die Beurteilung ausschlaggebend. Derartige Einschätzungen können jedoch nur hypothetischen Charakter haben. Hypothesen, die der Arzt bei der Beantwortung rechtlich relevanter Fragen bildet, beruhen auf der klinischen Erfahrung. Aufgrund des hypothetischen Charakters der Antwort muss erwogen werden, mit welcher Wahrscheinlichkeit die Hypothese zutrifft. Bei der Beantwortung einer Rechtsfrage muss somit in aller Regel in mehreren Schritten vorgegangen werden:

1. Stellen einer klinischen Diagnose
2. Subsumtion unter einen juristischen Krankheitsbegriff
3. Entwicklung einer Hypothese über die störungsbedingte Funktionsbeeinträchtigung aufgrund des klinischen Erfahrungswissens
4. Quantifizierung der rechtsrelevanten Funktionsbeeinträchtigung
5. Benennung der Wahrscheinlichkeit, mit welcher die klinische Hypothese zutrifft.

Die Wahrscheinlichkeitsgrade, welche die Annahme einer Hypothese rechtfertigen, sind wiederum je nach Gesetz sehr unterschiedlich; z. B. gilt im Strafrecht der Grundsatz „im Zweifel für den Angeklagten", bei der Annahme der Geschäftsunfähigkeit muss diese jedoch zur vollen Überzeugung des Gerichts belegt werden. Die Anwendung juristischer Beweisregeln ist immer Aufgabe des Gerichts und hat nur selten einen direkten Einfluss auf das Gutachten. Der Begriff Wahrscheinlichkeit kann zudem leicht missverstanden werden. Im wissenschaftlichen Sprachverständnis bezieht er sich auf die Beobachtung vieler Ereignisse; bei der Begutachtungsentscheidung handelt es sich jedoch immer um eine Einzelfallanalyse.

2 Zivilrecht

Das Zivilrecht regelt die rechtlichen Angelegenheiten von Personen untereinander. Voraussetzung für Rechtsgeschäfte zwischen Menschen ist die Geschäftsfähigkeit. Sie wird allen Erwachsenen ab Vollendung des 18. Lebensjahres in vollem Umfang zugestanden. Minderjährige bis zur Vollendung des 7. Lebensjahres sind geschäftsunfähig. Minderjährige über 7 Jahre sind in ihrer Geschäftsfähigkeit beschränkt. Sie können rechtliche Verpflichtungen mit Zustimmung des gesetzlichen Vertreters eingehen.

2.1 Geschäftsunfähigkeit

Psychische Krankheiten können die Geschäftsfähigkeit aufheben, wenn durch die Krankheit eine freie Willensbildung nicht mehr möglich ist (§ 104 Abs. 2 BGB), d.h. wenn der Patient aufgrund einer Krankheit die Bedeutung der von ihm abgegebenen Willenserklärung nicht erkennen kann oder nicht nach dieser Erkenntnis zu handeln in der Lage ist oder – wie in der juristischen Literatur häufig formuliert – „wenn er sich nicht mehr von vernünftigen Motiven leiten lassen kann" oder „seine Entscheidung nicht mehr von vernünftigen Erwägungen abhängig machen kann" (BGH, NJW 1970, 1981).

Die Geschäftsfähigkeit kann für alle oder nur für bestimmte Geschäfte aufgehoben sein. Zweifel an der Geschäftsfähigkeit reichen nicht aus, um jemanden als geschäftsunfähig zu betrachten. Geschäftsunfähigkeit kann aus psychiatrischer Sicht nur angenommen werden, wenn aufgrund einer sicher diagnostizierten Erkrankung das Ausmaß der Symptomatik nachweisbar so ausgeprägt war, dass die Rechtsgeschäfte wegen der Erkrankung und nicht aufgrund des persönlichen Willens zustande gekommen sind. Für die Annahme der Geschäftsunfähigkeit reicht die Diagnose einer psychischen Störung allein nicht aus. Die psychopathologischen Beeinträchtigungen müssen so ausgeprägt sein, dass sie zu einer Aufhebung der freien Willensbildung führen.

Willenserklärungen von Geschäftsunfähigen sind nichtig. Willenserklärungen, welche im Zustand von Bewusstseinstrübungen oder von vorübergehenden Störungen der Geistestätigkeit abgegeben wurden, sind nach § 105 Abs. 2 BGB ebenfalls nichtig.

Die Frage der Geschäftsunfähigkeit oder der Nichtigkeit einer Willenserklärung muss häufig im Nachhinein geklärt werden. Sieht man von den seltenen Fällen ab, in denen ein fachkundiger Beobachter bei Abschluss des Rechtsgeschäfts anwesend war und die von ihm erhobenen Befunde dem Gericht mitteilen kann, bleibt die Annahme psychischer Beeinträchtigung zum relevanten Zeitpunkt wissenschaftlich gesehen eine Hypothese. Diese Hypothese erhält umso mehr Berechtigung, je klarer das Krankheitsbild erfassbar ist, je gesetzmäßiger der Krankheitsverlauf ist, je häufiger bei einem solchen Krankheitsbild psychopathologische Änderungen auftreten, welche zur Geschäftsunfähigkeit führen, und je näher am relevanten Zeitpunkt fachliche Beobachtungen das Vorliegen der entsprechenden psychopathologischen Symptomatik bestätigen können.

> **§ 104 BGB: Geschäftsunfähigkeit**
> Geschäftsunfähig ist:
> 1. Wer nicht das siebente Lebensjahr vollendet hat;
> 2. wer sich in einem die freie Willensbestimmung ausschließenden Zustande krankhafter Störung der Geistestätigkeit befindet, sofern nicht der Zustand seiner Natur nach ein vorübergehender ist.

> **§ 105 BGB: Nichtigkeit der Willenserklärung**
> 1. Die Willenserklärung eines Geschäftsunfähigen ist nichtig;
> 2. nichtig ist auch eine Willenserklärung, die im Zustande der Bewusstlosigkeit oder vorübergehenden Störung der Geistestätigkeit abgegeben wird.

2.2 Prozessunfähigkeit

Prozessfähig ist, wer sich durch Verträge verpflichten kann (§ 52 ZPO). Prozessfähigkeit ist eng mit Geschäftsfähigkeit verknüpft. Prozessunfähig sind nicht voll geschäftsfähige Personen und Personen, die einer Betreuung mit dem Aufgabenkreis der Prozessführung unterliegen. Ist ein Kranker nicht in der Lage, Prozesshandlungen wirksam vorzunehmen, sinnvolle Fragen zu stellen oder sinnvolle Antworten auf Fragen zu geben, Beweisanträge einzureichen, einen Anwalt zu beauftragen und ihm Prozessvollmacht zu erteilen, so muss ihn ein Betreuer bei der Prozessführung vertreten.

> **§ 52 ZPO: Umfang der Prozessfähigkeit**
> 1. Eine Person ist insoweit prozessfähig, als sie sich durch Verträge verpflichten kann;
> 2. die Prozessfähigkeit einer Frau wird dadurch, dass sie Ehefrau ist, nicht eingeschränkt.

2.3 Testierunfähigkeit

Die Testierfähigkeit ist eine Unterform der Geschäftsfähigkeit und setzt ebenso wie diese die freie, autonome Willensbestimmung des Erblassers voraus. Allerdings kann bei beschränkter Geschäftsfähigkeit von 16-Jährigen ein Testament errichtet werden, wenn diese von einem Notar beraten werden. Geschäftsunfähige sind hingegen auch testierunfähig.

Testierfähigkeit erfordert, dass der Erblasser
1. weiß, dass er ein Testament errichtet;
2. den Inhalt der letztwilligen Verfügung kennt;
3. bei der Erstellung nicht dem Einfluss Dritter erliegt;
4. seinen letzten Willen formulieren kann;
5. die Tragweite seiner Bestimmungen in wirtschaftlicher und persönlicher Hinsicht erfassen kann;
6. die sittliche Berechtigung seiner Verfügung beurteilen kann.

Die gleichen Störungen, die nach § 105 BGB zur Nichtigkeit einer Willenserklärung führen, bedingen auch Testierunfähigkeit. Testierunfähigkeit kann weder partiell (nur einen Bereich betreffend) noch relativ (von der Schwierigkeit des Testaments abhängig) sein. Sie bezieht sich immer auf den Zeitpunkt der Testamentserstellung. An den Beweis der Testierunfähigkeit werden genauso strenge Maßstäbe gelegt wie an den Beweis der Geschäftsunfähigkeit. Er ist jedoch häufig schwieriger, weil Testierunfähigkeit oft erst nach dem Tod des Erblassers behauptet wird.

> **§ 2229 BGB: Testierfähigkeit**
> 1. Ein Minderjähriger kann ein Testament erst errichten, wenn er das 16. Lebensjahr vollendet hat;
> 2. der Minderjährige bedarf zur Errichtung eines Testaments nicht der Zustimmung seines gesetzlichen Vertreters;
> 3. ...
> 4. Wer wegen krankhafter Störung der Geistestätigkeit, wegen Geistesschwäche oder wegen Bewusstseinsstörungen nicht in der Lage ist, die Bedeutung einer von ihm abgegebenen Willenserklärung einzusehen und nach dieser Einsicht zu handeln, kann ein Testament nicht errichten.

2.4 Betreuungsrecht

2.4.1 Betreuung und Vollmacht

Betreuungen werden zum Schutz und zur Fürsorge für psychisch Kranke und Gestörte eingerichtet, um in ihrem Interesse ihre rechtlichen Angelegenheiten zu regeln. Die Einrichtung einer Betreuung setzt nach § 1896 BGB voraus, dass der Betroffene
1. volljährig ist und
2. unter einer „psychischen Krankheit" oder einer „körperlichen, geistigen oder seelischen Behinderung" leidet (1. Stufe) und
3. deswegen nicht in der Lage ist, seine Angelegenheiten ganz oder teilweise zu regeln (2. Stufe).

Bei körperlicher Behinderung kann eine Betreuung nur auf Antrag der Behinderten errichtet werden. Unter „psychischer Krankheit" im Sinne des § 1896 BGB sind körperlich begründbare und endogene Psychosen, Abhängigkeitserkrankungen, Neurosen und Persönlichkeitsstörungen zu verstehen, unter „geistiger Behinderung" angeborene und frühzeitig erworbene Intelligenzdefekte und unter „seelischer Behinderung" alle psychischen Beeinträchtigungen, die als Folgen psychischer Krankheiten auftreten.

Wie schwierig diese Materie ist und wie wenig die Folgen der Gesetzesnovellierung abzuschätzen waren, zeigt sich unter anderem daran, dass bereits am 1.1.1999 ein Betreuungsrechtsänderungsgesetz in Kraft getreten ist. Für Ärzte sind im Betreuungsrechtsänderungsgesetz die Neuerungen bezüglich rechtsgeschäftlicher Vollmachten zur Einwilligung in eine ärztliche Behandlung und in eine geschlossene Unterbringung von Bedeutung. Nach der Absicht des Gesetzgebers sollten die rechtlichen Einschränkungen möglichst gering gehalten werden. So wird einer Vollmacht, die der Patient für bestimmte Bereiche aus eigenem Interesse gibt, der Vorrang vor einer Betreuung eingeräumt (§ 1896 Abs. 2 BGB). Die Vollmacht sollte ausgestellt werden, solang noch keine Beeinträchtigungen die Geschäftsfähigkeit und die Einwilligungsfähigkeit in Frage stellen. Ärztlich fürsorgerische Aufgabe im Umgang mit psychisch kranken Menschen ist es, sie auf den Nutzen einer solchen Vollmacht hinzuweisen, solang sie noch nach eigenem Gutdünken einen Bevollmächtigten wählen können.

Nach dem Betreuungsrechtsänderungsgesetz hat die Vollmacht besonders in der Stellvertretung für Gesundheitsangelegenheiten erheblich an Gewicht gewonnen. Gleichzeitig wurden Schutzvorschriften erlassen, um ihren Missbrauch zu verhindern. Demzufolge können Bevollmächtigte nur dann wirksam in riskante ärztliche Eingriffe oder in eine Unterbringung einwilligen, wenn die Vollmacht diese Maßnahmen ausdrücklich umfasst. Bevollmächtigte sind ebenso wie Betreuer den vormundschaftsrichterlichen Genehmigungspflichten nach § 1904 BGB und § 1906 BGB unterworfen. Ebenso wie bei einer Betreuung ist bei einer Vollmacht ein ärztliches Gutachten und eine vormundschaftsrichterliche Genehmigung einzuholen, wenn gefährliche ärztliche Eingriffe oder eine Unterbringung erforderlich werden (§ 69d II FGG).

> **Formulierungsbeispiel einer Vorsorgevollmacht für Gesundheitsangelegenheiten**
>
> **Vorsorgevollmacht**
>
> Sollte ich aufgrund einer psychischen Krankheit oder einer körperlichen, geistigen oder seelischen Behinderung meine Angelegenheiten ganz oder teilweise nicht besorgen können, oder sollte ich deswegen nicht mehr in der Lage sein, mein Selbstbestimmungsrecht in Gesundheitsangelegenheiten wirksam auszuüben, bevollmächtige ich gem. § 1896 Abs. 2 Satz 2 BGB Herrn/Frau ...., geb. am................, wohnhaft in ...., mich in allen Angelegenheiten der gesundheitlichen Fürsorge und der Selbstbestimmung zu vertreten.
>
> Meinem/meiner Bevollmächtigten gegenüber entbinde ich alle behandelnden Ärzte von der Schweigepflicht, soweit dies für die Aufklärung des/der Bevollmächtigten erforderlich ist. Mein Bevollmächtigter/meine Bevollmächtigte hat von den Ärzten umfassende Auskunft über meinen Gesundheitszustand zu erhalten, er/sie darf die Einwilligung in Heilbehandlungen erteilen oder versagen, er/sie darf meinen Aufenthaltsort bestimmen und an meiner Stelle in eine freiheitsentziehende Unterbringung oder in eine unterbringungsähnliche Maßnahme einwilligen. Er/Sie kann darüber entscheiden, ob nach meinem Tod zu Transplantationszwecken Organe entnommen werden dürfen. Die Vollmacht und der zugrunde liegende Auftrag bleiben auch wirksam, wenn ich geschäftsunfähig werden sollte.
>
> Als Ersatzbevollmächtigte/n bestimme ich ....
>
> Ort, Datum ....
>
> _____
> Unterschrift

Eine Vollmacht kann auch Einschränkungen enthalten und dadurch die Wünsche des Betroffenen deutlich werden lassen, z. B. den Wunsch nach oder die Ablehnung von lebensverlängernden Maßnahmen oder den Wunsch, dass die Schmerzbekämpfung vorrangig vor einer Lebensverlängerung sein müsse oder auch den Wunsch, mit bestimmten Psychopharmaka behandelt zu werden und andere abzulehnen. Sie kann auch enthalten, dass sich der Betroffene unter (zu benennenden) Bedingungen für die Forschung zur Verfügung stellt.

2.4.2 Einwilligungsvorbehalt bei Betreuten

Die Einrichtung einer Betreuung hat keine Auswirkungen auf die Geschäftsfähigkeit eines Betreuten. Allerdings kann unter besonderen Umständen ein Einwilligungsvorbehalt für bestimmte Bereiche ausgesprochen werden (§ 1903 BGB). Dies bedeutet, dass der Betreute Geschäfte, die unter Einwilligungsvorbehalt stehen, nicht ohne Zustimmung des Betreuers tätigen darf. Ein solcher Einwilligungsvorbehalt darf jedoch nur bei erheblicher Gefahr für die betreute Person oder deren Vermögen, nicht aber bei einer Gefahr für Dritte ausgesprochen werden. In solchen Fällen bleiben lediglich die landesrechtlichen Unterbringungsmöglichkeiten (Unterbringungsgesetze und Gesetze zum Schutz und zur Hilfe bei psychischen Krankheiten, PsychKG) als Eingriffsmöglichkeit übrig.

Der Einwilligungsvorbehalt kann sich nicht auf den Bedarf des täglichen Lebens, auf das Eingehen einer Ehe oder auf die Errichtung eines Testamentes erstrecken. Die Aufgaben, für die eine Betreuung erforderlich ist, müssen vom Gericht genau festgelegt werden. Trotz der Intentionen des Gesetzgebers, dem Betreuten möglichst viele Entscheidungsmöglichkeiten zu belassen, hat die Praxis gezeigt, dass es sinnvoller ist, die Bereiche für eine Betreuung oder für einen Einwilligungsvorbehalt pauschal zu benennen (z. B. Gesundheitsfürsorge, Vermögenssorge, Aufenthaltsbestimmung) und Ausnahmen von diesen pauschalen Betreuungsbereichen festzulegen (z. B. Geldausgaben bis Euro 500,–) als nur ganz spezifische Aufgaben einem Betreuer zu übertragen (z. B. Autokauf).

Beschränkungen des Betreuten beim Empfang und Versand von Briefen und bei der Teilnahme am Fernmeldeverkehr müssen im Betreuungsbeschluss bestimmt werden.

---

§ 1896 BGB: Betreuung

1. Kann ein Volljähriger aufgrund einer psychischen Krankheit oder einer körperlichen Krankheit oder einer körperlichen, geistigen oder seelischen Behinderung seine Angelegenheiten ganz oder teilweise nicht besorgen, so bestellt das Vormundschaftsgericht auf seinen Antrag oder von Amts wegen für ihn einen Betreuer. Den Antrag kann auch ein Geschäftsunfähiger stellen. Soweit der Volljährige aufgrund einer körperlichen Behinderung seine Angelegenheiten nicht besorgen kann, darf der Betreuer nur auf Antrag des Volljährigen bestellt werden, es sei denn, dass dieser seinen Willen nicht kundtun kann.
2. Ein Betreuer darf nur für Aufgabenkreise bestellt werden, in denen die Betreuung erforderlich ist. Die Betreuung ist nicht erforderlich, soweit die Angelegenheiten des Volljährigen durch einen Bevollmächtigten oder durch andere Hilfen, bei denen kein gesetzlicher Vertreter bestellt wird, ebenso gut wie durch einen Betreuer besorgt werden können.
3. Als Aufgabenkreis kann auch die Geltendmachung von Rechten des Betreuten gegenüber seinem Bevollmächtigten bestimmt werden.
4. Die Entscheidung über den Fernmeldeverkehr des Betreuten und über die Entgegennahme, das Öffnen und das Anhalten seiner Post werden vom Aufgabenkreis des Betreuers nur dann erfasst, wenn das Gericht dies ausdrücklich angeordnet hat.

§1903 BGB: Einwilligungsvorbehalt

1. Soweit dies zur Abwendung einer erheblichen Gefahr für die Person oder das Vermögen des Betreuten erforderlich ist, ordnet das Vormundschaftsgericht an, dass der Betreute zu einer Willenserklärung, die den Aufgabenkreis des Betreuers betrifft, dessen Einwilligung bedarf (Einwilligungsvorbehalt). Die §§ 108–112, 131 Abs. 2 und § 206 gelten entsprechend.
2. Ein Einwilligungsvorbehalt kann sich nicht erstrecken auf Willenserklärungen, die auf Eingehung einer Ehe gerichtet sind, auf Verfügungen von Todes wegen und auf Willenserklärungen, zu denen ein beschränkt Geschäftsfähiger nach den Vorschriften des 4. und 5. Buches nicht der Zustimmung eines gesetzlichen Vertreters bedarf.
3. Ist ein Einwilligungsvorbehalt angeordnet, so bedarf der Betreute dennoch nicht der Einwilligung seines Betreuers, wenn die Willenserklärung dem Betreuten lediglich einen rechtlichen Vorteil bringt. Soweit das Gericht nichts anderes anordnet, gilt dies auch, wenn die Willenserklärung eine geringfügige Angelegenheit des täglichen Lebens betrifft.
4. § 1901 Abs. 4 gilt entsprechend.

2.4.3 Genehmigung durch das Vormundschaftsgericht

Bei gesundheitsgefährdenden ärztlichen Eingriffen (§ 1904 BGB), Sterilisation (§ 1905), Unterbringung in einer geschlossenen Abteilung oder in einer vergleichbaren Einrichtung, bei unterbringungsähnlichen Maßnahmen, z. B. Fixierung durch Sitzgurt (§ 1906 BGB) und Kündigung eines Mietverhältnisses oder Wohnungsauflösung bedarf es zusätzlich zur Zustimmung des Betreuers einer gesonderten Genehmigung des Gerichts. Eine Sterilisation ohne Zustimmung des Betreuten ist nicht möglich. Bei einem gefährlichen ärztlichen Eingriff oder bei einer Unterbringung in einer geschlossenen Einrichtung ist eine erneute Untersuchung erforderlich, wobei Sachverständiger und behandelnder Arzt nicht identisch sein dürfen (§ 69d FGG).

Eine Genehmigungspflicht ist allerdings dann nicht erforderlich, wenn es sich um einen Notfall handelt, d. h. dass ohne den Eingriff Lebensgefahr oder erhebliche Gesundheitsgefährdung angenommen werden muss.

§1904 BGB: Vormundschaftsrichterliche Genehmigung

Die Einwilligung des Betreuers in eine Untersuchung des Gesundheitszustands, eine Heilbehandlung oder einen ärztlichen Eingriff bedarf der Genehmigung des Vormundschaftsgerichts, wenn die begründete Gefahr besteht, dass der Betreute aufgrund der Maßnahme stirbt oder einen schweren und länger dauernden gesundheitlichen Schaden erleidet. Ohne die Genehmigung darf die Maßnahme nur durchgeführt werden, wenn mit dem Aufschub Gefahr verbunden ist.

2.4.4 Gutachten

Ein Betreuer darf erst bestellt werden, wenn ein Gutachten durch einen Arzt für Psychiatrie die Notwendigkeit einer Betreuung bescheinigt. Dabei muss der Arzt den Betroffenen persönlich untersuchen. In dem Gutachten sind die Erkenntnisquellen (mit Datum), der medizinische Sachverhalt, die klinischen Diagnosen und ihre Subsumtion unter die Begriffe des § 1896, die Auswirkung der Diagnosen auf die Funktionsfähigkeit des Betroffenen, soweit sie rechtlich relevant ist, darzulegen. Es ist zum Umfang des Aufgabenkreises und zur voraussichtlichen Dauer der Betreuungsbedürftigkeit Stellung zu nehmen (§ 68b FGG).

Die Begutachtung erfordert eine Auseinandersetzung mit der Prognose der Erkrankung und deren Auswirkung auf die soziale Kompetenz des Untersuchten. Außerdem hat der Gutachter zur Notwendigkeit eines Einwilligungsvorbehalts Stellung zu nehmen und die Bereiche anzugeben, für die eine solche Maßnahme erforderlich ist. Weiter muss er sich dazu äußern, ob eine Anhörung durch den Richter und eine Bekanntgabe des Betreuungsbeschlusses gesundheitliche Konsequenzen haben könnte.

In allen diesen Fällen muss sich das Gericht ein unabhängiges Urteil bilden. Es hat dazu den Betreuten anzuhören.

2.5 Rechtliche Bedingungen der ärztlichen (psychiatrischen) Behandlung

Ärztliche Behandlung setzt Einwilligung nach Aufklärung voraus. Der Patient muss über folgende Punkte aufgeklärt werden, um eine rechtswirksame Einwilligung abgeben zu können:

1. Vorgehen bei Diagnostik und Therapie,
2. Folgen einer Behandlung samt den Folgen von Behandlungsalternativen,
3. Risiken einer Behandlung,
4 Folgen einer Nichtbehandlung.

2.5.1 Einwilligungsfähigkeit

Ein Patient kann darüber hinaus einer Behandlung nur rechtswirksam zustimmen, wenn er einwilligungsfähig ist. Einwilligungsfähigkeit unterscheidet sich von Geschäftsfähigkeit dadurch, dass Letztere nicht relativiert werden kann. Sie ist entweder vorhanden oder nicht, also nicht von der Komplexität eines Rechtsgeschäftes abhängig. Einwilligungsfähigkeit ist hingegen als relativ zu betrachten. Je komplexer und/oder je schwerwiegender der Eingriff ist oder je nachhaltiger dessen Folgen sind, desto höher sind auch die rechtlichen Anforderungen, die an die Einwilligungsfähigkeit gestellt werden. Es erscheint sinnvoll, die in Gesetz und Rechtsprechung gängigen Prinzipien (z. B. Geschäftsfähigkeit, Testierfähigkeit, Schuldfähigkeit) – d.h. Definition der Voraussetzungen, bei denen die Fähigkeit aufgehoben ist, und Annahme der Fähigkeit, wenn diese Voraussetzungen nicht vorliegen sowie Zweistufigkeit der Voraussetzungen – auch bei der Definition der Einwilligungsfähigkeit zu übernehmen. Eine neuere Definition der Einwilligungsunfähigkeit lautet:

„Einwilligungsunfähig ist derjenige, der wegen Minderjährigkeit, psychischer Krankheit oder geistiger Behinderung (1. Stufe) unfähig ist,
- den für die Entscheidung relevanten Sachverhalt zu verstehen (Verständnis),
- ihn im Hinblick auf seine gegenwärtige Situation und die sich daraus ergebenden Folgen und Risiken zu verarbeiten (Verarbeitung),
- zu erfassen, welchen Wert die betroffenen Interessen für ihn haben und zwischen welchen Möglichkeiten er wählen kann (Bewertung; wichtig ist die Bezugnahme auf die – nicht durch Krankheit verzerrte – Werthaltung des Betroffenen),
- die Fähigkeit, den eigenen Willen auf der Grundlage von Verständnis, Verarbeitung und Bewertung der Situation zu bestimmen (Bestimmbarkeit des Willens, 2. Stufe)."

In der Psychiatrie stellt sich die Frage nach der Einwilligungsunfähigkeit besonders bei der Unterbringung und der psychopharmakologischen Behandlung. In der Praxis kann man in der Regel davon ausgehen, dass die Zustimmung eines aufgeklärten Patienten, bei dem psychotische oder demenzielle Symptome nicht erkennbar sind, einer rechtskräftigen Einwilligung entspricht. Hier stimmen die subjektiven Wertentscheidungen des Patienten mit den sachlich vernünftigen überein, sodass Zweifel an der Einwilligungsfähigkeit nicht aufkommen. Andererseits ist die Ablehnung einer Behandlung allein noch kein Hinweis für Einwilligungsunfähigkeit, kann aber ein erstes Indiz sein, die Einwilligungsfähigkeit zu prüfen.

2.5.2 Ersatzeinwilligung

Auch Psychosen, Oligophrenien oder Demenzen schließen die Einwilligungsfähigkeit nicht aus. Die Fähigkeit zur Einwilligung ist in jedem Einzelfall zu prüfen und zu dokumentieren. Bei einwilligungsunfähigen Patienten bedürfen ärztliche Behandlungen der Ersatzeinwilligung eines Bevollmächtigten oder Betreuers. Darüber hinaus ist eine vormundschaftsrichterliche Zustimmung erforderlich, wenn durch die Untersuchung, die Heilbehandlung oder den ärztlichen Eingriff die Gefahr besteht, daran zu sterben oder einen schweren oder länger dauernden Schaden zu erleiden (§ 1904 BGB, s. auch 2.4.3).

2.6 Unterbringung

Jede Unterbringung gegen den Willen eines Patienten ist Freiheitsberaubung und somit ein Verstoß gegen eines der wichtigsten Grundrechte des Menschen. Die im Grundgesetz garantierte Freiheit eines Menschen kann gegen dessen Willen nur durch einen Richter und aufgrund eines Gesetzes entzogen werden (Art. 2 und Art. 104 Abs. 2 GG). Die Unterbringung in einer geschlossenen Anstalt ist Freiheitsentziehung, die Unterbringung in einer offenen Einrichtung Freiheitsbeschränkung.

Unterbringungen dienen der Abwendung von Schaden vom Kranken selbst, der Sicherung der Allgemeinheit, aber auch der Ermöglichung von Untersuchungen, um die Notwendigkeit rechtlicher Maßnahmen gegen den Willen eines Kranken, der sich selbst oder anderen schaden könnte, zu ergründen.

2.6.1 Gesetzliche Grundlagen

Gesetzliche Grundlagen für eine Unterbringung sind im Strafrecht die §§ 63 und 64 StGB und die §§ 81 und 126a StPO. Im Zivilrecht sind es der § 1906 BGB (Betreuungsrecht) oder die landesrechtlichen Unterbringungsgesetze. Während die Unterbringung nach strafrechtlichen Bestimmungen ausschließlich zum Schutz der Allgemeinheit erfolgt und nach dem Zivilrecht (§ 1906 BGB) ausschließlich zum Schutz und Wohl des Betroffenen, sind nach den länderrechtlichen Unterbringungsgesetzen und den Gesetzen über Hilfen und Schutzmaßnahmen bei psychisch Kranken (PsychKG) freiheitsentziehende Maßnahmen sowohl zum Schutz und Wohl des Patienten als auch zum Schutz der Allgemeinheit möglich.

Die Flexibilität der Behandlung und die Freiräume des Patienten sind im Rahmen der zivilrechtlichen Unterbringung bei einer Betreuung noch am größten. Allerdings ist der zeitliche Aufwand für die Errichtung einer Betreuung höher.

Ist noch kein Betreuer bestellt, kann auch das Gericht die Funktionen des Betreuers übernehmen, bis dieser bestellt wird (§ 1846 BGB).

Muss eine Unterbringung erfolgen, weil der Patient andere oder die öffentliche Sicherheit und Ordnung gefährdet, müssen die landesrechtlichen Unterbringungsgesetze oder PsychKG angewendet werden. Die Flexibilität der Behandlung und die Freiräume des Patienten sind bei der landesrechtlichen Unterbringung stärker eingeschränkt als im Rahmen einer Betreuung. Die Unterbringung kann sofortig und vorübergehend aber auch längerfristig (Höchstdauer 2 Jahre) erfolgen.

Um auch bei langwierigen Rechtsverfahren eine möglichst rasche Hilfe oder Sicherung zu ermöglichen, sind in den jeweiligen Gesetzen einstweilige oder vorläufige Maßnahmen vorgesehen. Die sofortige vorläufige Unterbringung nach den PsychKG oder Unterbringungsgesetzen ist auf 3 Monate begrenzt. Die einstweiligen Anordnungen nach dem Betreuungsrecht dürfen 6 Monate nicht überschreiten, können aber maximal auf ein Jahr verlängert werden (§ 69f II FGG). Die sofortige Unterbringung kann umgehend durch die entsprechenden Behörden, die je nach Bundesland unterschiedlich sind, angeordnet werden: Es handelt sich dabei in Baden-Württemberg und Berlin um die aufnehmende anerkannte Einrichtung, in Nordrhein-Westfalen um das Ordnungsamt. In Bayern, Berlin, Bremen, Hessen, Rheinland-Pfalz und im Saarland ist es die Polizei, in Hamburg und Schleswig-Holstein die Gesundheitsbehörde. Die anordnenden Stellen, ebenso wie die aufnehmenden Einrichtungen, sind verpflichtet, die Unterbringung umgehend dem zuständigen Gericht (dem Gericht, in dessen Bezirk die Unterbringungsnotwendigkeit auftrat) anzuzeigen und die richterliche Unterbringung zu beantragen. Die richterliche Anordnung der Unterbringung muss bis zum Abend des der Unterbringung folgenden Tages vorliegen (Ausnahme in Baden-Württemberg, hier ist eine Meldung spätestens nach 3 Tagen erforderlich). Der Richter hat sich persönlich von der Notwendigkeit einer Unterbringung zu überzeugen und kann dies nur unterlassen, wenn dadurch eine Verschlechterung des psychischen Zustands des Patienten befürchtet wird. Das Gericht ordnet zunächst eine einstweilige Unterbringung von begrenzter Dauer an. Die Unterbringung kann vom Gericht aufgrund eines psychiatrischen Gutachtens anschließend verlängert werden.

§ 1906 BGB

1. Eine Unterbringung des Betreuten durch den Betreuer, die mit Freiheitsentziehung verbunden ist, ist nur zulässig, solang sie zum Wohl des Betreuten erforderlich ist, weil 1. aufgrund einer psychischen Krankheit oder geistigen oder seelischen Behinderung des Betreuten die Gefahr besteht, dass er sich selbst tötet oder erheblichen gesundheitlichen Schaden zufügt, oder 2. eine Untersuchung des Gesundheitszustands, eine Heilbehandlung oder ein ärztlicher Eingriff notwendig ist, die ohne die Unterbringung des Betreuten nicht durchgeführt werden kann, und der Betreute aufgrund einer psychischen Krankheit oder geistigen oder seelischen Behinderung die Notwendigkeit der Unterbringung nicht erkennen oder nicht nach ihrer Einsicht handeln kann.
2. Die Unterbringung ist nur mit Genehmigung des Vormundschaftsgerichts zulässig. Ohne die Genehmigung ist die Unterbringung nur zulässig, wenn mit dem Aufschub Gefahr verbunden ist; die Genehmigung ist unverzüglich nachzuholen.
3. Der Betreuer hat die Unterbringung zu beenden, wenn ihre Voraussetzungen wegfallen. Er hat die Beendigung der Unterbringung dem Vormundschaftsgericht anzuzeigen.
4. Die Absätze 1 bis 3 gelten entsprechend, wenn dem Betreuten, der sich in einer Anstalt, einem Heim oder einer sonstigen Einrichtung aufhält, ohne untergebracht zu sein, durch mechanische Vorrichtungen, Medikamente oder auf andere Weise über einen längeren Zeitraum oder regelmäßig die Freiheit entzogen werden soll.

2.6.2 Ärztliches Zeugnis

Für die Einleitung einer Unterbringung ist ein ärztliches Zeugnis erforderlich, welches in der Regel nicht älter als einen Tag sein darf. Darin sind Name, Geburtsdatum und Wohnort des Untersuchten, Datum und Ort der Untersuchung aufzuführen; es ist der Sachverhalt, der zu der Untersuchung führte, kurz zu beschreiben; darüber hinaus ist ein ausführlicher psychischer Befund zu erstellen, anhand dessen sich sowohl ein Richter wie evtl. ein nachuntersuchender Arzt ein Bild vom Zustand des Betroffenen machen können. Der Grund für die Notwendigkeit einer Unterbringung ist anzugeben und anhand einer konkreten Beschreibung zu verdeutlichen. Die klinische Verdachtsdiagnose ist anschließend unter das Merkmal des jeweiligen Landesgesetzes zu subsummieren, und das daraus abgeleitete gefährdende Verhalten in der Terminologie des Gesetzes wiederzugeben (1. und 2. Stufe gutachterlicher Beurteilungen).

Die Unterbringung selbst wird durch die entsprechenden Behörden angeordnet. In den meisten Bundesländern (Ausnahme Bremen und Nordrhein-Westfalen) hat ein nach Landesrecht untergebrachter Patient eine Behandlung, die der Wiederherstellung seiner Gesundheit dient, zu erdulden. Eine darüber hinausgehende Behandlung, z. B. eine Langzeitbehandlung oder eine Prophylaxe, darf gegen den Willen des Patienten jedoch nicht durchgeführt werden.

Beispiel eines ärztlichen Zeugnisses

Ärztliches Zeugnis zur Vorlage bei (Polizei, Ordnungsamt etc.)

Herr A., geb. am ...., wohnhaft in ...., wurde heute von mir untersucht.

Sachverhalt: Herr A. wurde von seinem Arbeitskollegen und der Polizei in die hiesige Klinik gebracht, weil er sich vom Gerüst eines Hauses auf die Straße stürzen wollte. Er konnte nur mit Mühe davon abgehalten werden. Gegen das Aufsuchen eines Arztes oder der Klinik habe er sich gewehrt.

Befund: Herr A. ist bei der Untersuchung sehr unruhig, niedergeschlagen und hoffnungslos. Er behauptet, seine Familie ins Unglück gestürzt zu haben, dass er an ihrem Unglück Schuld habe und nur durch den Tod sühnen könne. Er ist akut suizidal. Die depressive Verstimmung und die Selbstbeschuldigungen dauern seit ca. 3 Wochen an. Aus der Vorgeschichte sind 2 Suizidversuche bekannt. Herr A. lehnt eine stationäre Behandlung ab. Diagnose: Depressive Episode im Rahmen einer affektiven Störung.

Herr A. ist psychisch krank. Er gefährdet akut sein Leben. Die Voraussetzungen für eine sofortige vorläufige Unterbringung nach §.... PsychKG (oder Art. .... UnterbrG) liegen vor.

Datum, Unterschrift

3 Sozialrechtliche Aspekte und Fragestellungen

Das Sozialrecht regelt Leistungen der Gemeinschaft für diejenigen, die ohne eigenes Verschulden in wirtschaftliche Not oder in soziale Benachteiligung geraten sind. Hierzu wurden folgende Versorgungseinrichtungen geschaffen (s. Tabelle 8).

Häufige Begriffe im Sozialrecht. Obgleich der Begriff Krankheit in den beiden hauptsächlichen Grundlagen der Sozialrechtsprechung (Bundessozialgesetz, BSG; Reichsversicherungsordnung, RVO) nicht definiert ist, werden diesem Begriff unterschiedliche Bedeutungen zugeschrieben. Gemeinsam ist ihnen jedoch, dass es sich um einen regelwidrigen geistigen oder körperlichen Zustand handelt, der Rechtsfolgen nach sich zieht, z. B. Behandlungsbedürftigkeit, Arbeitslosigkeit, Minderung der Erwerbsfähigkeit u. a.

Behinderung umfasst alle regelwidrigen Zustände (Krankheiten, anlagebedingte Schwächen u. a.), welche die Erwerbsfähigkeit nicht nur vorübergehend herabsetzen. Der Begriff „Behinderung" ist unabhängig von einer Ursache zu sehen.

Gebrechen sind Residualzustände, deren Entwicklung im Wesentlichen abgeschlossen ist und mit deren Fortdauer auf nicht absehbare Zeit gerechnet werden muss.

Tabelle 8. Sozialrechtliche Leistungsträger, ihre rechtliche Grundlage und ihre Aufgaben

Leistungsträger	Rechtliche Grundlage	Aufgaben	Versicherungsfälle
Gesetzliche Krankenversicherung (GKV)	Sozialgesetzbuch V (SBG V)	Verhütung, Früherkennung, Behandlung von Krankheiten, Krankengeld bei AU, u.a.	Krankheit
Gesetzliche Rentenversicherung (GRV)	Sozialgesetzbuch VI (SBG VI)	Rehabilitation um Beeinträchtigungen im und vorzeitiges Ausscheiden aus dem Berufsleben zu verhindern, Rentenzahlung	Alter, teilweise oder volle Erwerbsminderung, Tod (Hinterbliebenenrente)
Gesetzliche Unfallversicherung (GUV)	Sozialgesetzbuch VII (SBG VII)	Heilbehandlung, Rehabilitation, Berufsförderung, Rente, Pflegegeld, Verletztengeld, Hinterbliebenenversorgung	Arbeitsunfälle im geschützten Bereich, Berufskrankheiten
Gesetzliche Pflegeversicherung (GPV)	Sozialgesetzbuch XI (SBG XI)	Versorgung für Pflege	Pflegebedürftigkeit und Hilflosigkeit
Versorgungsämter (Vers.-A)	Schwerbehindertengesetz (SchbG)	Festsetzungen von Behinderungen und Vergünstigungen	Behinderung
Sozialämter der Gemeinden (Soz.-A)	Bundessozialhilfegesetz (BSHG)	Lebensunterhalt, Hilfe in besonderen Lebenslagen	Mittellosigkeit und Hilfsbedürftigkeit
Landesämter für Entschädigung (Land.-A f. Entsch.)	Bundesversorgungsgesetz (BVG), Kriegsopferversorgung (KOV), Soldatenversorgungsgesetz (SVG), Zivildienstgesetz (ZVG), Bundesseuchengesetz (BseuchG), Opferentschädigungsgesetz (OEG)	Heil und Krankenbehandlung, Kriegsopferversorgung, Beschädigtenrente, Pflegezulage	Schäden als Folgen von schädigenden Einwirkungen im geschützten Bereich, evtl. Kann-Versorgung
Private Versicherungsträger			

Arbeitsunfähigkeit (bei Beamten **Dienstunfähigkeit**) ist ein rechtlicher Begriff, der wie alle vergleichbaren Rechtsbegriffe einer gerichtlichen Würdigung unterzogen werden kann. Arbeitsunfähig ist, wer infolge einer Erkrankung nicht oder nur unter Gefahr, seinen Zustand zu verschlimmern, in der Lage ist, seiner unmittelbar vor der Erkrankung ausgeübten Tätigkeit nachzugehen. Zwischen Krankheit und Arbeitsunfähigkeit muss ein kausaler Zusammenhang bestehen. Äußerungen zu Arbeitsunfähigkeit und Dienstunfähigkeit sind gutachterliche Aussagen, für deren Richtigkeit der Arzt haften muss.

In der internationalen Literatur haben sich die Begriffe „impairment", „disability" und „handicap" durchgesetzt. Unter „impairment" wird jeder Verlust oder jede Normabweichung der psychologischen, physiologischen oder anatomischen Struktur oder Funktion verstanden. Mit „disability" ist jede Einbuße oder jeder Mangel an Fähigkeiten, Aktivitäten in Art und Umfang, wie sie für Menschen als normal angesehen werden, zu leisten. Einbuße oder Mangel müssen auf einem „impairment" beruhen. „Handicap" bezeichnet eine Benachteiligung eines Menschen, die auf „impairment" oder „disability" zurückzuführen ist. Ein „handicap" beschränkt oder verhindert die Erfüllung der Rolle, die als normal für einen Menschen vergleichbaren Alters, Geschlechts sowie sozialen und kulturellen Hintergrunds angesehen wird.

3.1 Minderung der Erwerbsfähigkeit (MdE)

Erwerbsfähigkeit ist das in der Unfallversicherung geschützte Rechtsgut. Sie lässt sich als Fähigkeit des Versicherten umschreiben, sich unter Ausnutzung der Arbeitsgelegenheiten, die sich nach seinen Kenntnissen, seinen körperlichen und geistigen Fähigkeiten im gesamten Bereich des wirtschaftlichen Lebens (auf dem allgemeinen Arbeitsmarkt) bieten, einen Erwerb zu verschaffen.

Die Minderung der Erwerbsfähigkeit (MdE) wird einerseits durch die Einbußen an funktioneller Intaktheit, andererseits nach dem Umfang der verbliebenen Arbeitsmöglichkeiten auf dem allgemeinen Arbeitsmarkt charakterisiert. Dabei sind Ausbildung und der bisherige Beruf angemessen zu berücksichtigen. Die Berechnung der MdE orientiert sich an der Erwerbsunfähigkeit vor Eintritt des schädigenden Ereignisses. Vergleichbare Erwerbstätigkeiten sollen „auf Dauer angelegt" sein, den Fähigkeiten und Kenntnissen des Verletzten entsprechen und sozial adäquat sein.

Eine Entschädigung wird nur für eine Minderung der Erwerbsfähigkeit von mindestens 20% gewährt. MdE-Prozentsätze sind abstrakte Schätzungen und Anhaltswerte, für die jedoch Tabellen existieren, in denen Richtwerte angegeben sind. Es ist dennoch erforderlich, körperliche oder geistig-seelische Störungen individuell zu bewerten. (Die Begutachtung erfolgt als Funktionsbewertung unter medizinischen, ökonomischen, sozialen und juristischen Gesichtspunkten.)

3.2 Grad der Behinderung (GdB)

Der Grad der Behinderung (GdB) ist ein Begriff des Schwerbehindertengesetzes. Er nimmt nicht nur Bezug auf eine Minderung der Erwerbsfähigkeit, sondern spiegelt quantitativ ein allgemeines Defizit an funktioneller Intaktheit oder an körperlichem, geistigem und seelischem Vermögen wider. Somit ist der Begriff auch bei Nichterwerbstätigen, Kindern und alten Menschen anwendbar.

Die vorgeschlagenen Tabellen zur Einschätzung der MdE und der GdB lassen im psychiatrischen Bereich einen individuellen Ermessensspielraum zu. Ausschlaggebend für die Bewertung ist nicht die Ursache der Erkrankung, sondern das Ausmaß und die voraussichtliche Dauer der Symptomatik: So kann eine schwere chronische Schizophrenie ebenso wie eine schwere Zwangsstörung zur Erwerbsunfähigkeit und einem GdB von 100 führen, während eine manisch-depressive Erkrankung mit selten auftretenden und gut behandelbaren Phasen kaum eine Minderung der Erwerbstätigkeit zur Folge haben muss.

Die vom Bundesminister für Arbeit und Sozialordnung herausgegebenen Anhaltspunkte für die ärztliche Gutachtertätigkeit im sozialen Entschädigungsrecht und nach dem Schwerbehindertengesetz (Bundesministerium für Arbeit und Sozialordnung 1996) können als Richtschnur für die quantitative Abgrenzung herangezogen werden.

3.3 Erwerbsminderung

„Erwerbsminderung" ersetzt die früheren Begriffe Berufsunfähigkeit und Erwerbsunfähigkeit bei der gesetzlichen Rentenversicherung. Teilweise Erwerbsminderung entspricht der früheren Berufsunfähigkeit und bedeutet eine Leistungsfähigkeit im Erwerbsleben von unter 6 Stunden täglich; volle Erwerbsminderung entspricht der früheren Erwerbsunfähigkeit und entspricht einer Leistungsfähigkeit im Erwerbsleben unter 3 Stunden täglich.

Dabei muss neben den Anforderungen der bisherigen Berufstätigkeit auch Dauer und der Umfang der Ausbildung und die spezifische Fähigkeit des Menschen berücksichtigt werden, z. B. vorgesetzter Facharbeiter, Facharbeiter, angelernter Arbeiter, ungelernter Arbeiter. Häufig wird bei der Frage der Berufsunfähigkeit auch auf Vergleichstätigkeiten verwiesen. Eine solche Vergleichstätigkeit muss jedoch nicht nur theoretisch möglich, sondern auch praktisch durchführbar sein und zur Verfügung stehen, um sie einem Versicherten zuzumuten.

3.4 Zusammenhangsfragen

Bei der gesetzlichen Unfallversicherung, im sozialen Entschädigungsrecht und bei privaten Unfall- und Haftpflichtversicherungen wird neben den Einbußen durch eine Störung auch nach ihrer Entstehung, also nach der Kausalität, gefragt. Zur Haftung, zur Entschädigung oder zum finanziellen Ausgleich kann es nur kommen, wenn eine Schädigung in dem zu schützenden Bereich – bei der zu schützenden Tätigkeit – eingetreten ist und der zu beurteilende Gesundheitsschaden auf diese Schädigung zurückzuführen ist.

Kausalität kann im Sinne der Entstehung und im Sinne der Verschlimmerung bestehen. Verschlimmerung bedeutet im rechtlichen Sinn, dass schon eine Störung bestand und klinisch manifest war und sich durch die Schädigung lediglich verschlimmerte. Die Verschlimmerung kann vorübergehend oder dauernd, abgrenzbar (sie lässt sich unabhängig von einer vorbestehenden Gesundheitsstörung beurteilen) oder richtunggebend (sie hat maßgeblichen Einfluss auf eine vorbestehende Erkrankung) sein.

4 Strafrecht

Im Strafrecht wird im Wesentlichen Folgendes gefragt:
1. Nach den Voraussetzungen für aufgehobene oder verminderte Schuldfähigkeit (§§ 20, 21 StGB);
2. der Reifebeurteilung von Jugendlichen und Heranwachsenden (§§ 3, 105 JGG);
3. nach der Sozial- und Kriminalprognose bei psychisch kranken Rechtsbrechern, die in eine Maßregel der Besserung und Sicherung eingewiesen oder aus ihr entlassen werden sollen (§§ 63, 64, 66 StGB) und
4. nach der Kriminalprognose bei Häftlingen, wenn eine Entlassung nach mehrjährigen Haftstrafen oder vorzeitig aus lebenslanger Haft (§ 57, 57a StGB), aus der Sicherungsverwahrung oder aus dem psychiatrischen Maßregelvollzug (§ 67d II StGB) erwogen wird.

4.1 Schuldfähigkeit

Die Frage nach der Schuldfähigkeit hat eine Reihe von philosophischen, ethischen und juristischen Implikationen, die hier zwar nicht näher diskutiert werden können, aber nicht vergessen werden sollten. Aufgabe des gutachtenden Psychiaters ist es vor allen Dingen, die medizinischen und psychologischen Einbußen aufzuzeigen, welche die Schuldfähigkeit beeinflussen können. Er hat sich dabei eng an den gesetzlichen Vorgaben zu orientieren, ohne die erfahrungswissenschaftlichen Grundlagen seiner Kenntnisse zu verlassen und selbst rechtliche Wertungen vornehmen zu wollen.

4.1.1 Eingangsmerkmale (1. Stufe der Beurteilung)

4.1.1.1 Krankhafte seelische Störung

Dieser Begriff umfasst alle Erkrankungen und Störungen, bei denen nach traditioneller Auffassung entweder eine organische Ursache bekannt ist oder aber eine solche Ursache vermutet wird. Hierzu werden gezählt:
- körperlich begründbare (exogene) Psychosen,
- endogene Psychosen (schizophrene und affektive Psychosen),
- degenerative Gehirnerkrankungen,
- Durchgangssyndrome, die entweder toxisch oder traumatisch bedingt sind (z. B. Alkoholrausch oder Drogen- bzw. Medikamentenintoxikation),
- epileptische Erkrankungen, einschließlich epileptischer Dämmerzustände,
- genetisch bedingte Erkrankungen, z. B. Mongolismus (Down-Syndrom).

Da hier eine Vielzahl psychiatrischer oder körperlicher Erkrankungen subsummiert werden, ist eine quantitative Abgrenzung erforderlich, die mit dem Begriff „krankhaft" erfolgt.

4.1.1.2 Tiefgreifende Bewusstseinsstörung

Dieses Merkmal bezieht sich auf Bewusstseinsveränderungen, die bei einem ansonsten gesunden Menschen auftreten können, aber in extremen Belastungssituationen zu einer erheblichen Beeinträchtigung der psychischen Funktionsfähigkeit führen. Mit dem Attribut „tiefgreifend" ist gemeint, dass das seelische Gefüge des Betroffenen schwerst beeinträchtigt ist. Solche tiefgreifenden Bewusstseinsstörungen sind meist Folge starker affektiver Belastung, z. B. Wut, Angst oder Verzweiflung.

4.1.1.3 Schwachsinn

Unter dem Eingangsmerkmal Schwachsinn sind alle Störungen der Intelligenz zusammengefasst, die nicht auf nachweisbaren organischen Grundlagen beruhen. Nicht darunter fallen insbesondere die demenziellen Prozesse im Alter und die genetisch bedingten Formen der Minderbegabung, sofern sie eindeutig zugeordnet werden können (s. krankhafte seelische Störung). Wenngleich eine Zuordnung zu diesem Merkmal erst ab einer relativ ausgeprägten Minderbegabung erfolgt, hängt seine Anwendung nicht allein vom Intelligenzquotienten ab, sondern auch von der Täterpersönlichkeit und ihrer Sozialisation. Intelligenzeinbußen führen u. U. auch zu leichterer Verführbarkeit, zu verminderter Erregungskontrolle und zu unüberlegten Handlungen in komplexen Situationen.

4.1.1.4 Schwere andere seelische Abartigkeit

Bei diesem unglücklich gewählten Terminus handelt es sich um einen Sammelbegriff, unter dem alle Störungen, die nicht den ersten drei Merkmalen zugeordnet werden können, zusammengefasst werden. Dazu gehören insbesondere die Persönlichkeitsstörungen, die neurotischen Störungen, die sexuellen Verhaltensabweichungen, aber auch die chronischen Missbrauchsformen, die nicht oder noch nicht zur körperlichen Abhängigkeit geführt haben. In den letzten Jahren wurden hier auch die Störungen der Impulskontrolle, z. B. das pathologische Spielen, eingeordnet.

Auch in diesem Begriff ist eine quantitative Begrenzung durch das Adjektiv „schwere" enthalten. Im Allgemeinen wird darauf hingewiesen, dass die Funktionsbeeinträchtigung durch die Störung so ausgeprägt sein muss, wie bei den psychotischen Erkrankungen (psychopathologisches Referenzsystem, Sass 1985) oder dass die Einbußen an sozialer Kompetenz denen bei psychotischen Erkrankungen gleichen müssen (strukturell-sozialer Krankheitsbegriff, Rasch 1986).

Es ist jedoch nicht allein das Ausmaß der Störung von Bedeutung, sondern auch die Spezifität der Störung für die inkriminierte Tat (z. B. bei sexuell-devianten Individuen).

4.1.2 Funktionsbeeinträchtigungen (2. Stufe der Beurteilung)

Die 2. Stufe der Schuldfähigkeitsbeurteilung beinhaltet auch einen normativen Schritt. Zum einen ist es eine normative Entscheidung, bis zu welchem Ausmaß Einsicht in das Unrecht einer Handlung erwartet werden kann und bis zu welchem Grad Steuerung von einem Menschen verlangt wird, zum anderen ist es mit empirischen Methoden nicht möglich, retrospektiv eindeutige Aussagen über das Ausmaß psychischer Beeinträchtigungen zu treffen. Der Psychiater sollte jedoch Hilfestellungen für diese normativen Entscheidungen, die letztendlich vom Gericht zu treffen sind, anbieten.

4.1.2.1 Einsichtsunfähigkeit

Einsichtsunfähigkeit besteht, wenn die kognitiven Funktionen nicht ausreichen, das Unrecht eines Handelns zu erkennen. Dies ist beispielsweise bei schwerwiegenden intellektuellen Einbußen, aber auch bei psychotischen Realitätsverkennungen der Fall. Wird die Einsichtsunfähigkeit vom Gericht festgestellt, erübrigen sich weitere Fragen, da eine Person, die das Unrecht eines Handelns nicht einsehen kann, sich nicht entsprechend einer Rechtseinsicht steuern kann. Sofern Einsichtsfähigkeit besteht, muss geprüft werden, ob sich der Täter entsprechend seiner Einsicht hat steuern können.

4.1.2.2 Steuerungsunfähigkeit

Zu einer Aufhebung oder einer Verminderung der Steuerungsfähigkeit führen in der Regel Einbußen der voluntativen Fähigkeiten, die zu einem Handlungsentwurf beitragen. Die von verschiedenen Wissenschaftlern vorgetragenen Kriterien und Definitionsvorschläge sind vielfältig: Begriffe wie „Enthemmung", „Beeinträchtigung der inneren Freiheitsgrade und Handlungsspielräume", „Unterbrechung der Kette zwischen antizipierender Planung, Vorbereitung und Handlung", „krankheitsbedingte Beeinträchtigung des Motivationsgefüges" zeigen die Komplexität der Materie und lassen erkennen, dass es eine allgemein verbindliche, knappe und praktisch anwendbare Definition der Steuerungsfähigkeit kaum geben kann.

> **§ 20 StGB: Schuldunfähigkeit**
> Ohne Schuld handelt, wer bei Begehung einer Tat wegen einer krankhaften seelischen Störung, wegen einer tiefgreifenden Bewusstseinsstörung oder wegen Schwachsinns oder einer schweren anderen seelischen Abartigkeit unfähig ist, das Unrecht einer Tat einzusehen oder nach dieser Einsicht zu handeln.

4.1.3 Voraussetzungen für verminderte Schuldfähigkeit

Die gleichen Eingangsmerkmale, die zur Schuldunfähigkeit führen, können nach §21 StGB auch eine verminderte Schuldfähigkeit des Täters bedingen. Er ist zwar dann schuldfähig, er wird in aller Regel auch zu einer Strafe verurteilt, die Strafe kann jedoch vom Gericht gemildert werden. Voraussetzung für die Anwendung des §21 ist, dass der Täter bei Begehung der Tat in seiner Steuerungsfähigkeit erheblich vermindert war. Dies kann beispielsweise der Fall sein, wenn er durch eine massive Intoxikation mit psychotropen Substanzen enthemmt oder wegen eines psychotischen Residuums in seiner Impulskontrolle beeinträchtigt war.

> **§ 21 StGB: Verminderte Schuldfähigkeit**
> Ist die Fähigkeit des Täters, das Unrecht der Tat einzusehen oder nach dieser Einsicht zu handeln, aus einem der in §20 bezeichneten Gründe bei Begehung der Tat erheblich vermindert, so kann die Strafe nach §49 Abs. 1 gemildert werden.

4.2 Jugendrecht

Beim Jugendlichen und Heranwachsenden werden durch das Jugendgerichtsgesetz (JGG) besondere Abweichungen und Ergänzungen des Strafrechts vorgenommen, die u. U. auch eine besondere psychiatrische Beurteilung erforderlich machen.

Bei 14- bis 17-jährigen Jugendlichen muss die strafrechtliche Verantwortlichkeit ausdrücklich festgestellt werden (§ 3 JGG), wobei konkret nach dem „sittlichen und geistigen Entwicklungsstand" zur Tatzeit gefragt wird. Die Beantwortung dieser Fragestellung ist in aller Regel Aufgabe des Kinder- und Jugendpsychiaters.

Bei Heranwachsenden zwischen dem vollendeten 18. und dem vollendeten 21. Lebensjahr beurteilt das Gericht den Täter nach Jugendstrafrecht, wenn „die Gesamtwürdigkeit der Persönlichkeit des Täters bei Berücksichtigung auch der Umweltbedingungen ergibt, dass er z. Z. der Tat nach seiner sittlichen und geistigen Entwicklung noch einem Jugendlichen gleich stand oder es sich nach Art, den Umständen oder den Beweggründen der Tat um eine Jugendverfehlung handelt" (§ 105 Abs. 1 und 2). Der Psychiater muss hierbei also prüfen, ob der Täter die sog. „Entwicklungsaufgaben" schon bewältigt hat oder noch nicht.

Gemeint sind hier beispielsweise das „Erlernen und Ausfüllen der Geschlechterrolle", die „Erlangung der Unabhängigkeit vom Elternhaus" oder „die Entwicklung von Selbstvertrauen und Aufbau eines eigenen Wertesystems". In diesem Zusammenhang muss der Sachverständige gegenüber dem Gericht v. a. auch dazu Stellung nehmen, inwieweit ggf. erkennbare seelische Entwicklungsauffälligkeiten noch durch den Reifungsprozess ausgeglichen werden können oder schon Kennzeichen einer stabilen Persönlichkeitsstörung sind.

Die Kinder- und Jugendpsychiatrie hat Kriterienkataloge entwickelt, nach denen die Zuordnung erleichtert werden soll. Sie sind in der Praxis jedoch häufig unbefriedigend, sodass einerseits eine genaue Zuordnung des einzelnen Betroffenen als Jugendlicher oder als Erwachsener häufig schwer gelingt. Dennoch erscheint ein flexibler Umgang, bei dem auf den Reifungsgrad des Einzelnen geachtet wird, in dieser Phase wünschenswerter als eine starre Bindung an letztlich willkürlich vorgegebene Altersgrenzen (Freisleder in Nedopil 2000).

> **§ 105 JGG: Anwendung des Jugendstrafrechts auf Heranwachsende**
> Begeht ein Heranwachsender eine Verfehlung, die nach den allgemeinen Vorschriften mit Strafe bedroht ist, so wendet der Richter die für einen Jugendlichen geltenden Vorschriften der §§ 4–9 Nr. 1, §§ 10, 11 und 13–32 entsprechend an, wenn
> 1. die Gesamtwürdigkeit der Persönlichkeit des Täters bei Berücksichtigung auch der Umweltbedingungen ergibt, dass er z. Z. der Tat nach seiner sittlichen und geistigen Entwicklung noch einem Jugendlichen gleich stand, oder
> 2. es sich nach der Art, den Umständen oder den Beweggründen der Tat um eine Jugendverfehlung handelt.

4.3 Prognosebegutachtung

4.3.1 Unterbringung im psychiatrischen Krankenhaus

Wenn die Schuldfähigkeit aufgrund einer Erkrankung oder Störung aufgehoben oder erheblich vermindert war, hat das Gericht zu prüfen, ob von dem Beschuldigten aufgrund seiner Störung weitere erhebliche Delikte zu erwarten sind (§ 63 StGB). Das Gericht muss eine psychiatrische Behandlung anordnen, wenn es davon ausgeht, dass die bisherigen und die für die Zukunft befürchteten Straftaten in einem engen Zusammenhang mit der Störung stehen und erheblich sind (worunter u. a. Straftaten gegen Leib und Leben, aber auch schwerwiegende Vermögensdelikte zu verstehen sind).

Die Dauer der Therapie wird auf die Strafe „angerechnet", d. h. von der Haftzeit abgezogen. Die Anordnung einer Unterbringung im psychiatrischen Maßregelvollzug erfordert immer die Anhörung eines Sachverständigen im Strafverfahren, der zum Zusammenhang der zu erwartenden Delinquenz mit der psychiatrischen Störung, zur Wahrscheinlichkeit eines Rückfalls in Delinquenz und ggf. zur Behandelbarkeit der Störung Stellung nehmen muss (§ 246a StPO).

> **§ 63 StGB: Unterbringung in einem psychiatrischen Krankenhaus**
> Hat jemand eine rechtswidrige Tat im Zustand der Schuldunfähigkeit (§ 20) oder der verminderten Schuldfähigkeit (§ 21) begangen, so ordnet das Gericht die Unterbringung in einem psychiatrischen Krankenhaus an, wenn die Gesamtwürdigung des Täters und seiner Tat ergibt, dass von ihm infolge seines Zustands erhebliche rechtswidrige Taten zu erwarten sind und er deshalb für die Allgemeinheit gefährlich ist.

> **§ 126a StPO: Einstweilige Unterbringung**
> 1. Sind dringend Gründe für die Annahme vorhanden, dass jemand eine rechtswidrige Tat im Zustand der Schuldunfähigkeit oder verminderter Schuldfähigkeit (§§ 20, 21 des Strafgesetzbuches) begangen hat und dass seine Unterbringung in einem psychiatrischen Krankenhaus oder einer Entziehungsanstalt angeordnet werden wird, so kann das Gericht durch Unterbringungsbefehl die einstweilige Unterbringung in einer dieser Anstalten anordnen, wenn die öffentliche Sicherheit es erfordert.
> 2. Für die einstweilige Unterbringung gelten die §§ 114–115a, 117–119, 125 und 126 entsprechend. Hat der Unterzubringende einen gesetzlichen Vertreter, so ist der Beschluss auch diesem bekannt zu geben.
> 3. Der Unterbringungsbefehl ist aufzuheben, wenn die Voraussetzungen der einstweiligen Unterbringung nicht mehr vorliegen oder wenn das Gericht im Urteil die Unterbringung in einem psychiatrischen Krankenhaus oder einer Entziehungsanstalt nicht anordnet. Durch die Einlegung eines Rechtsmittels darf die Freilassung nicht aufgehalten werden. § 120 Abs. 3 gilt entsprechend.

4.3.2 Unterbringung in einer Entziehungsanstalt

Die Anordnung einer Suchtbehandlung (§ 64 StGB) ist nicht von der aufgehobenen oder verminderten Schuldfähigkeit (§§ 20 und 21 StGB) des Täters abhängig und ist auf 2 Jahre begrenzt. Sie kann nicht angeordnet werden, wenn die Behandlung von vornherein als aussichtslos erscheint. Nach der neuen Rechtsprechung des Bundesverfassungsgerichts darf sie nur angeordnet werden, wenn hinreichend konkrete

Aussichten auf Erfolg der Behandlung bestehen. Ansonsten gelten für die Unterbringung in einer Entziehungsanstalt die gleichen rechtlichen Voraussetzungen wie bei der Unterbringung in einem psychiatrischen Krankenhaus.

> **§ 64 StGB: Unterbringung in einer Entziehungsanstalt**
> 1. Hat jemand den Hang, alkoholische Getränke oder andere berauschende Mittel im Übermaß zu sich zu nehmen, und wird er wegen einer rechtswidrigen Tat, die er im Rausch begangen hat oder die auf seinen Hang zurückgeht, verurteilt oder nur deshalb nicht verurteilt, weil seine Schuldunfähigkeit erwiesen oder nicht auszuschließen ist, so ordnet das Gericht die Unterbringung in einer Entziehungsanstalt an, wenn die Gefahr besteht, dass er infolge seines Hanges erhebliche rechtswidrige Taten begehen wird.
> 2. Die Anordnung unterbleibt, wenn eine Entziehungskur von vornherein aussichtslos erscheint.

4.3.3 Entlassung aus der Unterbringung

Sowohl für die Einweisung in den Maßregelvollzug wie für die Entlassung aus dem Maßregelvollzug ist nahezu ausschließlich die Beurteilung des zu erwartenden Delinquenzrisikos entscheidend. Die Entlassung aus der Unterbringung im psychiatrischen Krankenhaus (§ 63 StGB) hängt also von der Kriminalprognose ab. § 67d Abs. 2 StGB besagt, dass ein Patient dann entlassen wird, wenn erwartet wird, dass er sich in Freiheit ohne erhebliche Rechtsverletzungen bewegen wird.

Die 1998 eingeführte Neuformulierung des Gesetzes, welche die bis dahin gültige Erprobungsklausel (wenn verantwortet werden kann zu erproben, ob) ersetzte, berücksichtigt zwar noch gewisse Unsicherheiten, die mit der Prognose zwangsläufig verbunden sind, und verlangt nicht, dass auch das allerletzte Restrisiko ausgeschlossen werden muss. Sie stellt jedoch den Sicherungsgedanken weit mehr in den Vordergrund als den Therapiegedanken und stellt hohe Anforderungen an die Entlassungsprognose. Unsicherheiten gehen in jedem Fall zu Lasten der Untergebrachten. Ob die neue Formulierung zu wesentlichen Änderungen in der Entlassungspraxis führen wird, kann jetzt noch nicht beurteilt werden, zumal auch bislang die Erprobung einer Entlassung verantwortungsvoll und nicht zu Lasten der Sicherheit der Allgemeinheit zu erfolgen hatte.

Mit der Entlassung aus dem psychiatrischen Krankenhaus tritt Führungsaufsicht ein. Die Aussetzung der Maßregel kann bei erneutem Risiko widerrufen werden. Dieses Risiko muss allerdings konkret substanziiert werden. Demgegenüber wird die Unterbringung in einer Entziehungsanstalt entweder deswegen beendet, weil die Sozialprognose des Betreffenden günstig eingeschätzt wird oder weil die Dauer der Maßregel 2 Jahre nicht überschreiten darf. Der Patient ist ggf. in eine Haftanstalt zu verlegen, um dort die Reststrafe zu verbüßen.

> **§ 67d StGB: Dauer der Unterbringung**
> …
> 2. Ist keine Höchstfrist vorgesehen oder ist die Frist noch nicht abgelaufen, so setzt das Gericht die weitere Vollstreckung der Unterbringung zur Bewährung aus, wenn zu erwarten ist, dass der Untergebrachte außerhalb des Maßregelvollzugs keine rechtswidrigen Taten mehr begehen wird. Mit der Aussetzung tritt Führungsaufsicht ein.

4.4 Kriminalprognose

Die Entscheidung, ob eine Maßregel angeordnet wird oder ob ein Untergebrachter aus dem Maßregelvollzug entlassen wird, hängt von dem Risiko künftiger Delinquenz ab. Die Risikoabschätzung, nach der entschieden wird, ob eine Maßregel angeordnet wird oder ob ein Untergebrachter aus dem Maßregelvollzug entlassen wird, gehört zu den schwierigsten Aufgaben, die an psychiatrische Sachverständige herangetragen werden. Die experimentelle Überprüfung der prognostischen Aussagen ist praktisch nicht möglich und in den meisten Fällen nicht zu verantworten. Eine ungünstige Prognose führt meist zwangsläufig zu einer weiteren Unterbringung. Es kann also nie überprüft werden, wie viele ungünstige Prognosen sich als falsch erweisen würden.

Die Literatur kennt 3 unterschiedliche Methoden, mit welchen die Kriminalprognose erarbeitet werden kann:

1. Die intuitive Methode: ihrer bedienen sich die Richter, die aufgrund ihres theoretischen Allgemeinwissens und ihrer subjektiven Erfahrung in kurzer Zeit entscheiden müssen, welche Strafe oder welche Art der Strafverschonung aufgrund des Delikts und der Persönlichkeit eines Täters gerechtfertigt oder sinnvoll erscheint.
2. Die statistische Methode: sie basiert auf empirischen Untersuchungen, die jene Faktoren ermittelten, die statistisch mit hoher Rückfälligkeit korrelieren oder von Experten als Indikatoren für hohe Rückfälligkeit angesehen werden.
3. Die klinische Methode: bei ihr wird aufgrund der sorgfältigen biographischen Anamneseerhebung, einschließlich der Krankheits- und Delinquenzanamnese, von der Vergangenheit über die derzeitige Situation auf die Zukunft extrapoliert.

Die nach dem heutigen Kenntnisstand und unter Berücksichtigung der internationalen Literatur zu beachtenden Prognoseaspekte sind in Übersicht 1 zusammengefasst:

Übersicht 1
Integrierte Liste der Prognoseaspekte

A	**Das Ausgangsdelikt:**
1	Statistische Rückfallwahrscheinlichkeit
2	Bedeutung situativer Faktoren für das Delikt
3	Einfluss einer vorübergehenden Krankheit
4	Zusammenhang mit einer Persönlichkeitsstörung
5	Erkennbarkeit motivationaler Zusammenhänge
B	**Anamnestische Daten:**
1 (H1)	Frühere Gewaltanwendung
2 (H2)	Alter bei 1. Gewalttat
3 (H3)	Stabilität von Partnerbeziehungen
4 (H4)	Stabilität in Arbeitsverhältnissen
5 (H5)	Alkohol-/Drogenmissbrauch
6 (H6)	Psychische Störung
7 (H8)	Frühe Anpassungsstörungen
8 (H9)	Persönlichkeitsstörung
9 (H10)	Frühere Verstöße gegen Bewährungsauflagen
C	**Postdeliktische Persönlichkeitsentwicklung (klinische Variablen):**
1	Krankheitseinsicht und Therapiemotivation
2	Selbstkritischer Umgang mit bisheriger Delinquenz
3	Besserung psychopathologischer Auffälligkeiten
4 (C2)	Pro-/antisoziale Lebenseinstellung
5 (C4)	Emotionale Stabilität
6	Entwicklung von Copingmechanismen
7	Widerstand gegen Folgeschäden durch Institutionalisierung
D	**Der soziale Empfangsraum (Risikovariablen):**
1	Arbeit
2	Unterkunft
3	Soziale Beziehungen mit Kontrollfunktionen
4	Offizielle Kontrollmöglichkeiten
5	Verfügbarkeit von Opfern
6 (R2)	Zugangsmöglichkeit zu Risiken
7 (R4)	Compliance
8 (R5)	Stressoren
PCL-R-Wert	

Die Liste umfasst die Merkmale aus der Aufstellung der Prognoseaspekte des Autors ergänzt und modifiziert durch Items der HCR-20 von Webster und Eaves (1995), sofern diese besser operationalisiert und klarer waren. Diese Merkmale sind durch Klammern und eine zweite Zuordnungsbezeichnung gekennzeichnet. Die Merkmalsliste ist mittlerweile zu einem quantitativ auswertbaren Dokumentationsbogen zusammengefasst, der eine wissenschaftliche Bearbeitung von Prognosebegutachtungen ermöglicht. Für den Praktiker ist es wichtig, keinen der angeführten Aspekte bei der Prognoseerstellung zu übersehen.

5 Praktische Hinweise zur Durchführung von Gutachten

5.1 Aktenstudium

Voraussetzung für eine fach- und sachgerechte Beurteilung bei psychiatrischen Erkrankungen ist die Kenntnis aller sog. Anknüpfungstatsachen. Damit sind Informationen gemeint, die Ermittlungsbehörden, Gerichten, Parteien oder Voruntersuchern über den Probanden und die spezifische Fragestellung bekannt geworden und in der Akte niedergelegt sind. Akten sollten vor der Exploration gelesen werden, da nur so eine Befragung zu problematischen, u. U. widersprüchlichen Informationen und deren Klärung möglich ist. Das Aktenstudium sollte aber mit einem Abstand zur Exploration erfolgen, um Voreingenommenheiten zu vermeiden.

5.2 Exploration und Untersuchung

Bei der forensischen Untersuchung des Probanden sind die Regeln der psychiatrischen Explorationstechnik zu beachten. Hierzu zählen u. a., dass zunächst offene Fragen gestellt werden, bevor man gezielt exploriert, um noch mehr erforderliche Informationen zu erhalten. Dabei sollte die Privatsphäre gewahrt, jedoch Fragen von rechterheblichem Interesse nicht aus falscher Scham unberücksichtigt bleiben.

Forensische Untersuchungen können sowohl ambulant als auch nach Beschluss eines Gerichts im Rahmen einer stationären Beobachtung (§1 StPO, §68b Abs. 4 FGG) durchgeführt werden.

Der Proband muss zu Beginn der Begutachtung über seine Rechte, über die Aufgaben des Gutachters und über den Gutachtenablauf aufgeklärt werden. Insbesondere muss er darüber informiert werden, dass keine ärztliche Schweigepflicht besteht, sondern dass die erhaltenen Informationen an das Gericht oder einen anderen Auftraggeber, z.B. an eine Versicherung, weitergegeben werden.

Die Untersuchung sollte hypothesengeleitet sein, d.h. dass nach Erhalt von Basisdaten weitere gutachtenrelevanten Details erfragt werden.

Bei der Untersuchung von Straftaten sind die wesentlichen Informationen über Tatvorfeld, Tatgeschehen und Nach-Tat-Verhalten explorativ zu erheben.

Tatvorfeld. Täter-Opfer-Beziehung, Rolle von Mittätern, eigene Rollenwahrnehmung, subjektives Empfinden, Motiventwicklung.

Tatgeschehen. Äußere Tatsituation, Örtlichkeiten, Tageszeit, situative Faktoren, Ablauf der Ereignisse, subjektives Empfinden, psychophysische Reaktion.

Nach-Tat-Verhalten. Weiterer Ablauf objektiver Rekonstruktion, Verarbeitung der Tat, affektive Reaktion, Reuegedanken, psychische Bewältigungsstrategien.

5.3 Abfassen des schriftlichen Gutachtens

Beispiel der Gliederung eines Gutachtens
An Auftraggeber, Signatur

Betr.: Strafsache, zivile Streitsache, Disziplinarverfahren etc.

Aktenzeichen:

Auf Ersuchen des..... vom.... erstatten wir das folgende, wissenschaftlich begründete psychiatrische Gutachten über

Herrn/Frau (Personalien)

Das Gutachten stützt sich in der Beurteilung auf die Kenntnis der übersandten Aktenunterlagen sowie auf eine
a) ambulante Untersuchung in der .... am ....
b) stationäre Untersuchung in der .... vom .... bis ....

Fragestellung: Kurz das Delikt bzw. die Zusammenhangsfrage bzw. die einzelnen im Gutachtenauftrag gestellten Fragen wiedergeben. Dabei Kernfrage wörtlich wiedergeben.

Frau/Herr wurde bei der Untersuchung darauf hingewiesen, dass ihre Angaben nicht der ärztlichen Schweigepflicht unterliegen. Er/Sie erklärte sich mit der Begutachtung einverstanden.

- A   Aus den Akten:
- B   Eigene Angaben (Angaben des Probanden/der Probandin):
    1. Biographische Anamnese einschl. Skizzierung von Primär- und Sekundärfamilie, derzeitiger sozialer Situation und Zukunftserwartungen
    2. Somatische Anamnese, biologische Entwicklung (körperliche und neurologische Erkrankungen), Medikamenteneinnahme, Konsum legaler und illegaler Suchtmittel
    3. Spezifische Anamnese (falls erforderlich), z. B. psychiatrische Vorerkrankungen, Drogenanamnese
    4. Sexualanamnese (nur ausführlich, wenn für Gutachten relevant)
    5. Angaben des Probanden zum Delikt bzw. zu dem für das Gutachten maßgebenden Fragenkomplex (Unfall, Wehrdienstbeschädigungen usw.)
- C   Befunde:
    1. Orientierender körperlicher Befund
    2. Neurologischer Befund
    3. Psychiatrischer Befund
- D   Zusatzuntersuchungen:
    1. Testpsychologische Zusatzuntersuchungen
    2. Neuroradiologische Zusatzuntersuchungen
    3. Elektroenzephalographische Zusatzuntersuchungen
    4. Evtl. weitere andere Zusatzuntersuchungen
- E   Zusätzliche Informationen
- F   Zusammenfassung und Beurteilung

Unterschrift

Literatur

Bundesministerium für Arbeit und Sozialordnung (1996) Anhaltspunkte für die ärztliche Gutachtertätigkeit im sozialen Entschädigungsrecht und nach dem Schwerbehindertengesetz. Bonn

Nedopil N (2000) Forensische Psychiatrie. Klinik, Begutachtung und Behandlung zwischen Psychiatrie und Recht. Thieme, Stuttgart (mit weiteren Nachweisen)

Venzlaff U, Foerster K (Hrsg) (2000) Psychiatrische Begutachtung, 3. Aufl. Fischer, Stuttgart (mit weiteren Nachweisen)

Abkürzungsverzeichnis

BfA	Bundesversicherungsanstalt für Angestellte
BGB	Bürgerliches Gesetzbuch
BSG	Bundessozialgesetz
BSHG	Bundessozialhilfegesetz
FGG	Gesetz über die Angelegenheiten der freiwilligen Gerichtsbarkeit
GDB	Grad der Behinderung
GG	Grundgesetz
HCR-20	Historical-Clinical-Risk Variables (Erfassungsbogen zur Vorhersage von Gewalttaten)
JGG	Jugendgerichtsgesetz
LVA	Landesversicherungsanstalt
MdE	Minderung der Erwerbsfähigkeit
NJW	Neue Juristische Wochenschrift
PCL-R	Psychopathy Checklist-Revised
RVO	Reichsversicherungsordnung
SGB	Sozialgesetzbuch
StGB	Strafgesetzbuch
StPO	Strafprozessordnung
ZPO	Zivilprozessordnung

J2 Rechtslage in Österreich

R. Haller

1	Stellung des Sachverständigen	– 329
2	Strafrecht	– 329
2.1	Zurechnungsunfähigkeit	– 330
2.2	Straftaten im Zustand voller Berauschung	– 331
2.3	Vorbeugende Maßnahmen	– 332
3	Suchtmittelgesetz	– 334
4	Jugendgerichtsgesetz	– 335
5	Unterbringungsgesetz	– 336
6	Begutachtungsschwerpunkte im Zivil- und Sozialrecht	– 337
6.1	Sachwalterschaft	– 337
6.2	Geschäfts- und Testierfähigkeit	– 338
6.3	Ehegesetz	– 338
6.4	Berufsunfähigkeit – Invalidität	– 339
6.5	Schmerzensgeld	– 339
6.6	Pflegegeldgesetz	– 341
7	Wichtige Regelungen im Verwaltungsrecht	– 341
7.1	Straßenverkehrsgesetzgebung und Führerscheingesetz	– 341
7.2	Waffengesetz	– 342
	Literatur	– 342

1 Stellung des Sachverständigen

Nach dem österreichischen Sachverständigengesetz sind Sachverständige unparteiische, also von den Prozessobjekten verschiedene Personen, die wegen ihrer Fachkenntnisse über rechtserhebliche Umstände vor Gericht unter Wahrheitspflicht aussagen und aus Tatsachen Schlüsse ziehen und begründen. Ihre Doppelstellung im Prozess wird wie folgt beschrieben: „Als Gehilfen des Gerichts verschaffen sie diesem fremdes Erfahrungswissen; als Beweismittel vermitteln sie die Kenntnisse von Tatsachen". Zwischen dem Sachverständigen in seiner Rolle als Beweismittel und dem Richter als Organ, das die Beweismittel würdigt, wertet und allein entscheidet, ist ein enges Zusammenspiel erforderlich. Weil das Gericht vom Sachverständigen verlangt, ihm den jeweiligen Erkenntnisstand an Fachwissen zu vermitteln, muss es nicht nur über die Grundzüge der jeweiligen Diszplin und über deren Methoden Bescheid wissen, sondern auch die Notwendigkeit der Beiziehung eines Sachverständigen erkennen und Befund und Gutachten auf ihre Schlüssigkeit überprüfen.

Der immer vom Richter (Beamten) bestellte Sachverständige, welcher nicht mit einem Privatgutachter zu verwechseln ist, erstellt einen Befund (worunter die Feststellung und Beschreibung der Tatsachen zu verstehen ist, die der Sachverständige ermittelt hat) und/oder ein Gutachten (also jene Schlussfolgerungen, die der Sachverständige aufgrund seines Fachwissens aus den ermittelten Tatsachen zieht). Die Begründung von Befund und Gutachten muss in einer dem Gericht zugänglichen Sprache geschehen, sodass dieses in freier Beweiswürdigung in der Lage ist, seiner Rolle als allein entscheidendes Organ auch tatsächlich nachzukommen. Die Kunst des wirklich guten Sachverständigen besteht nicht zuletzt in der Präsentation der von ihm ermittelten Tatsachen oder gezogenen Schlussfolgerungen, also in seiner Fähigkeit, medizinisches Wissen in die juristische Sprache zu „übersetzen".

Die Vorschriften über die Eintragung als allgemein beeideter und zertifizierter gerichtlicher Sachverständiger in die vom Präsidenten der Gerichtshöfe I. Instanz zu führenden Sachverständigenlisten und die Voraussetzungen für die Eintragung sowie das Erlöschen der Eigenschaft als allgemein beeideter gerichtlicher zertifizierter Sachverständiger sind im Bundesgesetz (SDG) aus dem Jahr 1998 geregelt. Für die Eintragung in die Sachverständigenliste für ein bestimmtes Fachgebiet sind neben den üblichen Voraussetzungen Sachkunde und Kenntnisse über die wichtigsten Vorschriften des Verfahrensrechts, über das Sachverständigenwesen, über die Befundaufnahme sowie über den Aufbau eines schlüssigen und nachvollziehbaren Gutachtens durch eine kommissionelle Prüfung nachzuweisen. Erforderlich ist zudem eine 10-jährige Tätigkeit in verantwortlicher Stellung auf dem bestimmten oder einem verwandten Fachgebiet bzw. eine 5-jährige Tätigkeit solcher Art, wenn der Bewerber als Berufsvorbildung ein entsprechendes Studium erfolgreich abgeschlossen hat.

2 Strafrecht

Die wichtigsten gesetzlichen Bestimmungen, mit denen sich der psychiatrische Sachverständige befassen muss, sind die §§ 11 StGB (Zurechnungsunfähigkeit), 21 Abs. 1 und 2 StGB (Unterbringung in einer Anstalt für geistig abnorme Rechtsbrecher), 22 Abs. 1 und 2 StGB (Unterbringung in einer Anstalt für entwöhnungsbedürftige Rechtsbrecher), 34 Z. 1 StGB (besondere Milderungsgründe), 47 Abs. 2 StGB (Entlassung aus einer mit Freiheitsentziehung verbundenen vorbeugenden Maßnahme), 51 Abs. 3 StGB (Weisungen u. a. zur psychotherapeutischen bzw. medizinischen Behandlung) und 287 Abs. 1 und 2 StGB (Begehung einer mit Strafe bedrohten Handlung im Zustand voller Berauschung).

2.1 Zurechnungsunfähigkeit

Beim Begriff der „Zurechnungsunfähigkeit", der entsprechend den Termini „Handlungsfähigkeit", „Geschäftsfähigkeit" usw. gebildet ist, geht es nicht um die Unfähigkeit, überhaupt schuldig zu werden, sondern um jene, für eine bestimmte Tat verantwortlich zu sein. Zurechnungsfähigkeit ist die Fähigkeit des Menschen, für seine Willensbildung in dem Sinne verantwortlich zu sein, wie dies für die Strafe als Rechtsfolge vorausgesetzt wird. Die Umstände, unter denen „Zurechnungsunfähigkeit" angenommen wird, sind in allen modernen Gesetzgebungen ähnlich und betreffen im Wesentlichen kindliche Unreife, geistige Behinderung bzw. Schwachsinn, Geisteskrankheiten und volle Berauschungen. Unterschiedlich sind lediglich die von den jeweiligen rechtspolitischen Trends geprägten gesetzlichen Bestimmungen, durch welche Zurechnungsunfähigkeit bedingende Zustände konkretisiert werden.

Die Schuld- bzw. Selbstbestimmungsfähigkeit wird im § 11 des am 1.1.1975 in Kraft getretenen österreichischen Strafgesetzbuchs (StGB), welches das seit 1852 wirksame alte Strafgesetz abgelöst hat, geregelt. Vorsatz und Fahrlässigkeit werden von der ständigen Rechtsprechung nicht zur Schuld gerechnet, welche ihrerseits in ein normatives (§ 10 StGB) und ein biologisches Schuldelement (§ 11 StGB) unterteilt wird. Der psychiatrische Sachverständige wird nur zur Hilfestellung bei der Lösung des „biologischen" (psychopathologischen) Schuldelements herangezogen.

Der „Zurechnungsfähigkeitsparagraph" nennt beispielhaft 4 verschiedene Gründe für die Annahme der Schuldunfähigkeit: Geisteskrankheit, Schwachsinn, tiefgreifende Bewusstseinsstörung und andere schwere, einem dieser Zustände gleichwertige seelische Störungen. Unter dem Begriff „Geisteskrankheiten" sind endogene und exogene Psychosen, u. U. extrem ausgeprägte Neurosen und Persönlichkeitsstörungen gemeint. Die als Geisteskrankheit qualifizierte Störung muss so schwer sein, dass die Persönlichkeit in ihrem Kern getroffen und die Fähigkeit zu sinnvollem Handeln ganz wesentlich herabgesetzt ist.

Unter Schwachsinn werden nur die besonders ausgeprägten Formen der intellektuellen Behinderung, die schwerwiegende Auswirkungen auf Kombinations- und Urteilsvermögen (Diskretionsfähigkeit) haben, verstanden. Während sich aber der Schwachsinnsbegriff z. B. des deutschen Strafgesetzbuchs auf die angeborene Intelligenzschwäche ohne nachweisbare Ursache bezieht, werden nach österreichischem Recht auch geistige Behinderungen als Folge eines geburtstraumatischen oder frühkindlichen Hirnschadens, nach Meinung mancher Autoren auch der intellektuelle Altersabbau im Rahmen von Demenzerkrankungen subsummiert.

Der Begriff der „tiefgreifenden Bewusstseinsstörung" wird weiter gefasst und enthält neben den normalpsychologisch verständlichen, nichtkrankhaften affektiven Ausnahmezuständen alle Syndrome, die zu einer „vorübergehenden Trübung oder partiellen Ausschaltung (Einengung) des Bewusstseins von solcher Intensität führen, dass das seelische Gefüge des Betroffenen zeitweise außer Funktion tritt", also auch Fieberdelirien, Übermüdung, hypnotische und posthypnotische Erscheinungen sowie die durch Alkohol oder Drogen bewirkten vollen Berauschungen. Tiefgreifende Bewusstseinsstörungen bestehen in einer „Trübung oder sonstigen Beeinträchtigung des Selbst- oder des Umweltbewusstseins oder der Beziehung zwischen beiden".

Als 4. Kategorie sind im § 11 die „anderen schweren, einem der vorgenannten Zustände gleichwertigen seelischen Störungen" genannt, unter welchen schizophrene und organische Residualzustände, alkohol- und drogenbedingte Wesensänderungen, schwere Neurosen und Triebstörungen, pathologische Affekte sowie tiefgreifende Persönlichkeitsabnormitäten verstanden werden.

Schwerste Affekte können Zurechnungsunfähigkeit begründen, auch bei psychisch gesunden Personen. Insbesondere von psychiatrischer Seite wird aber die Auffassung vertreten, dass Affekte normaler Personen nicht unter dem Gesichtspunkt der Zurechnungsunfähigkeit, sondern unter dem der Zumutbarkeit zu prüfen seien.

Monomanien bzw. Störungen der Impulskontrolle begründen nur dann Zurechnungsunfähigkeit, wenn sie an eine der 4 genannten Krankheitskategorien des § 11 StGB gebunden sind.

Den Begriff der „partiellen Zurechnungsunfähigkeit", nach welchem Zurechnungsunfähigkeit nur für bestimmte Delikte oder Deliktgruppen möglich ist, kennt die österreichische Strafgesetzgebung, sodass bei Vorliegen einer organisierten Paranoia, z. B. eines Querulantenwahns, sehr wohl Zurechnungsunfähigkeit für manche Straftaten attestiert und für andere, die mit dem Wahnsystem in keinem Zusammenhang stehen (z. B. Diebstähle), nicht zugebilligt werden kann. Es wird damit der Tatsache Rechnung getragen, dass manche Geisteskrankheiten nur ganz bestimmte psychische Funktionen beeinträchtigen, während die Verantwortlichkeit für Handlungsentschlüsse, die außerhalb dieser Bereiche liegen, nicht betroffen sind. Auch ein wegen Geisteskrankheit voll Entmündigter oder unter Sachwalterschaft Stehender kann zur Zeit der Tat und für diese Tat zurechnungsfähig sein.

Die Bestimmung der Willens- und Handlungsfreiheit erfolgt nach der sog. „gemischten Methode". Vorerst wird festgestellt, ob beim Täter bestimmte „biologische" (psychopathologische) Störungen im Sinne des § 11 StGB vorliegen. In einem 2. Schritt wird dann geprüft, ob die diagnostizierte Störung eine der beiden für die Willensbildung des Menschen entscheidenden Fähigkeiten, nämlich das Diskretionsvermögen (Unfähigkeit, das Unrechtmäßige der Tat einzusehen) oder die Dispositionsfähigkeit (Fähigkeit, einsichtsgemäß zu handeln) tiefgreifend beeinträchtigt hat. Der Sachverständige hat somit neben der Frage des Vorhandenseins eines der im § 11 genannten Zustände zum Tatzeitpunkt auch jene nach den konkreten Auswirkungen dieser Störungen auf Erkenntnisfähigkeit und Willensbildung hinsichtlich der zu beurteilenden Handlungsabläufe zu beantworten.

Im Gegensatz zum deutschen und schweizerischen StGB kennt das österreichische den Begriff der verminderten Zurechnungsfähigkeit nicht. Wenn die Zurechnungsunfähigkeit letztlich darauf beruht, dass der Betroffene für die Rechtsgenossen kein vergleichbares Du darstellt und Bestrafen daher generalpräventiv, aber wegen des besonderen Zustands des Betroffenen auch spezialpräventiv sinnlos wäre, so könne dieser Gedanke – so argumentieren die Juristen – auf Zurechnungsunfähige nicht zutreffen, auch wenn sie seelische Störungen haben, die jedoch die Diskretions- oder die Dispositionsfähigkeit nicht ausschließen. Psychische Störungen werden aber bei der Strafzumessung im Rahmen des § 34 Z. 1 in Betracht gezogen und unter den besonderen Milderungsgründen berücksichtigt. Ein solcher ist u. a. gegeben, wenn der Täter die Tat unter dem Einfluss eines abnormen Geisteszustands begangen hat, wenn er schwach an Verstand ist, oder wenn seine Erziehung sehr vernachlässigt worden ist. § 35 schreibt für Handeln in einem die Zurechnungsfähigkeit nicht ausschließenden Rauschzustand ausdrücklich eine Abwägung vor, sodass der Rauschzustand danach auch erschwerend sein kann. Bei Drogendelikten hat sich die Wertung in der spezifischen Frage der Herabsetzung des Hemmungsvermögens bei Beschaffungsdelikten mit dem Suchtmittelgesetz verschoben: Zurechnungsfähigkeit vorausgesetzt, wirkt die Sucht im Rahmen der Strafe mildernd.

2.2 Straftaten im Zustand voller Berauschung

Straftaten im Zustand voller Berauschung werden auch nach dem österreichischen Strafgesetz weniger streng bestraft, während im Übrigen der Einfluss des Alkohols unterschiedlich angerechnet wird. Der § 287 StGB (Straftaten im Zustand der vollen Berauschung) ist eng mit dem § 11 StGB verbunden, da die hier angesprochenen qualitativ oder quantitativ abnormen Rauschzustände unter die Kategorie der „tiefgreifenden Bewusstseinsstörungen" fallen. Dabei wird zwischen einem sog. „Vollrausch" und einem „pathologischen Rauschzustand" nicht unterschieden. Maßgebend ist vielmehr, „dass der Täter infolge einer Berauschung von Vernunft oder Verstand nicht entsprechend Gebrauch machen und daher den Sinngehalt seiner Handlungsweise nicht mehr überblicken und begreifen kann". Es wird nicht die gänzliche Aufhebung der Fähigkeit des Täters, willkürliche Handlungen durchzuführen, vorausgesetzt, sondern gefordert, dass Diskretions- oder Dispositionsfähigkeit abhanden gekommen sind. Gegenstand des Schuldvorwurfs ist nicht die in diesem Zustand verübte Straftat, sondern die vorsätzliche oder fahrlässige Herbeiführung des Rauschzustands ohne Absicht auf eine Straftat und die damit generell verbundene Gefahr für die Allgemeinheit. Damit sinkt das Strafausmaß erheblich.

Im Übrigen ist bei der rechtlichen Beurteilung von unter Rauschmitteleinfluss begangenen Straftaten, wie sie besonders im Straßenverkehr vorkommen, zwischen verschuldeter und unverschuldeter Berauschung zu unterscheiden. Im § 81 Z. 2 (fahrlässige Tötung unter besonders gefährlichen Verhältnissen) wird eine Tatbegehung im Zustand verschuldeter (aber nicht voller) Berauschung als Sonderfall des Handelns „unter besonders gefährlichen Verhältnissen" normiert und mit einer strengeren Strafe als das Grunddelikt bedroht. Wird hingegen gemäß § 89 StGB (Gefährdung der körperlichen Sicherheit) der Rauschzustand weder vorsätzlich noch fahrlässig, sondern unverschuldet herbeigeführt, oder konnte der Täter im Zeitpunkt des Genusses des berauschenden Mittels die bevorstehende Gefährlichkeit der Tätigkeit nicht vorausahnen, bestünde durch die Alkoholbeeinträchtigung ein Milderungsgrund nach § 35 StGB, wenn die „Herabsetzung der Zurechnungsfähigkeit nicht durch den Vorwurf aufgehoben wird, den der Genuss oder der Gebrauch des berauschenden Mittels den Umständen nach begründet".

2.3 Vorbeugende Maßnahmen

Vorbeugende Maßnahmen haben in erster Linie den Zweck, „der in der Tat und in ihrer Vorgeschichte hervorgetretenen Gefährlichkeit des Täters für die Zukunft durch heilende, fürsorgerische, sichernde oder eliminierende Eingriffe zu begegnen". Durch diese „Zweispurigkeit" wird vermieden, dass die Strafe mit Präventionsaufgaben belastet wird, die sie nur unter Preisgabe des Schuldgrundsatzes erfüllen könnte. Zugleich wird die Möglichkeit geschaffen, die vorbeugende Behandlung des gefährlichen Kriminellen mit medizinischen und sozialpädagogischen Mitteln durchzuführen, die dem normalen Strafvollzug nicht zu Gebote stehen, weil er sich auf die große Zahl der durchschnittlichen Fälle einzustellen hat.

Zurechnungsunfähige, psychisch höhergradig gestörte und entwöhnungsbedürftige Rechtsbrecher können unter bestimmten Bedingungen bis zum Abklingen der krankheitsbedingten Gefährlichkeit in speziellen Anstalten untergebracht und behandelt werden. Der Psychiater hat dabei insbesondere die schwierige Aufgabe der Prognosestellung vorzunehmen. Das österreichische Strafgesetzbuch kannte bis 1975 Maßnahmen der Sicherung und Besserung nur in unzureichendem Maße. Im geltenden StGB sind folgende vorbeugende Maßnahmen vorgesehen: Die Unterbringung in einer Anstalt für geistig abnorme Rechtsbrecher (§ 21 Abs. 1 und 2), die Unterbringung in einer Anstalt für entwöhnungsbedürftige Rechtsbrecher (§ 22), die Unterbringung in einer Anstalt für gefährliche Rückfalltäter (§ 23) und die Einziehung der **producta et instrumenta sceleris**, also der Erzeugnisse und Werkzeuge des Verbrechens (§ 26).

Die Unterbringung von Geisteskranken in einer Anstalt für geistig abnorme Rechtsbrecher ist nur möglich, wenn der Rechtsbrecher die (Anlass)tat unter dem Einfluss eines die Zurechnungsfähigkeit ausschließenden Zustands im Sinne des § 11 StGB (§ 21 Abs. 1 StGB) oder einer geistigen oder seelischen Abartigkeit (Abnormität) von höherem Grade, die keine Zurechnungsunfähigkeit bedingt (§ 21 Abs. 2 StGB), begangen hat und die Anlasstat mit mehr als 1 Jahr Freiheitsstrafe bedroht ist. Ferner muss die Prognose ungünstig sein, d. h. es muss mit großer Wahrscheinlichkeit erwartet werden, dass der Rechtsbrecher unter dem Einfluss seiner Abartigkeit zumindest eine gerichtlich strafbare Handlung mit schweren Folgen begehen werde. Handlungen ohne schwere Folgen ermöglichen die Unterbringung auch dann nicht, wenn die Zusammenrechnung der Folgen ein erhebliches Gewicht ergibt.

Die Anstalt für geistig abnorme Rechtsbrecher ist für besonders gefährliche Delinquenten gedacht, bei denen andere strafrechtliche Maßnahmen nicht in Betracht kommen (Abs. 1) oder nicht genügen (Abs. 2). Starke Rückfallneigung, Unverbesserlichkeit und Behandlungsbedürftigkeit reichen für sich allein nicht aus. Neue Taten mit schweren Folgen müssen zu befürchten sein, es genügt nicht, dass sie nicht auszuschließen, möglich, nicht unwahrscheinlich usw. sind. Die Prognose darf nach § 430 Abs. 4 StPO nur unter Zuziehung mindestens eines psychiatrischen Sachverständigen erstellt werden.

Die nach § 21 Abs. 2 eingewiesene Personengruppe, die in der Regel schwere Persönlichkeitsstörungen aufweist, ist für die Tat zu bestrafen, weil ja zumindest beschränkte Schuldfähigkeit vorhanden ist. Der Vollzug beginnt mit der Unterbringung in der Anstalt; ist die Strafe länger als die Unterbringungszeit, so ist der Rechtsbrecher nach Beendigung der Unterbringung in den Strafvollzug zu überstellen.

Auch bei der Unterbringung in einer Anstalt für entwöhnungsbedürftige Rechtsbrecher (§ 22 StGB), die dem früheren Recht unbekannt war, bedarf es – wie bei jeder vorbeugenden Maßnahme – einer Anlasstat. Diese ist entweder im Zustand voller Berauschung oder im Zusammenhang mit der Gewöhnung des Täters an berauschende Mittel begangen worden. In einer Entwöhnungsanstalt kann bei Vorliegen einer solchen Anlasstat aber nur untergebracht werden, wer dem Missbrauch, d. h. dem übermäßigen Genuss eines berauschenden Mittels, insbesondere des Alkohols oder eines Suchtmittels, also psychotroper Stoffe, ergeben ist, wer das Mittel mit Selbstverständlichkeit gebraucht oder wem sein Genuss so sehr zum Bedürfnis geworden ist, dass er nicht oder nur mit äußerster Anstrengung der Willenskraft den Genuss unterlassen kann. Eine weitere Voraussetzung ist eine ungünstige Prognose, nämlich die Befürchtung, dass der Rechtsbrecher ohne Entwöhnung wenigstens eine einzige Tat mit schweren Folgen oder mehrere Taten mit nicht bloß leichten Folgen begehen werde. In 3 Fällen findet trotz Vorliegens der Voraussetzungen nach Abs. 1 keine Unterbringung in einer Entwöhnungsanstalt statt: Wenn der Rechtsbrecher eine 2 Jahre überschreitende Strafzeit noch zu verbüßen hat, wenn er in eine Anstalt für geistig abnorme Rechtsbrecher eingewiesen wird und wenn der Versuch einer Entwöhnung von vornherein aussichtslos erscheint.

Die Unterbringung in einer Anstalt für gefährliche Rückfalltäter (§ 23), der als tragender Gedanke der Kampf gegen das Berufs- und Gewohnheitsverbrechertum zugrunde liegt, ist in der Praxis bedeutungslos geworden.

Vorbeugende Maßnahmen werden auf unbestimmte Zeit angeordnet und so lange vollzogen, bis die der Gefährlichkeit zugrunde liegende psychische Störung abgeklungen oder ausgeheilt ist (§ 25 StGB). Dies lässt das Gericht bei Personen, die nach § 22 StGB untergebracht sind, mindestens halbjährlich, bei Untergebrachten nach § 21 StGB in einem Mindestintervall von 1 Jahr unter Heranziehung eines Sachverständigen überprüfen. Die Unterbringungszeit für entwöhnungsbedürftige Rechtsbrecher ist auf 2, jene für gefährliche Rückfalltäter auf höchstens 10 Jahre limitiert. Die bedingte Entlassung aus einer mit Freiheitsentziehung verbundenen vorbeugenden Maßnahme ist nach § 47 Abs. 2 StGB dann zu verfügen, wenn nach dem Verhalten und der Entwicklung des Untergebrachten in der Anstalt, nach seiner Person, seinem Gesundheitszustand, seinem Vorleben und nach seinen Aussichten auf ein „redliches" Fortkommen anzunehmen ist, dass die Gefährlichkeit, gegen die sich die vorbeugende Maßnahme richtet, nicht mehr besteht. Bei der bedingten Entlassung werden Weisungen zur Therapie und zu soziorehabilitativen Behandlungen erteilt, zu welchen der psychiatrische Sachverständige meist Stellung nehmen muss.

Die Aufgaben des Psychiaters bei Fragestellungen im Zusammenhang mit § 21 liegen in der Stellungnahme zum Vorliegen einer Störung im Sinne des § 11 StGB, zur Art und Schwere der Persönlichkeitsstörung des Täters und zum Problem der Prognose. Im § 22 obliegt dem psychiatrischen Sachverständigen die Feststellung, ob ein Rechtsbrecher dem Missbrauch eines berauschenden Mittels oder Suchtmittels ergeben ist. Dabei ist zu bedenken, dass „Ergebenheit" im gesetzlichen Sinn nicht mit Sucht oder Abhängigkeit nach medizinischer Definition gleichzusetzen ist. Außerdem sind gutachterliche Stellungnahmen zu Fragen der Therapierbarkeit, also „ob der Versuch einer Behandlung bzw. Entwöhnung von vornherein aussichtslos scheint", gefordert.

Welche Arten von Straftaten als Anlass- oder Prognosetat für eine freiheitsentziehende vorbeugende Maßnahme in Frage kommen, ist eine reine Rechtsfrage und nicht Sache des psychiatrischen Sachverständigen. Möglicherweise vorkommende Prognosetaten sind vom Sachverständigen nur nach der Art zu bezeichnen. Deren Beurteilung als mit Strafe bedrohte Handlungen mit „schweren" oder „nicht bloß leichten" Folgen bleibt dem Gericht überlassen.

Eine etwaige Substituierbarkeit einer Unterbringung, etwa durch ambulante Betreuung, bietet nach Meinung des Obersten Gerichtshofs keinen Grund, von der nach dem Gesetz vorgesehenen Anstaltsunterbringung, welche im Wesentlichen ja dem Schutz der Gesellschaft dient, abzusehen.

3 Suchtmittelgesetz

In Österreich sind in der Drogenpolitik nie extreme Standpunkte der Liberalisierung oder Prohibition vertreten worden. Der Gedanke „Therapie statt Strafe" hat eine lange Tradition. Das am 1.1.1998 in Kraft getretene Bundesgesetz über Suchtgifte, psychotrope Stoffe und Vorläuferstoffe (Suchtmittelgesetz, SMG) enthält eine Reihe von gesundheits-, sozial- und kriminalpolitischen Neuerungen. Ausdrücklich verankert sind die Schmerztherapie (§ 8 SMG) mit suchtmittelhaltigen Arzneimitteln und die Substitutionsbehandlung (§ 11.2 SMG). Während im Bereich der Schmerztherapie Möglichkeiten geschaffen werden sollen, eine dem jeweiligen Schmerzniveau angepasste ärztliche Behandlung auch mit suchtmittelhaltigen Arzneimitteln zu ermöglichen, trägt die Verankerung der Substitutionstherapie der Tatsache Rechnung, dass eine Abstinenz von Opiaten nicht immer erreicht werden kann und in diesen Fällen die Behandlung mit suchtmittelhaltigen Arzneimitteln einer weiteren illegalen Opiatabhängigkeit vorzuziehen ist.

Im § 11 des SMG sind unter dem Sammelbegriff der **gesundheitsbezogenen Maßnahmen** alle ärztlichen, psychologischen, psychotherapeutischen und psychosozialen Interventionen angeführt, die im Rahmen des Konzepts „Helfen statt Strafen" zur Anwendung kommen können. Genannt sind im Einzelnen die ärztliche Überwachung des Gesundheitszustands (wie bisher) und die ärztliche Behandlung einschließlich der Entzugs- und Substitutionsbehandlung, ferner die klinisch-psychologische Beratung und Betreuung, die Psychotherapie sowie die psychosoziale Beratung und Betreuung durch qualifizierte und mit Fragen des Suchtgiftmissbrauchs hinreichend vertraute Personen. Von gutachterlicher Seite sind die Fragen zu beantworten, ob beim Täter eine Gewöhnung an Suchtgift vorliegt und welche Form der gesundheitsbezogenen Maßnahme in Frage kommt. Diese soll notwendig, zweckmäßig und nicht offenbar aussichtslos sein. Ferner muss die gesundheitsbezogene Maßnahme nach den Umständen möglich und zumutbar sein, d. h. es soll z. B. verhindert werden, dass ein reiner Cannabiskonsument eine vielmonatige stationäre Langzeittherapie absolvieren muss.

Das SMG hält grundsätzlich an der Freiwilligkeit der Behandlung von Suchtkranken fest. Es obliegt der Gesundheitsbehörde allerdings, „darauf hinzuwirken", dass sich die betreffenden Personen den Maßnahmen unterziehen. Bei Verdacht eines geringen Suchtgiftdelikts entfällt die Anzeigepflicht der Gesundheitsbehörde. Die schon im früheren Suchtgiftgesetz bekannte Privilegierung (Strafminderung) bei gewerbsmäßiger oder bandenmäßiger Begehung eines Suchtgiftdelikts ist dahingehend ausgeweitet, dass der jeweils mildere Strafsatz schon dann anzuwenden ist, wenn der Täter selbst an ein Suchtmittel gewöhnt ist und die Tat „vorwiegend" zur Finanzierung seiner eigenen Sucht begangen hat. Damit wird auch auf die indirekte Beschaffungskriminalität abgestellt. Die fakultative Zurückziehung der Anzeige ist allerdings nur bei weniger schweren Straftaten möglich.

Der § 35 des SMG enthält eine Sonderregelung für Cannabisprodukte, um eine ausufernde Anwendung gesundheitsbezogener Maßnahmen in diesem Bereich zu vermeiden. Der Staatsanwalt kann von der Einholung einer Stellungnahme der Bezirksverwaltungsbehörde (also des Amtsarztes) absehen, wenn eine Person ausschließlich deshalb angezeigt wird, weil sie Cannabisprodukte in geringer Menge zum eigenen Gebrauch erworben oder besessen hat, und wenn kein Grund zur Annahme besteht, dass sie einer gesundheitsbezogenen Maßnahme bedarf.

Nach § 39 SMG kann einem an ein Suchtmittel gewöhnten Verurteilten ein Aufschub des Vollzugs einer über ihn verhängten Geldstrafe oder 2 Jahre nicht übersteigenden Freiheitsstrafe für die Dauer von höchstens 2 Jahren gewährt werden, sofern er sich bereit erklärt, sich einer notwendigen gesundheitsbezogenen Maßnahme zu unterziehen. Das Gericht kann den Aufschub von der Bereitschaft des Verurteilten abhängig machen, in eine staatlich anerkannte Einrichtung zur Behandlung aufgenommen zu werden, wenn der Verurteilte durch mindestens einen Sachverständigen aus dem Gebiet der Psychiatrie oder klinischen Psychologie untersucht worden ist. Das Gericht kann den Verurteilten auffordern, Bestätigungen über den Beginn und den Verlauf der gesundheitsbezogenen Maßnahme vorzulegen. Wenn es der Verurteilte unterlässt, sich der Therapie zu unterziehen oder neuerlich einschlägige strafbare Handlungen verübt, wird der Aufschub widerrufen. Sofern der Verurteilte eine erfolgreiche Betreuung absolviert hat, kann die Strafe unter Bestimmung einer Probezeit bedingt erlassen werden.

Die mit der Verstärkung des Grundsatzes „Helfen statt Strafen" verbundene Ausweitung gesundheitsbezogener Maßnahmen wird einerseits durch klare Bestimmungen über Anerkennung, Förderung und Qualitätsstandard von Betreuungseinrichtungen (§§ 15, 16 SMG) sowie andererseits durch erweiterte Kostentragungsregelungen (§ 41 SMG) für gesundheitsbezogene Maßnahmen flankiert.

4 Jugendgerichtsgesetz

Bei der gutachterlichen Beurteilung der jugendlichen Reife kommen auch in Österreich die „Marburger Richtlinien" vermehrt zur Anwendung. Dadurch sind einheitlichere Grundlagen und bessere Standards in der Sachverständigentätigkeit gewährleistet.

Nach § 4 Abs. 1 JGG sind Unmündige (Personen, die das 14. Lebensjahr noch nicht vollendet haben) ein für alle Mal zurechnungsunfähig, unabhängig von ihrer Einsichts- und Steuerungsfähigkeit im Einzelfall. Auf Jugendliche, also Personen, die das 14., aber noch nicht das 18. Lebensjahr vollendet haben, ist § 11 grundsätzlich anzuwenden. Er wird jedoch durch § 4 Abs. 2 Z. 1 JGG ergänzt. Jugendliche werden nicht nur milder bestraft, sondern sie können infolge verzögerter Reife auch straffrei ausgehen. Nach dem am 1.1.1989 in Kraft getretenen Jugendgerichtsgesetz ist unmündig, wer das 14. Lebensjahr noch nicht vollendet hat und jugendlich, wer das 14., aber noch nicht das 19. Lebensjahr vollendet hat. Gegenüber dem JGG von 1961 ist es zu einer Anhebung der oberen Altersgrenze auf das vollendete 19. Lebensjahr gekommen. Der zentrale Gedanke des JGG liegt in der Doppelfunktion als Erziehungs- und Persönlichkeitsstrafrecht bzw. in der Bevorzugung von spezial- vor generalpräventiven Maßnahmen.

Nach dem § 4 Abs. 2 JGG ist ein Jugendlicher, der eine mit Strafe bedrohte Handlung begeht, u. a. nicht strafbar, wenn er aus bestimmten Gründen noch nicht reif genug ist, das Unrecht der Tat einzusehen oder nach dieser Einsicht zu handeln. Gutachterliche Aufgabe ist es, zu den Fragen entwicklungsstörender Umstände, mangelnder Verstandesreife und emotionaler Retardiertheit Stellung zu nehmen und gegenüber dem Gericht zu erörtern, ob die Vorstellungen des in seiner Entwicklung verzögerten Jugendlichen von Recht und Unrecht, von sozialem und unsozialem Verhalten zumindest noch nicht genügend in das Gefühlsleben integriert sind, um seine Entschlüsse maßgebend zu beeinflussen und als Hemmfaktoren zu wirken.

Die Reform des JGG brachte eine Erweiterung der außerstrafrechtlichen Reaktionsmöglichkeiten durch differenzierte Erledigungsnormen im Rahmen der vorläufigen Verfahrenseinstellung (§ 9 JGG), insbesondere durch den außergerichtlichen Tatausgleich (§§ 7 und 8 JGG) im Sinne einer Konfliktregelung zwischen Täter und Opfer durch Entschuldigung, Schadenersatz oder symbolische Wiedergutmachung über gemeinnützige Leistungen etc.

5 Unterbringungsgesetz

Das Unterbringungsgesetz regelt Aufnahme und Aufenthalt psychiatrischer Patienten auf geschlossenen Krankenabteilungen. Es hat den Anspruch, die Menschenwürde psychisch Kranker unter allen Umständen zu wahren. Das seit 1.1.1991 geltende Unterbringungsgesetz (UbG) hat das ehemalige Anhaltungsrecht ersetzt und dient dem Schutz der Persönlichkeitsrechte psychisch Kranker im geschlossenen Bereich von psychiatrischen Anstalten. Die Aufnahme dorthin kommt nur dann in Betracht, wenn der Kranke nicht in anderer Weise ausreichend ärztlich behandelt und betreut werden kann. Es sollen also ambulante oder offene Therapieformen in jedem Fall bevorzugt werden. Durch das Unterbringungsgesetz wird nicht nur die Kontrolle der Aufnahme wirksamer gestaltet, sondern es sind auch die im geschlossenen Bereich zulässigen Beschränkungen ausdrücklich angeführt und an bestimmte Voraussetzungen geknüpft. Dem besonderen Schutz und Hilfebedürfnis des psychisch Kranken im geschlossenen Bereich dient die Einrichtung der Patientensachwalterschaft, welche den Kranken im gerichtlichen Verfahren und im Verhältnis zur Krankenanstalt vertritt.

Im § 3 UbG sind die Voraussetzungen für die Unterbringung in Krankenanstalten und Abteilungen für Psychiatrie, in denen Personen in einem geschlossenen Bereich untergebracht oder sonstigen Beschränkungen ihrer Bewegungsfreiheit unterworfen sind. In einer Anstalt darf nur untergebracht werden, wer an einer psychischen Krankheit leidet und dadurch eine Gefahr für Leben und Gesundheit seiner selbst oder anderer Personen darstellt und nicht in anderer Weise (den Anstaltsaufenthalt gefahrlos substituierend) ausreichend ärztlich behandelt und betreut werden kann.

Die Unterbringung aufgrund einer bloßen Behandlungsbedürftigkeit ist ebenso wenig zulässig wie eine Anhaltung als Maßnahme der Fürsorge. Unterbringung ohne Verlangen ist nur möglich, wenn ein im öffentlichen Sanitätsdienst stehender Arzt oder ein Polizeiarzt nach einer Untersuchung bescheinigt, dass bei der betreffenden Person die Voraussetzungen vorliegen. Ist Gefahr im Verzug, können die Organe des öffentlichen Sicherheitsdienstes die betroffene Person auch ohne Untersuchung und Bescheinigung in eine Anstalt bringen. In der Anstalt sind die Unterzubringenden unverzüglich durch den Abteilungsleiter und einen weiteren Facharzt zu untersuchen. Die Aufnahme darf nur erfolgen, wenn nach übereinstimmenden, unabhängig voneinander gestellten ärztlichen Zeugnissen die Voraussetzungen der Unterbringung gegeben sind. Im Falle der Aufnahme hat der Abteilungsleiter Bezirksgericht und Patientenanwaltschaft zu verständigen. Das Gericht führt innerhalb von 4 Tagen eine Erstanhörung des Kranken in der Anstalt durch und beraumt, sofern die Voraussetzungen der Unterbringung vorliegen, innerhalb von 14 Tagen eine mündliche Verhandlung an. Zur Vorbereitung der mündlichen Verhandlungen bestellt das Gericht nach § 22 UbG einen oder mehrere Sachverständige, welche nach Untersuchung des Kranken ein schriftliches Gutachten zur Frage des Vorliegens der Voraussetzungen der Unterbringung erstellen. Das Gericht hat dann im Rahmen der mündlichen Verhandlung über die Zulässigkeit der Unterbringung zu entscheiden und den Beschluss in Gegenwart des Kranken zu verkünden, zu begründen und diesem zu erläutern. Erklärt das Gericht die Unterbringung für zulässig, so hat es hierfür zugleich eine Frist, welche 3 Monate ab Beginn der Unterbringung nicht übersteigen darf, festzusetzen. Im Falle der Aufhebung steht dem Abteilungsleiter ein Rekursrecht (Einspruchsrecht) zu, sodass das Verfahren in die 2. Instanz geht und dort innerhalb von 14 Tagen ergänzt bzw. neu durchgeführt wird.

Im § 25 ist die ärztliche Behandlung von Untergebrachten geregelt: Darin ist u. a. ausgeführt, dass „besondere Heilbehandlungen" wie Einsatz von Depotneuroleptika oder Elektrokrampftherapie durch das Gericht bewilligt werden müssen, sofern der Kranke nicht in der Lage ist, Grund und Bedeutung der Behandlung einzusehen und seinen Willen danach zu bestimmen.

Das Unterbringungsgesetz, das gegen das einstimmige Votum aller psychiatrischen Anstaltsleiter beschlossen wurde, ist nicht unumstritten und bedarf zur praktikablen Handhabung nach Meinung der meisten Klinikärzte dringend einer Novellierung. Innerhalb der Österreichischen Gesellschaft für Psychiatrie und Psychotherapie wurde eine eigene Arbeitsgruppe zur Verbesserung des Unterbringungsrechts eingerichtet.

6 Begutachtungsschwerpunkte im Zivil- und Sozialrecht

6.1 Sachwalterschaft

Während die frühere Entmündigungsordnung nur die Alternativen einer beschränkten oder vollen Entmündigung vorgesehen hat, ermöglicht das am 1. Juli 1984 in Kraft getretene Bundesgesetz über die Sachwalterschaft für behinderte Personen differenziertere Abstufungen und flexiblere Formen der Rechtsfürsorgemaßnahmen. Grundvoraussetzung für die Bestellung eines Sachwalters ist nach § 273 des Allgemeinen Bürgerlichen Gesetzbuches (ABGB), dass eine Person an einer psychischen Erkrankung leidet oder geistig behindert ist. Mit der Verwendung des fachspezifischen Begriffs der psychischen Erkrankung wird, obwohl von einem rechtlichen Krankheitsbegriff ausgegangen wird, auf die Definitionen und Konzeptionen der Psychiatrie verwiesen. Psychische Erkrankungen entsprechen endogenen und exogenen Psychosen, geistige Behinderungen umfassen im Wesentlichen die Gruppen der mittel- und höhergradigen Intelligenzminderungen. Die Besachwalterung wegen Alkoholismus oder Rauschgiftsucht ist nicht zulässig, sofern nicht sekundär eine (symptomatische) Psychose oder gleichwertige Störung ausgelöst worden ist.

Die 2. Voraussetzung für die Bestellung eines Sachwalters ist, dass die psychisch kranke oder geistig behinderte Person alle oder einzelne ihrer Angelegenheiten nicht ohne Gefahr eines Nachteils für sich selbst zu besorgen vermag. Je nach Ausmaß der Behinderung sowie Art und Umfang der zu regelnden Aufgaben ist der Sachwalter mit der Besorgung einzelner Angelegenheiten (etwa der Durchsetzung oder Abwehr eines Anspruchs oder der Eingehung und der Abwicklung eines Rechtsgeschäfts), eines bestimmten Aufgabenkreises (z. B. der Verwaltung eines Teils oder des gesamten Vermögens) oder mit der Besorgung aller Angelegenheiten der behinderten Person zu betrauen.

Die besachwalterte Person kann innerhalb des Wirkungskreises des Sachwalters ohne dessen ausdrückliche oder stillschweigende Einwilligung rechtsgeschäftlich weder verfügen noch sich verpflichten. Es steht ihr aber das Recht zu, über beabsichtigte Maßnahmen betreffend ihre Person oder ihr Vermögen vom Sachwalter verständigt zu werden und sich hierzu zu äußern.

Die Bestellung eines Sachwalters ist unzulässig, wenn der Betreffende durch andere Hilfestellungen, besonders im Rahmen seiner Familie oder von Einrichtungen der öffentlichen oder privaten Behindertenhilfe, in die Lage versetzt werden kann, seine Angelegenheiten im erforderlichen Ausmaß zu besorgen. Bei Personen mit Alkoholpsychosen oder schweren Wesensänderungen kann dies in manchen Fällen die Unterbringung in einer betreuten Wohngemeinschaft mit kontrollierter Abstinenz und gesicherter Medikamenteneinnahme sein.

Soll eine Sachwalterschaft erweitert, eingeschränkt oder aufgehoben werden, z. B. wenn sich der Gesundheitszustand des Betroffenen verbessert oder verschlechtert, wenn die Aufgaben des Sachwalters abgeschlossen sind oder wenn sich herausstellt, dass der Wirkungskreis des Sachwalters ursprünglich zu eng oder zu weit gefasst worden ist, können der Betroffene und der Sachwalter einen entsprechenden Antrag an das Gericht stellen. Ansonsten endet die Sachwalterschaft mit dem Tod des Betroffenen.

6.2 Geschäfts- und Testierfähigkeit

Nach dem Allgemeinen Bürgerlichen Gesetzbuch (ABGB) ist die psychiatrische Begutachtung einer Person notwendig, wenn Zweifel an der Geschäfts- oder Testierfähigkeit bestehen. Der § 865 ABGB legt fest, dass „... Personen über sieben Jahren, die den Gebrauch der Vernunft nicht haben", unfähig sind, ein Versprechen zu machen oder es anzunehmen. Bei psychisch Kranken werden bestimmte Einschränkungen gemacht, nach denen z. B. paranoide Patienten sehr wohl außerhalb jenes Gebiets, in dem sie von bestimmten Wahnideen beherrscht werden, vertragsfähig sind. Der Begriff einer alkoholischen Beeinträchtigung ist für Rechtsgeschäfte weiter gefasst als im Strafrecht, d. h. nach § 869 ABGB kann „der im Rausche (wenngleich nicht in Volltrunkenheit) geschlossene Vertrag mangels Ernstlichkeit des Willens ungültig" sein.

Nach § 566 des Allgemeinen Bürgerlichen Gesetzbuches (ABGB) besteht Unfähigkeit zu testieren, sofern bewiesen wird – wie die antiquarisch anmutende Formulierung lautet –, „dass die Erklärung im Zustand der Raserei, des Wahnsinns, Blödsinns oder der Trunkenheit geschehen sei". Testierfähigkeit ist nach den Kommentaren weniger als Geschäftsfähigkeit; sie erfordert nicht Vollbesitz der geistigen Kräfte und wird nur durch eine Beeinträchtigung ausgeschlossen, die die Freiheit der Willensentschließung völlig aufhebt.

6.3 Ehegesetz

Das Ehegesetz (EheG) sieht eine psychiatrische Begutachtung vor, wenn eine Ehe aufgrund einer geistigen Störung eines Partners geschieden werden soll, bzw. wenn ein ehewidriges Verhalten aufgrund einer Geisteskrankheit (§ 51) oder geistigen Störung (§ 50) nicht vorgeworfen werden kann. Nach dem § 22 ist eine Ehe nichtig, wenn einer der Ehegatten zur Zeit der Eheschließung geschäftsunfähig war oder sich im Zustand der Bewusstlosigkeit oder vorübergehenden Störung der Geistestätigkeit befand. Die Ehe ist jedoch als von Anfang an gültig anzusehen, wenn der Ehegatte nach dem Wegfall der Geschäftsunfähigkeit, der Bewusstlosigkeit oder der Störung der Geistestätigkeit zu erkennen gibt, dass er die Ehe fortsetzen will. Ein Ehegatte kann die Scheidung verlangen, wenn die Ehe infolge einer geistigen Störung (darunter werden Psychosen, schwere Neurosen und Residualzustände verstanden) so tief zerrüttet ist, dass die Wiederherstellung einer dem Wesen einer Ehe entsprechenden Lebensgemeinschaft nicht erwartet werden kann. Die Bestimmungen der §§ 50 und 51 des Ehegesetzes sind also weiter gefasst als die im § 11 StGB des Strafgesetzbuchs angesprochenen 4 großen Gruppen psychischer Störungen.

6.4 Berufsunfähigkeit – Invalidität

Von den Sozialgerichten werden Gerichtspsychiater im Rahmen von Invaliditäts-, Berufs- und Dienstunfähigkeits- sowie Unfallversicherungsverfahren herangezogen. **Invalidität** liegt nach § 255 des Allgemeinen Sozialversicherungsgesetzes (ASVG) vor, wenn die Arbeitsfähigkeit infolge eines körperlichen oder geistigen Zustands auf weniger als die Hälfte derjenigen eines körperlich und geistig gesunden Versicherten von ähnlicher Ausbildung und gleichwertigen Kenntnissen und Fähigkeiten herabgesunken ist. Dem neuropsychiatrischen Sachverständigen kommt es oft zu, nach Einholung von internistischen oder orthopädischen Zusatzgutachten ein sog. Gesamtgutachten zu erstellen, d. h. die Feststellungen der Vorgutachter aus anderen Fachgebieten in sein Gutachten einzuarbeiten. Aus dem Gutachten muss dann hervorgehen, welche Verrichtungen bzw. Leistungen der Kläger nicht mehr erbringen kann, in welchem Ausmaß leichte, mittelschwere oder schwere Arbeiten noch zumutbar sind, ob diese im üblichen Arbeitstempo verrichtet werden können usw. Die psychische Belastbarkeit soll in der Regel durch Leistungstests überprüft werden.

6.5 Schmerzensgeld

Die Funktion des Schmerzensgelds besteht darin, eine Globalentschädigung für **alle** durch die eingetretenen und nach dem gewöhnlichen Lauf der Dinge zu erwartenden körperlichen und seelischen Beeinträchtigungen zu gewähren, um den Beschädigten als Abgeltung für entgangene und allenfalls noch entgehende Lebensfreude die Möglichkeit gewisser, die Lebensqualität erhöhender Anschaffungen zu eröffnen. Seelische Schmerzen kommen als „Akzessorium" einer Körperverletzung, als alleinige posttraumatische Leidenszustände von Krankheitswert, bei Tod oder Verletzung eines Angehörigen und schließlich bei Familientrennungen vor. In Analogie zur Gliederung der körperlichen Schmerzen nach Holczabek werden die seelischen Schmerzen nach einem Vorschlag von Laubichler wie folgt quantifiziert:

- Bei **starken** seelischen Schmerzen vermag sich der Betroffene von diesen überhaupt nicht zu lösen, ist diesen total ausgeliefert und daher auch zu keiner nutzbringenden Tätigkeit fähig, d. h. die seelischen Schmerzen sind so vordergründig, dass sie den gesamten Bewusstseinsraum einnehmen.
- Bei **mittelgradigen** seelischen Schmerzen halten die Fähigkeiten, irgendwelche Aktivitäten in beruflicher oder anderer Hinsicht durchzuführen, und das Unvermögen hierzu einander die Waage; das bedeutet, dass die Tätigkeiten zwar möglich, jedoch deutlich beeinträchtigt sind.
- Bei **leichten** seelischen Schmerzen besteht nur eine geringe Behinderung der Arbeitsfähigkeit, bei der leichte seelische Schmerzen nur zwischenzeitig und nebenbei auftreten; das bedeutet beispielsweise, dass De-

pressivität, Ängste und Befürchtungen vom Betroffenen ausreichend bewältigt werden können.

Da allerdings Körper und Seele für die Beurteilung eine Einheit bilden, kommt nach österreichischem Recht eine ziffernmäßig getrennte Bemessung nach seelischen und körperlichen Schmerzen nicht in Betracht.

Wenn hingegen Körperverletzungen von seelischen Schmerzen begleitet werden, die einen eigenständigen, weiteren Nachteil des Verletzten darstellen, kann zusätzliches Schmerzensgeld zugesprochen werden. Solche akzessorischen seelischen Schmerzen, Ängste und Beschwerden sind z. B. das Gefühl bewusst erlebter akuter Lebensgefahr bzw. ausgestandener Todesangst, psychische Belastungen anlässlich einer längeren Unterbringung auf einer Intensivstation, Ungewissheit des Heilungsverlaufs, Bewusstsein einer möglichen Verkürzung der Lebenserwartung, seelische Isolierung, Verlust des Selbstwertgefühls durch körperliche Entstellungen, berechtigte Zukunftssorgen und Existenzängste, Verlust eines Schuljahrs oder von Studienzeiten bei jungen Menschen, verletzungsbedingte Enttäuschungen bei der Partnerwahl oder verletzungsbedingte Dauerfolgen, welche die Ausübung vor dem Unfall regelmäßig betriebener und lieb gewonnener Sportarten oder Freizeitaktivitäten verbieten.

Als alleinige psychotraumatische Leidenszustände von Krankheitswert gelten posttraumatische Belastungsstörungen, Depressionen, Angsterkrankungen, Panikattacken oder psychosomatische Störungen. In einem Fall hat der Oberste Gerichtshof sogar die psychische Veränderung einer Jugendlichen als adäquate Schadensfolge ihrer schweren Verletzungen mit Dauerfolgen bejaht und demgemäß auch bei der Schmerzensgeldbemessung angemessen berücksichtigt. Der Unfall des Mädchens war nach den maßgeblichen Feststellungen unmittelbarer Auslöser für dessen Abgleiten in die Drogenszene.

Beim Tod eines nahen Angehörigen steht den Hinterbliebenen an sich keine gesonderte Abgeltung für die dadurch verursachten psychischen Schmerzen zu. Es wird jedoch immer häufiger auf die Empfehlungen des Europarats vom 14.03.1975, die einen derartigen Anspruch nicht a priori ausschließen, Bezug genommen. Nach diesen Richtlinien kann Schmerzensgeld gewährt werden, wenn das seelische Leid nach Verletzung oder Tod eines Familienmitglieds oder einer Person, zu der eine enge Gefühlsbeziehung bestand, außergewöhnlicher Art ist und krankheitswertigen Charakter erreicht.

In Einzelfällen wird auch bei Familientrennung Schmerzensgeld zuerkannt, da davon ausgegangen wird, dass besonders bei Kindern die Trennung von ihren Bezugspersonen die psychische Entwicklung nachteilig zu beeinflussen vermag.

Zur Beurteilung seelischer Schmerzen im Rahmen von Schmerzensgeldverfahren wird der psychiatrische Sachverständige v.a. dann benötigt, wenn der Richter selbst die Nachteile, die sich aus einer Verletzung auf psychischem Gebiet ergeben, allein nicht mehr zu beurteilen vermag, z.B. bei organisch-reaktiven Depressionen, bei kosmetischen Beeinträchtigungen, Verlust der Beischlaffähigkeit, Psychotherapiebedürftigkeit infolge eines Unfalls usw. Wenngleich sich der Sachverständige in diesen Fragen zurückhalten sollte, muss er öfter Feststellungen, inwieweit solche psychischen Beschwerden leichten, mittelstarken oder schweren körperlichen Schmerzen gleichzusetzen sind, treffen. Unfallneurotische Störungen werden in der Regel von den österreichischen Gerichten anerkannt, sofern sie nicht unter willentlichem Einfluss zustande gekommen sind.

Seit der Katastrophe von Kaprun am 11.11.2000 hat sich in der österreichischen Rechtsprechung ein vorsichtiger Wandel bei der Zusprache von Schmerzensgeld für Angehörige von Unfallopfern eingestellt. Es ist zu erwarten, dass in den nächsten Jahren auch den Hinterbliebenen vermehrt Entschädigungen für erlittenes seelisches Leid zuerkannt werden.

6.6 Pflegegeldgesetz

Der Anspruch auf Pflegegeld bei psychischer oder geistiger Behinderung wird über das Bundespflegegeldgesetz (BPGG) geregelt. Im § 4 Abs. 1 und 2 heißt es, dass die Anspruchsvoraussetzungen ab Vollendung des 3. Lebensjahrs dann gegeben sind, „wenn aufgrund einer körperlichen, geistigen oder psychischen Behinderung oder einer Sinnesbehinderung der ständige Betreuungs- und Hilfsbedarf (Pflegebedarf) voraussichtlich mindestens sechs Monate andauern wird oder würde". Die Höhe des Pflegegeldes ist in insgesamt 7 Stufen der Behinderung geregelt. Die niedrigste Stufe kommt für Personen, deren Pflegebedarf durchschnittlich mehr als 50 h monatlich beträgt, in Betracht. Die höchste Stufe wird gewährt, wenn monatlich durchschnittlich mehr als 180 h Pflegebedarf gegeben ist bzw. wenn praktisch Bewegungsunfähigkeit oder ein gleichartiger Zustand vorliegt.

Die Aufgabe des Sachverständigen besteht in der Hilfe bei der Feststellung der konkreten Behinderung und bei der Frage, ob der Antragsteller die ihm zugebilligten Betreuungs- und Hilfeverrichtungen mit der jeweiligen Behinderung noch durchführen kann. Der Sachverständige soll das Leistungsprofil und die behinderungsbedingten Einschränkungen möglichst genau darstellen, damit das Gericht dann das Ausmaß des erforderlichen Betreuungsbedarfs an Stunden überschlagsmäßig einzuschätzen vermag.

7 Wichtige Regelungen im Verwaltungsrecht

7.1 Straßenverkehrsgesetzgebung und Führerscheingesetz

In Österreich gilt wie in den meisten europäischen Staaten die 0,5-Promille-Grenze. Nach der Straßenverkehrsordnung (StVO) dürfen Personen, die sich in einem durch Alkohol oder Suchtgift beeinträchtigten Zustand befinden, ein Fahrzeug weder in Betrieb nehmen noch lenken. Bei einem Alkoholgehalt des Blutes von 0,5 g/l (0,5‰) oder darüber, oder bei einem Alkoholgehalt der Atemluft von 0,25 mg/l oder darüber gilt der Zustand einer Person jedenfalls als von Alkohol beeinträchtigt. Dies gilt unabhängig von der individuellen Verträglichkeit als unwiderlegbare Rechtsvermutung. Die Unkenntnis der potenzierenden Wirkung eines Medikaments entschuldigt nicht. Auch wird einem eventuellen Restalkohol keine Sonderstellung eingeräumt.

Nach dem Führerscheingesetz (FSG) wird die Lenkberechtigung für Anfänger auf 2 Jahre Probezeit befristet. Während der Probezeit darf der Lenker ein Kraftfahrzeug nur in Betrieb nehmen und lenken, wenn der Alkoholgehalt des Blutes nicht mehr als 0,1 mg/l (0,1‰) oder der Alkoholgehalt der Atemluft nicht mehr als 0,05 mg/l beträgt. Er darf während der Fahrt – einschließlich der Fahrtunterbrechungen – keinen Alkohol zu sich nehmen. Verstöße gegen diese Bestimmungen werden mit Anordnung einer Nachschulung, deren Kosten vom Nachzuschulenden zu tragen sind, geahndet.

Eine weitere wichtige Bestimmung, die bei gutachterlichen Fragestellungen eine maßgebende Rolle spielt, betrifft die Verkehrszuverlässigkeit. Nach § 7 gilt eine Person als verkehrszuverlässig, wenn nicht aufgrund erwiesener bestimmter Tatsachen (z. B. wiederholte Verurteilung nach dem Strafgesetzbuch oder nach dem Suchtmittelgesetz) und Wertungen angenommen werden muss, dass sie „wegen ihrer

Sinnesart" beim Lenken von Kraftfahrzeugen die Verkehrssicherheit gefährdet wird, insbesondere durch rücksichtsloses Verhalten im Straßenverkehr, aber auch durch Trunkenheit oder einen durch Suchtgifte oder Medikamente beeinträchtigten Zustand.

Die gesundheitliche Eignung zum Lenken eines Kraftfahrzeugs wird im § 8 FSG geregelt. Der Antragsteller hat vor der Erteilung einer Fahrerlaubnis der Behörde ein ärztliches Gutachten vorzulegen, dass er zum Lenken von Kraftfahrzeugen gesundheitlich geeignet ist. Dieses darf nicht älter als 1 Jahr sein. Das ärztliche Gutachten, welches primär von einem sachverständigen Arzt für Allgemeinmedizin erstellt werden kann, hat abschließend auszusprechen, ob der Antragsteller geeignet, bedingt geeignet, beschränkt geeignet oder nicht geeignet ist. Sofern im Hinblick auf ein verkehrspsychologisch auffälliges Verhalten eine Stellungnahme einer verkehrspsychologischen Untersuchungsstelle erforderlich ist, muss das ärztliche Gutachten von einem Amtsarzt erstellt werden.

Unter den Beurteilungsrichtlinien sind auch eine Reihe von neuropsychiatrischen Störungen genannt: Krankheiten des Nervensystems (§ 12 FSG), psychische Krankheiten und Behinderungen (§ 13 FSG), Alkohol-, Suchtmittel- und Arzneimittelabhängigkeit (§ 14 FSG). Als ausreichend frei von psychischen Krankheiten gelten Personen, bei denen keine Erscheinungsformen von solchen Krankheiten vorliegen, die eine Beeinträchtigung des Fahrverhaltens erwarten lassen. Im Zweifelsfall ist eine psychiatrisch-fachärztliche Stellungnahme beizubringen, welche auch die psychophysischen Leistungsfunktionen mitbeurteilt.

7.2 Waffengesetz

Mehrere spektakuläre Straftaten haben die Öffentlichkeit in der Frage des Waffenbesitzes sensibilisiert. Nach dem § 8 Abs.2 des Waffengesetzes 1996 ist ein Mensch keinesfalls verlässlich, mit Waffen sachgemäß umzugehen, wenn er „alkohol- oder suchtkrank, psychisch krank oder geistesschwach" ist. Bei erstmaliger Prüfung der Verlässlichkeit hat sich die Behörde davon zu überzeugen, ob Tatsachen die Annahme mangelnder waffenrechtlicher Verlässlichkeit des Betroffenen rechtfertigen. Antragsteller, die nicht Inhaber einer Jagdkarte sind, haben ein (psychologisches) Gutachten darüber beizubringen, ob sie dazu neigen, insbesondere unter psychischer Belastung mit Waffen unvorsichtig umzugehen oder diese leichtfertig zu verwenden. Durch das Innenministerium wird ein Verzeichnis geeigneter Personen oder Einrichtungen, die in der Lage sind, solche Gutachten dem Stand der Wissenschaft entsprechend zu erstellen, herausgegeben.

Literatur

1. Danzl KH, Gutiérrez-Lobos K, Müller OF (1998) Das Schmerzengeld in medizinischer und juristischer Sicht, 7. Aufl. Manz, Wien
2. Emberger H, Zerlauth S, Sattler A (1998) Das ärztliche Gutachten, 3. Aufl. Verlag der Österreichischen Ärztekammer, Wien
3. Feil E (1991) Unterbringungsgesetz (UbG) samt einschlägigen Rechtsvorschriften. Prugg, Eisenstadt
4. Feuerlein W, Küfner H, Soyka M, Dittmann V, Haller R (1998) Alkoholismus – Missbrauch und Abhängigkeit. Entstehung – Folgen – Therapie, 5. Aufl. Thieme, Stuttgart
5. Foregger E, Litzka G, Matzka M (1998) Suchtmittelgesetz. Kurzkommentar samt einschlägigen Bestimmungen in EG-Recht, internationalen Verträgen, Verordnungen und Erlässen, 2. Aufl. Manz, Wien
6. Haller R (1987) Welche Hilfestellungen kann der Psychiatrische Sachverständige im Einweisungsverfahren nach §§ 21 bis 23 StGB bieten? ÖJZ 13/87: 392–397

7. Haller R (1996) Das psychiatrische Gutachten. Schriftenreihe Recht der Medizin, Bd 2. Manz, Wien
8. Höpfel F, Ratz E (2000) Wiener Kommentar zum Strafgesetzbuch, 2. Aufl. Manz, Wien
9. Laubichler W (1998) Schmerzengeld aus neurologisch-psychiatrischer Sicht. In: Emberger H, Zerlauth W, Sattler A (Hrsg) Das ärztliche Gutachten, 3. Aufl. Verlag der Österreichischen Ärztekammer, Wien (1998)
10. Nedopil N (2000) Forensische Psychiatrie, 2. Aufl. Thieme, Stuttgart
11. Ratz E (1986) Zur Eingrenzung des Anwendungsbereiches der §§ 21 bis 23 StGB. ÖJZ, z: 678
12. Ratz E (2000) §§ 21–27. In: Höpfel F, Ratz E (Hrsg) Wiener Kommentar zum Strafgesetzbuch, 2. Aufl. Manz, Wien
13. Sluga W (1977) Geisteskranke Rechtsbrecher. Forensische Psychiatrie und Strafrechtspflege. Manz, Wien München
14. Venzlaff U, Förster K (1994) Psychiatrische Begutachtung. Ein praktisches Handbuch für Ärzte und Juristen, 2. Aufl. Fischer, Stuttgart New York

J3 Rechtslage in der Schweiz

J. Schöpf, R. Seeger

1	Zivilrecht	– 347
1.1	Definition von Begriffen	– 347
1.2	Vormundschaft, Beistandschaft	– 348
1.3	Eingriffe in die elterliche Gewalt als Kindesschutzmaßnahme	– 352
1.4	Fürsorgerische Freiheitsentziehung	– 353
1.5	Eherecht und psychische Störungen	– 355
1.6	Testierfähigkeit bei psychischen Störungen	– 356
2	Strafrecht	– 357
3	Versicherungsrecht	– 361
3.1	Berichte und Gutachten für die Invalidenversicherung (IV)	– 361
3.2	Berichte und Gutachten für Unfallversicherungen	– 364
3.3	Leistungen der Krankenkassen für Psychotherapien	– 365
4	Rechtliche Aspekte des Arzt-Patienten-Verhältnisses	– 366
4.1	Aufklärung, Einwilligung in die Behandlung	– 367
4.2	Arztgeheimnis	– 368
4.3	Einsicht in die Krankengeschichte	– 369
4.4	Private Beziehungen zwischen Arzt und Patient	– 369
5	Andere Bereiche	– 370
5.1	Betäubungsmittelgesetz und Suchtbehandlungen	– 370
5.2	Militärdiensttauglichkeit	– 370
5.3	Schwangerschaftsabbruch	– 371
5.4	Sterilisation	– 372
5.5	Fahreignung, Fahrfähigkeit	– 372
	Literatur	– 374
	Weiterführende Literatur	– 374

1 Zivilrecht

1.1 Definition von Begriffen

Urteilsfähigkeit. Urteilsfähigkeit (Art. 16 ZGB) ist die Fähigkeit, „vernunftgemäß zu handeln". Der Urteilsfähige kann die Beweggründe und Folgen seines Handelns erkennen und gemäß einer richtigen Erkenntnis handeln. Die Definition enthält einen Aspekt der kognitiv-intellektuellen Einsichtsfähigkeit und einen solchen der Willensbildung einschließlich der Steuerungsfähigkeit der Affekte.

Grundsätzlich gilt im Rechtsleben die Annahme, dass Urteilsfähigkeit vorliegt. Urteilsunfähigkeit muss belegt werden. Dazu muss einer der in Art. 16 ZGB angegebenen Umstände (Kindesalter, Geisteskrankheit, Geistesschwäche, Trunkenheit, ähnliche Zustände) festgestellt werden. Zudem ist darzulegen, in welcher Weise dieser die Einsichtsfähigkeit oder die Willensfähigkeit beeinträchtigt.

Annahmen über die Urteilsfähigkeit erfolgen in Bezug auf ein spezifisches Rechtsgeschäft, z. B. einen Kaufvertrag oder die Einwilligung in eine ärztliche Behandlung. Je nach Rechtsgeschäft sind die Anforderungen unterschiedlich, sodass eine Person zum selben Zeitpunkt für ein bestimmtes Rechtsgeschäft urteilsfähig, für ein anderes aber urteilsunfähig sein kann.

Handlungsfähigkeit. Handlungsfähigkeit (Art. 12–16 ZGB) liegt vor, wenn eine Person in der Lage ist, durch ihre Handlungen Rechte und Pflichten zu begründen. Als Voraussetzung bedarf es der Mündigkeit, d.h. der Vollendung des 18. Lebensjahrs, und der Urteilsfähigkeit. Die handlungsfähige Person kann die grundlegenden bürgerlichen Rechte ausüben, also über Einkünfte und Vermögen verfügen, Verträge abschließen, den Wohnsitz wählen, heiraten, die elterliche Gewalt ausüben, Prozesse führen, politische Ämter bekleiden u. a.

> Art. 12–16 ZGB: Handlungsfähigkeit
> 1. Inhalt (Art. 12 ZGB)
>   Wer handlungsfähig ist, hat die Fähigkeit, durch seine Handlungen Rechte und Pflichten zu begründen.
> 2. Voraussetzungen
>   a) Im Allgemeinen (Art. 13 ZGB)
>   Die Handlungsfähigkeit besitzt, wer mündig und urteilsfähig ist.
>   b) Mündigkeit (Art. 14 ZGB)
>   Mündig ist, wer das 18. Altersjahr vollendet hat.
>   c) Urteilsfähigkeit (Art. 16 ZGB)
>   Urteilsfähig im Sinne dieses Gesetzes ist ein jeder, dem nicht wegen seines Kindesalters oder infolge von Geisteskrankheit, Geistesschwäche, Trunkenheit oder ähnlichen Zuständen die Fähigkeit mangelt, vernunftgemäß zu handeln.

Geisteskrankheit, Geistesschwäche. Nach Binder (1952) entspricht der juristische Begriff der Geisteskrankheit demjenigen der Umgangssprache und umfasst Störungen, die „einen stark auffallenden Charakter haben und ... den Eindruck völlig uneinfühlbarer, qualitativ tief gehend abwegiger, grob befremdender Störungszeichen machen". Zu den Geisteskrankheiten gezählt werden unter Berücksichtigung der modernen Klassifikation (s. Dittmann 2000) die schwere Demenz und andere schwere organische psychische Störungen, die Schizophrenie, schwere Formen affektiver Erkrankungen, zudem in Ausnahmefällen schwerste Persönlichkeitsstörungen und andere psychische Störungen, wenn sie in den Auswirkungen einer Psychose entsprechen. Geistesschwäche sind gemäß Binder psychische Störungen, bei denen „quantitative Unangemessenheiten des Reagierens" im Vordergrund stehen. Dazu gerechnet werden schwerere Formen der Intelligenzminderung, Persönlichkeitsstörungen und andere psychische Störungen, die mit einer Beeinträchtigung der Willensbildung verbunden sind. Die Zuordnung einer psychischen Störung zu einer Geisteskrankheit oder Geistesschwäche ist nicht immer eindeutig.

1.2 Vormundschaft, Beistandschaft

Allgemeines. Das Vormundschaftsrecht gewährleistet die persönliche Fürsorge, den persönlichen Rechtsschutz oder den Schutz von Dritten. Wichtige vormundschaftliche Maßnahmen sind die Vormundschaft und die Beistandschaft, wobei eine Unterform letzterer, die Beiratschaft, separat zu erwähnen ist.

Bei vormundschaftlichen Maßnahmen gilt das Prinzip der Verhältnismäßigkeit. Ist eine solche Maßnahme erforderlich, soll diejenige Form ergriffen werden, welche die Persönlichkeitsrechte am wenigsten einschränkt.

Vormundschaft

Die Vormundschaft führt zur Entziehung der Handlungsfähigkeit. Der Vormund kann Entscheidungen auch gegen den Willen des Patienten treffen. Davon ausgenommen sind höchst persönliche Rechte zum Schutz der Persönlichkeit, wie die Zustimmung zu einer Operation, die Ehescheidungsklage oder die Errichtung eines Testaments.

Das ZGB sieht verschiedene Gründe der Bevormundung vor (Übersicht 1), wobei nur ein Teil davon im Zusammenhang mit psychischen Erkrankungen steht.

Übersicht 1
Arten der Bevormundung
- Art. 369 ZGB: Geisteskrankheit oder Geistesschwäche
- Art. 370 ZGB: „Verschwendung, Trunksucht, lasterhafter Lebenswandel, Misswirtschaft"
- Art. 371 ZGB: Bei Freiheitsstrafe von mindestens einem Jahr
- Art. 372 ZGB: Auf eigenes Begehren

Bevormundung wegen Geisteskrankheit oder Geistesschwäche (Art. 369 ZGB). Gemäß ZGB soll jede mündige Person bevormundet werden, die infolge von Geisteskrankheit oder Geistesschwäche ihre Angelegenheiten nicht zu besorgen vermag, zu ihrem Schutz dauernd des Beistands und der Fürsorge bedarf oder die Sicherheit anderer gefährdet.

Geisteskrankheit oder Geistesschwäche allein ziehen nicht automatisch vormundschaftliche Maßnahmen nach sich, sondern erst bei Unfähigkeit, die „eigenen Angelegenheiten" zu erledigen, wobei v. a. der finanzielle und der soziale Bereich gemeint sind.

Obwohl eine Vormundschaft bei bestimmten Voraussetzungen vom Gesetz vorgeschrieben ist, wird sie in der Praxis oft nicht erstellt. Dies ist der Fall, wenn keine speziellen Angelegenheiten zu besorgen sind.

Zur Bevormundung nach Art. 369 ZGB ist ein psychiatrisches Gutachten nötig.

> **Art. 369 ZGB: Bevormundung wegen Geisteskrankheit und Geistesschwäche**
> Unter Vormundschaft gehört jede mündige Person, die infolge von Geisteskrankheit oder Geistesschwäche ihre Angelegenheiten nicht zu besorgen vermag, zu ihrem Schutze dauernd des Beistands und der Fürsorge bedarf oder die Sicherheit anderer gefährdet.
> Die Verwaltungsbehörden und Gerichte haben der zuständigen Behörde Anzeige zu machen, sobald sie in ihrer Amtstätigkeit von dem Eintritt eines solchen Bevormundungsfalles Kenntnis erhalten.

> **Art. 370 ZGB: Bevormundung wegen Verschwendung, Trunksucht, lasterhaftem Lebenswandel, Misswirtschaft**
> Unter Vormundschaft gehört jede mündige Person, die durch Verschwendung, Trunksucht, lasterhaften Lebenswandel oder durch die Art und Weise ihrer Vermögensverwaltung sich oder ihre Familie der Gefahr eines Notstands oder der Verarmung aussetzt, zu ihrem Schutze dauernd des Beistands und der Fürsorge bedarf oder die Sicherheit anderer gefährdet.

Bevormundung wegen Verschwendung, Trunksucht, lasterhaftem Lebenswandel, Misswirtschaft (Art. 370 ZGB). Die Bevormundung nach Art. 370 ZGB stellt eine Maßnahme bei primär nichtmedizinischen Tatbeständen dar. So kann die Behörde die Bevormundung nach Art. 370 ohne psychiatrisches Gutachten verfügen.

Trotzdem ist es möglich, dass einem psychiatrischen Gutachter Fragen im Zusammenhang mit dem Art. 370 ZGB gestellt werden, z. B. ob die Verhaltensauffälligkeiten Ausdruck einer psychischen Störung sind. Nicht selten liegt in solchen Fällen eine Persönlichkeitsstörung oder eine Suchtkrankheit vor. Der Gutachter soll zur Frage des Vorliegens einer psychischen Störung und ihrer Auswirkungen, nicht jedoch der Bevormundung nach Art. 370 ZGB Stellung nehmen, da Letzteres nicht seiner Funktion entspricht.

Bevormundung auf eigenes Begehren (Art. 372 ZGB). Diese wird heute nur noch selten durchgeführt. Der Betroffene muss hinsichtlich des Begehrens urteilsfähig sein und die Gründe dazu benennen können.

> **Art. 372 ZGB: Bevormundung auf eigenes Begehren**
> Einer mündigen Person kann auf ihr Begehren ein Vormund gegeben werden, wenn sie dartut, dass sie infolge von Altersschwäche oder anderen Gebrechen oder von Unerfahrenheit ihre Angelegenheiten nicht gehörig zu besorgen vermag.

Beistandschaft

Die Beistandschaft stellt eine vormundschaftliche Maßnahme dar, bei der die Handlungsfähigkeit nicht eingeschränkt wird (mit Ausnahme der Beiratschaft, s. dort). Der Beistand kann nicht gegen den Willen des Patienten handeln.

Zur Errichtung einer Beistandschaft ist kein psychiatrisches Gutachten nötig.

Beistandschaft zur Vertretung (Art. 392 ZGB). Sie kann aus medizinischen Gründen – der Art. 392 ZGB sieht auch nichtmedizinische Gründe vor – errichtet werden, z. B. bei längerdauernder Bewusstlosigkeit oder bei schwerer Demenz.

> **Art. 392 ZGB: Beistandschaft zur Vertretung**
> Auf Ersuchen eines Beteiligten oder von Amtes wegen ernennt die Vormundschaftsbehörde einen Beistand da, wo das Gesetz es besonders vorsieht, sowie in folgenden Fällen:
> 1. Wenn eine mündige Person in einer dringenden Angelegenheit infolge von Krankheit, Abwesenheit oder dergleichen weder selbst zu handeln, noch einen Vertreter zu bezeichnen vermag,
> 2. ...

Beistandschaft zur Vermögensverwaltung kraft Gesetzes (Art. 393 ZGB). Sie bezieht sich auf den angegebenen spezifischen Bereich und wird errichtet, wenn dem Vermögen „die nötige Verwaltung fehlt".

> **Art. 393 ZGB: Beistandschaft zur Vermögensverwaltung kraft Gesetzes**
> Fehlt einem Vermögen die nötige Verwaltung, so hat die Vormundschaftsbehörde das Erforderliche anzuordnen und namentlich in folgenden Fällen einen Beistand zu ernennen:
> 1. ...
> 2. Bei Unfähigkeit einer Person, die Verwaltung ihres Vermögens selbst zu besorgen oder einen Vertreter zu bestellen, falls nicht die Vormundschaft anzuordnen ist.
> 3. ...

Beistandschaft zur Vermögensverwaltung auf eigenes Begehren (Art. 394 ZGB). Sie kann gemäß Art. 394 ZGB errichtet werden, wenn die Voraussetzungen zur Bevormundung nach Art. 372 erfüllt sind.

> **Art. 394 ZGB: Beistandschaft zur Vermögensverwaltung auf eigenes Begehren**
> Einer mündigen Person kann auf ihr Begehren ein Beistand gegeben werden, wenn die Voraussetzungen der Bevormundung auf eigenes Begehren vorliegen.

Beiratschaft (Art. 395 ZGB)

Bei der Beiratschaft (Art. 395 ZGB) wird die Handlungsfähigkeit für bestimmte Bereiche beschränkt. Im Gesetzestext ist abschließend aufgezählt, um welche Bereiche es sich dabei handeln kann.

1 Zivilrecht

> **Art. 395 ZGB: Beschränkung der Handlungsfähigkeit (Beiratschaft)**
> Wenn für die Entmündigung einer Person kein genügender Grund vorliegt, gleichwohl aber zu ihrem Schutze eine Beschränkung der Handlungsfähigkeit als notwendig erscheint, so kann ihr ein Beirat gegeben werden, dessen Mitwirkung für folgende Fälle erforderlich ist:
> 1. Prozessführung und Abschluss von Vergleichen,
> 2. Kauf, Verkauf, Verpfändung und andere dingliche Belastung von Grundstücken,
> 3. Kauf, Verkauf und Verpfändung von Wertpapieren,
> 4. Bauten, die über die gewöhnlichen Verwaltungshandlungen hinausgehen,
> 5. Gewährung und Aufnahme von Darlehen,
> 6. Entgegennahme von Kapitalzahlungen,
> 7. Schenkungen,
> 8. Eingehung wechselrechtlicher Verbindlichkeiten,
> 9. Eingehung von Bürgschaften.
>
> Unter den gleichen Voraussetzungen kann die Verwaltung des Vermögens dem Schutzbedürftigen entzogen werden, während er über die Erträgnisse die freie Verfügung behält.

Person des Vormunds/Beistands/Beirats

Der Vormund bzw. Beistand wird von der Vormundschaftsbehörde bestimmt. Dabei müssen Wünsche des Patienten zur Person berücksichtigt werden, sofern keine wichtigen Gründe dagegen sprechen. Nicht selten wird ein Verwandter oder der Ehegatte mit dieser Funktion betraut. Bei bestimmten Konstellationen ist es jedoch besser, einer neutralen Person, z. B. einem Amtsvormund, die Aufgabe zu übertragen.

Vorläufige Fürsorge

In der Regel vergehen Wochen oder Monate, bis über die Errichtung einer Beistandschaft oder Vormundschaft entschieden wird. Gelegentlich müssen jedoch vormundschaftliche Maßnahmen sehr rasch ergriffen werden. Diese Möglichkeit ist im Art. 368 ZGB vorgesehen.

Nicht selten ist es der Arzt, der die Notwendigkeit einer vorläufigen Fürsorge als Erster erkennt. Gegebenenfalls liegt es an ihm, der Behörde diesen Schritt nahe zu legen.

> **Art. 386 ZGB: Vorläufige Fürsorge**
> Wird es vor der Wahl notwendig, vormundschaftliche Geschäfte zu besorgen, so trifft die Vormundschaftsbehörde von sich aus die erforderlichen Maßregeln. Sie kann insbesondere die vorläufige Entziehung der Handlungsfähigkeit aussprechen und eine Vertretung anordnen. Eine solche Maßregel ist zu veröffentlichen.

Aufhebung der vormundschaftlichen Maßnahme

Die Aufhebung der vormundschaftlichen Maßnahme erfolgt, wenn ihr Grund wegfällt. Vor Aufhebung einer Vormundschaft gemäß Art. 369 ZGB ist ein psychiatrisches Gutachten nötig (Art. 436 ZGB). Ein solches muss auch erstellt werden, wenn die Bevormundung auf eigenes Begehren erfolgte und dabei als Grund eine Geisteskrankheit oder Geistesschwäche geltend gemacht wurde (Art. 438 ZGB). Gleiches gilt für die Beiratschaft (Art. 439 ZGB).

Art. 436 ZGB: Ende der Bevormundung (bei Geisteskrankheit)
Die Aufhebung einer wegen Geisteskrankheit oder Geistesschwäche angeordneten Vormundschaft darf nur erfolgen, nachdem das Gutachten von Sachverständigen eingeholt und festgestellt ist, dass der Bevormundungsgrund nicht mehr besteht.

Praktisches Vorgehen bei der Einleitung vormundschaftlicher Maßnahmen

Die Vormundschaftsbehörde leitet Abklärungen ein, wenn sie über einen Fall möglicherweise indizierter vormundschaftlicher Maßnahmen Kenntnis erhält. Gelegentlich wendet sich der Betroffene selbst an die Behörde um Unterstützung. Häufig müssen jedoch Personen der Umgebung, im Allgemeinen die Angehörigen, diesen Schritt tun. Anzeigeberechtigt ist jeder Bürger. Beabsichtigt der Arzt, die Vormundschaftsbehörde ohne Einwilligung des Patienten zu benachrichtigen, so muss er vorher bei der zuständigen Gesundheitsdirektion die Entbindung vom Arztgeheimnis einholen. Gemäß Art. 369 ZGB sind Amtspersonen zur Anzeige verpflichtet, wenn sie in ihrer Funktion erfahren, dass ein Bürger möglicherweise vormundschaftliche Maßnahmen benötigt.

Form und Inhalt des vormundschaftlichen Gutachtens

Der Aufbau des Gutachtens entspricht dem üblichen Schema von Gutachten. Die in Übersicht 2 angegebenen Inhalte sollen berücksichtigt werden. Vor der Durchführung der Untersuchung und zur Heranziehung vorbestehender ärztlicher Unterlagen ist die Entbindung vom Arztgeheimnis nötig.

Übersicht 2
Inhalte des vormundschaftsrechtlichen Gutachtens
- Anlass zur Begutachtung
- Fragestellungen
- Verwendetes Material
- Anamnese
- Allgemeine und psychiatrische Anamnese, Berücksichtigung des vormundschaftlich Relevanten
- Befund
  - Psychopathologischer Status
  - Einstellung des Patienten zu vormundschaftlichen Maßnahmen
  - Wünsche zur Person des Vormunds/Beistands
- Beurteilung
  - Diagnose, Zuordnung zum Rechtsbegriff der Geisteskrankheit oder Geistesschwäche
  - Auswirkung in den täglichen Lebensvollzügen
  - Darlegung der Hilfsbedürftigkeit
  - Prognose unter Berücksichtigung der Therapie
  - Voraussichtliche Konsequenzen der vormundschaftlichen Maßnahme
  - Begründung der Art der Maßnahme
  - Person des Vormunds/Beistands

1.3 Eingriffe in die elterliche Gewalt als Kindesschutzmaßnahme

Zu diesem Themenbereich werden nur Grundprinzipien erörtert (s. auch die Lehrbücher der Kinderpsychiatrie). Je nach Situation hat die Vormundschaftsbehörde verschiedene Interventionsmöglichkeiten. Sie kann dem Kind einen Beistand zur Unterstützung der Eltern geben (Art. 308 Z. 1 ZGB). Sie kann dem Beistand spezielle Befugnisse erteilen und die elterliche Gewalt entsprechend einschränken (Art. 308 Z. 3 ZGB). Nötigenfalls kann sie die Aufhebung der elterlichen Obhut und eine Fremdplatzierung verfügen (Art. 310 ZGB). Die Vormundschaftsbehörde entzieht die elterliche Gewalt, wenn andere Maßnahmen erfolglos bleiben oder von vornherein ungenügend erscheinen (Art. 311 ZGB). Die auf Ersuchen der Eltern selbst durchgeführte Entziehung der elterlichen Obhut erfolgt ebenfalls durch die Vormundschaftsbehörde (Art. 312 ZGB).

Werden Kinder oder Jugendliche im Rahmen der Fürsorgerischen Freiheitsentziehung (FFE) in eine Anstalt eingewiesen, so gelten für die gerichtliche Beurteilung die gleichen Vorschriften wie für Erwachsene, d. h. Art. 397d ZGB. Allerdings kann der Jugendliche erst mit der Vollendung des 16. Lebensjahrs selbst die gerichtliche Beurteilung verlangen. Bis zu diesem Alter liegt dieses Recht beim gesetzlichen Vertreter, in der Regel also bei den Eltern (Art. 314 ZGB).

> **Art. 307 ZGB: Kindesschutz (geeignete Maßnahmen)**
> Ist das Wohl des Kindes gefährdet und sorgen die Eltern nicht von sich aus für Abhilfe oder sind sie dazu außerstande, so trifft die Vormundschaftsbehörde die geeigneten Maßnahmen zum Schutz des Kindes.
> ...

1.4 Fürsorgerische Freiheitsentziehung

Im Folgenden werden die in der Schweiz gültigen allgemeinen Richtlinien zur Fürsorgerischen Freiheitsentziehung (FFE) nach Art. 397a–f dargelegt. Meist wird heute die Bezeichnung „Freiheitsentzug" verwendet. Hinsichtlich der kantonalen Gesetze und Verordnungen sei auf die entsprechenden Texte verwiesen.

Einweisung

Eine psychiatrische Hospitalisation kann gegen den Willen des Patienten aufgrund des FFE nach Art. 397a–f ZGB verfügt werden. Das Gesetz legt fest, dass eine Person wegen „Geisteskrankheit, Geistesschwäche, Trunksucht, anderen Suchterkrankungen oder schwerer Verwahrlosung" unter bestimmten Bedingungen in einer „geeigneten Anstalt" untergebracht werden kann. Grundvoraussetzung ist, dass der betroffenen Person die nötige persönliche Fürsorge nur so erwiesen werden kann, also beispielsweise nicht durch eine ambulante Behandlung. Die Umstände, die eine psychiatrische Hospitalisation nötig machen können, sind in der klinischen Terminologie die akute Selbst- oder Fremdgefährdung wegen eines der Eingangsmerkmale. Zu beachten ist auch der Passus des Art. 397a ZGB, nach welchem bei der Entscheidung über den FFE die Belastung zu berücksichtigen ist, welche die Person für ihre Umgebung bedeutet.

Die rechtliche Grundlage der Einweisung mit ärztlichem Zeugnis gegen den Willen des Patienten mit FFE bildet der Passus des Art. 397b ZGB, wonach die Kantone, wenn Gefahr im Verzug liegt, die Zuständigkeit „anderen geeigneten Stellen" einräumen können. Der Kreis der Ärzte, die zur Einweisung mit FFE berechtigt sind, variiert von Kanton zu Kanton (Kiesewetter 1997). Ärzte der aufnehmenden Institution dürfen die Verfügung nicht erlassen. Der Beizug eines Arztes kann dann unterbleiben, wenn der FFE aufgrund nichtmedizinischer Gründe erlassen wird, z. B. bei Einweisung in eine Arbeitserziehungsanstalt einer nicht psychisch kranken Person.

Bei den meisten Einweisungen im Sinne des FFE wird die psychiatrische Klinik als „geeignete Anstalt" gewählt. Dies ist jedoch nicht obligatorisch. Obwohl wenig üblich, können Einweisungen mit FFE auch in ein Allgemeinkrankenhaus erfolgen, z. B. bei einem Patienten mit somatisch abklärungsbedürftiger psychischer Erkrankung.

Zur Einweisung mit FFE ist die persönliche Untersuchung des Patienten nötig. Die Zeit, die zwischen Untersuchung und Einweisung verstreichen darf, ist nicht generell geregelt, wohl aber z. T. in den kantonalen Richtlinien und darf sicher nicht mehr als ein paar Tage betragen.

Der Patient muss sowohl vom einweisenden Arzt als auch von der aufnehmenden Klinik eine schriftliche Rechtsmittelbelehrung darüber erhalten, dass er gegen die Einweisung bei einem Richter (s. unten) Rekurs einlegen kann.

Bei behandlungsbedürftigen verwirrten Alterspatienten kann die Einweisung aufgrund einer FFE-Verfügung erfolgen. Es lässt sich auch die Einweisung mit einfachem ärztlichen Zeugnis im Sinne einer Geschäftsführung ohne Auftrag (Art. 419 OR) rechtfertigen.

Art. 397a–f ZGB: Fürsorgerische Freiheitsentziehung

A Voraussetzungen (Art. 397a)
Eine mündige oder entmündigte Person darf wegen Geisteskrankheit, Geistesschwäche, Trunksucht, anderen Suchterkrankungen oder schwerer Verwahrlosung in einer geeigneten Anstalt untergebracht oder zurückbehalten werden, wenn ihr die nötige persönliche Fürsorge nicht anders erwiesen werden kann.
Dabei ist auch die Belastung zu berücksichtigen, welche die Person für ihre Umgebung bedeutet.
Die betroffene Person muss entlassen werden, sobald ihr Zustand es erlaubt.

B Zuständigkeit (Art. 397b)
Zuständig für den Entscheid ist eine vormundschaftliche Behörde am Wohnsitz oder, wenn Gefahr im Verzuge liegt, eine vormundschaftliche Behörde am Aufenthaltsort der betroffenen Person.
Für die Fälle, in denen Gefahr im Verzuge liegt oder die Person psychisch krank ist, können die Kantone die Zuständigkeit außerdem anderen geeigneten Stellen einräumen.
Hat eine vormundschaftliche Behörde die Unterbringung oder Zurückhaltung angeordnet, so befindet sie auch über die Entlassung; in den anderen Fällen entscheidet darüber die Anstalt.

C Mitteilungspflicht (Art. 397c)
…

D Gerichtliche Beurteilung (Art. 397d)
Die betroffene oder eine ihr nahe stehende Person kann gegen den Entscheid innert zehn Tagen nach der Mitteilung schriftlich den Richter anrufen.
Dieses Recht besteht auch nach Abweisung eines Entlassungsgesuches.

E Verfahren in den Kantonen: im Allgemeinen (Art. 397e)
Das Verfahren wird durch das kantonale Recht geordnet mit folgenden Vorbehalten:
1. Bei jedem Entscheid muss die betroffene Person über die Gründe der Anordnung unterrichtet und schriftlich darauf aufmerksam gemacht werden, dass sie den Richter anrufen kann.
2. Jeder, der in eine Anstalt eintritt, muss sofort schriftlich darüber unterrichtet werden, dass er bei Zurückhaltung oder bei Abweisung eines Entlassungsgesuchs den Richter anrufen kann.
3. Ein Begehren um gerichtliche Beurteilung ist unverzüglich an den zuständigen Richter weiterzuleiten.
4. Die Stelle, welche die Einweisung angeordnet hat, oder der Richter kann dem Begehren um gerichtliche Beurteilung aufschiebende Wirkung erteilen.

1 Zivilrecht

5. Bei psychisch Kranken darf nur unter Beizug von Sachverständigen entschieden werden; ist dies in einem gerichtlichen Verfahren bereits einmal erfolgt, so können obere Gerichte darauf verzichten.

F **Verfahren in den Kantonen: vor Gericht (Art. 397f)**
Der Richter entscheidet in einem einfachen und raschen Verfahren. Er bestellt der betroffenen Person, wenn nötig, einen Rechtsbeistand. Der Richter erster Instanz muss diese Person mündlich einvernehmen.

Rekurs

Ein Rekurs richtet sich innerhalb der ersten 10 Tage nach Einweisung gegen die Einweisungsverfügung, später gegen die Abweisung des Entlassungsgesuchs. Der Rekurs gegen die Einweisung hat in der Regel keine aufschiebende Wirkung, die Rekursinstanz hat jedoch die Möglichkeit, eine solche zu erlassen.

Das schriftlich gestellte Rekursbegehren muss unverzüglich, d. h. innerhalb weniger Tage von einem Richter unter Beizug eines medizinischen Sachverständigen behandelt werden. Der Patient muss persönlich angehört werden. Auch Angehörige und andere dem Patienten Nahestehende haben ein Recht auf Gehör.

Wurde ein Patient mit FFE eingewiesen, so muss nach einer gewissen Zeit die Notwendigkeit der Maßnahme überprüft werden, es sei denn, der Patient habe sich freiwillig zur Fortsetzung der Hospitalisation entschlossen. In den kantonalen Ausführungsbestimmungen zum FFE sind diesbezüglich nur z. T. Fristen angegeben.

Entlassung

Die betroffene Person muss entlassen werden, sobald ihr Zustand es erlaubt (Art. 397a ZGB). Im Allgemeinen ist für diese Entscheidung primär die Anstalt zuständig. Gemäß Art. 397b ZGB entscheidet jedoch in den Fällen, in denen eine vormundschaftliche Behörde die Einweisung verfügte, diese Behörde auch über die Entlassung.

Es kommt vor, dass ein Patient, der nicht mit FFE in die psychiatrische Klinik eingetreten ist, die Entlassung verlangt, während die zuständigen Ärzte die Fortsetzung der Hospitalisation für unabdingbar halten. Der Patient kann nur zurückbehalten werden, wenn ein externer Arzt hinzugezogen wird und die Notwendigkeit der Hospitalisation mit einer FFE-Verfügung bestätigt.

1.5 Eherecht und psychische Störungen

Ehefähigkeit

Im Art. 94 ZGB wird als Bedingung der Ehefähigkeit die Urteilsfähigkeit der beiden Verlobten genannt. Urteilsfähigkeit hinsichtlich der Ehe bedeutet, dass die Person die sich aus der Ehe ergebenden Rechte und Pflichten in den Grundzügen erfasst. Bevormundete können nur mit dem Einverständnis des Vormunds heiraten.

Art. 94 ZGB: Ehefähigkeit
1. Um eine Ehe eingehen zu können, müssen die Brautleute das 18. Altersjahr zurückgelegt haben und urteilsfähig sein.
2. ...

Ungültigkeit der geschlossenen Ehe

Bei Verletzung der Grundlagen der Ehe ist die Eheschließung nichtig, z. B. im Falle der Bigamie. Eine unbefristete Ungültigkeit der Ehe aus psychiatrischen Gründen (Art. 105 ZGB) liegt vor, wenn zur Zeit der Eheschließung einer der Ehegatten nicht urteilsfähig ist und seither nicht wieder urteilsfähig geworden ist.

> **Art. 105 ZGB: Unbefristete Ungültigkeit der geschlossenen Ehe**
> Ungültigkeitsgrund liegt vor, wenn:
> 1. ...
> 2. zur Zeit der Eheschließung einer der Ehegatten nicht urteilsfähig ist und seither nicht wieder urteilsfähig geworden ist.
> 3. ...

Bei Anfechtbarkeit der Ehe bestehen Mängel, die nicht automatisch, sondern erst durch einen rechtlichen Schritt des Ehegatten zur Auflösung der Verbindung führen. Die Anfechtung der Ehe kann gemäß Art. 107 ZGB erfolgen, wenn der Ehegatte bei der Eheschließung aus einem vorübergehenden Grund nicht urteilsfähig gewesen ist.

> **Art. 107 ZGB: Befristete Ungültigkeit der geschlossenen Ehe**
> Ein Ehegatte kann verlangen, dass die Ehe für ungültig erklärt wird, wenn er
> 1. bei der Trauung aus einem vorübergehenden Grunde nicht urteilsfähig war;
> 2. sich aus Irrtum hat trauen lassen, sei es, dass er die Ehe selbst oder die Trauung mit der betreffenden Person nicht gewollt hat;
> 3. die Ehe geschlossen hat, weil er über wesentliche persönliche Eigenschaften des anderen absichtlich getäuscht worden ist;
> 4. ...

Die Gültigkeit der Ehe kann auch angefochten werden, wenn der Ehegatte nur aufgrund eines Irrtums über die Eigenschaften des anderen Ehegatten der Eheschließung zustimmte. Dies kann bei Verheimlichung einer schweren psychischen Krankheit geltend gemacht werden.

Ehescheidung

Psychische Krankheiten können für scheidungsrechtliche Fragen insofern eine Rolle spielen, als bei Vorliegen schwerwiegender Gründe die Scheidung wegen Unzumutbarkeit der Fortsetzung der Ehe möglich ist (s. Sutter und Freiburghaus, 1999).

1.6 Testierfähigkeit bei psychischen Störungen

Für die Testierfähigkeit wird lediglich Volljährigkeit und Urteilsfähigkeit bezüglich der letztwilligen Verfügung verlangt (Art. 467 ZGB). Geisteskrankheit, Geistesschwäche oder Bevormundung verunmöglichen also nicht grundsätzlich die Testierfähigkeit. Auch im Zusammenhang mit der Testierfähigkeit wird Urteilsfähigkeit angenommen, solange Urteilsunfähigkeit nicht belegt ist.

> **Art. 467 ZGB: Letztwillige Verfügung**
> Wer urteilsfähig ist und das achtzehnte Altersjahr zurückgelegt hat, ist befugt, unter Beobachtung der gesetzlichen Schranken und Formen über sein Vermögen letztwillig zu verfügen.

Hinsichtlich der gutachterlichen Beurteilung der Testierfähigkeit s. den Beitrag von N. Nedopil.

2 Strafrecht

Allgemeines

Die Erörterung der psychiatrischen Aspekte des Strafrechts erfolgt hier in den Grundzügen. Der Art. 13 StGB (s. unten) bestimmt das hauptsächliche Arbeitsfeld des Psychiaters in diesem Bereich.

> **Art. 13 StGB: Zweifelhafter Geisteszustand des Beschuldigten**
> Die Untersuchungs- oder die urteilende Behörde ordnet eine Untersuchung des Beschuldigten an, wenn sie Zweifel an dessen Zurechnungsfähigkeit hat oder wenn zum Entscheid über die Anordnung einer sichernden Maßnahme Erhebungen über dessen körperlichen oder geistigen Zustand nötig sind.
> Die Sachverständigen äußern sich über die Zurechnungsfähigkeit des Beschuldigten sowie auch darüber, ob und in welcher Form eine Maßnahme nach den Artikeln 42–44 zweckmäßig sei.

Zurechnungsfähigkeit

Die Tatbestände der Unzurechnungsfähigkeit und der verminderten Zurechnungsfähigkeit sind in den Art. 10 und 11 StGB definiert. Es wird unterschieden zwischen der Fähigkeit, das Unrecht der Tat einzusehen, und der Fähigkeit, gemäß der Einsicht in das Unrecht der Tat zu handeln. Die Begriffe der Einsichtsfähigkeit und der Willensfähigkeit beziehen sich auf die beiden angegebenen Aspekte. Schuldfähigkeit liegt vor, wenn Zurechnungsfähigkeit besteht.

Eine psychische Störung stellt nicht für sich allein den Grund für die Verminderung der Zurechnungsfähigkeit dar, sondern es muss deren Einfluss auf die Einsichtsfähigkeit oder die Willensfähigkeit in Bezug auf die Straftat nachgewiesen werden.

Erkennt der Richter auf Vorliegen von Unzurechnungsfähigkeit gemäß Art. 10 StGB, bedeutet dies den Freispruch. Bei verminderter Zurechnungsfähigkeit erfolgt im Allgemeinen eine Strafminderung. Im Art. 11 StGB wird festgestellt, dass der Richter die Strafe mildern „kann".

> **Art. 10 StGB: Unzurechnungsfähigkeit**
> Wer wegen Geisteskrankheit, Schwachsinn oder schwerer Störung des Bewusstseins zur Zeit der Tat nicht fähig war, das Unrecht seiner Tat einzusehen oder gemäß seiner Einsicht in das Unrecht der Tat zu handeln, ist nicht strafbar. Vorbehalten sind Maßnahmen nach den Artikeln 43 und 44.

> **Art. 11 StGB: Verminderte Zurechnungsfähigkeit**
> War der Täter zur Zeit der Tat in seiner geistigen Gesundheit oder in seinem Bewusstsein beeinträchtigt oder geistig mangelhaft entwickelt, sodass die Fähigkeit, das Unrecht seiner Tat einzusehen oder gemäß seiner Einsicht in das Unrecht der Tat zu handeln, herabgesetzt war, so kann der Richter die Strafe nach freiem Ermessen mildern (Art. 66). Vorbehalten sind Maßnahmen nach den Artikeln 42–44 und 100.

Im Art. 10 StGB werden als Gründe für Unzurechnungsfähigkeit Geisteskrankheiten genannt. Die ursprünglich von Binder (1952) gegebenen Präzisierungen wurden von Dittmann (2000) neu formuliert (s. auch S. 347). Als Schwachsinn im Sinne des Gesetzes wird die schwere oder schwerste Intelligenzminderung bezeichnet. Eine schwere Bewusstseinsstörung gemäß StGB sind schwere akute Belastungsreaktionen, organisch bedingte Verwirrtheits- oder Dämmerzustände und schwere akute Intoxikationen.

Gründe für eine verminderte Zurechnungsfähigkeit sind gemäß Art. 11 StGB weniger schwere psychische Störungen. Zu den Beeinträchtigungen der geistigen Gesundheit zählen nach Dittmann (2000) weniger ausgeprägte Geisteskrankheiten und auch Suchtkrankheiten. Zur mangelhaften geistigen Entwicklung werden mittlere Formen der Intelligenzminderung und andere psychische Störungen einschließlich Persönlichkeitsstörungen gerechnet.

Viele Personen, die Straftaten begehen, weisen eine Persönlichkeitsstörung auf, welche bei der Durchführung der Tat eine Rolle spielte. Es ist vom Gesetzgeber nicht beabsichtigt, in allen diesen Fällen auf verminderte Zurechnungsfähigkeit zu erkennen. Vielmehr muss belegt werden, dass die Störung im konkreten Fall über den Durchschnitt der bei Straftätern zu erwartenden Auffälligkeiten hinausgeht und mit einer Verminderung der Einsichtsfähigkeit oder – was bei solchen Störungen vorwiegend zutrifft – der Willensfähigkeit verbunden war.

Beeinträchtigungen des Bewusstseins wegen leichter bis mittelgradiger Alkoholisierung werden im Allgemeinen nicht als Gründe für eine Verminderung der Schuldfähigkeit betrachtet.

Die Verminderung der Zurechnungsfähigkeit wird als leichte, mittelschwere oder schwere eingestuft. Die Zuordnung erfolgt durch den Vergleich der forensisch relevanten Auswirkungen einer Störung mit anderen vorkommenden Schweregraden dieser Störung (Dittmann 2000).

Maßnahmen an psychisch Kranken

In den Art. 43 und 44 StGB werden Maßnahmen an psychisch Kranken geregelt, deren Tat mit ihrer psychischen Störung in Zusammenhang stand. Maßnahmen im Sinne des Gesetzes sind ärztliche Behandlungen und die Verwahrung. Der Art. 43 StGB bezieht sich auf Maßnahmen bei psychischer Krankheit im Allgemeinen, der Art. 44 StGB auf Maßnahmen bei Alkoholabhängigkeit und anderen Suchtkrankheiten. Maßnahmen nach Art. 43 sind zeitlich nicht befristet, Maßnahmen nach Art. 44 StGB dauern maximal 2 Jahre.

Maßnahmen werden hauptsächlich verfügt, wenn eine Verminderung oder Aufhebung der Zurechnungsfähigkeit festgestellt wurde, sie können aber auch auferlegt werden, wenn keine Verminderung der Zurechnungsfähigkeit bestand.

Therapeutische Maßnahmen können stationär in einer „geeigneten Institution" oder ambulant durchgeführt werden. Wird eine Gefängnisstrafe vollzogen und gleichzeitig eine Therapie durchgeführt, wird diese ebenfalls als „ambulante" Behandlung bezeichnet. Eine ambulante Maßnahme in Freiheit ist nur möglich, wenn der Täter die öffentliche Sicherheit nicht in schwerwiegender Weise, v. a. nicht durch Verbrechen gegen Leib und Leben, gefährdet. Besteht dieses Risiko, ordnet der Richter eine stationäre Maßnahme oder die Verwahrung an.

Zur gutachterlichen Empfehlung einer therapeutischen Maßnahme bedarf es mehrerer Voraussetzungen. So muss die psychische Störung, die mit der Straftat im Zusammenhang stand, anhalten oder wiederkehren, wodurch ein Risiko weiterer Taten entsteht. Die psychische Störung muss behandelbar sein. Zudem muss durch die Behandlung die Gefahr weiterer Straftaten aufgehoben oder vermindert werden können. Falls dies zutrifft, ist zu prüfen, ob sich der Täter für die Behandlung eignet. Häufig ist eine genügende Kooperationsbereitschaft zur Durchführung der Maßnahme nötig, grundsätzlich ist dies jedoch keine Voraussetzung zu ihrer Anordnung. Falls der Täter die Maßnahme ablehnt, wird die Strafe vollzogen. Zudem kann, wenn die Voraussetzung besteht, die Verwahrung verhängt werden.

Der Durchführung von stationären Maßnahmen ist wegen der begrenzten institutionellen Möglichkeiten Grenzen gesetzt. Das Gutachten sollte angeben, wo die empfohlene Maßnahme durchgeführt werden kann.

Wenn der Vollzug der Strafe den Erfolg einer ambulanten Maßnahme erheblich gefährdet, kann der Richter die Strafe aufschieben und nach Beendigung der Maßnahme auf die Strafe ganz verzichten. Eine solche Gefährdung des Behandlungserfolgs kann man bei vielen psychisch kranken Tätern geltend machen, und häufig wird in solchen Fällen die Strafe erlassen.

Wird vom Gericht eine Maßnahme verfügt, dann muss der zuständige Therapeut über den Behandlungsverlauf regelmäßig Bericht erstatten. Erfährt der Therapeut von neuen schweren Straftaten, so muss er Meldung erstatten. Der Täter ist über diesen Sachverhalt zu orientieren. Erweist sich die Durchführung der Maßnahme als unmöglich, so entscheidet der Richter über das weitere Vorgehen.

Art. 43 StGB: Maßnahmen an geistig Abnormen

1. Erfordert der Geisteszustand des Täters, der eine vom Gesetz mit Zuchthaus oder Gefängnis bedrohte Tat begangen hat, die damit im Zusammenhang steht, ärztliche Behandlung oder besondere Pflege und ist anzunehmen, dadurch lasse sich die Gefahr weiterer mit Strafe bedrohter Taten verhindern oder vermindern, so kann der Richter Einweisung in eine Heil- oder Pflegeanstalt anordnen. Er kann ambulante Behandlung anordnen, sofern der Täter für Dritte nicht gefährlich ist.
   Gefährdet der Täter infolge seines Geisteszustands die öffentliche Sicherheit in schwerwiegender Weise, so wird vom Richter seine Verwahrung angeordnet, wenn diese Maßnahme notwendig ist, um ihn vor weiterer Gefährdung anderer abzuhalten. Die Verwahrung wird in einer geeigneten Anstalt vollzogen.
   Der Richter trifft seinen Entscheid aufgrund von Gutachten über den körperlichen und geistigen Zustand des Täters über die Verwahrungs-, Behandlungs- und Pflegebedürftigkeit.
2. Wird vom Richter Einweisung in eine Heil- oder Pflegeanstalt oder Verwahrung angeordnet, so schiebt er im Fall einer Freiheitsstrafe deren Vollzug auf.
   Zwecks ambulanter Behandlung kann der Richter den Vollzug der Strafe aufschieben, um der Art der Behandlung Rechnung zu tragen. Er kann in diesem Falle entsprechend Art. 41 Z. 2 Weisungen erteilen und, wenn nötig, eine Schutzaufsicht anordnen.

3. Wird die Behandlung in der Anstalt als erfolglos eingestellt, so entscheidet der Richter, ob und wieweit aufgeschobene Strafen noch vollstreckt werden sollen.

Erweist sich eine ambulante Behandlung als unzweckmäßig oder für andere gefährlich, erfordert jedoch der Geisteszustand des Täters eine ärztliche Behandlung oder besondere Pflege, so wird vom Richter Einweisung in eine Heil- oder Pflegeanstalt angeordnet. Ist Behandlung in einer solchen Anstalt unnötig, so entscheidet der Richter, ob und wieweit aufgeschobene Strafen noch vollstreckt werden sollen.

An Stelle des Strafvollzugs kann der Richter eine andere sichernde Maßnahme anordnen, wenn deren Voraussetzungen erfüllt sind.

4. Die zuständige Behörde beschließt die Aufhebung der Maßnahme, wenn ihr Grund weggefallen ist.

Ist der Grund der Maßnahme nicht vollständig weggefallen, so kann die zuständige Behörde eine probeweise Entlassung aus der Anstalt oder der Behandlung anordnen. Sie kann den Entlassenen unter Schutzaufsicht stellen. Probezeit und Schutzaufsicht werden von ihr aufgehoben, wenn sie nicht mehr nötig sind.

Die zuständige Behörde hat ihren Entschluss dem Richter vor der Entlassung mitzuteilen.

5. Der Richter entscheidet nach Anhören des Arztes, ob und wie weit aufgeschobene Strafen im Zeitpunkt der Entlassung aus der Anstalt oder nach Beendigung der Behandlung noch vollstreckt werden sollen. Er kann insbesondere vom Strafvollzug ganz absehen, wenn zu befürchten ist, dass dieser den Erfolg der Maßnahme erheblich gefährdet.

Die Dauer des Freiheitsentzugs zum Vollzug der Maßnahme in einer Anstalt ist auf die Dauer einer bei ihrer Anordnung aufgeschobenen Strafe anzurechnen.

Die zuständige Behörde äußert sich bei der Mitteilung ihres Beschlusses zur Frage, ob sie der Ansicht ist, der Vollzug von Strafen sei für den Entlassenen nachteilig.

Art. 44 StGB: Behandlung von Trunk- und Rauschgiftsüchtigen

1. Ist der Täter trunksüchtig und steht die von ihm begangene Tat damit im Zusammenhang, so kann der Richter seine Einweisung in eine Trinkerheilanstalt oder, wenn nötig, in eine andere Heilanstalt anordnen, um die Gefahr künftiger Verbrechen oder Vergehen zu verhüten. Der Richter kann auch ambulante Behandlung anordnen. Art. 43 Z. 2 ist entsprechend anwendbar. Der Richter holt, soweit erforderlich, ein Gutachten über den körperlichen und geistigen Zustand des Täters sowie über die Zweckmäßigkeit der Behandlung ein.

2. Die Trinkerheilanstalt ist von den übrigen Anstalten dieses Gesetzes getrennt zu führen.

3. Zeigt sich, dass der Eingewiesene nicht geheilt werden kann, oder sind die Voraussetzungen der bedingten Entlassung nach zwei Jahren Aufenthalt in der Anstalt noch nicht eingetreten, so entscheidet nach Einholung eines Berichts der Anstaltsleitung der Richter, ob und wieweit aufgeschobene Strafen noch vollstreckt werden sollen.

Anstelle des Strafvollzuges kann der Richter eine andere sichernde Maßnahme anordnen, wenn deren Voraussetzungen erfüllt sind.
4. Hält die zuständige Behörde den Eingewiesenen für geheilt, so beschließt sie dessen Entlassung aus der Anstalt.
Die zuständige Behörde kann ihn für ein bis drei Jahre bedingt entlassen und ihn für diese Zeit unter Schutzaufsicht stellen.
Die zuständige Behörde hat ihren Beschluss dem Richter vor der Entlassung mitzuteilen.
5. Der Richter entscheidet, ob und wieweit aufgeschobene Strafen im Zeitpunkt der Entlassung aus der Anstalt oder der Behandlung noch vollstreckt werden sollen. Die zuständige Behörde äußert sich hierüber bei der Mitteilung ihres Beschlusses. Die Dauer des Freiheitsentzuges durch den Vollzug der Maßnahme in einer Anstalt ist auf die Dauer der bei ihrer Anordnung aufgeschobenen Strafe anzurechnen.
6. Dieser Artikel ist sinngemäß auf Rauschgiftsüchtige anwendbar. Erweist sich ein zu einer Strafe verurteilter Rauschgiftsüchtiger nachträglich als behandlungsbedürftig, behandlungsfähig und behandlungswillig, so kann ihn der Richter auf sein Gesuch hin in eine Anstalt für Rauschgiftsüchtige einweisen und den Vollzug der noch nicht verbüßten Strafe aufschieben.

Prognose

Siehe dazu den Beitrag von N. Nedopil.

Psychiatrische Aspekte des Strafrechts bei Kindern und Jugendlichen

Auf die diesbezüglichen, in Art. 82–100 StGB niedergelegten Bestimmungen wird hier nur summarisch eingegangen. Kinder, die das 7. Altersjahr noch nicht zurückgelegt haben, fallen nicht unter das Gesetz. Im StGB wird unterschieden zwischen Kindern (bis 15. Lebensjahr), Jugendlichen (bis 18. Lebensjahr) und jungen Erwachsenen (bis 25. Lebensjahr).

Wenn Kinder oder Jugendliche Straftaten begehen, so stellt die Behörde den Sachverhalt fest, macht Erhebungen und ordnet ggf. die nötigen erzieherischen oder therapeutischen Maßnahmen an. Auch können bei Kindern Disziplinarstrafen und bei Jugendlichen weitergehende Strafen verhängt werden.

Auch für junge Erwachsene sieht das Gesetz Möglichkeiten vor, der Erziehung und Behandlung gegenüber der Strafe den Vorrang zu geben. So kann statt Gefängnis die Einweisung in eine Arbeitserziehungsanstalt angeordnet werden.

3 Versicherungsrecht

Es sei darauf hingewiesen, dass die Schweizerische Gesellschaft für Versicherungspsychiatrie zur Beantwortung spezieller Fragen zur Verfügung steht.

3.1 Berichte und Gutachten für die Invalidenversicherung (IV)

Allgemeines

Gemäß Bundesgesetz über die Invalidenversicherung sind alle Personen mit Wohnsitz in der Schweiz der Invalidenversicherung (IV) obligatorisch angeschlossen. Invalidität bedeutet bleibende oder langdauernde Erwerbsunfähigkeit als Folge von Geburtsgebrechen, Krankheit oder Unfall. Die Leistungspflicht der IV ergibt sich im Gegensatz zur Unfallversicherung unabhängig von der Verursachung (Finalitätsprinzip).

Die Versicherungsleistungen bestehen in Eingliederungsmaßnahmen, Renten und anderen Leistungen. Den Eingliederungsmaßnahmen wird gegenüber einer Rente der Vorrang gegeben, wenn Aussicht auf die Wiederherstellung der Erwerbsfähigkeit besteht. Ein Anspruch auf IV-Leistungen kann geltend gemacht werden, wenn im bisherigen Beruf eine Arbeitsunfähigkeit seit mindestens 1 Jahr besteht. Bei Arbeitsunfähigkeit von 40% wird eine Viertelrente, bei 50% eine halbe Rente und ab 67% eine volle Rente zuerkannt. In wirtschaftlichen Härtefällen kann bei Invalidität von 40% eine halbe Rente bewilligt werden. Eine Hilflosenentschädigung erhält, wer für die alltäglichen Lebensverrichtungen dauernd Hilfe benötigt.

Die Anmeldung bei der IV muss spätestens 12 Monate nach Entstehung des Anspruchs, also 2 Jahre nach Beginn der Arbeitsunfähigkeit erfolgen, um die rückwirkende Auszahlung von Beginn der Arbeitsunfähigkeit an veranlassen zu können.

Psychische Erkrankungen machen ca. 30% aller Invaliditätsfälle aus.

IV-Berichte

Bei der Anamnese sollen die Schul- und die Berufsausbildung präzise mitgeteilt werden. Andere Angaben zur Lebensgeschichte können summarisch abgehandelt werden. Im Vordergrund des Interesses stehen die Krankheitsentwicklung und ihr Einfluss auf die berufliche Tätigkeit. Die Angaben über die Dauer und der Grad der verminderten Arbeitsfähigkeit sollen möglichst genau sein. Wenn der Patient seine Stelle nur aufgrund besonderer Umstände wie z. B. des überdurchschnittlichen Entgegenkommens des Arbeitgebers behalten konnte, soll dies erwähnt werden. Eine Tätigkeit unter de facto geschützten Bedingungen ist Grund für IV-Leistungen, wenn die Fortsetzung der Arbeit unter solchen Umständen nicht mehr möglich ist. Die Darstellung des psychopathologischen Befunds erfolgt unter kurzer Beschreibung ihrer Auswirkungen auf die Arbeitsfähigkeit.

IV-Gutachten

Sie werden bei schwierig zu beurteilenden Fällen in Auftrag gegeben. Neben der eigenen Untersuchung und ggf. veranlassten Zusatzuntersuchungen sollen andere potenziell relevante medizinische Unterlagen einbezogen werden. Die Angaben des Patienten hinsichtlich Arbeitsunfähigkeit sollen durch Auskünfte von Dritten abgesichert werden. Insbesondere die Informationen von Seiten des Arbeitgebers und des Hausarztes sind diesbezüglich wertvoll. Auch die Angaben von Angehörigen stellen ein wichtiges Element dar, wobei zu berücksichtigen ist, dass sie Partei sein können. Differenzen und Widersprüche sollen diskutiert und gewichtet werden. Schlussfolgerungen hinsichtlich Invalidität, die von der Beurteilung eines langjährig behandelnden Hausarztes abweichen, müssen gut begründet sein.

Die Patienten erleben die Begutachtung oft mit innerer Spannung, was zu einer ungünstigen psychischen Verarbeitung führen kann. Aus diesem Grund empfiehlt es sich, dem Patienten den Inhalt des Gutachtens in den wesentlichen Zügen zu erläutern.

> **Übersicht 3**
> **Anforderungen an IV-Gutachten**
> - Einbeziehung bestehender medizinischer Unterlagen
> - Absicherung wichtiger Angaben
> - Diskussion von divergierenden Auskünften und Beurteilungen
> - Eigene Beurteilung:
>   - Diagnose
>   - Frage von Simulation und Aggravation
>   - Auswirkung auf Erwerbsfähigkeit
>   - Prognose unter Berücksichtigung der Therapie
>   - Chancen von Wiedereingliederungsmaßnahmen

Spezielle Fragen bei IV-Berichten und IV-Gutachten

Bisher ungenügende Therapie. Bei der Abklärung kann sich zeigen, dass die therapeutischen Möglichkeiten noch nicht ausgeschöpft wurden. Wenngleich diese weiteren Behandlungen bald durchgeführt werden sollten, darf die Beantwortung der gestellten Fragen nicht aufgeschoben werden. Gegebenenfalls kann man eine baldige Rentenrevision vorschlagen.

Ablehnung therapeutischer Maßnahmen. Wenn der Patient die Behandlung aus freien Stücken ablehnt, diese jedoch zur Wiederherstellung der Arbeitsfähigkeit führen könnte, kann die IV die Leistungen kürzen oder verweigern. Zu berücksichtigen ist allerdings, dass die Ablehnung ein Krankheitssymptom, z. B. einer Schizophrenie, sein kann.

Suchterkrankungen. Bei anhaltendem Suchtmittelkonsum ist oft nicht beurteilbar, ob die Arbeitsunfähigkeit wegen der Intoxikationen oder aus anderen, von aktuellem Substanzkonsum unabhängigen Gründen besteht. Grundsätzlich ist der Patient beweispflichtig. Verweigert der Patient die Abstinenz bzw. die dazu nötige Therapie, besteht primär kein Anspruch auf IV-Leistungen. Allerdings stellt man bei Patienten mit langdauerndem schwerem Suchtmittelkonsum nicht selten organische Persönlichkeitsveränderungen fest, die auch in Zeiten fehlenden oder geringen Suchtmittelkonsums fortbestehen und die Erwerbsfähigkeit auf Dauer verunmöglichen, sodass die Berentung berechtigt ist. Oft liegen auch vorbestehende psychische Erkrankungen vor, welche zur Invalidität beitragen.

Bei Suchterkrankung stellt sich die Frage der Grobfahrlässigkeit bzw. des Selbstverschuldens. Mit guten Gründen hält der Versicherer jedoch am Krankheitsmodell der Suchtkrankheiten fest. So wird heute bei Suchterkrankung fast nie eine Rentenkürzung vorgenommen. Beim Alkoholismus kann man zudem anführen, dass er oft auf dem Boden eines sozial akzeptierten Trinkens unbemerkt begann. Für die Drogenabhängigkeit gilt dieses Argument nicht, hingegen entstehen solche Erkrankungen häufig auf dem Boden einer gestörten Persönlichkeitsentwicklung (Ernst 1984).

Wenngleich eine nicht diskriminierende Haltung gegenüber Patienten mit Suchterkrankung geboten ist, muss vermieden werden, durch eine vorzeitige Rentenzuerkennung zur Aufrechterhaltung der Sucht beizutragen.

Simulation, Aggravation. Unberechtigte Rentenansprüche müssen ausgeschlossen werden. Die Simulation kommt sehr selten vor, wobei die Vortäuschung von psychischen Störungen extrem schwierig ist und der Versuch fast sicher durch Unechtheit auffällt.

Schwieriger ist zu entscheiden, inwieweit vorhandene Beschwerden im Sinn der Aggravation übertrieben werden. Der nicht aggravierend Kranke gibt ein Bild, welches über die verschiedenen Lebensbereiche hinweg konsistent ist. Zu berücksichtigen ist, dass ein gewisses Maß an Aggravation oder demonstrativem Verhalten auch bei eindeutiger Arbeitsunfähigkeit häufig ist.

3.2 Berichte und Gutachten für Unfallversicherungen

Die Unfallversicherung ist zuständig für die Behandlung von Unfallfolgen sowie für Tagegelder und Renten. Im Gegensatz zu den IV-Leistungen kann statt Rentenzahlungen eine einmalige Abfindung bewilligt werden, wenn sich damit die Wiedererlangung der Erwerbsfähigkeit erwarten lässt. Zudem erfolgt ggf., unabhängig von Fragen verminderter Erwerbsfähigkeit, eine Integritätsentschädigung.

Auch in das psychiatrische Gutachten müssen meist unfallspezifische Fragen einbezogen werden, so der Unfallhergang, die erlittenen Verletzungen, das Auftreten von Bewusstlosigkeit oder Benommenheit inklusive der Dauer, das Vorkommen einer Amnesie, das Unfallerlebnis, der Heilungsverlauf und die Unfallverarbeitung.

Zur Beurteilung von Leistungsansprüchen muss untersucht werden, ob die Bedingungen eines natürlichen Kausalzusammenhangs und eines adäquaten Kausalzusammenhangs zwischen Unfall und nachfolgender psychischer Störung erfüllt sind (Kausalitätsprinzip). Die Feststellung der Kausalität ist letztendlich nicht Angelegenheit des Arztes, wohl aber muss dieser die dazu nötigen Abklärungen treffen und die Sachverhalte darlegen.

Ein natürlicher Kausalzusammenhang liegt vor, wenn ohne das Unfallereignis die psychische Störung nicht aufgetreten wäre („conditio sine qua non"). Die Störung muss mindestens mit überwiegender Wahrscheinlichkeit Unfallfolge sein, die reine Möglichkeit genügt nicht. Dabei ist unter anderem der zeitliche Zusammenhang ein wichtiger Faktor. Wenn die Störung unmittelbar nach dem Unfall auftritt, ist der Zusammenhang nahe liegend. Tritt die Störung verzögert auf, so kann dann noch ein natürlicher Kausalzusammenhang angenommen werden, wenn die Symptomatik auf das Unfallgeschehen hinweist, z. B. durch die intrusiven Erinnerungen an den Unfall bei einer posttraumatischen Belastungsstörung.

Ein adäquater Kausalzusammenhang zum Unfallereignis wird gemäß der Entscheidung des Schweizerischen Bundesgerichts angenommen, „wenn es nach dem gewöhnlichen Lauf der Dinge und nach der allgemeinen Lebenserfahrung an sich geeignet ist, einen Erfolg von der Art des Eingetretenen herbeizuführen, der Eintritt dieses Erfolges also durch das Ereignis allgemein als begünstigt erscheint".

Ein adäquater Kausalzusammenhang ist auch dann anzunehmen, wenn der Unfall nur einer von mehreren Faktoren im Sinne natürlicher Kausalität ist, welche zur psychischen Krankheit geführt haben, z. B. bei Kombination einer unfallbedingten psychischen Krankheit mit einer bis dahin die Arbeitsfähigkeit für sich selbst nicht beeinträchtigenden Persönlichkeitsstörung.

Im psychiatrischen Gutachten sollen der sog. objektivierbare Schweregrad des Unfallereignisses und seine Folgen in die Überlegungen einbezogen werden (s. auch Murer et al. 1993). Es werden schwere, mittelschwere und leichte Unfälle unterschieden. Kriterien der Schwere sind: besonders schwere Verletzungen, sehr lange ärztliche Behandlung, schwieriger Heilungsverlauf durch erhebliche somatische Komplikationen, physisch bedingte, somatisch objektivierbare Dauerschmerzen, langdauernde physisch bedingte Arbeitsunfähigkeit, durch ärztliche Fehlbehandlung bedingte erhebliche objektive Verschlimmerung der physisch bedingten Unfallfolgen. Als leicht werden alle Bagatellunfälle eingestuft. Mittelschwere Unfälle liegen zwischen den Extremkategorien.

Die praktische Relevanz dieser Einteilung liegt darin, dass für „psychogene" Störungen nach einem Unfall der adäquate Kausalzusammenhang bei schwerem Unfallereignis im Allgemeinen bejaht, bei leichtem Unfallereignis hingegen im Allgemeinen verneint wird, während bei mittlerer Schwere weitere Aspekte zur Beurteilung herangezogen werden. „Psychogen" gemäß älterer Terminologie sind die meisten nichtorganischen Störungen nach ICD-10.

Im Rahmen der psychiatrischen Begutachtung soll auch die objektivierbare Schwere des Unfallerlebnisses erfasst werden (Murer et al. 1993). Als Kriterien eines schweren Unfallerlebnisses gelten ein besonders eindrückliches oder gar lebensbedrohliches Unfallgeschehen, schwere Verletzung oder Tod naher Bezugspersonen, Zerstörung der materiellen Lebensgrundlagen und/oder der sozialen Struktur, oder Verletzung von Organen, die von den meisten Menschen als besonders bedeutungsvoll erlebt werden. Die Feststellung eines schweren Unfallerlebens stellt bei „psychogenen" Störungen ein Argument dar, die Adäquanz der Kausalität zu bejahen.

Zudem soll die vorbestehende psychische Konstitution beurteilt werden. Dieser Punkt ist wiederum bei den „psychogenen" Störungen von Bedeutung. Es wird festgestellt, inwieweit die Person im bisherigen Leben physische und psychische Belastungen bewältigt hat. Wenn der Versicherte schwere Belastungen ohne nachhaltige Probleme verarbeitet hat, wird davon ausgegangen, dass dies auch beim aktuellen Trauma der Fall sein wird. Bei ungünstigem Verlauf nach dem Unfall muss die Frage einer Verarbeitungsstörung des Ereignisses oder von sekundären Motiven, d.h. von Simulation und Aggravation im Sinne einer Begehrenshaltung, geprüft werden.

Ersatzpflicht der Unfallversicherung bei Suizidversuch oder Suizid

Die Versicherungsgerichte müssen gelegentlich entscheiden, ob die Angehörigen eines durch Suizid Verstorbenen Anspruch auf Leistungen der Unfallversicherung haben. Normalerweise werden keine Leistungen erbracht. Jedoch wird im Art. 48 der Unfallversicherungsverordnung (UVV) festgestellt:

Art. 48 der Unfallversicherungsverordnung (UVV)
„Wollte sich der Versicherte nachweislich das Leben nehmen oder sich selbst verstümmeln, so findet Art. 37 Abs. 1 UVG keine Anwendung, wenn der Versicherte zur Zeit der Tat ohne Verschulden gänzlich unfähig war vernunftgemäß zu handeln.

Im psychiatrischen Gutachten muss dargelegt werden, ob bei der Suizidhandlung eine gänzliche Urteilsunfähigkeit hinsichtlich der Suizidhandlung bestand. Die Schwierigkeit, dies zu beurteilen, liegt auf der Hand. Das Gesetz geht jedenfalls davon aus, dass bei Suizid nicht generell völlige Urteilsunfähigkeit vorliegt. Nach herrschender Rechtsauffassung muss die Suizidhandlung durch schwerste psychopathologische Symptome wie Wahn, Halluzinationen, Verwirrtheit oder im Rahmen eines psychotischen Raptus zustandegekommen sein, um eine Leistung der Unfallversicherung abzuleiten.

3.3 Leistungen der Krankenkassen für Psychotherapien

Psychiatrische Untersuchungen und Behandlungen werden wie andere Grundleistungen gemäß dem Krankenversicherungsgesetz (KVG) von den Krankenkassen übernommen. Präzisierungen gibt die Krankenpflege-Leistungsverordnung (KLV) vom 29.9.1995.

Krankenpflege-Leistungsverordnung (KLV). 1. Kapitel: Ärztliche und chiropraktische Leistungen. 2 Abschnitt: Ärztliche Psychotherapie

Art. 2: Grundsatz

- Die Versicherung übernimmt die Kosten für Leistungen der ärztlichen Psychotherapie nach Methoden, welche mit Erfolg an anerkannten psychiatrischen Institutionen angewendet werden.
- Nicht übernommen werden die Kosten für Psychotherapie, die zum Zweck der Selbsterfahrung, der Selbstverwirklichung oder der Persönlichkeitsreifung oder zu anderen nicht auf die Behandlung einer Krankheit gerichteten Zwecken durchgeführt wird.

Art. 3: Leistungsvoraussetzungen

1. Unter Vorbehalt begründeter Ausnahmen werden höchstens die Kosten für eine Behandlung übernommen, die entspricht:
   a. in den ersten drei Jahren zwei einstündigen Sitzungen pro Woche;
   b. in den folgenden drei Jahren einer einstündigen Sitzung pro Woche;
   c. danach einer einstündigen Sitzung alle zwei Wochen.
2. Soll die Psychotherapie nach einer Behandlung, die 60 einstündigen Sitzungen innert zweier Jahre entspricht, zu Lasten der Versicherung fortgesetzt werden, so hat der behandelnde Arzt oder die behandelnde Ärztin dem Vertrauensarzt oder der Vertrauensärztin des Versicherten zu berichten und einen begründeten Vorschlag über die Fortsetzung der Therapie zu unterbreiten.
3. Der Vertrauensarzt oder die Vertrauensärztin schlägt dem Versicherer vor, ob und in welchem Umfang die Psychotherapie auf Kosten der Versicherung fortgesetzt werden soll. Bei Fortsetzung der Therapie hat der behandelnde Arzt oder die behandelnde Ärztin dem Vertrauensarzt oder der Vertrauensärztin wenigstens einmal jährlich über den Verlauf und die weitere Indikation der Therapie zu berichten.
4. Die Berichte an den Vertrauensarzt oder die Vertrauensärztin nach den Absätzen 2 und 3 dürfen nur Angaben enthalten, welche zur Beurteilung der Leistungspflicht des Versicherten nötig sind.

Es kommt vor, dass der Vertrauensarzt dem Antrag des behandelnden Arztes nicht folgt und die Therapie in der vorgeschlagenen Form ablehnt. Wenn der behandelnde Arzt bzw. der Patient dies nicht akzeptiert, muss der Vertrauensarzt seine Entscheidung schriftlich begründen. Die Krankenkasse muss auf Verlangen des Arztes eine rekursfähige Verfügung ausstellen, welche dann beim Versicherungsgericht angefochten werden kann.

Die KLV bezieht sich nicht auf Behandlungen, bei denen medikamentöse oder andere biologische Therapien durchgeführt werden. Hier unterliegt die Therapie einschließlich der Sitzungsfrequenz keiner speziellen Beschränkung.

4 Rechtliche Aspekte des Arzt-Patienten-Verhältnisses

Allgemeines

Das Arzt-Patienten-Verhältnis entspricht gemäß Obligationenrecht (OR) einem Vertrag, bei welchem der Patient Auftraggeber ist, das Weisungsrecht besitzt und den Vertrag jederzeit

4 Rechtliche Aspekte des Arzt-Patienten-Verhältnisses

widerrufen kann (Art. 397 OR), während der Arzt zur Sorgfalts-, Treue- und Rechenschaftspflicht (Art. 398 und 400 OR) gehalten ist. Zivilrechtlich ist die ärztliche Behandlung nur rechtmäßig, wenn die im Art. 28 ZGB angegebenen Bedingungen zum Schutz der Persönlichkeit gegen Verletzungen erfüllt sind. Strafrechtlich stellt eine ärztliche Behandlung gemäß Art. 123 StGB eine Körperverletzung bzw., wenn kein Eingriff in die körperliche Integrität erfolgt, eine Gesundheitsschädigung dar. Straflos wird sie erst aufgrund eines Rechtfertigungsgrunds wie der Berufspflicht (Art. 32 StGB) oder eines Notstands (Art. 34 StGB).

> **Art. 28 ZGB: Schutz der Persönlichkeit gegen Verletzungen**
>
> ...
>
> Wer in seiner Persönlichkeit widerrechtlich verletzt wird, kann zu seinem Schutz gegen jeden, der an der Verletzung mitwirkt, den Richter anrufen.
> Eine Verletzung ist widerrechtlich, wenn sie nicht durch Einwilligung des Verletzten, durch ein überwiegend privates oder öffentliches Interesse oder durch Gesetz gerechtfertigt ist.

> **Art. 32 StGB: Rechtmäßige Handlungen: Gesetz, Amts- oder Berufspflicht**
> Die Tat, die das Gesetz oder eine Amts- oder Berufspflicht gebietet, oder die das Gesetz für erlaubt oder straflos erklärt, ist kein Verbrechen oder Vergehen.

> **Art. 34 StGB: Rechtmäßige Handlungen: Notstand**
> 1. ...
> 2. Die Tat, die jemand begeht, um das Gut eines anderen, namentlich Leben, Leib, Freiheit, Ehre, Vermögen, aus einer unmittelbaren, nicht anders abwendbaren Gefahr zu erretten, ist straflos...

4.1 Aufklärung, Einwilligung in die Behandlung

Die Aufklärung soll den Patienten in die Lage versetzen, aufgrund der erhaltenen Informationen eine freie und sachgerechte Entscheidung über die Durchführung der vorgesehenen ärztlichen Handlungen zu treffen. Der Arzt muss den Patienten über die Erkrankung, die Behandlung, deren Erfolgsaussichten und Risiken, mögliche Behandlungsalternativen und die Folgen der Nichtbehandlung aufklären. Auch selbst zu tragende Kosten der Behandlung müssen angegeben werden. Die Aufklärung ist auch dann Pflicht, wenn der Patient nicht danach fragt. Der Erklärung des Patienten, er wolle nicht aufgeklärt werden, kommt keine rechtliche Bedeutung zu. Der Verzicht auf minimale Aufklärung würde gemäß Art. 27 ZGB eine unzulässige Aufgabe von Persönlichkeitsrechten bedeuten. Der Anspruch auf Aufklärung ergibt sich auch aus dem auftrags- und weisungsrechtlichen Charakter der ärztlichen Behandlung.

Eine detaillierte Aufklärung über alle seltenen Risiken ist nur bei ausdrücklichem Wunsch des Patienten notwendig.

Gelegentlich kann sich die Frage stellen, ob der Patient durch die Aufklärung Schaden erleidet, indem seine psychische Belastungsfähigkeit überfordert wird. Auf diese Möglichkeit soll man Rücksicht nehmen und daher die Aufklärung behutsam vornehmen. In jedem Fall hat der Patient jedoch das Recht, über seinen Zustand informiert zu werden, selbst wenn ihm dies schaden könnte.

Die Entscheidung des urteilsfähigen Patienten über Behandlung oder Nichtbehandlung muss auch dann respektiert werden, wenn sie unvernünftig ist und negative Auswirkungen auf die Gesundheit, u. U. sogar den Tod, zur Folge hat.

Behandlung bei Urteilsunfähigkeit. Benötigt ein bewusstloser und daher urteilsunfähiger Patient eine notfallmäßige Behandlung, so erfolgt diese nach Art. 419 OR im Sinne einer Geschäftsführung ohne Auftrag.

> **Art. 419 OR: Geschäftsführung ohne Auftrag. Stellung des Geschäftsführers. Art der Ausführung**
> Wer für einen anderen ein Geschäft besorgt, ohne von ihm beauftragt zu sein, ist verpflichtet, das unternommene Geschäft so zu führen, dass es dem Vorteile und der mutmaßlichen Absicht des anderen entspricht.

Urteilsunfähigkeit bezüglich durchzuführender medizinischer Handlungen kann auch bei Demenz, Delir und akut wahnhaften oder sonst psychotischen Zuständen bestehen. In solchen Fällen können auch bei Ablehnung des Patienten unbedingt notwendige notfallmäßige Behandlungen durchgeführt werden.

Behandlungen gegen den Willen, andere Zwangsmaßnahmen. Ihre Anwendung begrenzt sich auf akute Notsituationen. Eine Maßnahme gegen den Willen kann in der Verabreichung von Medikamenten, der Einschließung in einem Zimmer, der Fixierung, der Zwangsernährung oder in anderen Handlungen bestehen. Solche Zwangsmaßnahmen erfolgen manchmal nicht in erster Linie aus therapeutischen Gründen, sondern auch im Interesse des Umfelds. Weil es sich um schwerwiegende Eingriffe in die persönliche Freiheit handelt, dürfen sie nur in ganz besonderen Situationen durchgeführt werden. Juristisch können Zwangsmaßnahmen aus dem Vorliegen eines Notstands (Art. 34 StGB) und aus Überlegungen zum Schutz der Persönlichkeit (Art. 28 ZGB) abgeleitet werden. Liegt Urteilsunfähigkeit des Patienten vor, kann die Behandlung im Sinne einer Geschäftsführung ohne Auftrag (Art. 419 OR) durchgeführt werden.

Patientenverfügungen

Es handelt sich um schriftliche Anweisungen des urteilsfähigen Patienten für Situationen, in denen er nicht mehr urteils- oder äußerungsfähig ist. Die Anweisungen sind im Allgemeinen zu befolgen, es gibt jedoch Ausnahmen.

Eine Einschränkung liegt darin, dass der Arzt prüfen muss, ob die Verfügung dem augenblicklichen mutmaßlichen Willen des Patienten noch entspricht. Freitoderklärungen, in welchen der Patient Maßnahmen zur Lebensrettung verbietet, sind rechtlich ungültig. Ihr Befolgen wäre wegen unterlassener Hilfeleistung gemäß Art. 128 StGB strafbar.

Patientenverfügungen, welche das Verbot jeglicher Psychopharmakabehandlung enthalten, sind unter Vorbehalt von Behandlungen gegen Willen bzw. bei Urteilsunfähigkeit als Notfallmaßnahme rechtsgültig.

4.2 Arztgeheimnis

Der Arzt darf Informationen über die Krankheit des Patienten nicht an Dritte weitergeben (s. Art. 321 StGB). Gegenüber den nächsten Angehörigen kann er jedoch das Einverständnis des Patienten „vermuten" und sie über die Erkrankung, die Prognose und die vorgesehene Behandlung orientieren. Informationen, die sich nicht auf die Krankheit beziehen, dürfen nicht preisgegeben werden.

> **Art. 321 StGB: Verletzung des Berufsgeheimnisses**
> 1. Geistliche, Rechtsanwälte, ..., Ärzte, ... sowie ihre Hilfspersonen, die ein Geheimnis offenbaren, das ihnen infolge ihres Berufes anvertraut worden ist, oder das sie in dessen Ausübung wahrgenommen haben, werden, auf Antrag, mit Gefängnis oder mit Buße bestraft.
> ...
> 2. ...
> 3. Vorbehalten bleiben die eidgenössischen und kantonalen Bestimmungen über die Zeugnispflicht und über die Auskunftspflicht gegenüber einer Behörde.

Wenn der Patient die Auskunftserteilung bzw. die Kontaktnahme mit den Angehörigen verbietet, ist dies zu respektieren. Eine Ausnahme stellen Zustände dar, in denen der Patient sich selbst oder andere akut schwer gefährdet. Hier liegt der Rechtfertigungsgrund des Notstands vor. Wenn aufgrund von paranoid psychotischem Erleben Urteilsunfähigkeit bezüglich des ausgesprochenen Verbots besteht, ist der Arzt nicht an das Verbot gebunden. Trotzdem soll er sich nicht ohne triftigen Grund über den Willen des Patienten hinwegsetzen.

Gegenüber der Vormundschaftsbehörde bzw. dem Vormund oder Beistand muss das Arztgeheimnis im Allgemeinen gewahrt werden. Eine Ausnahme liegt vor, wenn der Vormund als gesetzlicher Vertreter des urteilsunfähigen Patienten in dessen gesundheitlichem Interesse handelt.

4.3 Einsicht in die Krankengeschichte

Der Patient hat das Einsichtsrecht in die über ihn erstellte Krankengeschichte. Für den Bereich der öffentlichen Krankenhäuser haben die meisten Kantone spezielle Verordnungen erlassen. Grundsätzlich unterliegt das Einsichtsrecht des Patienten keiner Einschränkung (hinsichtlich einer detaillierten Erörterung s. Ramer u. Rennhard 1998).

4.4 Private Beziehungen zwischen Arzt und Patient

Man kann zwischen privaten Beziehungen im Allgemeinen und solchen sexueller Art unterscheiden. Explizite gesetzliche Regelungen existieren nur für sexuelle Beziehungen. Schlussfolgerungen zu privaten Beziehungen im Allgemeinen ergeben sich aus generellen Überlegungen zum Arzt-Patienten-Verhältnis.

Es ist möglich, dass sich Arzt und Patient schon vor Behandlungsbeginn gekannt haben. Gegen die Durchführung einer Behandlung ist nichts einzuwenden, wenn sich berufliche Aufgaben und persönlicher Kontakt gut trennen lassen. So ist es selbstverständlich, dass ein Arzt die einfache Schlafstörung seines Ehepartners behandeln kann. Andererseits lassen sich eine psychodynamische Therapie und private Kontakte nie vereinbaren.

Bezüglich Neuaufnahme eines privaten Kontakts zwischen Arzt und Patient im Laufe der psychiatrischen Therapie ist Zurückhaltung angebracht, insbesondere bei erst kurzdauernder Behandlung. Der Arzt muss mit vernünftiger Sicherheit annehmen können, dass der Kontakt die Therapie nicht stören wird.

Wenn ein Behandelnder eines psychiatrischen hospitalisierten Patienten mit diesem private Kontakte pflegen will, ergeben sich häufig unlösbare praktische Probleme. Das Risiko von Loyalitätskonflikten ist offensichtlich. Aus diesem Grund erlassen psychiatrische Institutionen an die Mitarbeiter die Weisung, private Kontakte mit den Patienten zu unterlassen.

Sexuelle Beziehungen zwischen dem Arzt oder anderen therapeutisch Tätigen und dem Patienten sind aufgrund von Art. 188 und

192 StGB verboten, weil ein Abhängigkeitsverhältnis besteht. Das Einverständnis von Patientenseite zur sexuellen Beziehung schützt nicht vor Strafverfolgung.

> **Art. 188 StGB: Sexuelle Handlungen mit Abhängigen**
> 1. Wer mit einer unmündigen Person von mehr als 16 Jahren, die von ihm durch ein Erziehungs-, Betreuungs- oder Arbeitsverhältnis oder auf andere Weise abhängig ist, eine sexuelle Handlung vornimmt, indem er diese Abhängigkeit ausnützt,
> wer eine solche Person unter Ausnützung ihrer Abhängigkeit zu einer sexuellen Handlung verleitet, wird mit Gefängnis bestraft.
> 2. …

> **Art. 192 StGB: Sexuelle Handlungen mit Anstaltspfleglingen, Gefangenen, Beschuldigten**
> 1. Wer unter Ausnützung der Abhängigkeit einen Anstaltspflegling, Anstaltsinsassen, Gefangenen, Verhafteten oder Beschuldigten veranlasst, eine sexuelle Handlung vorzunehmen oder zu dulden, wird mit Gefängnis bestraft.
> 2. …

5 Andere Bereiche

5.1 Betäubungsmittelgesetz und Suchtbehandlungen

Der Arzt darf Betäubungsmittel nach Maßgabe des Bedarfs ohne spezielle Bewilligung abgeben, wie es nach den anerkannten Regeln der medizinischen Wissenschaften notwendig ist. Eine Einschränkung besteht für die „Abgabe an abhängige Personen", also die Durchführung von Substitutionsbehandlungen. So benötigen Ärzte, die Methadonbehandlungen bei Opiatabhängigen durchführen, eine kantonsärztliche Bewilligung. Jeder dieser Patienten muss dem Kantonsarzt namentlich gemeldet werden. Dies dient dem Schutz gegen Missbrauch, damit nicht Patienten an mehreren Orten gleichzeitig das Medikament beziehen können. Der Vollzug der gesetzlichen Bestimmungen ist je nach Kanton unterschiedlich geregelt.

5.2 Militärdiensttauglichkeit

Wichtige diesbezügliche Bestimmungen finden sich in der Verordnung über die medizinische Beurteilung der Diensttauglichkeit und Dienstfähigkeit des Armee-Reglements, welches im Besitz der Militärärzte ist. Man unterscheidet zwischen der Dienstfähigkeit, d. h. der momentanen Fähigkeit, den Militärdienst abzuleisten, und der Diensttauglichkeit, d. h. der generellen Eignung zur Ableistung des Militärdiensts.

Die Attestierung einer Dienstunfähigkeit in einem Zeugnis kommt für Angehörige der Armee in Frage, die kurze Zeit vor dem Einrückungstermin erkranken. Das Zeugnis wird vom Armeeangehörigen dem zuständigen Truppenarzt übergeben, der über das weitere Vorgehen entscheidet. Der Armeeangehörige muss am Einrückungsort erscheinen, es sei denn, der Weg zum Einrückungsort ist ihm krankheitsbedingt unmöglich.

Steht die Frage der Militärdiensttauglichkeit zur Diskussion, muss normalerweise ein psychiatrisches Gutachten erstellt werden. Auftraggeber können Schulärzte, Truppenärzte, andere Militärstellen oder der Wehrpflichtige selbst sein.

Das Vorliegen bestimmter psychischer Störungen ist ein definitiver Ausmusterungsgrund. Dies gilt für schwere Suchtkrankheiten, Schizophrenien, bipolare affektive Erkrankungen, rezidivierende Depressionen schwerer Art, schwere Angststörungen oder Zwangsstörungen, schwere Persönlichkeitsstörungen und die Intelligenzminderung.

Stellt der Psychiater bei einem noch als diensttauglich geführten Patienten eine der erwähnten Diagnosen, so soll im Einverständnis mit dem Patienten beim Eidgenössischen Militärdepartement, Generalstab, Untergruppe Sanität, Ärztlicher Dienst, die Ausmusterung beantragt werden.

Ein wesentlicher Teil der Ausmusterungen erfolgt bei Männern, die im bisherigen Leben kaum manifeste psychische Störungen gezeigt haben, jedoch bei der Ableistung des Militärdiensts deswegen in ernste Probleme geraten, weil ihnen die für den Dienst erforderliche Belastungs- und Anpassungsfähigkeit fehlt. In diagnostischer Hinsicht handelt es sich meist um Anpassungsstörungen kombiniert mit akzentuierten Persönlichkeitszügen oder Persönlichkeitsstörungen. Diese Schwäche muss sich im zivilen Leben nicht zeigen, weil es den Betroffenen dort meist gelingt, solch belastenden Situationen auszuweichen. Im Gutachten soll anhand der Lebensgeschichte dargestellt werden, wie der Wehrmann bisher auf Belastungssituationen reagiert bzw. diese vermieden hat. Auch ist darzulegen, wie ein allfälliger künftiger Militärdienst voraussichtlich verkraftet wird.

Wenn eine ärztlich indizierte Ausmusterung dazu beitragen kann, dass dem Betroffenen psychische Traumatisierungen erspart bleiben, so ist andererseits zu beachten, dass eine unnötige Ausmusterung vorbestehende Vermeidungstendenzen und somit ungünstige Persönlichkeitszüge verstärken kann.

Bei den Empfehlungen ist zu berücksichtigen, dass neben einer Ausmusterung auch eine Rückstellung von der RS bzw. eine Dispensation vom WK für 1–2 Jahre möglich ist. Auch die Möglichkeit einer Versetzung in eine andere Funktion oder eine andere Truppengattung ist zu erwägen.

5.3 Schwangerschaftsabbruch

Seit 2. Juni 2002 ist in der Schweiz die Fristenlösung in Kraft. Diese gilt bis zum Ende der 12. Schwangerschaftswoche. Dem unabhängig davon immer indizierten Abklärungsgespräch kommt eine wichtige therapeutische und protektive Funktion hinsichtlich einer ungünstigen psychischen Verarbeitung des Eingriffs zu.

So muss geklärt werden, ob die Patientin den Eingriff eindeutig wünscht. Eine gewisse Ambivalenz besteht fast immer, zwingt doch die ungewollte Schwangerschaft die Frau, zwischen zwei unbefriedigenden Lösungen zu wählen. Die gründliche Auseinandersetzung mit der schwierigen Situation ist die beste Voraussetzung einer guten psychischen Verarbeitung. Bei eindeutiger Unentschlossenheit ist der Schwangerschaftsabbruch nicht indiziert, ebenso wenn die Frau den Schwangerschaftsabbruch nur aufgrund von Fremdbeeinflussung anstrebt.

Der nach Ausschluss der Kontraindikationen durchgeführte Schwangerschaftsabbruch ist mit geringen Risiken psychischer Störungen verbunden. Eine Phase der Trauer oder einer leichten Depression nach dem Eingriff ist häufig. Die Schwangere soll auf diese Möglichkeit hingewiesen werden. Das Vereinbaren eines Gesprächstermins für die Zeit nach der Interruptio ist sinnvoll. Schwerere Depressionen treten selten und Post-abortum-Psychosen extrem selten auf.

Im Rahmen der Abklärung ist weder die Befragung des Partners noch seine Einwilligung zum Eingriff erforderlich. Wenn eine noch nicht volljährige oder eine bevormundete Schwangere den Eingriff wünscht, ist die Benachrichtigung oder das Einverständnis der Eltern bzw. des Vormunds nicht gesetzlich nötig.

5.4 Sterilisation

Sie ist in den meisten Situationen keinen besonderen gesetzlichen Bedingungen unterworfen. Wegen der Endgültigkeit des Eingriffs soll die Entscheidung nicht voreilig oder sonst unüberlegt erfolgen. Das Gespräch über die Gründe zum Wunsch nach Sterilisation kann vom Urologen bzw. vom Gynäkologen oder auch von einem Psychiater durchgeführt werden. Bei Patienten bzw. Patientinnen, die Kinder haben und relativ alt sind, ist die Begründung meist klar. Noch junge Personen ohne Kinder müssen gewichtige Gründe angeben können, schon deswegen, weil andere Methoden der Empfängnisverhütung zur Verfügung stehen.

Die Abklärung soll in 2, mehrere Wochen voneinander getrennten Gesprächen erfolgen, sodass sich der Patient das Für und Wider nochmals überlegen kann.

Die Entscheidung zur Sterilisation soll nicht kurzfristig getroffen werden, z. B. weil gerade eine andere Operation bevorsteht und der Eingriff gleichzeitig gemacht werden könnte.

Bei geistig Behinderten darf die Sterilisation nur durchgeführt werden, wenn der bzw. die Betroffene einverstanden und urteilsfähig ist.

5.5 Fahreignung, Fahrfähigkeit

Rechtliche Bestimmungen

Als **Fahreignung** (Synonym: Fahrtauglichkeit) wird die prinzipielle, zeitlich konstante Eignung zum Führen eines Fahrzeugs bezeichnet. Die **Fahrfähigkeit** (Synonym: Fahrtüchtigkeit) bezieht sich auf die momentane Kapazität, ein Fahrzeug zu führen. Die rechtlichen Bestimmungen sind im Straßenverkehrsgesetz (SVG) und den dazugehörigen ergänzenden Verordnungen (Verkehrsregelnverordnung, VRV, und Verkehrszulassungsverordnung, VZV) niedergelegt.

Art. 14 Straßenverkehrsgesetz

1. …
2. Lernfahr- und Führerausweis dürfen nicht erteilt werden, wenn der Bewerber
   a. ….
   b. durch körperliche oder geistige Krankheiten oder Gebrechen gehindert ist, ein Motorfahrzeug sicher zu führen;
   c. dem Trunke oder anderen die Fahrfähigkeit herabsetzenden Süchten ergeben ist;
   d. nach seinem bisherigen Verhalten nicht Gewähr bietet, dass er als Motorfahrzeugführer die Vorschriften beachten und auf die Mitmenschen Rücksicht nehmen würde.
3. …
4. Jeder Arzt kann Personen, die wegen körperlicher oder geistiger Krankheiten oder Gebrechen oder wegen Süchten zur sicheren Führung von Motorfahrzeugen nicht fähig sind, der Aufsichtsbehörde für Ärzte und der für Erteilung und Entzug des Führerausweises zuständigen Behörde melden.

Die medizinischen Mindestanforderungen zur Erteilung eines Führerausweises werden in der VZV, Anhang 1 angeführt. Die Führerausweiskategorien sind dort in 3 medizinische Gruppen eingeteilt. Bezüglich der niedrigsten Gruppe (Personenwagen, Motorräder, landwirtschaftliche Fahrzeuge) gilt für psychische Störungen: „keine Geisteskrankheiten von Bedeutung, kein Schwachsinn, keine Psychopathien". Bei den höheren Kategorien (Taxi-, Lastwagen- und Buslenker) dürfen „keine Geisteskrankheiten, kein Schwachsinn und keine Psychopathien" bestehen.

Der Entzug des Führerausweises erfolgt gemäß Art. 16 SVG, wenn bei einem Führerausweisinhaber festgestellt wird, dass die gesetzlichen Voraussetzungen zur Erteilung eines Ausweises nicht mehr bestehen, z. B. durch Vorliegen einer der oben genannten psychischen Störungen.

Ebenfalls erfolgt in der Regel ein vorsorglicher Entzug des Führerausweises, wenn Zweifel an der Fahreignung bestehen. Bestätigen die nachfolgenden verkehrsmedizinischen Abklärungen die Nichteignung, so erfolgt ein Sicherungsentzug, der gilt, bis der Nichteignungsgrund wegfällt.

Suchterkrankungen, sonstiger Suchtmittelkonsum

Bei Vorliegen einer Alkoholabhängigkeit oder eines verkehrsrelevanten Abusus wird gemäß obigen Feststellungen der Führerausweis nicht erteilt bzw. der erteilte Führerausweis entzogen. Die Neu- bzw. Wiedererteilung ist nach einer einjährigen kontrollierten Abstinenz möglich (Art. 17 SVG). Die Kontrolle, welche auch Laboruntersuchungen beinhaltet, erfolgt durch den Hausarzt, den Psychiater oder eine Suchtberatungsstelle. Auch nach (Wieder)erteilung des Führerausweises wird eine längerdauernde kontrollierte Alkoholabstinenz verlangt.

Wenn Drogenkonsum festgestellt wird, wird der Führerausweis ebenfalls nicht erteilt bzw. entzogen. Zur (Wieder)erwerbung ist vorher eine kontrollierte Drogenabstinenz mit Nachweis durch Urinkontrollen erforderlich, dies auch über die erfolgte (Wieder)zulassung hinaus.

Eine Methadonbehandlung ist kein zwingender Ausschlussgrund. Die Zulassung für die niedrigen Führerausweiskategorien (Personenwagen, Motorrad usw.) kann erfolgen, wenn eine stabile Einstellung der Methadondosis (unabhängig von deren Höhe) und eine nachgewiesene 6-monatige Abstinenz von jeglichen anderen Substanzen inklusive Cannabis besteht. Diese kontrollierte völlige Drogenabstinenz ist auch für die Dauer der Methadonbehandlung und eine Nachbeobachtungszeit obligatorisch.

Andere psychische Störungen

Die in Anhang 1 der VZV angegebenen psychischen Mindestanforderungen zur Erteilung des Führerausweises wurden erwähnt. Während bei den höheren Fahrkategorien (Taxi-, Lastwagen- und Buslenker) bei Vorliegen einer Geisteskrankheit keine Fahreignung besteht, können solche Patienten in gewissen Fällen und unter bestimmten Bedingungen für niedrige Führerausweiskategorien (Personenwagen, Motorräder) zugelassen werden. Verkehrsrelevante Auswirkungen haben v. a. manifeste Schizophrenien und Manien. Akut psychotisch Kranke sind nicht fahrgeeignet. Nach Abklingen der Symptome verlangt die Behörde üblicherweise ein Jahr Wartefrist bis zur (Wieder)erteilung des Führerausweises. Wird der Inhaber eines Führerausweises nach Abklingen der Symptome weiterhin als Motorfahrzeuglenker zugelassen, so erlässt die Behörde meistens die Auflage der „regelmäßigen ärztlichen Kontrolle und Behandlung des psychischen Leidens", d. h. eine konsequente Nachbehandlung mit periodischer Berichterstattung.

In Ergänzung zu den oben gemachten Feststellungen sei darauf hingewiesen, dass Patienten mit einer psychischen Krankheit, die zusätzlich Drogen einschließlich Cannabis konsumieren, den Führerausweis nicht erhalten.

Psychopharmaka

Viele Psychopharmaka verschlechtern die psychomotorischen Funktionen, sodass insbesondere zu Behandlungsbeginn eine Beeinträchtigung der Fahrfähigkeit möglich ist. Aus diesem Grund enthalten die Fach- und Patienteninformationen entsprechende Hinweise. Bei Gewöhnung und stabiler Einstellung treten allerdings kaum verkehrsrelevante Nebenwirkungen auf. So wurde gezeigt, dass medikamentös erfolgreich behandelte Depressive sich in ihrem Fahrverhalten nicht von den übrigen Verkehrsteilnehmern unterscheiden.

Patienten unter Psychopharmaka dürfen keinen Alkohol trinken, wenn sie ein Fahrzeug lenken.

In Zweifelsfällen, z. B. bei subjektiven oder objektiven Einschränkungen von Konzentration, Aufmerksamkeit oder Reaktionsfähigkeit, ist eine verkehrsmedizinische Abklärung angezeigt, allenfalls unter Einbezug einer Testleistungsserie oder einer ärztlich begleiteten Probefahrt.

Melderecht, Meldepflicht

Die bisher getroffenen Feststellungen reflektieren v. a. das Vorgehen der Behörde bei den durch sie zu beurteilenden Fällen. Der praktisch tätige Arzt orientiert sich, solange er nicht an andere Vorschriften gehalten ist, primär an der allgemeinen Sorgfaltspflicht gegenüber seinen Patienten. Er macht sich ein möglichst genaues Bild über die Fahreignung.

Bei Patienten, die infolge ihrer psychischen Erkrankung zur sicheren Führung eines Motorfahrzeugs nicht fähig sind, hat der Arzt gemäß Art. 14 SVG die Möglichkeit, dies der Behörde zu melden, ggf. auch ohne Einverständnis des Patienten. Häufig gelingt es, den Patienten zu bewegen, von sich aus auf das Führen des Fahrzeugs zu verzichten. Die Meldung an das Straßenverkehrsamt hat eine nochmalige medizinische Beurteilung zur Folge.

Bei akuter schwerer Gefährdung anderer oder von sich selbst durch Führen eines Kraftfahrzeugs muss der zuständige Arzt im Sinne allgemeiner Sorgfaltspflicht den Patienten der Behörde melden oder ihn ggf. mit FFE in eine psychiatrische Klinik einweisen.

Literatur

Binder H (1952) Die Geisteskrankheit im Recht. Schulthess, Zürich

Dittmann V (2000) Forensische Psychiatrie in der Schweiz. In: Nedopil N: Forensische Psychiatrie, Thieme, Stuttgart, S 250–259

Ernst K (1984) Die „Grobfahrlässigkeit" der Suchtentstehung und die Glaubwürdigkeit des ärztlichen Zeugnisses. Schweizerische Ärztezeitung 65/17: 820–824

Kiesewetter M (1997) Notfallmäßige Einweisung in die Psychiatrische Klinik. Was ist zu beachten? Der informierte Arzt 15: 650–654

Murer E, Kind H, Binder HU (1993) Kriterien zur Beurteilung des adäquaten Kausalzusammenhanges bei erlebnisreaktiven (psychogenen) Störungen nach Unfällen. Schweizerische Zeitschrift für Sozialversicherung und berufliche Vorsorge 37/3: 121–153; 37/4: 213–234

Weiterführende Literatur

Allgemein

Honsell H (Hrsg) (1994) Handbuch des Arztrechtes. Schulthess Polygraphischer Verlag, Zürich

Fürsorgerische Freiheitsentziehung

Kiesewetter M (1997) s. Literaturverzeichnis

Eherecht

Sutter T, Freiburghaus D (1999) Kommentar zum neuen Scheidungsrecht. Schulthess, Zürich

Strafrecht

Dittmann V (1996) Psychotrope Substanzen, Delinquenz und Zurechnungsfähigkeit. Schweizerische Rundschau für Medizin (Praxis) 85/5: 109–112

Kiesewetter M (1995) Anforderungen an das psychiatrische Gutachten I. Kriminalistik Schweiz 8/9: 601–605

Kiesewetter M (1995) Anforderungen an das psychiatrische Gutachten II. Kriminalistik Schweiz 10: 675–678

Invalidenversicherung, Unfallversicherung

Fredhagen H (1994) Das ärztliche Gutachten. Leitfaden für die Begutachtung der sozialen und privaten Unfall-, Kranken- und Rentenversicherung. Huber, Bern

Kind H (1993) Suizid oder „Unfall". Schweizerische Zeitschrift für Sozialversicherung und berufliche Vorsorge 37/5: 276–291

Murer E, Kind H, Binder HU: Integritätsentschädigung für psychogene Störungen nach Unfällen. Schweizerische Zeitschrift für Sozialversicherung und berufliche Vorsorge 38/3: 178–196

Murer E, Kind H, Binder HU (1993) s. Literaturverzeichnis

Rechtliche Aspekte des Arzt-Patienten-Verhältnisses

Ramer J, Rennhard M (1998) Patientenrecht. Beobachter, Zürich

Ernst K, Kistler HJ (1989) Die Pflicht zur Lebensrettung trotz EXIT-Freitoderklärung. Schweizerische Ärztezeitung 70/7: 253–256

Militärdiensttauglichkeit

Eichenberger P (2000) Drogen – Diensttauglichkeit. Schweizerische Ärztezeitung 81: 506–508

VBS, Generalstab, Untergruppe Sanität (1999) Diensttauglichkeit. Medizinische Richtlinien für die Beurteilung der Diensttauglichkeit von Stellungspflichtigen und Angehörigen der Armee. Schweizerische Ärztezeitung 80: 1180–1183

Fahreignung

Seeger R (1997) Probleme bei der Beurteilung der Fahreignung in der hausärztlichen Praxis. Therapeutische Umschau 54: 242–254

Anhang

A1 Liste der vierstelligen ICD-10-Diagnosen

F0	Organische, einschließlich symptomatischer psychischer Störungen
F00	Demenz bei Alzheimer-Krankheit
F00.0	Demenz bei Alzheimer-Krankheit mit frühem Beginn
F00.1	Demenz bei Alzheimer-Krankheit mit spätem Beginn
F00.2	Demenz bei Alzheimer-Krankheit, atypische oder gemischte Form
F00.9	Nicht näher bezeichnete Demenz bei Alzheimer-Krankheit
F01	Vaskuläre Demenz
F01.0	Vaskuläre Demenz mit akutem Beginn
F01.1	Multiinfarktdemenz
F01.2	Subkortikale vaskuläre Demenz
F01.3	Gemischte (kortikale und subkortikale) vaskuläre Demenz
F01.8	Sonstige vaskuläre Demenz
F01.9	Nicht näher bezeichnete vaskuläre Demenz
F02	Demenz bei sonstigen andernorts klassifizierten Krankheiten
F02.0	Demenz bei Pick-Krankheit
F02.1	Demenz bei Creutzfeldt-Jakob-Krankheit
F02.2	Demenz bei Huntington-Krankheit
F02.3	Demenz bei Parkinson-Krankheit
F02.4	Demenz durch das HIV-Virus
F03	Nicht näher bezeichnete Demenz
F04	Organisches amnestisches Syndrom, nicht durch Alkohol oder sonstige psychotrope Substanzen bedingt
F05	Delir, nicht durch Alkohol oder sonstige psychotrope Substanzen bedingt
F05.0	Delir ohne Demenz
F05.1	Delir bei Demenz
F05.8	Sonstiges Delir
F05.9	Nicht näher bezeichnetes Delir
F06	Sonstige psychische Störungen aufgrund einer Schädigung oder Funktionsstörung des Gehirns oder einer körperlichen Krankheit
F06.0	Organische Halluzinose
F06.1	Organische katatone Störung
F06.2	Organische wahnhafte (schizophreniforme) Störungen
F06.3	Organische affektive Störungen
F06.4	Organische Angststörung
F06.5	Organische dissoziative Störung
F06.6	Organische emotional labile (asthenische) Störung

F06.7	Leichte kognitive Störung
F06.8	Sonstige näher bezeichnete organische psychische Störung
F06.9	Nicht näher bezeichnete organische psychische Störung
F07	**Persönlichkeits- und Verhaltensstörungen aufgrund einer Krankheit, Schädigung oder Funktionsstörung des Gehirns**
F07.0	Organische Persönlichkeitsstörung
F07.1	Postenzephalitisches Syndrom
F07.2	Organisches Psychosyndrom nach Schädel-Hirn-Trauma
F07.8	Sonstige organische Persönlichkeits- und Verhaltensstörung
F07.9	Nicht näher bezeichnete organische Persönlichkeits- und Verhaltensstörung
F09	**Nicht näher bezeichnete organische oder symptomatische psychische Störung**
F1	**Psychiatrische und Verhaltensstörungen durch psychotrope Substanzen**
F10	**Alkohol**
F11	**Opioide**
F12	**Cannabinoide**
F13	**Sedativa und Hypnotika**
F14	**Kokain**
F15	**Sonstige Stimulanzien einschließlich Koffein**
F16	**Halluzinogene**
F17	**Tabak**
F18	**Flüchtige Lösungsmittel**
F19	**Multipler Substanzgebrauch, sonstige psychotrope Substanzen**
F1x.0	Akute Intoxikation
F1x.1	Schädlicher Gebrauch
F1x.2	Abhängigkeitssyndrom
F1x.3	Entzugssyndrom
F1x.4	Entzugssyndrom mit Delir
F1x.5	Psychotische Störung
F1x.6	Amnestisches Syndrom
F1x.7	Restzustand und verzögert auftretende psychotische Störung
F1x.8	Sonstige psychische oder Verhaltensstörungen
F1x.9	Nicht näher bezeichnete psychische oder Verhaltensstörung
F2	**Schizophrenie, schizotype und wahnhafte Störungen**
F20	**Schizophrenie**
F20.0	Paranoide Schizophrenie
F20.1	Hebephrene Schizophrenie
F20.2	Katatone Schizophrenie
F20.3	Undifferenzierte Schizophrenie
F20.4	Postschizophrene Depression
F20.5	Schizophrenes Residuum
F20.6	Schizophrenia simplex
F20.8	Sonstige Schizophrenie
F20.9	Nicht näher bezeichnete Schizophrenie

F21	**Schizotype Störungen**
F22	**Anhaltende wahnhafte Störung**
F22.0	Wahnhafte Störung
F22.8	Sonstige anhaltende wahnhafte Störungen
F22.9	Nicht näher bezeichnete anhaltende wahnhafte Störung
F23	**Akute vorübergehende psychotische Störungen**
F23.0	Akute polymorphe psychotische Störung ohne Symptome einer Schizophrenie
F23.1	Akute polymorphe psychotische Störung mit Symptomen einer Schizophrenie
F23.2	Akute schizophreniforme psychotische Störung
F23.8	Sonstige akute vorübergehende psychotische Episode
F23.9	Nicht näher bezeichnete akute vorübergehende psychotische Episode
F24	**Induzierte wahnhafte Störung**
F25	**Schizoaffektive Störungen**
F25.0	Schizomanische Störung
F25.1	Schizodepressive Störung
F25.2	Gemischte schizoaffektive Störung
F25.8	Sonstige schizoaffektive Störungen
F25.9	Nicht näher bezeichnete schizoaffektive Störung
F28	**Sonstige nichtorganische psychotische Störungen**
F29	**Nicht näher bezeichnete nichtorganische Psychose**

F3   Affektive Störungen

F30	**Manische Episode**
F30.0	Hypomanie
F30.1	Manie ohne psychotische Symptome
F30.2	Manie mit psychotischen Symptomen
F30.8	Sonstige manische Episode
F30.9	Nicht näher bezeichnete manische Episode
F31	**Bipolare affektive Störung**
F31.0	Bipolare affektive Störung, gegenwärtig hypomanische Episode
F31.1	Bipolare affektive Störung, gegenwärtig manische Episode, ohne psychotische Symptome
F31.2	Bipolare affektive Störung, gegenwärtig manische Episode, mit psychotischen Symptomen
F31.3	Bipolare affektive Störung, gegenwärtig mittelgradige oder leichte depressive Episode
F31.4	Bipolare affektive Störung, schwere depressive Episode ohne psychotische Symptome
F31.5	Bipolare affektive Störung, gegenwärtig schwere depressive Episode mit psychotischen Symptomen
F31.6	Bipolare affektive Störung, gegenwärtig gemischte Episode
F31.7	Bipolare affektive Störung, gegenwärtig remittiert
F31.8	Sonstige bipolare affektive Störung
F31.9	Nicht näher bezeichnete bipolare affektive Störung
F32	**Depressive Episode**
F32.0	Leichte depressive Episode
F32.1	Mittelgradige depressive Episode
F32.2	Schwere depressive Episode ohne psychotische Symptome
F32.3	Schwere depressive Episode mit psychotischen Symptomen
F32.8	Sonstige depressive Episoden
F32.9	Nicht näher bezeichnete depressive Episode

F33	**Rezidivierende depressive Störung**
F33.0	Rezidivierende depressive Störung, gegenwärtig leichte Episode
F33.1	Rezidivierende depressive Störung, gegenwärtig mittelgradige Episode
F33.2	Rezidivierende depressive Störung, gegenwärtig schwere Episode ohne psychotische Symptome
F33.3	Rezidivierende depressive Störung, gegenwärtig schwere Episode mit psychotischen Symptomen
F33.4	Rezidivierende depressive Störung, gegenwärtig remittiert
F33.8	Sonstige rezidivierende depressive Störungen
F33.9	Nicht näher bezeichnete rezidivierende depressive Störung
F34	**Anhaltende affektive Störungen**
F34.0	Zyklothymie
F34.1	Dysthymie
F34.8	Sonstige anhaltende affektive Störungen
F34.9	Nicht näher bezeichnete anhaltende affektive Störung
F38	**Sonstige affektive Störungen**
F38.0	Sonstige einzelne affektive Störungen
F38.1	Sonstige rezidivierende affektive Störungen
F38.8	Sonstige näher bezeichnete affektive Störungen
F39	**Nicht näher bezeichnete affektive Störungen**
F4	**Neurotische, Belastungs- und somatoforme Störungen**
F40	**Phobische Störungen**
F40.0	Agoraphobie
F40.1	Soziale Phobien
F40.2	Spezifische (isolierte) Phobien
F40.8	Sonstige phobische Störungen
F40.9	Nicht näher bezeichnete phobische Störung
F41	**Sonstige Angststörungen**
F41.0	Panikstörung (episodisch paroxysmale Angst)
F41.1	Generalisierte Angststörung
F41.2	Angst und depressive Störung, gemischt
F41.3	Sonstige gemischte Angststörungen
F41.8	Sonstige näher bezeichnete Angststörungen
F41.9	Nicht näher bezeichnete Angststörungen
F42	**Zwangsstörung**
F42.0	Zwangsstörung, vorwiegend Zwangsgedanken oder Grübelzwang
F42.1	Zwangsstörung, vorwiegend Zwangshandlungen (Zwangsrituale)
F42.2	Zwangsstörung, Zwangsgedanken und -handlungen, gemischt
F42.8	Sonstige Zwangsstörung
F42.9	Nicht näher bezeichnete Zwangsstörung
F43	**Reaktionen auf schwere Belastungen und Anpassungsstörungen**
F43.0	Akute Belastungsreaktion
F43.1	Posttraumatische Belastungsstörung
F43.2	Anpassungsstörungen
F43.8	Sonstige Reaktionen auf schwere Belastung
F43.9	Nicht näher bezeichnete Reaktion auf schwere Belastung

A1 Liste der vierstelligen ICD-10-Diagnosen

F44 **Dissoziative Störungen**
F44.0 Dissoziative Amnesie
F44.1 Dissoziative Fugue
F44.2 Dissoziativer Stupor
F44.3 Trance und Besessenheitszustände
F44.4 Dissoziative Bewegungsstörungen
F44.5 Dissoziative Krampfanfälle
F44.6 Dissoziative Sensibilitäts- und Empfindungsstörungen
F44.7 Dissoziative Störungen (Konversionsstörungen) gemischt
F44.8 Andere dissoziative Störungen (Konversionsstörungen)
F44.9 Nicht näher bezeichnete dissoziative Störung (Konversionsstörung)

F45 **Somatoforme Störungen**
F45.0 Somatisierungsstörung
F45.1 Undifferenzierte Somatisierungsstörung
F45.2 Hypochondrische Störung
F45.3 Somatoforme autonome Funktionsstörung
F45.4 Anhaltende somatoforme Schmerzstörung
F45.8 Sonstige somatoforme Störungen
F45.9 Nicht näher bezeichnete somatoforme Störung

F48 **Sonstige neurotische Störungen**
F48.0 Neurasthenie
F48.1 Depersonalisations-, Derealisationssyndrom (-störung)
F48.8 Andere näher bezeichnete neurotische Störungen
F48.9 Nicht näher bezeichnete neurotische Störung

F5 **Verhaltensauffälligkeiten in Verbindung mit körperlichen Störungen und Faktoren**

F50 **Essstörungen**
F50.0 Anorexia nervosa
F50.1 Atypische Anorexia nervosa
F50.2 Bulimia nervosa
F50.3 Atypische Bulimia nervosa
F50.4 Essattacken bei sonstigen psychischen Störungen
F50.5 Erbrechen bei psychischen Störungen
F50.8 Sonstige Essstörungen
F50.9 Nicht näher bezeichnete Essstörung

F51 **Nichtorganische Schlafstörungen**
F51.0 Nichtorganische Insomnie
F51.1 Nichtorganische Hypersomnie
F51.2 Nichtorganische Störung des Schlaf-Wach-Rhythmus
F51.3 Schlafwandeln (Somnambulismus)
F51.4 Pavor nocturnus
F51.5 Alpträume
F51.8 Sonstige nichtorganische Schlafstörungen
F51.9 Nicht näher bezeichnete nichtorganische Schlafstörung

F52 **Nichtorganische sexuelle Funktionsstörungen**
F52.0 Mangel oder Verlust von sexuellem Verlangen
F52.1 Sexuelle Aversion und mangelnde sexuelle Befriedigung
F52.2 Versagen genitaler Reaktionen

F52.3	Orgasmusstörung
F52.4	Ejaculatio praecox
F52.5	Nichtorganischer Vaginismus
F52.6	Nichtorganische Dyspareunie
F52.7	Gesteigertes sexuelles Verlangen
F52.8	Sonstige nichtorganische sexuelle Funktionsstörungen
F52.9	Nicht näher bezeichnete nichtorganische sexuelle Funktionsstörung
F53	**Psychische und Verhaltensstörungen im Wochenbett, nicht andernorts klassifizierbar**
F53.0	Leichte psychische Störungen im Wochenbett, nicht andernorts klassifizierbar
F53.1	Schwere psychische Störungen im Wochenbett, nicht andernorts klassifizierbar
F53.8	Sonstige psychische Störungen im Wochenbett, nicht andernorts klassifizierbar
F53.9	Nicht näher bezeichnete psychische Störungen im Wochenbett
F54	**Psychologische Faktoren und Verhaltenseinflüsse bei andernorts klassifizierten Erkrankungen**
F55	**Missbrauch von nicht abhängigkeitserzeugenden Substanzen**
F55.0	Missbrauch von Antidepressiva
F55.1	Missbrauch von Laxanzien
F55.2	Missbrauch von Analgetika
F55.3	Missbrauch von Antazida
F55.4	Missbrauch von Vitaminen
F55.5	Missbrauch von Steroiden oder Hormonen
F55.8	Missbrauch von sonstigen Substanzen, die keine Abhängigkeit hervorrufen
F55.9	Missbrauch von nicht näher bezeichneten Substanzen, die keine Abhängigkeit hervorrufen
F59	**Nicht näher bezeichnete Verhaltensauffälligkeiten mit körperlichen Störungen und Faktoren**

F6 Persönlichkeits- und Verhaltensstörungen

F60	**Persönlichkeitsstörungen**
F60.0	Paranoide Persönlichkeitsstörung
F60.1	Schizoide Persönlichkeitsstörung
F60.2	Dissoziale Persönlichkeitsstörung
F60.3	Emotional instabile Persönlichkeitsstörung
F60.4	Histrionische Persönlichkeitsstörung
F60.5	Anankastische Persönlichkeitsstörung
F60.6	Ängstliche (vermeidende) Persönlichkeitsstörung
F60.7	Abhängige Persönlichkeitsstörung
F60.8	Sonstige näher bezeichnete Persönlichkeitsstörungen
F60.9	Nicht näher bezeichnete Persönlichkeitsstörung
F61	**Kombinierte und sonstige Persönlichkeitsstörungen**
F61.0	Kombinierte Persönlichkeitsstörungen
F61.1	Störende Persönlichkeitsveränderungen, nicht klassifizierbar unter F60 oder F62
F62	**Andauernde Persönlichkeitsveränderungen, nicht Folge einer Schädigung oder Erkrankung des Gehirns**
F62.0	Andauernde Persönlichkeitsveränderung nach Extrembelastung
F62.1	Andauernde Persönlichkeitsveränderung nach psychischer Krankheit
F62.8	Sonstige andauernde Persönlichkeitsveränderungen
F62.9	Nicht näher bezeichnete andauernde Persönlichkeitsveränderung

F63	**Abnorme Gewohnheiten und Störungen der Impulskontrolle**
F63.0	Pathologisches Glücksspiel
F63.1	Pathologische Brandstiftung (Pyromanie)
F63.2	Pathologisches Stehlen (Kleptomanie)
F63.3	Trichotillomanie
F63.8	Sonstige abnorme Gewohnheiten und Störungen der Impulskontrolle
F63.9	Nicht näher bezeichnete abnorme Gewohnheiten und Störungen der Impulskontrolle
F64	**Störungen der Geschlechtsidentität**
F64.0	Transsexualismus
F64.1	Transvestitismus unter Beibehaltung beider Geschlechterrollen
F64.2	Störung der Geschlechtsidentität des Kindesalters
F64.8	Sonstige Störungen der Geschlechtsidentität
F64.9	Nicht näher bezeichnete Störung der Geschlechtsidentität
F65	**Störungen der Sexualpräferenz**
F65.0	Fetischismus
F65.1	Fetischistischer Transvestitismus
F65.2	Exhibitionismus
F65.3	Voyeurismus
F65.4	Pädophilie
F65.5	Sadomasochismus
F65.6	Multiple Störungen der Sexualpräferenz
F65.8	Sonstige Störungen der Sexualpräferenz
F65.9	Nicht näher bezeichnete Störung der Sexualpräferenz
F66	**Psychische und Verhaltensstörungen in Verbindung mit der sexuellen Entwicklung und Orientierung**
F66.0	Sexuelle Reifungskrise
F66.1	Ich-dystone Sexualorientierung
F66.2	Sexuelle Beziehungsstörung
F66.8	Sonstige psychosexuelle Entwicklungsstörungen
F66.9	Nicht näher bezeichnete psychosexuelle Entwicklungsstörung
F68	**Sonstige Persönlichkeits- und Verhaltensstörungen**
F68.0	Entwicklung körperlicher Symptome aus psychischen Gründen
F68.1	Artifizielle Störung
F68.8	Sonstige näher bezeichnete Persönlichkeits- und Verhaltensstörungen
F69	**Nicht näher bezeichnete Persönlichkeits- und Verhaltensstörung**
F7	**Intelligenzminderung**
F70	**Leichte Intelligenzminderung**
F71	**Mittelgradige Intelligenzminderung**
F72	**Schwere Intelligenzminderung**
F73	**Schwerste Intelligenzminderung**
F78	**Sonstige Intelligenzminderung**
F79	**Nicht näher bezeichnete Intelligenzminderung**

A2 Liste der im Buch angegebenen Psychopharmaka mit Handelsnamen

(Internationale Freinamen – in Fettdruck – und Handelsnamen)

Nicht berücksichtigt sind Phytotherapeutika, Medikamente der Somatik inklusive Betablocker, Antihistaminika und Nootropika.

- Abilify **Aripiprazol**
- **Acamprosat** Campral
- Adumbran **Oxazepam**
- Akantinol **Memantin**
- Akineton **Biperiden**
- **Alprazolam** Cassadan, Esparon, Tafil, Xanax
- Amineurin **Amitriptylin**
- **Amisulprid** Solian
- **Amitriptylin** Amineurin, Novoprotect, Saroten, Syneudon, Tryptizol
- **Amphetamin** Dexamin
- Anafranil **Clomipramin**
- Androcur **Cyproteronacetat**
- Antabus **Disulfiram**
- Antalon **Pimozid**
- Antelepsin **Clonazepam**
- **Apomorphin** Ixense, Uprima
- Aponal **Doxepin**
- Aricept **Donepezil**
- **Aripiprazol** Abilify
- Arminol **Sulpirid**
- Artane **Trihexiphenidyl**
- Aurorix **Moclobemid**
- Azutranquil **Oxazepam**
- Bespar **Buspiron**
- Bikalm **Zolpidem**
- **Biperiden** Akineton, Norakin
- Bromazanil **Bromazepam**
- Bromazep **Bromazepam**
- **Bromazepam** Bromaz, Bromazanil, Durazanil, Gityl, Lexotanil, neo-Opt, Normoc
- **Brotizolam** Lendormin
- **Buprenorphin** Subutex, Temgesic
- **Bupropion** Zyban
- Buspar **Buspiron**
- **Buspiron** Bespar, Buspar
- Campral **Acamprosat**
- Carba **Carbamazepin**
- Carbabeta **Carbamazepin**
- Carbadura **Carbamazepin**
- Carbaflux **Carbamazepin**
- Carbagamma **Carbamazepin**
- **Carbamazepin** Carba, Carbabeta, Carbadura, Carbaflux, Carbagamma, Carbium, Espa-Lepsin, Finlepsin, Fokalepsin, Sirtal, Tegretal, Tegretol, Timonil
- Carbium **Carbamazepin**
- Cassadan **Alprazolam**
- Chloraldurat **Chloralhydrat**
- **Chloralhydrat** Chloraldurat, Medianox, Nervifene
- **Chlordiazepoxid** Librium, Multum, Radepur
- **Chlorpromazin** Largactil, Propaphenin
- **Chlorprothixen** Truxal
- Ciatyl **Zuclopenthixol**
- Cipramil **Citalopram**
- **Citalopram** Cipramil, Citalopram Ecosol, Sepram, Seropram
- **Clobazam** Frisium, Urbanyl
- **Clomethiazol** Distraneurin
- **Clomipramin** Anafranil, Hydiphen
- **Clonazepam** Antelepsin, Rivotril

A2 Liste der im Buch angegebenen Psychopharmaka mit Handelsnamen

- Clopixol **Zuclopenthixol**
- **Clotiapin** Entumin
- **Clozapin** Elcrit, Leponex
- Convulex **Valproinsäure**
- Convulsofin **Valproinsäure**
- **Cyproteronacetat** Androcur, Virilit
- Dalmadorm **Flurazepam**
- Dapotum **Fluphenazin**
- Decentan **Perphenazin**
- Demetrin **Prazepam**
- Depakine **Valproinsäure**
- Deprilept **Maprotilin**
- Deroxat **Paroxetin**
- **Desipramin** Pertorfan, Petylyl
- Desizop **Zopiclon**
- Dexamin **Amphetamin**
- **Diazepam** Diazep, Faustan, Lamra, Stesolid, Tranquase, Valiquid, Valium
- **Dikaliumclorazepat** Tranxilium
- Dipiperon **Pipamperon**
- Distraneurin **Clomethiazol**
- **Disulfiram** Antabus
- Dixeran **Melitracen**
- Dogmatil **Sulpirid**
- **Donepezil** Aricept
- Dormicum **Midazolam**
- **Doxepin** Aponal, Mareen, Sinquan
- Duralozam **Lorazepam**
- Durazanil **Bromazepam**
- Durazepam **Oxazepam**
- Eatan **Nitrazepam**
- Edoral **Fluphenazin**
- **Edronax** Reboxetin
- Efexor **Venlafaxin**
- Entumin **Clotiapin**
- Ergenyl **Valproinsäure**
- Ergocalm **Lormetazepam**
- Espadorm **Zopiclon**
- Espa-Lepsin **Carbamazepin**
- Esparon **Alprazolam**
- Exelon **Rivastigmin**
- Faustan **Diazepam**
- Fevarin **Fluvoxamin**
- Finlepsin **Carbamazepin**
- Floropipamid **Pipamperon**
- Floxyfral **Fluvoxamin**
- Fluanxol **Flupentixol**
- Fluctin **Fluoxetin**
- Fluctine **Fluoxetin**
- Fluni-1A-Pharma **Flunitrazepam**
- Flunimerck **Flunitrazepam**
- Fluninoc **Flunitrazepam**
- **Flunitrazepam** Fluni-1A-Pharma, Flunimerck, Fluninoc, Rohypnol
- **Fluox** Fluoxetoin
- **Fluoca** Fluoxetin
- Fluoxemerck **Fluoxetin**
- **Fluoxetin** Fluctin, Fluctine Fluox, Fluoca, Fluoxemerck, Fluox-Puren, Fluxet
- Fluox-Puren **Fluoxetin**
- Fluxet **Fluoxetin**
- **Flupentixol** Fluanxol
- **Fluphenazin** Dapotum, Lyogen, Omca
- **Flurazepam** Dalmadrom, Staurodorm Neu
- Fluvohexal **Fluvoxamin**
- Fluvoxadura **Fluvoxamin**
- **Fluvoxamin** Fevarin, Floxyfral, Fluvohexal, Fluvoxadura
- Fokalepsin **Carbamazepin**
- Frisium **Clobazam**
- **Gabapentin** Neurontin
- **Galantamin** Reminyl
- Gamonil **Lofepramin**
- Gityl **Bromazepam**
- Gladem **Sertralin**
- Halcion **Triazolam**
- Haldol **Haloperidol**
- **Haloperidol** Haldol, Haloneural, Haloper, Sigaperidol
- Herphonal **Trimipramin**
- Hydiphen **Clomipramin**
- **5-Hydroxytryptophan** Levothym, Tript-OH
- Hypnorex **Lithiumkarbonat**
- **Imipramin** Pryleugan, Tofranil
- Imovane **Zopiclon**
- Ixel **Milnacipran**
- Ixense **Apomorphin**
- Jatrosom **Tranylcypromin**
- Ketalgin **Methadon**
- **Ketazolam** Solatran
- Lamictal **Lamotrigin**
- **Lamotrigin** Lamictal

- Lamra **Diazepam**
- Largactil **Chlorpromazin**
- Laubeel **Lorazepam**
- Lendormin **Brotizolam**
- Leponex **Clozapin**
- Leptilan **Valproinsäure**
- Leukominerase **Lithiumkarbonat**
- Levium **Levomepromazin**
- **Levomepromazin** Levium, Neurozil, Nozinan
- Levothym **5-Hydroxytryptophan**
- Lexotanil **Bromazepam**
- Librium **Chlordiazepoxid**
- Litharex **Lithiumcitrat**
- Lithiofor **Lithiumsulfat**
- Lithium 450 Ziehten **Lithiumkarbonat**
- Lithium Apogepha **Lithiumkarbonat**
- **Lithiumacetat** Quilonorm, Quilonum
- **Lithiumcarbomat** Hypnorex, Lithium 450 Ziehten, Lithium Apogepha, Quilonorm, Quilonum, Priadel
- **Lithiumcitrat** Litharex
- Lithium-Duriles **Lithiumsulfat**
- **Lithiumgluconat** Neurolithium
- **Lithiumsulfat** Lithiofor, Lithium-Duriles
- **Lofepramin** Gamonil, Tymelyt
- **Loprazolam** Sonin
- Loramet **Lormetazepam**
- **Lorazepam** Duralozam, Laubeel, Somagerol, Tavor, Temesta, Tolid
- Loretam **Lormetazepam**
- **Lormetazepam** Ergocalm, Loramet, Loretam, Noctamid
- Ludiomil **Maprotilin**
- Maprolu **Maprotilin**
- **Maprotilin** Deprilept, Ludiomil, Maprolu, Mirpan, Psymion
- Mareen **Sinquan**
- Medianox **Chloralhydrat**
- **Melitrazen** Dixeran
- Melleril **Thioridazin**
- **Memantin** Akantinol
- Meresa **Sulpirid**
- Methaddict **Methadon**
- **Methadon** Ketalgin, Methaddict
- **Methylphenidat** Ritalin
- Mianserin **Prisma, Tolvin, Tolvon**
- Midazolam **Dormicum**
- Milnacpran **Ixel**
- Mirfudorm **Oxazepam**
- Mirpan **Maprotilin**
- Mirtazapin **Remergil, Remeron**
- Moclobemid **Aurorix, Moclo A**
- Modafinil **Modasomil, Vigil**
- Modasomil **Modafinil**
- Moditen **Fluphenazin**
- Mogadan **Nitrazepam**
- Mogadon **Nitrazepam**
- Mono-Demetrin **Prazepam**
- Multum **Chlordiazepoxid**
- Naltrexon **Nemexin**
- Nardil (USA) **Phenelzin**
- Nefazodon **Nefadar**
- Nefadar **Nefazodon**
- Nemexin **Naltrexon**
- Neogama **Sulpirid**
- neo-Opt **Bromazepam**
- Nervifene **Chloralhydrat**
- Neurocil **Levomepromazin**
- Neurolithium **Lithiumgluconat**
- Neurontin **Gabapentin**
- Nipolept **Zotepin**
- **Nitrazepam** Dormalon, Eatan, Mogadan, Mogadon, Novanox, Radedorm
- Noctamid **Lormetazepam**
- Noctazepam **Oxazepam**
- Nootropil **Pirazetam**
- Norakin **Biperiden**
- **Nordazepam** Tranxilium N
- Normison **Temazepam**
- Normoc **Bromazepam**
- Norkotral **Temazepam**
- Nortrilen **Nortriptylin**
- **Nortriptylin** Nortrilen
- Novanox **Nitrazepam**
- Novoprotect **Amitriptylin**
- Nozinan **Levomepromazin**
- Olanzapin **Zyprexa**
- Optidorm **Zopiclon**
- Orap **Pimozid**
- Orfinil **Valproinsäure**
- Oxa **Oxazepam**

A2 Liste der im Buch angegebenen Psychopharmaka mit Handelsnamen

- **Oxazepam** Adumbran, Azutranquil, Durazepam, Mirfudorm Noctazepam, Oxa, Praxiten, Seresta, Sigacalm, Uskan
- **Oxcarbazepin** Trileptal
- Parkopan **Trihexiphenidyl**
- **Paroxetin** Deroxat, Seroxat, Tagonis
- **Penfluridol** Semap
- **Perphenazin** Decentan, Trilafon
- Pertofran **Desipramin**
- Petylyl **Desipramin**
- **Phenelzin** Nardil (USA)
- **Pimozid** Antalon Orap
- **Pipamperon** Dipiperon, Floropipamid
- Planum **Temazepam**
- Praxiten **Oxazepam**
- **Prazepam**, Demetrin, Mono-Demetrin
- Prazine **Promazin**
- Priadel **Lithiumcarbonat**
- Prisma **Mianserin**
- **Promazin**, Prazine, Protactyl, Sinophenin
- Pronervon **Temazepam**
- Propaphenin **Chlorpromazin**
- Protactyl **Promazin**
- Pryleugan **Imipramin**
- Psymion **Maprotilin**
- **Quetiapin** Seroquel
- Quilonorm **Lithiumacetat**
- Quilonorm retard **Lithiumcarbonat**
- Quilonum **Lithiumacetat**
- Quilonum ret. **Lithiumkarbonat**
- Radedorm **Nitrazepam**
- Radepur **Chlordiazepoxid**
- **Reboxetin** Edronax
- Remergil **Mirtazapin**
- Remeron **Mirtazapin**
- Remestan **Temazepam**
- Reminyl **Galantamin**
- Risperal **Risperidon**
- **Risperidon** Risperal
- Ritalin **Methylphenidat**
- **Rivastigmin** Exelon
- **Rivotril** Clonazepam
- Rohypnol **Flunitrazepam**
- Saroten **Amitriptylin**
- Semap **Penfluridol**
- Sepram **Citalopram**
- Serdolect **Sertindol**
- Seresta **Oxazepam**
- Seropram **Citalopram**
- Seroquel **Quetiapin**
- Seroxat **Paroxetin**
- **Sertindol** Serdolect
- **Sertralin** Gladem, Zoloft
- Sigacalm **Oxazepam**
- Sigaperidol **Haloperidol**
- **Sildenafil** Viagra
- Sinophenin **Promazin**
- Sinquan **Doxepin**
- Sirtal **Carbamazepin**
- Solatran **Ketazolam**
- Solian **Amisulprid**
- Somagerol **Lorazepam**
- Somnosan **Zopiclon**
- Sonata **Zaleplon**
- Sonin **Loprazolam**
- Stangyl **Trimipramin**
- Staurodorm Neu **Flurazepam**
- Stesolid **Diazepam**
- Stilnox **Zolpidem**
- Subutex **Buprenorphin**
- Sulp **Sulpirid**
- Sulpivert **Sulpirid**
- **Sulpirid** Aminol, Dogmatil, Meresa, Neogama, Sulp, Sulpivert, Vertigo
- Surmontil **Trimipramin**
- Syneudon **Amitiptylin**
- Tafil **Alprazolam**
- Tagonis **Paroxetin**
- Tavor **Lorazepam**
- Temgesic **Buprenorphin**
- Tegretal **Carbamazepin**
- Tegretol **Carbamazepin**
- Temazep **Temazepam**
- **Temazepam** Norkotral, Normison, Planum, Pronervon, Remestan, Temazep
- Temesta **Lorazepam**
- **Thioridazin** Melleril
- Thombran **Trazodon**
- Timonil **Carbamazepin**
- Tofranil **Imipramin**
- Tolid **Lorazepam**
- Tolvin **Mianserin**

- Tolvon **Mianserin**
- Topamax **Topiramat**
- **Topiramat** Topamax
- Tranquase **Diazepam**
- Tranxilium **Dikaliumclorazepat**
- Tranxilium N **Nordazepam**
- **Tranylcypromin** Jatrosom
- **Trazodon** Thombran, Trittico
- Trevilor **Venlafaxin**
- **Triazolam** Halcion
- **Trihexyphenidl** Artane, Parkopan
- Trilafon **Perphenazin**
- **Trileptal** Oxcarbazepin
- **Trimipramin** Herphonal, Stangyl, Surmontil
- Tript-OH **5-Hydroxytryptophan**
- Trittico **Trazodon**
- Truxal **Chlorprothixen**
- Tryptizol **Amitriptylin**
- Tymelyt **Lofepramin**
- Umbrium **Diazepam**
- Uprima **Apomorphin**
- Urbanyl **Clobazam**
- Uskan **Oxazepam**
- Valiquid **Diazepam**
- Valium **Diazepam**
- **Valproinsäure** Convulex, Convulsofin, Depakine, Ergenyl, Leptilan, Leptilanil, Orfiril, Valprolept
- Valprolept **Valproinsäure**
- Venlafaxin **Efexor**
- Vertigo **Sulpirid**
- Viagra **Sildenafil**
- Vigil **Modafinil**
- Virilit **Cyproteronacetat**
- Xanax **Alprazolam**
- Ximovan **Zopiclon**
- **Zaleplon** Sonata
- Zeldox **Ziprasidon**
- **Ziprasidon** Zeldox
- Zoloft **Sertralin**
- **Zolpidem** Bikalm, Stilnox
- Zopiclodura **Zopiclon**
- **Zopiclon** Desizop, Espa-Dorm, Imovane, Optidorm, Somnosan, Ximovan, Zopiclodura
- **Zotepin** Nipolept
- **Zuclopenthixol** Ciatyl, Clopixol
- Zyban **Bupropion**
- Zyprexa **Olanzapin**

A3 Literaturverzeichnis

Akiskal HS, McKinney WT (1973) Depressive disorders: towards a unified hypothesis. Science 182: 20–29

Alzheimer A (1907) Über eine eigenartige schwere Erkrankung der Hirnrinde. Allgemeine Zeitschrift für Psychiatrie 64: 146–148

Das AMDP-System. Manual zur Dokumentation psychiatrischer Befunde (1981). Springer, Berlin Heidelberg New York

Angst J (1966) Zur Ätiologie und Nosologie endogener depressiver Psychosen. Eine genetische, soziologische und klinische Studie. Monographien aus dem Gesamtgebiete der Neurologie und Psychiatrie. Springer, Berlin Heidelberg New York

Angst J, Felder W, Lohmeyer B (1979) Schizoaffective disorders. Results of a genetic investigation I. Journal of Affective Disorders 1: 139–153

Angst J (1980) Verlauf unipolar depressiver, bipolar manisch-depressiver und schizoaffektiver Erkrankungen und Psychosen: Ergebnisse einer prospektiven Studie. Fortschritte der Neurologie und Psychiatrie 48: 3–30

Antony MM, Craske MG, Barlow DH (1995) Mastery of your specific phobia. Client Workbook. The Psychological Corporation, San Antonio/TX

Arentewicz G, Schmidt G (1993) Sexuell gestörte Beziehungen. Konzept und Technik der Paartherapie. Enke, Stuttgart

Baer L (1993) Alles unter Kontrolle. Zwangsgedanken und Zwangshandlungen überwinden. Huber, Bern

Bandelow B (1997) Die Panik- und Agoraphobie-Skala (PAS). Hogrefe, Göttingen

Bateson G, Jackson DD, Haley J, Weakland JH (1956) Toward a theory of schizophrenia. Behavioral Science 1: 251–264

Beck AT, Rush AJ, Shaw BF, Emery G (1986) Kognitive Therapie der Depression. Psychologie Verlags Union, München

Beck AT, Freeman A (1990) Cognitive therapy of personality disorders. Guilford, New York

Binet A, Simon T (1905) Méthodes nouvelles pour le diagnostic du niveau intellectuel des normaux. Année Psychologique 11: 193–244

Blake DD, Weathers FW, Nagy LM et al. (1995) The development of a clinician-administered PDST scale. Journal of Traumatic Stress 8: 75–90

Bleuler E (1911) Dementia praecox oder die Gruppe der Schizophrenien. In: Aschaffenburg G (Hrsg) Handbuch der Psychiatrie, 4. Abteilung, 1. Hälfte. Deutike, Leipzig

Bleuler E (1916) Lehrbuch der Psychiatrie. Springer, Berlin

Brenner HD, Roder V, Merlo MCG (1993) Verhaltenstherapeutische Verfahren bei schizophrenen Erkrankungen. In: Möller HJ (Hrsg) Therapie psychiatrischer Erkrankungen, Enke, Stuttgart, S 222–230

Calanca A (1990) Persönliche Mitteilung

Cartwright-Hatton S, Wells A (1997) Beliefs about worry and intrusions: the metacognitions questionnaire and its correlates. Journal of Anxiety Disorders 11: 279–296

Cattell RB (1963) Theory of fluid and cristallized intelligence: a critical experiment. Journal of Educational Psychology 54: 1–22

Cobb S (1957) Awareness, attention, and physiology of the brain stem. Experiments in psychopathology. Proceedings of the American Psychopathological Association, 45th meeting, pp 194–204

Craske MG, Antony MM, Barlow DH (1997) Mastery of your specific phobia. Therapist guide. The Psychological Corporation, San Antonio/TX

Crow TJ (1980) The molecular pathology in schizophrenia: more than one disease process? British Medical Journal 280: 66–72

Davidson JR, Book SW, Colket JT et al. (1997) Assessment of a new self rating scale for posttraumatic stress disorder. Psychological Medicine 27: 153–160

Dilling H (1993) Mitteilung an die Psychiatrische Universitätsklinik Zürich

Dilling H, Schulte-Markwort, Freyberger HJ (Hrsg) (1994) Von der ICD-9 zur ICD-10. Neue Ansätze der Diagnostik psychischer Störungen in der Psychiatrie, Psychosomatik und Kinder- und Jugendpsychiatrie. Huber, Bern

Diagnostic and statistical manual of mental disorders, 4th edn (DSM-IV™) (1994) American Medical Association, Washington/DC

Ewing JA (1984) Detecting alcoholism: the CAGE Questionaire. JAMA 252: 1905–1907

Ey H (1967) Das Bewusstsein. De Gruyter, Berlin

Fairburn CG (1995) Overcoming your binge eating. Guilford, New York

Fargerstrom KO, Schneider GM (1989) Measuring nicotine dependence: a review of the Fargerstrom Tolerance Questionaire. Journal of Behavior Medicine 12:159–182

Foa E (1995) Posttraumatic stress. Diagnostic scalemanual. National Computer Systems, Minneapolis/MN

Folstein MF, Folstein SE, McHugh PR (1975) "Minimental state." A practical method for grading the cognitive state of patients for the clinician. Journal of Psychiatric Research 12: 189–198

Folstein MF (1997) Differential diagnosis of dementia. The Psychiatric Clinics of North America 20/1: 45–57

Freedman M, Leach L, Kaplan E et al. (1994) Clock Drawing: A neuropsychological analysis. Oxford University Press, New York

Freeman CP (1991) A practical guide to the treatment of bulimia nervosa. Journal of Psychosomatic Research 55 (Suppl 1): 41–49

Fukuda K, Straus SE, Hickie I et al. (1994) The chronic fatigue syndrome: a comprehensive approach to its definition and study. Annals of Internal Medicine 121: 953–959

Galanter M (1993) Network Therapy for Addiction: A model for office practice. American Journal of Psychiatry 150: 28–36

Geschwind N (1979) Behavioral changes in temporal lobe epilepsy. Psychological Medicine 9: 217–219

Gilbert P (1999) Depressionen verstehen und bewältigen. Hogrefe, Göttingen

Goodman WK, Price LH, Rasmussen SA (1989) Yale-Brown-Obsessive-Compulsive-Scale (Y-BOCS). I. Development, use and reliability. Archives of General Psychiatry 46: 1006–1011

Goodman WK, Price LH, Rasmussen SA (1989) Yale-Brown-Obsessive-Compulsive-Scale (Y-BOCS). II. Validity. Archives of General Psychiatry 46: 1012–1016

Grawe K (1998) Psychologische Therapie. Hogrefe, Göttingen

Greil W, Sassim N, Ströbel-Sassim C (1996) Die manisch-depressive Krankheit: Therapie mit Carbamazepin. Thieme, Stuttgart

Grunze H, Walden J (2000) Valproat bei manisch-depressiven (bipolaren) Erkrankungen. Thieme, Stuttgart

Gunderson JG (1984) Borderline personality disorder. American Psychiatric Press, Washington/DC

Guze S (1967) The diagnosis of hysteria: what are we trying to do? American Journal of Psychiatry 124: 491–498

Hamilton M (1959) The assessment of anxiety states by rating. British Journal of Medical Psychology 32: 50–55

Hamilton M (1960) A rating scale for depression. Journal of Neurology, Neurosurgery and Psychiatry 23: 56–62

Hautzinger M (1999) Depression. Hogrefe, Göttingen

Hell D (1992) Welchen Sinn macht Depression? Rowohlt, Reinecke bei Hamburg

Internationale Klassifikation psychischer Störungen. ICD-10 Kap. V (F). Forschungskriterien (1994). Huber, Bern

Internationale Klassifikation psychischer Störungen. ICD-10 Kap. V (F). Klinisch diagnostische Leitlinien (1993). Huber, Bern

Jellinek EM (1960) The Disease concept of alcoholism. College and University Press, New Haven/CT

Kasanin J (1933) The acute schizo-affective psychoses. American Journal of Psychiatry 13: 97–126

Kay SR, Fiszbein A, Opler LA (1987) The positive and negative syndrome scale (PANNS) for schizophrenia. Schizophrenia Bulletin 13: 261–276

Kendell RE, Chalmers JC, Platz C (1987) Epidemiology of puerperal psychoses. British Journal of Psychiatry 135: 551–554

Kernberg O (1978) Borderlinestörungen und pathologischer Narzissmus. Suhrkamp, Frankfurt

Klein DF (1964) Delineation of two drug-responsive anxiety syndromes. Psychopharmacologia 5: 397–408

Klepsch R, Zaworka W, Hand I et al. (1993) Das Hamburger Zwangsinventar-Kurzform. Deutscher Studienverlag, Weinheim

Klepsch R, Wilcken S (1998) Zwangshandlungen, Zwangsgedanken: Wenn Sie den Teufelskreis durchbrechen. Trias, Stuttgart

Koch ILA (1894) Die psychopathischen Minderwertigkeiten. Dorn, Ravensburg

Kohut H (1973) Narzißmus. Suhrkamp, Frankfurt

Kraepelin E (1913) Psychiatrie. Ein Lehrbuch für Studierende und Ärzte. Barth, Leipzig

Kretschmer E (1921) Körperbau und Charakter. Untersuchungen zum Konstitutionsproblem und zur Lehre von den Temperamenten. Springer, Berlin

Kretschmer E (1944) Hysterie, Reflex und Instinkt. Thieme, Leipzig

Landolt H (1953) Serial electroencephalographic investigations during psychotic episodes in epileptic patients and during schizophrenic attacks. In: Lorentz de Haas AM (ed) Lectures on Epilepsy. Elsevier, Amsterdam

Landolt H (1960) Temporallappenepilepsie und ihre Psychopathologie. Karger, Basel

Laux G (1993) Spezielles zu den einzelnen (Benzodiazepin-)Tranquilizern. In: Möller HJ (Hrsg) Therapie psychiatrischer Erkrankungen. Enke, Stuttgart, S 468–480

Leonhard K (1957) Aufteilung der endogenen Psychosen und ihre differenzierte Ätiologie. Akademie, Berlin

Liebowitz MR (1987) Social phobia. Modern Problems in Pharmacopsychiatry 22: 141–173

Lipowski ZJ (1990) Delirium. Acute confusional states. Oxford University Press, New York

Luban-Plozza B, Osterwalder R (1994) Depression, Schwermut, Melancholie. Schweizerische Gemeinnützige Gesellschaft, Zürich

Margraf J, Schneider S (1990) Panik. Angstanfälle und ihre Behandlung. Springer, Berlin Heidelberg New York Tokio

Marks I (1993) Ängste verstehen und bewältigen. Springer, Berlin Heidelberg New York Tokio

Marlatt GA, Barrett K (1994) Relapse prevention. In: Galanter M, Kleber HD (eds) Textbook of substance abuse treatment. American Psychiatric Press, Washington/DC, pp 285–302

Marneros A, Deister A, Rohde A (1991) Affektive, schizoaffektive und schizophrene Psychosen. Eine vergleichende Langzeitstudie. Springer, Berlin Heidelberg New York Tokio

McKeith IG, Galasko D, Kosaka K et al. (1996) Consensus guidelines for the clinical and pathologic diagnosis of dementia with Lewy bodies (DLB). Neurology 47: 1113–1124

Magnan V (1886) Leçons cliniques. Baillière, Paris

Montgomery SA, Asberg M (1979) A new depression scale designed to be sensitive to change. British Journal of Psychiatry 134: 382–389

National Institute of Mental Health (NIMH) (1968) Psychopharmacology Research Branch Collaborative Study Group: Short-term improvement in schizophrenia. The contribution of background factors. American Journal of Psychiatry 124: 900–909

Noll G, Wenzel RR, Schneider M et al. (1996) Increased activation of sympathetic nervous system and endothelin by mental stress in normotensive offspring of hypertensive parents. Circulation 93: 866–869

Overall JE, Gorham DR (1962) The brief psychiatric rating scale. Psychological Reports 10: 799–812

Overall JE, Gorham DR (1988) The brief psychiatric rating scale (BPRS): recent developments in ascertainment and scaling. Psychopharmacology Bulletin 24: 97–99

Perris C (1966) A study of bipolar (manic-depressive) and unipolar recurrent depressive psychoses. Acta Psychiatrica Scandinavica (Suppl 194)

Pichot P (1986) The Concept of "bouffée délirante" with special reference to the Scandinavian concept of reactive psychosis. Psychopathology 19: 35–43

Pinel P (1801) Philosophisch-medicinische Abhandlung über Geistesverirrungen oder Manie. Schaumburg, Wien

Pritchard IC (1837) A treatise of insanity and other diseases affecting the mind. Harwell, Barrington & Harwell

Riehs M, Lotti H (1993) Frei vom Rauchen. Huber, Bern

Ringel E (1953) Der Selbstmord – Abschluss einer krankhaften psychischen Entwicklung. Maudrich, Wien

Ringel E (1992) Suizid. In: Battegay R, Glatzel I, Pöldinger W, Rauchfleisch U (Hrsg) Handwörterbuch der Psychiatrie. Enke, Stuttgart, S 590–596

Schmidt-Traub S (2000) Panikstörung und Agoraphobie. Ein Therapiemanual. Hogrefe, Göttingen

Schneider K (1923) Die psychopathischen Persönlichkeiten. Deutike, Wien

Schneider K (1950) Klinische Psychopathologie. Thieme, Stuttgart

Schöpf J (1981) Ungewöhnliche Entzugssymptome nach Benzodiazepin-Langzeitbehandlungen. Nervenarzt 52: 288–292

Schöpf J (1983) Withdrawal phenomena after long-term administration of benzodiazepines. A review of recent investigations. Pharmacopsychiatry 16: 1–8

Schöpf J (1989) Treatment of depressions resistant to tricyclic antidepressants, related drugs and MAO-inhibitors by lithium addition: review of literature. Pharmacopsychiatry 22: 174–182

Schöpf J, Baumann P, Lemarchand T, Rey M (1989) Treatment of endogenous depressions resistant to tricyclic antidepressants or related drugs by lithium addition: Results of a placebo-controlled double-blind study. Pharmacopsychiatry 22: 174–182

Schöpf J (1994) Postpartum-Psychosen. Ein Beitrag zur Nosologie. Springer, Berlin Heidelberg New York Tokio

Schöpf J (1999) Standardpräparate der Psychopharmakotherapie. Lithium. Steinkopff, Darmstadt

Schöpf J, Honegger UE (2000) Interaktionen in der Psychopharmakotherapie. Steinkopff, Darmstadt

Schöpf J (2003) Moderne Antidepressiva: Wechseln, Kombinieren, Augmentieren. Steinkopff, Darmstadt

Schorsch E, Galedary G, Haug A, Hauck M, Lohse H (1985) Perversion als Straftat. Springer, Berlin Heidelberg New York

Schramm E (1996) Interpersonelle Psychotherapie. Schattauer, Stuttgart New York

Schwartz JM, Beyette B (1996) Zwangshandlungen und wie man sich davon befreit. Krüger, Frankfurt am Main

Shear MK, Brown TA, Barlow DH et al. (1997) Multicenter collaborative panic disorder severity scale. American Journal of Psychiatry 154: 1571–1575

Shields J (1982) Genetical studies of hysterical disorders. In: Roy A (ed) Hysteria. Wiley, Chichester, pp 41–56

Spiegel R, Brunner C, Ermini-Fünfschilling D et al. (1991) A new behavioral assessement scale for geriatric out- and in-patients: the NOSGER (nurses' observation scale for geriatric patients). Journal of the American Geriatric Society 39: 339–347

Tellenbach H (1961) Melancholie. Springer, Berlin Göttingen Heidelberg

The practice of electroconvulsive therapy (2001) A task force report of the American Psychiatric Association. Published by the American Psychiatric Association, Washington DC

Thurstone LL, Thurstone TG (1941) Factorial studies of intelligence. The University of Chicago Press, Chicago

Waxman SG, Geschwind N (1975) The interictal behaviour syndrome in temporal lobe epilepsy. Archives of General Psychiatry 32: 1580–1586

Wells A (1994) A multidimensional measure of worry: development and preliminary validation of the anxious thoughts inventory. Anxiety, Stress and Coping 6: 289–299

Wells A (1997) Cognitive therapy of anxiety disorders. A practice manual and conceptual guide. Wiley, Chichester

Wittchen HU, Bullinger Naber M, Dorfmüller M et al. (1995) Hexalratgeber Angst. Angsterkrankungen. Behandlungsmöglichkeiten. Karger, Basel

Woggon B (1998) Ich kann nicht wollen. Berichte depressiver Patienten. Huber, Bern

Young RC, Biggs JT, Ziegler VE et al. (1978) A rating scale for mania: reliability, validity, and sensitivity. British Journal of Psychiatry 133: 429–435

Zinberg NE (1984) Drug, set and setting. Yale University Press, New Haven

A4 Sachverzeichnis

Die in Klammer gesetzten Großbuchstaben Ch, D und Ö kennzeichnen Rechtsfragen in den drei Ländern.

A

AA s. Anonyme Alkoholiker
Abhängige Persönlichkeitsstörung 285
Abhängigkeit 63f
Abhängigkeitssyndrom 63
Ablenkbarkeit, gesteigerte 15
Abnorme Gewohnheiten und Störungen der Impulskontrolle 285ff
Abortus, psychische Krankheiten nach 371
Absencenstatus 11
Absichtliches Erzeugen oder Vortäuschen von körperlichen oder psychischen Symptomen oder Behinderungen s. artifizielle Störung
Abstammungswahn 17, 104
Abwehrmechanismus 26
Acamprosat 74
ADH-Sekretion, inadäquate 125
Adipositas 257
Affektinkontinenz 19
Affektive Inadäquatheit 19
Affektive Krankheiten 137ff
– – anhaltende 189
– – bipolare 169ff
– – depressive Episode 139ff
– – Dysthymie 189
– – manische Episode 169ff
– – rezidivierende Depressionen 139ff
– – rezidivierende kurze depressive Störung 190
– – Zyklothymie 189
– – Zyklusdauer 142
Affektlabilität 19
Affektstarre 19
Aggravation 289
Agieren 26
Agitiertheit 20
Agnosie 36, 37
Agoraphobie 197ff
– Patienteninformation 202f
– Patientenratgeber 200
– Ratingskalen 198
Agranulozytose 124, 161
AIDS-Demenz-Komplex s. Demenz, HIV

AIDS-Enzephalopathie 40
Akathisie 121, 125, 162
Akinetisches extrapyramidales Syndrom 123, 126
Akute Belastungreaktion 215f
– Dyskinesie 121, 125
– Intoxikation 63
– vorübergehende psychotische Störungen 132f
Akzentuierte Persönlichkeitszüge 277
Al-Anon 73
Albtraum 249
Alexithymie 252
Alkohol, Krankheiten durch 67ff
– akute Intoxikation 67
– Trinktypen nach Jellinek 68
Alkoholabhängigkeit 68ff
– Therapie 72ff
– Informationen für Patienten und Angehörige 79ff
Alkoholbedingte Kleinhirnatrophie 78
– leichte kognitive Störung 78
– organische Persönlichkeitsveränderung 78
– pontine Myelinolyse 78
Alkoholbedingtes amnestisches Syndrom 78
Alkoholdelir 75ff
Alkoholdemenz 78
Alkoholentzugssyndrom 75ff
Alkoholhalluzinose 77
Alkoholische Wesensveränderung 69
Alkoholischer Eifersuchtswahn 77
Alkoholismus 67
Alkoholmenge, gesundheitsgefährdende 70
Alkoholparanoia 77
Alkoholtoleranz 68
Alopecia areata 266
Alprazolam 201, 206, 209
Alzheimer-Krankheit 37f, 45, s. auch bei Demenz
– – genetische Beratung Verwandter 50
Ambivalenz 104, 106
AMDP-System 9
Amisulprid 114, 115, 116, 119, 126
Amitriptylin 149, 165, 228, 245, 256, 260, 261
Amnesie 14
– anterograde 14
– autobiographische 220
– dissoziative 220

- posttraumatische Belastungsstörung 216
- retrograde 14
Amnestisches Syndrom 50, 64, 78, 90
Amotivationssyndrom 89
Amphetamin, Krankheiten durch 92
- therapieresistente Depression 157
Amphetaminpsychose 93, 108
Anale Phase 25
Analgetika, Missbrauch 253
Analytische Psychologie 27
Anamnese 9f
Anandamid 89
Anankastische Persönlichkeit s. zwanghafte Persönlichkeitsstörung
Andauernde (nichtorganische) Persönlichkeitsveränderungen 285
Androgene, Perimenopause 270
Angehörigengruppen 29, 73
Angina pectoris 254
Angst 19, 197
- frei flottierende 203
- vor der Angst 198
Angst und depressive Störung, gemischt 207
Angsterkrankung 197
Angsthierarchie 24
Ängstliche Persönlichkeitsstörung 205, 284
Angstneurose 197
Angsttoleranz 26
Anhaltende affektive Störungen 189
Anhaltende somatoforme Schmerzstörung 227ff
Anhaltende wahnhafte Störungen 130ff
Anonyme Alkoholiker 73
Anorexia nervosa 235f
Anpassungsstörungen 218f
Antazida, Missbrauch 252
Antidepressiva 147ff
- Alterspatienten, bei 160
- anhaltende somatoforme Schmerzstörung 228
- Augmentation 156
- Ausgangs- und Kontrolluntersuchungen 152
- Auswahl 150ff
- Behandlungsdauer 153
- bipolare Depression 176f
- Bulimie 237
- Chronic Fatigue Syndrom 232
- Einteilung 148
- Entzugssymptome 161
- generalisierte Angststörung 204
- Hochdosierung 156
- Hypochondrie 226
- Hyponatriämie 161
- Infusionstherapie 156
- Insomnie 245
- Interaktionen 151
- Kombinationsbehandlung 155
- Migräne 261
- Missbrauch 253
- Nebenwirkungen 161ff
- - Therapie 165
- Neurasthenie 232

- Panikstörung 201
- Persönlichkeitsstörungen 279
- Plasmaspiegel 156, 161
- posttraumatische Belastungsstörung 217
- Schwangerschaft und Stillzeit 271ff
- soziale Phobie 206
- Spannungskopfschmerzen
- Überdosierung 148
- Wechsel 153
- Zwangsstörung 215
Antikonvulsiva, bipolare affektive Krankheiten 178ff
- - Depression 176ff
- Manie 174f
- rezidivierende Depressionen 160
Antikonzeptiva, Depression 271
Antiparkinsonmittel, Neuroleptikatherapie 125, 126
- Alterspatienten 120
Antisoziale Persönlichkeit s. dissoziale Persönlichkeitsstörung
Anxiolytische Therapie 207ff
Aphasie 36, 37
Apolipoprotein E4 38
Apomorphin 126, 251
Appetitverminderung 20
Appetitzunahme 20
Arbeitsgedächtnis 15
Arbeitsunfähigkeit (D) 311
Arc de cercle 221
Archetypen 27
Aripiprazol 115, 117, 126
Arteriosklerotische Demenz s. vaskuläre Demenz
Artifizielle Störung 289f
Arztgeheimnis (CH) 368
Ärztliches Zeugnis (D) 309
Arzt-Patienten-Verhältnis, rechtliche Aspekte (CH) 366f
Asthma bronchiale 252, 254
Ätiologie 3, 4
Atopische Dermatits 252, 265
Atypische Depression 140, 143, 170
Auffassungsstörung 15
Aufklärung (D) 307
Aufklärungspflicht (CH) 367
Augmentation 156ff
Autismus 104, 106
Autobiographische Amnesie 220
Autogenes Training 30
Automatische Gedanken 25
Aversionstherapie 288

B

Baby blues 266
Baldrian 245
Balintgruppe 23
Barbiturate, Abhängigkeit 90
Bedrücktheit 18
Beeinflussungserlebnis, wahnhaftes 17
Befehlsautomatismus 20
Behaviorismus 23

Behinderung (D) 310
- Grad der (D) 312
Beiratschaft (CH) 350f
Beistandschaft (CH) 349ff
Belle indifférence 220
Benzodiazepine 90, 201, 204, 207ff, 243f
- Abhängigkeit 90
- Anxiolytika 207ff
- Entzugssyndrom 90, 208f
- Hypnotika 243f
- Nebenwirkungen 208f, 243f
Berufsunfähigkeit (D) 299
Beschaffungskriminalität (Ö) 331
Beta-Amyloid 38
Betablocker 125, 165, 185, 201, 206
Betäubungsmittelgesetz (CH) 370
Betreuer (D) 305
Betreuung (D) 303
Betreuungsrecht (D) 303ff
Betreuungsrechtsänderungsgesetz (D) 303
Bewusstsein 12
Bewusstseinsstörung 12
- tiefgreifende (D) 314
- – (Ö) 328
Bewusstseinstrübung 12
Beziehungswahn 17
Binswanger-Leukoenzephalopathie 39
Biofeedback 24
Biperiden 125
Bipolar 139
Bipolare affektive Krankheit 139, 169ff
- - - klassische Form 179
- - - nichtklassische Form 179
- - - Rapid Cycling 171, 177, 182
- - - Therapie 178ff
- - - Typ I, II 171
- - - Typ III 173
Bipolare Depression 170, 176ff
Blepharospasmus 262
Blindheit 264
- periodische Schlafstörungen 247
BMI s. Body Mass Index
Body Mass Index 257, 235
Borderline-Persönlichkeitsstörung s. emotional instabile
    Persönlichkeit, Borderlinetyp
Bouffée délirante 132
Bovine spongiöse Enzephalopathie 40
Briquetsyndrom 224
Bromazepam 209
Bromocriptin, malignes neuroleptisches Syndrom 125
- neuroleptisch bedingte Galaktorrhö 126
Bruxismus 265
Bulimie 236ff
Bundessozialhilfegesetz (D) 311
Bundesversorgungsgesetz (D) 311
Buprenorphin 85, 88
Bupropion 96, 149, 152, 163, 165
Buspiron 75, 158, 209

C

CAGE-Fragebogen 70
Cannabis, Krankheiten durch 65, 88f
Capgras-Syndrom 131
Carbamazepin 50, 56, 59, 77, 120, 174f, 177, 179, 180, 182, 187f, 261, 263, 279, 273, 274
CDT s. kohlenhydratdefizientes Transferrin
CFS s. Chronic Fatigue Syndrom
Charakter s. Persönlichkeit
Charakterneurose 277
Charles-Bonnet-Syndrom 264
Cheese effect 164
Chloralhydrat 90, 244
Chlorazepat 209
Chlordiazepoxid 209
Chlorpromazin 113, 115
Chlorprothixen 115
Cholinesterasehemmer 45, 49
Chorea Huntington 261
Chronic Fatigue Syndrom 229ff
Chronisch obstruktive Lungenerkrankung 254
Citalopram 149, 151, 162, 166, 201, 262
Clobazam 209
Clomethiazol 54, 76
Clomipramin 149, 166, 201, 203
Clonazepam 206, 148 Clonidin 77, 87f
Clotiapin 115
Clozapin 50, 115, 116, 118, 119, 120, 122, 124, 125, 126, 181
Co-Abhängigkeit 66
Codein 81
Co-Dergocrin 49
Colitis mucosa s. Colon irritabile
- ulcerosa 252, 255
Colon irritabile 252, 255
Cotard-Syndrom 141
Crack 91
Creutzfeldt-Jakob-Erkrankung 40
Crohnsche Krankheit 256
Cyproteronacetat 288

D

Dämmerzustand 12
Danebenreden 16
Dantrolen 125
Daseinsanalyse 28
Debriefing 216
De-Clerambault-Syndrom 130
Déja vu, vécu, entendu 18
Delir 51ff, 64, 75ff
- antidepressivabedingtes 164
- neuroleptikabedingtes 123
Delirium tremens s. Alkoholdelir
Delta-9-Tetrahydrocannabinol 88

Demenz 35 ff
- Allgemeinerkrankungen 42
- Alzheimer-Krankheit 37 ff, 45 ff
- Avitaminosen 42
- Boxen 42
- Chagass-Krankheit 41
- Chorea Huntington 40
- chronisch subdurales Hämatom 41
- Creutzfeldt-Jakob-Erkrankung 40
- Enzephalitiden 41
- Epilepsie 40
- Folsäuremangel 42
- frontotemporale 38
- gemischte, degenerative und vaskuläre 39
- Herpes simplex 41
- Hirntumoren 41
- Hyperkalzämie 42
- Hypothyreose 42
- infektiös bedingte 41
- Informationen für Angehörige 46 ff
- Insulinom 42
- Lewy-Einschlusskörper 38, 49, 50
- Lipoidstoffwechselstörungen 40
- Lupus erythematodes 41
- multiple Sklerose 40
- Nikotinsäureamidmangel 42
- Normaldruckhydrozephalus 41
- organische Lösungsmittel 42
- paraneoplastisches Syndrom 42
- Parkinsonsche Erkrankung 40
- Periarteriitis nodosa 41
- Picksche Krankheit 38
- postanoxische 41
- posttraumatische 41
- progressive multifokale Leukoenzephalopathie 41
- progressive Paralyse 41
- Schlafkrankheit 41
- Schwermetalle 42
- spinozerebelläre Degeneration 40
- Steel-Richardson-Syndrom 40, 57
- subakute sklerosierende Panenzephalitis 77
- subkortikale 57
- Suchterkrankungen 64, 78
- Therapie 45 ff
- Trypanosomen-Enzephalitis 41
- vaskuläre 39 f, 49
- Vaskulitiden 41
- Vitamin-B_1-Mangel 42
- Vitamin-B_{12}-Mangel 42
- Wilsonsche Erkrankung 40
Denken, abstraktes 15
- logisches 15
- umständliches 16
- weitschweifendes 16
Denkschema 25
Denkstörung, formale 15 f
- inhaltliche 16 f
Denkverarmung 16
Denkvermögen 15
Depersonalisation 18

Depersonalisations-/Derealisationssyndrom 232
Depotneuroleptika 116, 126 f
- (Ö) 333
Depression 139 ff, s. auch affektive Krankheiten
- atypische 140, 143, 170
- biologische Hypothesen 144
- bipolare 170, 176 ff
- endogene 140
- Informationen für Patienten und Angehörige 167 ff
- koronare Herzkrankheit 143, 254
- larvierte 140
- melancholische 140
- Neuroendokrinologie 144
- Patientenratgeber 147
- psychologische Hypothesen 143
- psychotische 141
- Ratingskalen 142
- rezidivierende 139, 160
- saisonale 142,
- Schlaf-EEG 144
- somatisches Syndrom 140
- Suizidalität 141, 190 ff
- Therapie 145 ff
- – biologische 147 ff
- – Psychotherapie 146 f
- unipolare 139
- Verlauf 142
Depressive Pseudodemenz 43, 44
Derealisation 18, 232
Dermatitis s. atopische Dermatitis
- artefacta 265
Dermatozoenwahn 135, 92, 93
Desipramin 92, 149, 164, 166, 228
Desorientiertheit 12
Deuten 26
Dexamethason-Test 144
Diabetes 259
- Neuroleptika 125
Diagnose 3 ff
Diathesis-Stress-Modell s. Vulnerabilitäts-Stress-Modell
Diazepam 209
Diphenhydramin, Insomnie 245
Diskretionsfähigkeit (Ö) 326
Diskretionsvermögen (Ö) 327
Dispositionsfähigkeit (Ö) 327
Dissoziale Persönlichkeitsstörung 280 ff
Dissoziation 219
Dissoziative Störung 219 ff
- – Amnesie 220
- – Anästhesie 221
- – Aphonie 221
- – Astasie-Abasie 221
- – Bewegungsstörung 221
- – Blindheit 222
- – Dysphonie 221
- – Fugue 220
- – Krampfanfälle 221
- – Lähmung 221
- – multiple Persönlichkeit 222
- – Sensibilitäts- und Empfindungsstörungen 221

W. Schwabhäuser   W. Szmielew   A. Tarski
Metamathematische Methoden in der Geometrie

Der erste Teil des Buches – von allen drei Autoren – enthält einen bisher nicht veröffentlichten Aufbau der **absoluten** und der **euklidischen Geometrie** auf Grund eines Axiomensystems von Tarski, in dem nur die Streckenkongruenz und die Zwischenbeziehung als Grundbegriffe verwendet werden.
Im zweiten Teil – von W. Schwabhäuser – werden metamathematische Methoden und Resultate für diese und andere (euklidische und nichteuklidische) Geometrien behandelt. Dazu gehören: Existenz von Entscheidungsverfahren, Unentscheidbarkeit, (Un-)Vollständigkeit, (nicht) endliche Axiomatisierbarkeit, Definierbarkeitsfragen, geeignete Systeme von Grundbegriffen, Präfixtypen in Axiomen, Modellvollständigkeit und andere modelltheoretische Betrachtungen.

ISBN 978-3-540-12958-5

– – Stupor 221
– – Synkopen 221
– – Taubheit 222
– – Trance- und Besessenheitszustände 221
– – Tremor 221
Disulfiram 73f
Donepezil 48, 49
Doppelgängersyndrom 131
Double bind 109
Down-Syndrom 38, 295
Doxepin 228
Drogen, harte 82
– weiche 82
Drogenabhängigkeit 82
Drogenscreening, Urin 84, 110
Dualdiagnose 67
Durchschlafstörung 20
Dysfunktionelle Denkweisen 24
Dysmorphophobie 226
– wahnhafte 130, 131
Dyspareunie, psychogene 251
Dyssomnie 239
Dysthymie 189
Dysurie 226

E

Echolalie 16
Echopraxie 20
Ecstasy s. MDMA
EEG 11
– forcierte Normalisierung 55
Eherecht (CH) 355f
Eifersuchtswahn 130
Einheitserleben der Person, Störung 18, 105, 106
Einschlafmyoklonien 241
Einschlafstörung 20
Einsicht in die Krankengeschichte (CH) 369
Einsichtsunfähigkeit (D) 315
Einstweilige Unterbringung (D) 309
Einwilligung (D) 307
Einwilligung in die Behandlung (CH) 367
Einwilligungsfähigkeit (D) 307
Einwilligungsvorbehalt (D) 305
Ejaculatio praecox 251
Ejakulation, verzögerte 251
Elektrakomplex 25
Elektrokrampftherapie 119, 158, 175
– (Ö) 333
Elterliche Gewalt, Eingriffe (CH) 352
Emigrierte, wahnhafte Störung bei 131
Emotional instabile Persönlichkeitsstörung, Borderlinetyp 282f
– – – impulsiver Typ 282
Endogen 21
Energiemangel 19
Entfremdungserlebnis 18
Entlassung aus der Unterbringung (D) 318

Entspannungstechnik s. progressive Muskelrelaxation
Entwicklung körperlicher Symptome aus psychischen Gründen 289
Entziehungsanstalt (D) 317
Entzugsdelir 75
Entzugssyndrom 64, 65
EPI s. Eysenk Personality Inventory
Epilepsie 263
Epileptische Wesensveränderung 58
Erektionsstörungen 250
Erfinderwahn 130
Ergotherapie 111
Ermüdbarkeit 19
Erogene Zonen 25
Erotomanie s. Liebeswahn
Ersatzeinwilligung (D) 307
Erschöpfungssyndrom s. Neurasthenie
Erwerbsfähigkeit, Minderung (D) 312
Erwerbsminderung (D) 312
– teilweise (D) 312
– volle (D) 312
Es 25
Essattacken ohne Bulimie 238f
Essstörungen 235ff
Euphorie 19
Exhibitionismus 450
Explosible Persönlichkeit s. emotional instabile Persönlichkeitsstörung, impulsiver Typ
Expositionsbehandlung 24
Expressed emotions 108
Extroversion 277
Eysenk Personality Inventory 277

F

Fahreignung (CH) 372
Fahrfähigkeit (CH) 372
Fahrlässigkeit (Ö) 326
Familientherapie 28
Fanatische Persönlichkeit 279
Febrile Katatonie 106
Fetales Alkoholsyndrom 295
Fetischismus 288
Fetischistischer Transvestitismus 288
Fieber, Neuroleptika 124
Fibromyalgie 256
Fixen 82
Flashback 64, 95, 216
Flexibilitas cerea 20
Fluoxetin 149, 151, 154, 162, 166, 237, 270, 272, 274
Flunitrazepam 244
Flupentixol 115, 125, 126
Flupentixoldecanoat 126
Fluphenazin 115, 125
Fluphenazindecanoat 129
Flurazepam 244
Fluvoxamin 93, 149, 151, 162, 166

Fokaltherapie 27
Folie à deux 133
Folienrauchen 82
Forcierte Normalisierung 55
Forensische Psychiatrie (D) 299
FPI s. Freiburger Persönlichkeitsinventar
Fragiles X-Chromosom, Syndrom des 295
Freiburger Persönlichkeitsinventar 277
Freie Assoziation 26
Frei flottierende Angst 203
Fremdaggression 21
Fremdbeeinflussungserlebnisse, wahnhafte 17
Fremdheitsgefühl 18
Freudlosigkeit 18
Frontalhirnsyndrom 58
Frühes Erwachen am Morgen 20
Frustrationstoleranz 26
Fugue, dissoziative 220
Funktionsbeeinträchtigung, störungsbedingte (D) 300
– rechtsrelevante, Quantifizierung (D) 300
Furcht 197
Fürsorgerische Freiheitsentziehung 353 ff

G

Gabapentin 179, 181, 188, 228
Galaktorrhö 124, 126, 260
Galantamin 48, 49
Ganser-Syndrom 222
Gebrechen (D) 310
Gedächtnis 14, 15
Gedächtnisstörung 14 f
Gedankenabreissen 16
Gedankenausbreitung 29
Gedankendrängen 15
Gedankenentzug 17
Gedankenlautwerden 17
Gefühllosigkeit, Gefühl der 141
Gegenübertragung 8, 26
Geisteskrankheit (CH) 347
Geistesschwäche (CH) 347
Geistige Behinderung s. Intelligenzminderung
Generalisierte Angststörung 203 ff
– – Ratingskalen 203
Genetische Untersuchungen 12
Gereiztheit 19
Geruchshalluzinationen 18
Geschäftsfähigkeit (Ö) 326, 334
Geschäftsunfähigkeit (D) 299, 301
Geschlechtsunterschiede 6
Geschmackshalluzinationen 18
Gesprächspsychotherapie 29
Gewichtsverlust 20
Gewichtszunahme 20
Ginkgo 49
Glasglockengefühl 18
Globus hystericus 264
Glue sniffing 97

Gluthetimid, Abhängigkeitssyndrom 90
Goldener Schuss 82
Golfkriegssyndrom 230
Größenideen 17
Größenwahn 17
Gruppentherapie 29
Gutachten (D) 306

H

Halluzinationen 17 f
Halluzinogene, Krankheiten durch 94 f
Haloperidol, anhaltende somatoforme Schmerzstörung 49, 50, 53, 54, 115, 117, 119, 126, 228
Haloperidoldecanoat 129
Haltungsstereotypie 20
Handlungsfähigkeit (CH) 347
– (Ö) 326
Harm reduction 66
Haschisch 88
HAWIE s. Hamburg-Wechsler-Intelligenztest
Hamburg-Wechsler-Intelligenztest 293
Hebephrene Schizophrenie 105
Hemmung 19
Heroin 82
Heroinprojekte 86
Herzinfarkt 254
Herzoperationen 260
Heultag 266
Histrionische Persönlichkeitsstörung 283
HIV-Infektion 263
Hoffnungslosigkeit 18
Homosexualität 289
5-Hydroxytryptophan 158, 245
5-HTP s. 5-Hydroxytryptophan
Hyperhidrosis 226, 265
Hyperkortisolismus 259
Hyperprolaktinämie 124, 260, s. auch Galaktorrhö
Hypersomnie 20, 246
Hyperthyreose 259
Hypertonie 254
Hyperventilation 255
Hypnose 30
Hypnotika 243 ff
Hypochondrie 225
Hypochondrische Idee 17
Hypochondrischer Wahn 17
Hypoglykämie 260
Hypokortisolismus 259
Hypomanie 169
Hyponatriämie 78, 125, 161
Hypothyreose 259
Hysterische Neurose s. dissoziative bzw. Konversionsstörung
– Persönlichkeit s. histrionische Persönlichkeitsstörung
– Pseudodemenz 222

I

Ich 25
Ich-Stärke 26
Ich-Störung 18
Ictus amnesticus 14
Ideenflucht 15
Identifikation 26
Identitätsdiffusion 282
Idiopathische Hypersomnie s. nichtorganische Hypersomnie
Idiot savant 293
Idiotie s. schwerste Intelligenzminderung
Ileitis terminalis 256
Illusion 18
Imbezillität s. mittelgradige Intelligenzminderung
Imipramin 149, 155, 166, 201, 203, 228
Immediatgedächtnis 14
Immunmangel bei psychischem Stress 258
Impotenz s. Erektionsstörungen
Impulserkrankungen 285 ff
Indifférence, belle 220
Individualpsychologie 27
Induzierte wahnhafte Störung 133
Infertilität 271
Inkohärenz 16
Insomnie 20, s. auch nichtorganische Insomnie
Insomnie, organische 246
Insuffizienzideen 17
Intellektuelle Funktionen 15, s. auch Intelligenz
Intelligenz 293
Intelligenzminderung 293 ff
Intelligenzquotient 293
Intelligenztests 293
Interpersonelle Therapie 147
Intoxikation, akute 63
Introjektion 26
Introversion 277
In-sensu-Exposition 24
In-vivo-Exposition 24
IQ s. Intelligenzquotient
Isolierte Phobie 206 f
Isolierung 26
Invalidenversicherungsrecht (CH) 361 ff

J

Jamais vu, vécu, entendu 18
Jet lag 246
Jugendrecht (D) 315
Johanniskraut 155
Juristischer Krankheitsbegriff (D) 300

K

Kardiovaskuläre Labilität s. vegetative Dystonie
Karzinom 258
Katalepsie 20
Katatone Schizophrenie 105
Kausalität (D) 313
Ketazolam 209
Kindesschutzmaßnahme (CH) 352
Klassifikation 3
– nach ICD-10 4, 5
Kleine-Levin-Syndrom 246
Kleptomanie 286
Klientzentrierte Psychotherapie s. Gesprächspsychotherapie
Koffein, Krankheiten durch 93
– Interaktion mit Fluvoxamin 93
Kognitive Störung, leichte 57
Kognitive Therapie 24
– Verhaltenstherapie 23 ff
Kohlehydratdefizientes Transferrin 71
Kokain, Krankheiten durch 91 f
Kollektives Unbewusstes 27
Kollusion 28
Kommunikation, nonverbale 8
– verbale 8
Konditionierung, klassische 24
– operante 24
Konfabulation 15
Konstitutionslehre 277
Kontingenzmanagement 24
Kontinuitätsdelir 75
Konversion 220
Konversionsstörung s. dissoziative Störung
Konzentrationsstörung 15
Koronare Herzkrankheit 254
– – Depression 143
Körperbezogene Therapien 30
Körperfühlstörung 18
Körperhalluzination 18, 29
Korsakow-Syndrom s. amnestisches Syndrom
Krankengeschichte, Einsicht in die (CH) 369
Krankenkassen, Leistungspflicht für Psychotherapien (CH) 365
Krankhafte seelische Störung (D) 313
Krankheit, psychische 4, 5
Krankheitsbegriff, juristischer (D) 300
Krankheitsgewinn 220
Kriminalprognose (D) 313, 318
– intuitive Methode (D) 318
– klinische Methode (D) 319
– statistiche Methode (D) 319
Kurze depressive Reaktion 218
Kurztherapie, intensive dynamische nach Davanloo 27
Kurzzeitgedächtnisstörung 14

L

Lamotrigin   177, 179, 180, 182, 186, 189
Längere depressive Reaktion   218
Langzeitgedächtnisstörung   14
Läppischer Affekt   104
Laxanzienmissbrauch   253
Leichte kognitive Störung   57
Lerntheorie   23
Leukoenzephalopathie, progressive subkortikale   40, 41
Levomepromazin   115, 117, 228
Lewy-Einschlusskörper, Demenz   38
Libido   25
Libidofixierung   26
Libidoverminderung   20
– Perimenopause   270
Lichttherapie   159 f
Liebeswahn   130, 131
Lithium, Absetzen   186
– antisuizidaler Effekt   179
– Augmentation   157, 160
– bipolare affektive Krankheit   179, 181, 182
– bipolare Depression   177, 178
– Dosierung   188
– Manie   174, 175
– Nebenwirkungen   183 ff
– – Therapie   185
– Persönlichkeitsstörung   279
– Plasmaspiegel   184
– Postpartum-Periode   269
– Rezidivierende Depressionen   160
– Schizophrenie   120
– Schwangerschaft und Stillzeit   272, 274
Lithiumintoxikation   184
Lofepramin   149, 164, 166
Logorrhö   15
Lorazepam   209
Lösungsmittel, flüchtige, Krankheiten durch   97
LSD, Krankheiten durch   94 f
Lumbalpunktion   11

M

Magenulkus s. Ulkuskrankheit
Magersucht s. Anorexia nervosa
Malignes neuroleptisches Syndrom   122 f, 125
Mangel an sexuellem Verlangen   250
Manie   169 ff
– gereizte   170
– Ratingskalen   170
– Therapie   174 ff
– unipolare   171
Manieriertheit   20
Manisch-depressive Krankheit   139
Manisch-depressiver Mischzustand   169, 175
Manische Episode s. Manie

MAO-Hemmer   149, 150, 151, 155, 164, 166, 177, 206
Maprotilin   149, 166
Marburger Richtlinien (Ö)   331
Marihuana   88
Masochismus   289
Maßnahmen an psychisch Kranken (CH)   358 ff
MDK s. manisch-depressives Kranksein
MDMA, Krankheiten durch   98
Melatonin   245, 247
Memantin   48, 49
Merkfähigkeitsstörung   14
Meskalin   95
Methadon   84 ff, 87
Methaqualon, Abhängigkeitssyndrom   90
Methylphenidat   92, 147
Mianserin   149, 161, 164, 245
Midazolam   244
Migräne   261
Milieutherapie   111
Militärdiensttauglichkeit (CH)   370
Milnazipran   149, 151, 152, 166
Minderwertigkeitskomplex   27
Mini-Mental State   36
Minnesota Multiphasic Personality Inventory   277
Mirtazapin   149, 150, 151, 152, 154, 155, 161, 163, 166, 228
Missbrauch nicht abhängigkeitserzeugender Substanzen   252
– psychotroper Substanzen   63
Missbrauch, sexueller   222
Misstrauen   19
MMPI s. Minnesota Multiphasic Personality Inventory
MMS s. Mini-Mental State
Moclobemid s. MAO-Hemmer
Mongolismus s. Down-Syndrom
Monoaminooxydasehemmer s. MAO-Hemmer
Monomanien (Ö)   327
Morphin   82
Müdigkeit   19
Multiinfarktdemenz   39
Multiple Persönlichkeit   222
Multiple Sklerose   263
Multiple Sleep Latency Test   246
Münchhausensyndrom   290
Muskelrelaxation, progressive   30
Mutismus   16
Myoklonus, nächtlicher   241

N

Nächtlicher Myoklonus   241
Naloxon   82
Naltrexon   74, 86
Narzisstische Neurose   26
– Persönlichkeitsstörung   284
Nefazodon   149, 151, 152, 154, 163, 166
Negative Verstärkung   24
Negativismus   20
Neologismus   16
Netzwerktherapie   67

Neurasthenie 229 ff
Neuroendokrinologie 12
Neuroleptika 113 ff
- Alterspatienten 120
- atypische 114 ff
- Dosierungen 126 ff
- Interaktionen 118 f
- Nebenwirkungen 120 ff
- - Therapie 125 f
- typische 113 ff
Neuropsychologische Untersuchung 11
Neurose 21
Neurotische, Belastungs- und somatoforme Störungen 195 ff
Neurotische Depression s. Dysthymie
- Exkoriationen 265
Nichtdirektive Psychotherapie 29
Nichtorganische Hypersomnie 246
- Insomnie 240 ff
- Schlafstörungen 239 ff
- sexuelle Funktionsstörungen s. sexuelle Funktionsstörungen
- Störungen des Schlaf-Wach-Rhythmus 246 f
Nichtorganischer Vaginismus s. Vaginismus
Nitrazepam 244
Nootropika 49
Nordiazepam 209
Nortriptylin 149, 160, 164, 166, 262

O

Ödipale Neurose 26
- Phase 25
Ödipuskomplex 25
Olanzapin 49, 50, 115, 117, 125, 126, 157, 174, 181
Oligophrenie s. Intelligenzminderung
Operationalisierte Kriterien 5
Opiatsubstitution 84 ff
Opioide, Krankheiten durch 81 ff
Opium 81
Orale Phase 25
Organische affektive Störung 56
- Angststörung 56
- Depression 56
- emotional labile (astenische) Störung 56
- Halluzinose 55
- Insomnie, Therapie 246
- katatone Störung 55
- Manie 56
- Persönlichkeitsstörung 58 f
- psychische Krankheiten 33 ff
- schizophreniforme Störung 55
- wahnhafte Störung 55
Organisches amnestisches Syndrom s. amnestisches Syndrom
Organisches Psychosyndrom nach Schädel-Hirn-Trauma 59
Orgasmusstörungen 251
Orientierung, doppelte 14
Orientierungsstörung 12
Orlistat 258

Östrogene, Alzheimer-Krankheit 49
- Perimenopause 156, 270
- Postpartum-Depression 267
Othello-Syndrom 130, 131
Oxazepam 209
Oxcarbazepin 174, 179, 181, 188, 189, s. auch Carbamazepin

P

Paartherapie 28
Pädophilie 288
Panik 197
Panikstörung 197 ff
- Patienten- und Angehörigeninformation 202 ff
- Patientenratgeber 200
- Ratingskalen 189
Parakinesen 20
Paramnesie 15
Paranoia 130
- organisierte (Ö) 327
Paranoide Persönlichkeitsstörung 279
- Schizophrenie 105
Paraphilie 287
Parasomnie 239
Parathymer Wahn 17
Parathymie 19
Parkinsonsche Krankheit 261
Paroxetin 149, 151, 162, 166, 177, 201, 204, 206, 217
Pathologische Brandstiftung 286
- Trauer 218, 219
Pathologischer Rausch 67
Pathologischer Rauschzustand (Ö) 328
Pathologisches Glücksspiel 286
- Stehlen 286
Patientenverfügung (CH) 368
Pavor nocturnus 248
PCP s. Phencyclidin
Penfluridol 126, 129
Perimenopause 270
Perniziöse Katatonie 106
Perphenazin 115
Perseveration 16
Personenzentrierte Psychotherapie 29
Persönlichkeit 277
Persönlichkeitsfragebogen 277
Persönlichkeitsstörung 277 ff
Persönlichkeitstypen 277
Persönlichkeits- und Verhaltensstörungen 275 ff
Persönlichkeitszüge, akzentuierte 277
Perversion 287
Pessimismus 18
Phallische Phase 25
Phasenprophylaktikum s. Stimmungsstabilisator
Phencyclidin, Krankheiten durch 97
Phenelzin 166, 206
Phobie 197
Phobische Störungen 197 ff
Phobischer Schwankschwindel 264

Picksche Krankheit 38
Pimozid 115, 125, 126, 131, 135
Pindolol, Depression 158
Pipamperon 50, 54, 245
Pirazetam 49
Plastisch chirurgische Interventionen 260
Polymorph psychotische Symptomatik 132, 133
Polysomnographie 11, 241
Polytoxikomanie 91
Pontine Myelinolyse 78
Positive Verstärkung 24
Postabortum-Psychose 371
Postenzephalitisches Syndrom 59
Postkommotionelles Syndrom 59
Postkontusionelles Syndrom 59
Postpartum-Depression 266
Postpartum-Erkrankungen 266 ff
Postpartum-Psychose 267 ff
Postschizophrene Depression 106
Posttraumatische Belastungsstörung 216 ff, 285
Prädelir 75
Prämenstruelle dysphorische Störung 269 f
Prämenstruelles Syndrom 269
Präsuizidales Syndrom 191
Prazepam 209
Private Beziehungen, Arzt und Patient (CH) 369 f
Prognose (CH) 361
Prognosebegutachtung (D) 316
Progressive Muskelrelaxation 30
- Paralyse 41
- subkortikale Leukoenzephalopathie 39
Progressiver Matrizentest 293
Projektion 26
Promazin 115
Prophylaktikum s. Stimmungsstabilisator
Prozessunfähigkeit (D) 302
Pseudodemenz, depressive 43, 44
Pseudohalluzinationen 18
Psilocybin 95
Psoriasis 265
Psychiatrische Untersuchung 6 ff
Psychische Störung 4
PsychKG (D) 308
Psychoanalyse 25 ff
Psychoanalytische Kurztherapie 27
- Therapie 27
Psychogen 21
Psychogene Störung 21
Psychomotorische Störungen 19
Psychoneuroimmunologie 258
Psychoonlologie 258
Psychopathie 277
Psychopathische Persönlichkeit 277
Psychopathologischer Befund 9, 12 ff
Psychose 21
- endogene 21
Psychosomatik 252
Psychotherapie 22 ff
- allgemeine 23
- Leistungspflicht der Krankenkassen (CH) 365 f

Psychotische Störungen nach psychotropem Substanzgebrauch 64
Puerperalpsychose s. Postpartum-Psychose
Pyritinol 49
Pyromanie 286

Q

Querulantenwahn 130
Querulatorische Persönlichkeit 279
Quetiapin 49, 50, 54, 115, 125, 126
QT-Zeit 115, 116, 118, 123

R

Rapid Cycling 171, 177, 182
Ratingskalen 11
Rationalisierung 26
Raven-Test s. progressiver Matrizentest
Reaktionen auf schwere Belastungen, Anpassungsstörungen 215 ff
Reaktive Depression s. Anpassungsstörung
Rebound 208
Reboxetin 149, 151, 152, 154, 155, 163, 166
Reflex, bedingter 24
Regression 26
Rheumatische Arthritis 257
Reifebeurteilung (D) 313
Reizbare Persönlichkeit s. emotional instabile Persönlichkeitsstörung, impulsiver Typ
Reizbarkeit 19
Reizdarm s. Colon irritabile
Reizüberflutung 24
Relapse prevention 66
Relaxationstechnik s. progressive Muskelrelaxation
Reliabilität 4
REM-Schlaf-Parasomnie 249
Rentenneurose 289
Residualaffektive Zustandsbilder nach psychotropem Substanzgebrauch 64
Restless legs 241
Restzustände und verzögert auftretende psychotische Störungen nach psychotropem Substanzgebrauch 64
Rezidiv 160
Rezidivierende Depression s. Depression, rezidivierende
Rezidivierende kurze depressive Störung 190
RIMA s. reversible inhibitors of monoaminooxydase bzw. Moclobemid
Risperidon 49, 50, 54, 115, 116, 125, 126, 174, 181
Rivastigmin 48
Röhrenförmige Einengung des Gesichtsfelds 222
Rückenschmerzen 256
Rückfall 160
Rückfallprophylaxe s. relapse prevention

S

Sadismus 289
Saisonale affektive Störung 171
- Depression 142, 159
Schadensbegrenzung s. harm reduction
Schädlicher Gebrauch 63
Schichtarbeit 247
Schizoaffektive Krankheit 133 ff
Schizoide Persönlichkeitsstörung 280
Schizophrene Spektrumerkrankung 109
Schizophrenia simplex 106
Schizophrenie 103 ff
- Aggressionshandlungen 107
- chronische 106
- hebephrene 105
- Informationen für Patienten und Angehörige 127 ff
- katatone 105
- Negativsymptomatik 106
- paranoide 105
- Positivsymptomatik 106
- prämorbide Persönlichkeit 108
- Primärsymptome nach E. Bleuler 106
- Prodromalsymptome 107
- Prognose 107
- Ratingskalen 107
- Residualzustand 106
- Suizidalität 108
- Symptome ersten Ranges 103, 104
- Therapie 111 ff
- Umweltfaktoren, erkrankungsfördernde 108
- undifferenzierter Typ 105
- Vulnerabilitäts-Stress-Modell 111
Schizotype Störung 129
Schlaf 239
Schlafapnoe-Syndrom 240
Schlaf-EEG 241, 242
Schlafentzug 158 f, 239
Schlaflähmung 249
Schlafstörungen 239 ff
Schlaf-Wach-Rhythmus, Störungen 246 f
Schlafwandeln 247
Schleudertrauma der Halswirbelsäule, psychische Krankheiten 59
Schmerzen, chronische 228
- neuropathische 228
Schmerzensgeld (Ö) 335
Schmerzstörung, anhaltende somatoforme 227 ff
Schneidersche Symptome s. Symptome ersten Ranges
Schnüffelsucht 97
Schreibkrampf 262
Schuldfähigkeit (D) 313
- verminderte, Voraussetzungen (D) 315
Schuldideen 17
Schuldunfähigkeit (D) 299
Schuldwahn 17
Schwachsinn (D) 314
Schwangerschaft, Psychopharmaka 271 ff
Schwangerschaftsabbruch (CH) 371
Schwerbehindertengesetz (D) 311
Schwere andere seelische Abartigkeit (D) 314
Schwerhörigkeit, wahnhafte Störung bei 264
Schwindel 263
Sedativa und Hypnotika, Krankheiten durch 89 ff
Seelische Abartigkeit, schwere andere (D) 314
Seelische Störung, krankhafte (D) 313
Selbst 26
Selbsthilfegruppen 29
Selbstkontrolle 24
Selbstverstärkung 24, 64
Sendungswahn 17
Sensitiver Beziehungswahn 130
Serotoninsyndrom 163
Serotonin-Wiederaufnahmehemmer, selektive 149, 150, 151, 152, 154, 161, 162 f, 177, 201, 206, 215, 217, 226, 228, 237, 251, 260, 261, 262, 270, 272, 274, 279, 286
Sertindol 115, 125, 126
Sertralin 149, 151, 162, 166, 201, 206, 217, 270
Sexualtheorie 25
Sexualtherapie 29, 250
Sexuelle Aversion 250
- Deviation 287 ff
- Funktionsstörungen 249 ff
Sibutramin 258
Sildenafil 126, 165, 251
Simulation 290
Sinnestäuschung 17 f
Sodomie 289
Somatisierungsstörung 244 f
Somatoforme autonome Funktionsstörung 226 f
- Schmerzstörung, anhaltende 227 ff
Somatoforme Störungen 224
Somnambulismus 247
Somnolenz 12
Sonstige affektive Störungen 190
- Angststörungen 197 ff
- neurotische Störungen 229 ff
- nichtorganische psychotische Störungen 135
- Persönlichkeits- und Verhaltensstörungen 289 f
Sopor 12
Soziale Phobie 204 ff
- - Ratingskalen 205
Sozialgesetzbuch XI (D) 311
Soziopathische Persönlichkeit s. dissoziale Persönlichkeitsstörung
Spalten 26
Spannungskopfschmerzen 260
Spätakathisie 122
Spätdyskinesie 122
Spätdystonie 122
Spektrumerkrankung 109
Sperrung 16
Spezifische Phobie 206 f
Spielsucht s. pathologisches Glücksspiel
SSRI s. selektive Serotonin-Wiederaufnahmehemmer
Sterbehilfe, aktive 193
Stereotypien 20
Sterilisation 372

Steroide, Missbrauch 253
Steuerungsunfähigkeit (D) 314
Stillzeit, Psychopharmaka 273 f
Stimmenhören 17
Stimmungsstabilisator 174, 175, 177, 178 ff
Störung 4
Störungen der Geschlechtsidentität 287
- der Impulskontrolle s. Impulserkrankungen
- des Schlaf-Wach-Rhythmus 246
- der Sexualpräferenz 287
Strafrecht (CH) 357 ff
- Kinder und Jugendliche (CH) 361
Strukturtheorie 25
Stupor 12
Stütztherapie 23
Subakuter Verwirrtheitszustand s. Delir
Subkortikale Demenz s. Demenz, subkortikale
Substanzinduzierte Krankheiten 61 ff
Sucht s. Abhängigkeitssyndrom
- nicht substanzgebundene 65
Süchtige Wesensveränderung 69
Suchtverlagerung 83
Suizid 190 ff
- Ersatzpflicht (CH) 365
- erweiterter 190
- Organisationen zur Beihilfe zum 193
Suizidalität 21, s. auch Suizid
Suizidversuch s. Suizid
Symptomatische psychische Krankheiten 35
Symptome ersten Ranges 103, 104
Synästhesie 94
Syndrom 4
Synthymer Wahn 17
Systematische Desensibilisierung 24

T

Tabak, Krankheiten durch 95 ff
Tagesperiodik 21
Tardive Ticerkrankung 122
Taubheit 264
Teilentzug, Drogen 85
Temazepam 244
Terror nocturnus s. Pavor nocturnus
Testierfähigkeit (CH) 356
- (Ö) 334
Testierunfähigkeit (D) 302
Testpsychologische Untersuchung 11
THC s. Delta-9-Tetrahydrocannabinol
Therapeutische Wohngemeinschaft 86
Therapie statt Strafe (Ö) 330
Thioridazin 115, 116
Thyroxin, Depression 158
Tiefgreifende Bewusstseinsstörung (D) 314
- - (Ö) 328
Tinnitus 264
Toleranz 110, 331
Topiramat 181, 188, 189

Torsionsdystonie 262
Tramadol 82
Tranquilizer 89, s. auch anxiolytische Therapie
Transsexualismus 287
Transvestitismus 288
Tranylcypromin 169, 206
Trauer 218
Traumdeutung 26
Traurigkeit 18
Trazodon 245
TRH-Test, Depression 144
Triazolam 244
Trichotillomanie 286
Triebtheorie 25
Trihexiphenidyl 125
Trijodthyronin, Depression 158
Trimipramin 149, 169, 245
Trizyklische Antidepressiva 149, 150, 155, 164
Tryptophan 245
Typ-A-Verhalten 254
Typus melancholicus 143

U

Über-Ich 25
Übertragung 8, 26
Übertragungsneurose 26
Überwertige Idee 17
Uhrentest 36
Ulkuskrankheit 252, 256
Unfallversicherungsrecht 363 ff
- bei Suizidversuch oder Suizid 365
Unipolare Depression s. rezidivierende Depression
Unterbringung (D) 308
- einstweilige (D) 309
- in einer Erziehungsanstalt (D) 317
Unterbringungsgesetz (D) 305, 308
Untersuchungsgespräch 6 ff
Unzurechnungsfähigkeit (CH) 357
Urteilsfähigkeit (CH) 347
Urticaria 252
- chronische 266

V

Vaginismus 251
Validität 4
Valproat 50, 174 f, 177, 180 ff, 186, 188
Vaskuläre Demenz 39 f
Vegetativ-biologische Störungen 20
Vegetative Dystonie 198, 226
Venlafaxin 149, 150, 151, 152, 154, 155, 161, 163, 169, 204, 228
Verarmungsideen 17
Verarmungswahn 17
Verbigeration 16
Verdrängung 26

Verfolgungswahn   17, 130
Verhaltensauffälligkeiten in Verbindung mit körperlichen Störungen und Faktoren   233 ff
Verhaltenstherapie   23
Verlangsamung   19
Verleugnung   26
Vermeidende Persönlichkeitsstörung s. ängstliche Persönlichkeitsstörung
Verminderte Zurechnungsfähigkeit (CH)   357, 358
– Schuldfähigkeit (D)   313
Versicherungsrecht (CH)   361 ff
Vertrautheitsgefühl, vermeintliches   18
Verwirrtheitszustand   51
Verzögert auftretende substanzinduzierte psychotische Störungen   64
Vigilanz   12
Vollmacht (D)   303
Vollrausch (Ö)   328
Vorläufige Fürsorge (CH)   351
Vormundschaft (CH)   348 f
Vormundschaftliches Gutachten (CH)   352
Vormundschaftsgericht (D)   306
Vorsatz (Ö)   326
Voyeurismus   289
Vulnerabilitäts-Stress-Modell   111

W

Wahn   16 f
Wahnhafte Störung   130
Wasserintoxikation   107
Wernicke-Enzephalopathie   50
Werther-Effekt   192
Willenserklärung (D)   302
Wilsonsche Krankheit   262
Wortneubildung s. Neologismus
Wortsalat   16

Z

Zaleplon   243, 244
Zeitzonenwechsel   246
Zerebrovaskuläre Insulte   262
Zerfahrenheit   16
Ziprasidon   115, 125, 126
Zolpidem   243, 244
Zopiclon   243, 244
Zotepin   115
Zuclopenthixol   115, 117, 125, 126
Zuclopenthixolacetat   129
Zurechnungsunfähigkeit (Ö)   326
Zusammenhangsfragen (D)   313
Zwanghafte Persönlichkeitsstörung   284
Zwangsgedanken   210
Zwangshandlungen   210
Zwangsneurose s. Zwangsstörung
Zwangsstörung   210 ff
– Patientenratgeber   214
– Ratingskalen   212
Zykloide Psychose   132
Zyklothymie   189
Zyklusdauer   142

A5 Verzeichnis der Informationsblätter für Patienten und Angehörige
(s. auch www.schoepf-psychiatrie.ch)

- Alzheimer-Demenz S. 46
- Alkoholabhängigkeit S. 79
- Schizophrenie S. 127
- Depressionen S. 167
- Panikerkrankung S. 202

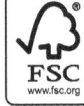

If you have any concerns about our products,
you can contact us on
ProductSafety@springernature.com

In case Publisher is established outside the EU,
the EU authorized representative is:
**Springer Nature Customer Service Center GmbH
Europaplatz 3, 69115 Heidelberg, Germany**

Printed by Libri Plureos GmbH
in Hamburg, Germany